中华护理学会专科护士培训教材

急诊专科护理

总 主 编　李秀华

主　　编　金静芬　刘颖青

副 主 编　葛宝兰　甘秀妮　周文华　封秀琴

编　　者（按姓氏笔画排序）

U0207873

王　飒（浙江大学医学院附属第二医院）　　金静芬（浙江大学医学院附属第二医院）

甘秀妮（重庆医科大学附属第二医院）　　封秀琴（浙江大学医学院附属第二医院）

古满平（重庆医科大学附属第一医院）　　赵　伟（山东大学齐鲁医院）

叶　磊（四川大学华西医院）　　　　　　赵文静（沈阳军区总医院）

刘颖青（首都医科大学附属北京朝阳　　　徐建萍（山西省人民医院）
　　　　医院）　　　　　　　　　　　　席淑华（上海长征医院）

孙　红（北京大学人民医院）　　　　　　黄　萍（南京鼓楼医院）

芦良花（河南省人民医院）　　　　　　　黄素芳（华中科技大学同济医学院附
李清华（首都医科大学附属北京儿童　　　　　　　属同济医院）
　　　　医院）　　　　　　　　　　　　黄霜霞（广西医科大学第一附属医院）

宋瑰琦（安徽省立医院）　　　　　　　　葛宝兰（北京大学第三医院）

周文华（北京协和医院）　　　　　　　　楼晓芳（浙江大学医学院附属儿童医院）

金　爽（福建省立医院、福建省急救中心）

编写秘书　王　飒（浙江大学医学院附属第二医院）

人民卫生出版社

图书在版编目（CIP）数据

急诊专科护理 / 金静芬，刘颖青主编 . —北京：
人民卫生出版社，2018

中华护理学会专科护士培训教材 / 李秀华总主编

ISBN 978-7-117-27465-4

Ⅰ. ①急… Ⅱ. ①金… ②刘… Ⅲ. ①急诊 - 护理 -
技术培训 - 教材 Ⅳ. ①R472.2

中国版本图书馆 CIP 数据核字（2018）第 210832 号

人卫智网	www.ipmph.com	医学教育、学术、考试、健康，购书智慧智能综合服务平台
人卫官网	www.pmph.com	人卫官方资讯发布平台

中华护理学会专科护士培训教材
——急诊专科护理

主　　编：金静芬　刘颖青
出版发行：人民卫生出版社（中继线 010-59780011）
地　　址：北京市朝阳区潘家园南里 19 号
邮　　编：100021
E - mail：pmph @ pmph.com
购书热线：010-59787592　010-59787584　010-65264830
印　　刷：河北新华第一印刷有限责任公司
经　　销：新华书店
开　　本：787×1092　1/16　印张：29　插页：2
字　　数：706 千字
版　　次：2018 年 11 月第 1 版　2023 年 12 月第 1 版第 7 次印刷
标准书号：ISBN 978-7-117-27465-4
定　　价：88.00 元
打击盗版举报电话：010-59787491　E-mail：WQ @ pmph.com
（凡属印装质量问题请与本社市场营销中心联系退换）

序　言

护理工作是卫生与健康事业的重要组成部分,广大护理人员在呵护生命、治疗疾病、维护人民群众健康等方面发挥着不可替代的作用。在持续深化医药卫生体制改革进程中,护理人员在改善护理服务、增强群众获得感等方面做出了突出的贡献,护理队伍建设和护理事业发展也取得了显著成效。护理队伍不断壮大,截至 2016 年底,我国注册护士总数达到 350.7 万,与 2010 年相比,每千人口护士数从 1.52 人提高到 2.54 人,全国医院医护比从 1∶1.16 提高到 1∶1.45,长期以来医护比例倒置问题得到根本性扭转。护理人员专业素质和服务能力逐步提高,经过十几年的探索,各级机构在几十个专科领域开展了不同规模的专科护士培养工作,专科护士已经在临床专科护理工作中发挥了重要作用。

"十三五"时期,全面建成小康社会的新任务对护理事业提出了新的要求,为满足人民群众日益多样化、多层次的健康需求,要不断拓展护理服务的领域,丰富护理服务的内涵,提升护理的专业化水平。专科人才培养是护理专业化发展的基础,教材体系建设则是专科人才培养的关键,为此,中华护理学会根据《"健康中国 2030"规划纲要》《全国医疗卫生服务体系规划纲要(2015—2020 年)》和《全国护理事业发展规划(2016—2020 年)》,组织有关专家编写了中华护理学会专科护士培训系列教材。这套教材结合我国国情,根据医疗卫生和护理专业发展的实际需要,内容不仅涵盖了专科知识与技能,还融合了学科最新的研究热点与前沿信息,相信这套教材一定会在专科护士培养工作中发挥积极的作用。

希望广大护理人员,要树立大卫生、大健康的观念,以"人民健康为中心",关注生命全周期、健康全过程,在深化医药卫生体制改革、改善人民群众就医体验及促进社会和谐方面发挥更大作用,为推进健康中国的建设做出更大贡献!

中华护理学会第 26 届理事长

2017 年 10 月

前　言

急诊护理学是一门结合各系统急症抢救、监测、护理与管理的综合性应用学科。急诊护理人员是急诊团队的重要力量，在急诊医学迅速发展当下，我们不仅需要掌握并熟练运用多学科的基础医学与护理理论，更需要便利地获取前沿的知识与信息，提高急诊护士专业水平，培养急诊临床护理思维，提升应急能力、协调能力、沟通能力和科研教学能力，从而能在最紧急的时刻第一时间识别、判断、救治与护理。

本教材主要供全国急诊专科护士培养使用，也可供在职高层级急诊护士参考使用。

本教材参考国内外急危重症护理的最新理论和技术进展，以编者丰富的临床与教学经验为基础，编写力求突出实用性与前沿性，保证教材内容新颖与精炼，同时确保教材的广度与深度。全书共四篇三十一章，第一篇总论，包括急诊医学与护理学总论、急救医疗护理服务体系；第二篇临床理论与实践，着重介绍急诊预检分诊、各种急危重症、严重创伤、急性中毒等的急救，除此之外该篇创新地以脏器模块来总结相关疾病，更便于学员归纳与记忆，同时加入了当今社会越来越突出的老年问题相关的管理、安宁疗护等理论知识；第三篇专科技能与操作，与第二篇相呼应，阐述了各模块相对应的急诊技能操作；第四篇专科管理与教育，针对急诊专科护士的要求与发展，增设了应急管理、风险管理、资质管理及质量改进的内容。

在教材的整个筹划、编写、审校和出版过程中，全体编者出谋划策，精诚合作，突显了急诊编写团队的互助、联动、精益、发展的共同目标与方向，不辞辛苦，对编写的书稿内容反复斟酌和完善，中华护理学会也对教材编写提供了莫大的支持与帮助。同时，教材的编写也得到了浙江大学医学院附属第二医院、首都医科大学附属北京朝阳医院、北京协和医院等参编单位领导和专家的鼓励与支持，在此表示深深地感谢！由于时间紧迫，最新信息的延迟性，难免仍有疏漏及不妥之处，恳请广大读者不吝指正。

金静芬　刘颖青

2017 年 10 月

目　录

第一篇　总　　论

第二篇　临床理论与实践

第三篇　专科技能与操作

第四篇　专科管理与教育

第一篇

总 论

第一章 急诊医学与护理学

学习目标

完成本内容学习后,学生将能:
1. 复述急诊医学与急诊护理学的概念
2. 描述急诊护理的特点
3. 应用急诊护理特点,进行急诊护士素质培养

第一节 急诊医学与护理学范畴

一、急诊医学

急诊医学(emergency medicine)是一门临床医学专业,其主要任务是对不可预测的急危病(症)、创伤等进行初步评估判断、急诊处理、治疗和预防,或对人为及环境伤害给予迅速的内、外科及精神心理救助。1924 年,意大利佛罗伦萨建立了世界上第一个急救医疗服务组织,进行伤员的救护和转运,形成了急诊医学的雏形。急诊医学作为医学领域的一个分支,创建于 20 世纪 50 年代,是近年来发展较快的一门临床学科。它既有自身的理论体系,又有与其他临床专科医学和基础医学紧密相连的内容。

近半个世纪以来,由于城市汽车的不断增多,交通事故急剧增加,其他意外事故和心脑血管疾病也不断增多,各国政府逐步认识到发展急诊医疗服务的重要性和迫切性。1979 年国际上正式承认急诊医学为医学科学中的第 23 个专业学科;1983 年危重症医学成为美国医学界一门最新的学科。

到 20 世纪 90 年代,急救医疗服务体系得到了迅速发展,研究拓展至院前急救、院内急诊、危重症救治、灾害医学等多项内容。这些都预示着急诊医学和危重症医学作为边缘或跨学科专业的强大生命力。以英、美等发达国家为代表,均有专业的院前急救教材,以及与职业资格关联的严格考试制度。所有急救人员须取得资格证书后才能上岗,并且每隔一定时间(1~2 年)重新考试,取得合格证书后方能继续执业。

急诊医学的范畴包括以下几个方面:

1. 初步急救 指利用各种医疗手段对需要急救的病人进行紧急救治,使不稳定的生命体征在短时间内得以恢复正常的医学理论与技能。主要包括急症病人的现场急救、病人转运及院内急诊救治。

2. 灾害救治 指突发灾害状况下的医疗救治行为,包括对自然灾害(如地震、洪水、台

风、雪崩、泥石流、虫害等）和人为灾害（如交通事故、化学中毒、放射性污染、环境剧变等）造成的人身伤害的救助。有效、迅速地组织抢救、减少灾害所造成的人员伤亡，是其主要目标和作用。

3. **危重症救治**　是急诊医学的重要核心内容，指利用先进的诊断检测、监护技术，连续、动态地定性、定量收集、评价高危、重症伤病病人病情信息，并给予相应生命体征支持和病因综合治疗。

4. **心肺脑复苏**　是急诊医学的重要组成部分，重点研究心搏呼吸骤停病人的救治方法和策略，并对心搏呼吸骤停相关的组织器官缺氧、缺血后病理生理变化和再灌注后器官损伤进行研究。

5. **急性中毒**　急性中毒的救治是急诊医学的重要内容，主要研究如何诊断、治疗和预防急性中毒。在我国，据估计在城市中 5% 急诊病人与急性中毒有关，在农村每年 10 万人以上死于农药中毒。

6. **创伤救治**　创伤近年来已纳入急诊医学的范畴，特别是多发伤和复合伤以及突发事件的群体伤，其救治的时效依赖性特别突出，同时涉及多个专科，由任一专科处理都可能导致救治的不系统，难以抓住危及生命的要害而造成初期"黄金时间"的延误。

这六方面既是急诊医学的主要内容，也是急诊医学的主要任务。当然，随着急诊病人数量日益增大，急症疾病谱也在不断改变，病种更繁多，病情更趋复杂，急诊医学面临的任务也变得越来越繁重。毋庸置疑，急诊系统的完善程度及急诊水平的高低，直接关系到急危重症病人的生命安危，关系到应付突发事件的重大抢救工作，因此急诊医学的水平在一定程度上反映了一所医院甚至一个国家临床医学的总体水平。我国急诊医学发展虽仍处于初级发展阶段，且面临很多困难和挑战，但医学科学技术的进步和社会需要的增加，已经极大地促进了急诊医学的发展，其作为一门独立的学科正在日益成熟和完善。

二、急诊护理学

急诊护理学（emergency nursing）是一门以现代医学科学、护理学专业理论为基础，研究各系统急症、各种急性创伤、中毒、慢性病急性发作及危重症病人的抢救、监测、护理与管理的综合性应用学科。其目的是挽救病人生命、减轻病人痛苦、促进病人康复、减少伤残率、提高抢救成功率及生命质量。

（一）急诊护理学的起源

急诊护理学可追溯到 19 世纪中叶弗罗伦斯·南丁格尔时代。危重症护理真正得到发展始于 20 世纪 50 年代初期。到 60 年代末，大部分美国医院至少有一个重症监护病房（intensive care unit, ICU）。此时，随着电子仪器设备的发展，急救护理也进入了有抢救设备配合的新阶段。心电监护、电除颤器、人工呼吸机、血液透析机的应用，使急诊护理学的理论与技术得到相应发展。70 年代中期，在国际红十字会参与下，在西德召开了医疗会议，提出了急救事业国际化、国际互助和标准化的方针，要求急救车装备必要的仪器，国际间统一紧急呼救电话号码及交流急救经验等。可以说，急危重症护理起源于 19 世纪中期，但作为一门独立的学科，急诊护理学是随着急诊医学和危重症医学的建立，于近 30 多年才真正发展起来的。

到 20 世纪 90 年代，随着急救医疗服务体系的飞速发展，急诊护理学也表现出较好的发展势头,美国急诊护士、危重病护士学会相继成立,在培训急诊护士(emergency nurse)和危重症护士(critical care nurse)方面起着重要的作用。

（二）我国急诊护理学的建立与发展

我国急诊护理学发展历程中,早期护理实践并没有专门的急诊、急救和危重症护理学概念,急诊只是医院门诊的一个诊室。急诊护理工作开始于抗日战争和解放战争时对伤员的战地初级救护和快速转运。20世纪50年代,我国部分大、中城市成立了院前急救的专业机构,即救护站,其功能只是简单的初级救护和单纯转运病人。20世纪80年代后,我国的急救医疗服务进入了快速发展阶段,1986年11月,我国通过了《中华人民共和国急救医疗法》,此后急救工作发展加快,许多医院相继成立、发展了急诊科,使急诊规模从门诊的一个诊室相继发展成了急诊室、急诊科和急救中心,促进了急诊医学与急诊护理学的发展,开始了我国急诊护理学发展的初级阶段。1989年,原卫生部将医院建立急诊科和ICU作为医院等级评定的条件之一,明确了急诊和危重症医学在医院建设中不可或缺的地位,我国急危重症护理学随之进入了快速发展阶段。1995年4月卫生部发布了《灾难事故医疗救援工作管理办法》;2001年4月国务院颁布了《关于特大安全事故责任追究的规定》;2003年传染性非典型肺炎流行,为进一步提高急诊应急能力,国务院于同年5月又颁布了《突发公共卫生事件应急条例》;2008年5月汶川地震后,国家投入巨资建立和健全突发公共卫生事件紧急医疗救治体系,我国在应急反应能力方面有了较大幅度提高,急诊医学与急危重症护理学在应对大型灾害中的地位得到进一步提升。目前,各级医院已普遍设立了急诊科或急救科,三级甲等以上的医院普遍设立了急救中心,以急救中心及急救站为主体的院前急救网络也已建立,北京、上海、广州等一些发达城市还积极探索海、陆、空立体救援新模式,全国整体急救医疗网络(急救中心—急诊科—ICU)一体化的急诊医疗服务体系在不断完善,有效地促进了急诊护理学的发展。

与国外相比,我国急诊医学与急诊护理学成为独立学科较晚,但在院前急救、院内急诊、危重症救治乃至灾害救援等方面发挥着越来越重要的作用。1983年,急诊医学被卫生部和教育部正式承认为独立学科。1985年,国家学位评定委员会正式批准设置急诊医学研究生点。此后中华医学会急诊医学、重症医学及灾难医学分会相继成立,中华护理学会分别成立了急诊护理、灾害护理和危重症护理专业委员会,全国各地省市级学会相继成立专科学会。1988年,第二军医大学开设了国内第一门《急救护理学》课程,此后,国家教育部将《急救护理学》确定为护理学科的必修课程。《全国护理事业发展规划(2016—2020年)》又提到继续落实专科护士培训制度,重点在重症监护、急诊急救等领域集中培养"知识全、专业精、技能高"的临床护理骨干。随着急诊专科护理人才的大批涌现,急诊护理学必将得到快速发展。

第二节　急诊护理特点与护士素质

急诊是医疗机构中急重症病人相对集中、病种复杂、抢救和管理任务繁重的科室。因此,急诊护理工作以区别于传统专科的知识、思维和实践构成,是现代急诊医学的重要且不可缺少的补充。

一、急诊护理特点

急诊护理以急性危重症的救治与护理为核心内容,以快速判断和干预能力为自己的灵魂,相对于其他的传统专科,具有以下几个突出的特点:

1. 多学科性　现代医学的分科越来越细,分科细化是知识积累的结果,是医学发展的需要。传统分科以解剖学系统为基础,但人体是一个整体,护理的规律之一就是综合性,分科过细也可能使专科归属不确定的病人或者患同种疾病的病人的诊断、治疗和护理质量下降。急诊护理作为一个以"最少的资料、最短的时间、最有效的方法救治护理病人生命"为突出要求的专科,急诊病人的多科性及急诊病人救治特性决定了急诊护理必须强调整体性,必须将急诊病人的生命、机体的功能作为一个整体来研究。

2. 强调生命第一　也就是我们所说的急诊逆向思维特性。普通专科面对病人时思考的顺序依次是:病人是否有病? 病变部位在哪里? 是什么性质的疾病? 病情程度如何? 是否危及生命? 遵循的是先诊断后治疗的程序逻辑。但在急诊科的大量临床实践过程中有很多的情况无法做到先明确原因再采取对策,尤其是急性发病的病例。因此急诊科面对急诊病人时思考的顺序依次为:病人是否有即刻危及生命的情况? 是否有危及生命的情况或高危风险因素存在? 生命体征是否平稳等,即"先救命后诊断"的逆向思维程序。

3. 注重时效性　早期干预、尽快控制病情发展才可能为急诊病人带来积极的结果,在急诊实践中,大量引入了"时间窗"的概念,因此急诊护理很大程度上也必须遵循时效性的原则,在时间窗内实行目标治疗和护理。

二、急诊护士素质

正是由于急诊护理工作的特点,急诊病人往往病情变化急骤、时间性强,这就要求急诊医生或护士具有良好的心理素质和临床应变能力,且能够果断决策,而且要求不论何时何地、何种情况,要有召之即来、来之能救的素质。这些素质的形成,有赖于严谨的工作态度、强烈的责任感和平日临床经验的积累。除此之外,一些重大突发公共事件如交通事故、地震等意外灾害事故对急诊工作提出了新的要求,通常而言,急诊病人的就诊时间、人数、病种及危重程度等均难以预测,因此,急诊护士要具备随机应变、应急救治的能力,这就要求全面的理论知识储备和熟练的急救技能水平,如基础生命支持、高级心血管生命支持、高级气道辅助建立、机械通气技术、血流动力学监测甚至高级创伤生命支持。鉴于急诊病人是一个无限制的病人群,且许多病人合并有多种专科疾病,因此,急诊护士在处理此类病人时更要求做到"一专多能",既具备处理各种急症的综合能力,又能在某一专业领域有所建树。

当然,急诊医疗环境的特殊性对急诊医护人员提出了新的挑战。急诊室是医疗纠纷的高发区域,减少或避免医疗纠纷和冲突的一大关键就是急诊医生或护士需要具备较高的素质,具体表现为①过硬的急救技能和经验,对突如其来的各种急诊病人能应对自如,沉着冷静,能分清轻重缓急;②有耐心,稳定的心理素质,能经得起病人及其家属焦虑、易激的询问、质疑甚至情绪发泄;③要有责任心,有慎独的精神、使命感和对急诊病人保持高度负责的精神;④有沟通交流的艺术,善于倾听、观察、感受病人及其家属,能准确转化其提出的问题,建立良好的关系并取得信任。

总之,急诊护理工作的特点决定了急诊护士需要具备的素质,既涉及专业能力,也涉及急诊专业文化、人文沟通技能,以及医德修养等多方面。急诊护士的素质高低直接关系到急诊急救工作的顺利开展,关系到急诊工作效率和产出的高低,对提高急救成功率、降低危重病人死亡率、保障急诊病人生命安全等多个方面有着举足轻重的作用,因此对急诊护士的培养,特别是急诊护理所需要的特殊素质的培养就显得尤为重要。

（金静芬）

第二章 急救医疗护理服务体系

学习目标

完成本内容学习后,学生将能:
1. 复述急救医疗服务体系、院前急救、急救绿色通道的概念
2. 列出院前急救的主要任务
3. 描述院前急救、ICU 的运转模式及相关人员的配备要求
4. 应用急救医疗服务体系工作流程开展急救工作

第一节 急救医疗服务体系的组成

急救医疗服务体系(emergency medical service system,EMSS)是集院前急救、院内急诊科诊治、重症监护单元(intensive care unit,ICU)救治和各专科的"生命绿色通道"为一体的急救网络,即院前急救负责现场急救和途中救护,医院急诊科和 ICU 负责院内救护。它们既有各自独立的工作职责和任务,又相互紧密联系,构成一个科学、高效、严密的组织和统一指挥的急救网络。完备的 EMSS 应围绕院前急救、院内急诊和危重症救护等三方面开展工作。

一、院前急救

(一)概念

院前急救是 EMSS 最前沿的部分。院前急救(prehospital emergency care),也称院外急救(outhospital emergency care),是指在医院之外环境中对各种危及生命的急症、创伤、中毒、灾害事故等伤病者进行现场救护、转运及途中救护的统称,即从病人发病或受伤开始到医院就医之前这一阶段的救护。

(二)院前急救的任务及工作范围

1. 为院外呼救的病人提供院前急救　这是院前急救的主要和经常性的任务。呼救病人一般分为三种类型:①短时间内有生命危险的病人,如急性心肌梗死、严重创伤、大面积烧伤、休克等,约占呼救病人总数的 10%~15%。对此类病人必须实施现场急救,目的在于挽救病人生命或维持其生命体征;②病情紧急但短时间内尚无生命危险的病人,如骨折、急腹症、重症哮喘等,约占呼救病人的 70%~80%。对此类病人也需要进行现场处理;③慢性病病人,约占呼救病人的 10%~15%,对此类病人不需要现场急救,只需提供救护车转运服务。

2. 突发公共卫生事件或灾害性事故发生时的紧急救援　在自然灾害和人为灾害中,由于伤病员多、伤情重、情况复杂,除了做好现场医疗急救外,还需要与现场其他救灾队伍如消

防、交通、公安等部门密切配合,并做好自身安全防护措施。

3. 执行特殊任务时的救护值班 特殊任务指当地的大型集会、重要会议、国际比赛、外国元首来访等救护值班。若遇有意外伤病员,可按上述 1、2 两条处理。

4. 普及急救知识和技能 为了实现非医护人员和专业医护人员的救护相结合,应大力开展急救知识和初步急救技能训练的普及工作,使在现场的第一目击者(first responder)能首先给伤病员进行必要的初步急救。有条件的急救中心可承担一定的科研教学任务。

5. 通讯网络中的枢纽任务 通讯网络一般由三方面组成:①市民与急救中心的联络;②急救中心与救护车、急救医院即 EMSS 内部的联络;③急救中心与上级领导、卫生行政部门和其他救灾系统的联络。

(三)院前急救人员配置模式

我国院前急救人员配置模式主要为医师和护士模式,在医护人员严重短缺的当今,将导致医院内人力资源短缺问题进一步加重。2013 年 11 月国家卫生和计划生育委员会颁布了《院前医疗急救管理办法》,规定了医疗救护员(emergency medical technician,EMT)从业的相关内容,提出了 EMT 是当前医学专业院前急救人员的重要补充。

知识拓展

医疗救护员

EMT 是指运用救护知识和技能,对各种急症、意外事故、创伤和突发公共卫生事件等施行现场初步紧急救护的人员。长期以来,我国 EMT 处于空白状态,影响着院前急救的实施和质量。《院前医疗急救管理办法》中明确指出:"第十九条:从事院前医疗急救的专业人员包括医师、护士和医疗救护员。医疗救护员应当按照国家有关规定经培训考试合格取得国家职业资格证书"。因此,从该办法开始施行起,我国院前医疗急救新增了力量—EMT。

(四)院前急救的模式

目前世界上主要存在有两类院前急救模式,即美–英模式和法–德模式。美–英模式的主要特征是将病人运往医院治疗,而法–德模式的主要特征是将医院带到病人身边。我国院前急救模式总体上位于两种模式之间,有独立型、指挥型、院前型、依托型、附属消防型等急救模式(表 2–1–1)。

二、医院急诊科

(一)概念

医院急诊科(hospital emergency department)是 EMSS 最重要的中间环节,又是医院内急救的第一线,24 小时不间断地对来院的各类急危重症病人实施救治。急诊科的应急能力是考核一所医院管理水平、医护人员基本素质和救治水平的综合指标。原卫生部在 2009 年颁布的《急诊科建设与管理指南(试行)》中要求应加强对急诊科的建设和管理,不断提高急诊医疗水平。

表 2-1-1 我国院前急救主要模式

类型	组织形式	城市和地区	代表城市
独立型	具备病房、门急诊及院前急救部,送至急救中心继续治疗	中心大城市	沈阳、北京(2004年前)
指挥型	不配备车辆和人员,只负责指挥调度	广东省为主的南方城市	广州、深圳、珠海、汕头、成都
院前型	不设病房,专门从事院前急救,设有急救分站	中心大城市和部分经济较好的中等城市	上海、杭州、北京(2004年后)
依托型	依托于一家综合性医院,具备病房、门急诊及院前急救部	大部分中小城市和绝大多数市县级城市	重庆、海南
附属消防型	附属于消防机构,共同使用一个报警电话号码,总部下设有多个救护站,形成急救网络。其纪律严明,反应迅速	香港地区	香港

（二）医院急诊科的运转模式

1. 独立自主型　该模式下的急诊科医护人员完全固定,全部医生为急诊科专科医生,负责诊治全部急诊病人,同时还管理急诊 ICU 和急诊病房,该模式将院前急救、院内急救、重症监护治疗集一体,有利于急诊的管理。

2. 半独立型　该模式下的急诊科有部分固定医护人员,急诊专科医生主要负责危重病人的抢救并管理急诊 ICU 和专科病房,其他医生定期轮换,主要负责急诊病人的接诊救治。

3. 轮转型　轮转模式下的急诊科无固定医生,各种急诊病人均由各科派出在急诊科轮转的医生接诊,再交由各专科病房医生诊治。

（三）医院急诊科的主要任务

1. 急救　对各种急病、中毒、意外伤害而由急救站(中心)、基层医院或自行送达医院时已出现了危及生命情况如心搏呼吸骤停、心肺功能衰竭、严重创伤、大量失血、严重休克、深度昏迷等病人。

2. 急诊　对暂不影响生命而病情紧急或遭受痛苦需要及时诊治和处理的病人。这是急诊科的主要任务。

3. 教学培训　培训急诊医学专业医师和急诊专科护士,加速急诊人才的成长,必须在内容、形式、人员、时间、范围等方面作出计划和安排。有些医院的急诊科还承担公众健康知识普及工作。

4. 科研　开展有关急诊病因、病程、机制、诊断与治疗、急危重症护理等方面的研究工作,进一步寻找规律;研究、分析急诊工作质量的监控,以提高急诊质量、科研教学、管理水平。

5. 灾害事故的紧急救护任务　当突发事件或自然灾害发生时,急诊医护人员应遵从上级领导安排,前往第一现场参加有组织的救治活动。

三、急诊重症监护

（一）概念

重症监护是 EMSS 的重要组成部分，重症监护单元（intensive care unit，ICU）是重症医学学科的临床基地，它对因各种原因导致一个或多个器官与系统功能障碍危及生命或具有潜在高危因素的病人，及时提供系统的、高质量的医学监护和救治技术，是医院集中监护和救治重症病人的专业科室。急诊重症监护单元（emergency intensive care unit，EICU）是急诊科集中监护和救治危重病人的医疗单元。中华医学会在 2006 年颁布的《中国重症加强治疗病房（ICU）建设与管理指南》中指出，重症医学的学科建设和 ICU 的组织与管理，应该符合国家有关标准。

（二）ICU 的运作模式

我国 ICU 的运作模式包括：①专科 ICU：为收治某个专科的危重病人而设立的 ICU，如急诊 EICU、心内科 CCU、呼吸内科 RICU 等；②综合 ICU：在专科 ICU 基础上逐渐发展起来的跨科室的全院性 ICU，以处理多学科危重病人为主要工作内容，是医院的一个独立科室；③部分综合 ICU：介于专科 ICU 与综合 ICU 之间，主要收治各专科或手术后危重病人，如外科 ICU、内科 ICU 等。

（三）EICU 的主要任务

EICU 的职能是应用先进的诊断、监护和治疗设备与技术，对病情进行连续、动态的定性和定量观察，并通过有效的干预措施，为急危重症病人提供规范的、高质量的生命支持，改善生存质量。急危重症病人的生命支持技术水平，直接反映医院的综合救治能力，体现医院整体医疗实力，是现代化医院的重要标志。

第二节　急救医疗服务体系的管理

一、急诊人员配备与管理

（一）医护人员编制要求

急诊科应当配备足够数量，受过专门训练，掌握急诊医学的基本理论、基础知识和基本操作技能，具备独立工作能力的医护人员。医生、护士的人员编制一般根据医院急诊科规模、就诊量、观察床位数、日平均抢救人数以及急诊科教学功能等，按一定比例配备。急诊科应有固定的急诊医生，且不少于在岗医生的 75%，以保证一定的医疗质量。急诊科的护士要有固定的、单独的编制，且不少于在岗护士的 75%。可根据实际需要配置行政管理和其他辅助人员。

（二）医师配备要求

急诊医师应当具有 3 年以上临床工作经验，具备独立处理常见急诊病症的基本能力，熟练掌握心肺复苏、气管插管、深静脉穿刺、动脉穿刺、心电复律、呼吸机、血液净化及创伤急救等基本技能，并定期接受急救技能的再培训，再培训间隔时间原则上不超过 2 年。

（三）护士配备要求

急诊护士应当具有 3 年以上临床护理工作经验,经规范化培训合格,掌握急诊、危重症病人的急救护理技能,掌握常见急救操作技术的配合及熟悉急诊护理工作内涵与流程,并定期接受急救技能的再培训,再培训间隔时间原则上不超过 2 年。

二、急诊标准作业流程与制度

（一）急救绿色通道

急救绿色通道是指医院为急危重症病人提供快捷、高效的服务系统,包括在接诊、分诊、检查、治疗、手术及住院等环节上,实施快速、有序、安全、有效的急救服务。

1. 适应证　包括但不仅限于以下急诊病人:①各种急危重症病人:休克、昏迷、心搏呼吸骤停、严重心律失常、急性严重脏器功能衰竭的生命垂危者;②无家属陪同且需急诊处理的病人;③批量病人,如群体伤、中毒等。

2. 急救绿色通道的管理

（1）标识统一,专用窗口:急救绿色通道如收费处、化验室、药房等部门应有统一、醒目的急救绿色通道标志,设置急救绿色通道病人专用窗口。

（2）及时评估,预检分诊:对病人意识情况、生命体征、病情等进行评估,及时救治急危重症病人。加强急诊预检分诊工作,有效分流非急危重症病人。

（3）首诊负责,加强合作:首诊负责制是指第一位接诊医生（首诊医生）对其接诊病人,特别是急危重病人的检查、诊断、治疗、会诊、转诊、转科、转院等工作负责到底的制度。建立与基层医疗机构的急诊、急救转接服务制度。

（4）流程优化,分区救治:按轻重缓急优先就诊顺序,将急诊病人的病情分为四级,即Ⅰ级、Ⅱ级、Ⅲ级和Ⅳ级。从功能结构上将急诊科分为三大区域,即红区、黄区和绿区。红区为抢救监护区,适用于Ⅰ级和Ⅱ级病人的处置。黄区为密切观察诊疗区,适用于Ⅲ级病人,原则上按照时间顺序处置病人,当出现病情变化或分诊护士认为有必要时可考虑提前应诊,病情恶化的病人应被立即送入红区。绿区为普通诊疗区,适用于Ⅳ级病人。实行"三区四级"救治,保障急诊病人医疗安全。

（5）制定流程,及时救治:根据医院的实际情况制定急救绿色通道的流程,包括①接诊医生根据病人的病情确定符合急救绿色通道收治范围,需立即启动急救绿色通道服务;②在其处方、检查申请单、治疗单、手术通知单、入院通知单等医学文件的右上角标明"急救绿色通道"或专用章,先抢救后再收费;③急救绿色通道体系中每一个责任部门（包括急诊科、各医技检查部门、药剂科,以及挂号与收费等）,各司其职,确保病人能够获得连贯、及时、有效的救治。

（6）检查监督,持续改进:定期评价病人在"急救绿色通道"平均停留时间,相关部门对评价、监管结果有持续改进。

（二）急诊护理应急预案

急诊护理应急预案是为迅速、有序地对急危重症病人、批量伤（病）员开展及时有效的救治而预先制定的实施方案。

1. 基本原则

（1）简明扼要,明确具体:急诊护理应急预案包含有常见急症的应急预案、突发事件的应急预案(停水、停电等)、灾难批量伤(病)员的应急预案等,要求内容标准化、程序化。

(2)责任明确,分级负责:制定急诊护理应急预案需明确各级人员职责,使其在启动、响应、增援等过程中责任明确。

(3)培训演练,快速反应:建立定期培训制度,使医护人员熟练掌握急救措施、急救程序、急救配合及各自的职责,保证工作协调、有效、迅速开展。

2. 常见类型

(1)常见急症的应急预案:其内容包括常见急症的病情评估、急救处理措施以及处理流程,如心搏骤停、过敏性休克、急性中毒、严重外伤的应急预案等。

(2)灾难批量伤(病)员的应急预案:其内容包括急救组织体系、人员物资增援方案、检伤分流、急救绿色通道实施、各级各类人员的职责,以及应急预案的启动、运行、总结、反馈等。

(3)突发事件的应急预案:其内容包括请示报告、病人安全处理措施、评价与反馈等,如停水、停电、病人跌倒等。

3. 处理流程

(1)接诊:护士应了解事件的发生情况、病人数量、危重程度、到达时间等相关信息,做好准备工作。

(2)分诊及报告:组织人员对所有病人预检分诊,按病情轻重程度分级并予以明显标识,及时向上级汇报。

(3)启动应急机制,开通急诊绿色通道:按制定的流程进行处理,在科室应对能力范围内,科室组织人员自行抢救,超出科室应对能力时应及时请求支援。护士应协助完成各种检查并将检查结果及时反馈给医生,直至病人病情稳定或转科。

(三)急诊病人接待管理制度

1. 急诊科专门设立预检分诊护士,负责接待来诊急诊病人,24小时值班。

2. 接诊护士应按急诊病人病情轻、重、缓、急程度进行预检分诊。

(1)对接受治疗的病人,当班护士根据需要安排处理,并交待注意事项及病人须知。

(2)对外伤的病人,接诊护士应做相应的初步处理,如止血、包扎、固定、制动等。

(3)高热病人按医嘱予以测量体温、物理降温等,在病历上做相应的记录,并按医嘱给予治疗及护理。

(4)急诊护士接到危重病人直接送入抢救室,通知相关医生抢救,并参加抢救工作。遇到因科内条件限制不能处理的急诊病人如心脏破裂、股动脉破裂等应立即送往手术室或床边急诊手术,争取抢救时间,在护送途中做好相应救治工作。

3. 特殊急诊病人的接诊流程

(1)对无主病人,在做好救治工作的同时,护士应向病人询问地址、姓名、电话等内容,根据病人提供的资料,联系其家人或朋友。

(2)对神志不清而无人照看者,在做好救治工作的同时,护士和医生同时检查、清点病人的物品并登记,签名后暂时保管,根据病人随身物品所提供的资料,设法通知其家人或朋友。妥善保护病人,拉起床栏,予以适当约束,移除一切可能自伤或误伤的物品。

(3)对自杀病人,在做好救治工作的同时,应特别交班使值班人员提高警惕,必要时对病人予以约束。积极与病人沟通,了解自杀的原因。针对原因进行心理指导,必要时请心理医生予以心理治疗。

（四）急诊病人转运流程（图 2-2-1）

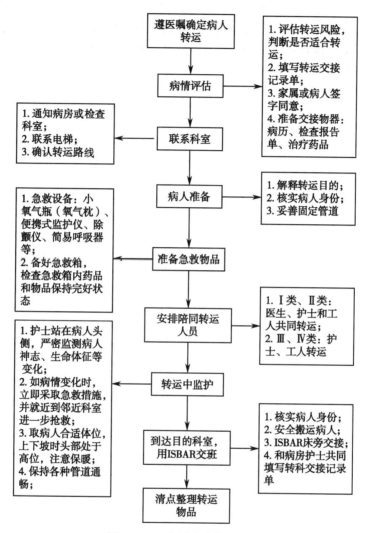

图 2-2-1 急诊病人转运流程

知识拓展

ISBAR 沟通标准工具

急危重病人转运是为了进一步检查明确诊断或为了得到更有效的救治，而从一个部门转运到另一个部门的过程，是集监护、治疗、护理、抢救于一体的复杂过程。

ISBAR 沟通标准工具是一种标准化的医护沟通模式，将其运用到急危重病人转运中，使医护人员快速准确交接，提高护士的评判性思维和护士专科水平，从而保证病人安全。ISBAR 沟通标准工具中，I（identification）即身份，包括病人床号、姓名、病案号等信息,确保病人身份识别正确;S(situation)即病情,包括病人病情变化趋势,主要病情变化情况;B(background)即背景,包括入院诊断、既往史、用药情况、治疗情况、特殊检查结果;A(assessment)即评估,包括生命体征、疼痛评估、出入量评估等各类评估结果;R(recommendation)即建议,包括针对评估内容对交班后可能需要采取的护理措施建议,安全风险管理建议。

(甘秀妮)

第二篇

临床理论与实践

第三章 急诊分诊管理

医院急诊科是救治急危重症病人的重要场所,急诊的特点是来诊人数没有计划性,病人的病情没有预见性。当同一时间内几名乃至几十名不同急症病人同时到急诊就诊,且急诊科处于"拥挤"或"过度拥挤"状态时,急诊科将出现有限的医疗资源(人力、物力和时间等)与病人就医需求之间的失衡状态,急诊就诊顺序或"等候"的问题随之出现。急诊分诊制度是解决这一问题的有效措施。

第一节　急诊分诊概述

急诊分诊是急诊病人救治过程中的首要环节。为保证病情危急、需要立即抢救的危重病人能够获得及时有效的救治,同时使等待治疗的病人需求得到关注,需要由有经验的急诊科护士根据分诊原则及程序,迅速对所有来诊病人按疾病危险程度进行分诊,对可能有生命危险的病人立即实施抢救。急诊分诊是比较复杂的过程,它直接关系到急诊服务的质量、急诊病人的救治速度及病人与家属对医院服务的满意程度。

一、急诊分诊概念

急诊分诊(triage)是指急诊病人到达急诊室后,由预检护士快速、准确地评估其病情严重程度,判别分诊级别,根据不同等级安排就诊先后秩序及就诊区域,科学合理地分配急诊医疗资源的过程。从临床狭义的角度上看,急诊分诊是急诊护士根据病人的主诉及主要症状与体征,对疾病的轻重缓急及隶属专科进行初步判断,安排救治顺序与分配专科就诊的一项技术。从广义上说,急诊分诊是在综合各种因素的基础之上,最大限度地合理利用医疗资源,使最大数量的病人获得及时有效救治的决策过程。

分诊"triage"源自于法语动词"trier",是"分类(sort)或挑选(choose)"的意思。分诊最早起源于战争中。第一次世界大战时,检伤分类是分诊最早的雏形。第二次世界大战时,分诊用以分辨哪些伤员可以重返战地,哪些需要送到战地医院。在战场上使用分诊的主要目的是尽可能让更多的士兵重新投入战斗。因此,最先救治的可能是那些需要简单处理伤势的伤员。随着医学的发展,分诊理念在急诊医学中得到延伸。在 20 世纪 50 年代后期和 60 年代早期,美国最先将分诊理念引入急诊医学界,主要是用以区分需立即救治和可以等待的病人并保持急诊科良好的就诊秩序。80 年代起急诊分诊成为医院质量认证必须具备的服务内容。时至今日,包括美国、加拿大、英国、法国在内的世界各地急诊医疗机构已普遍实行急诊分诊。

二、急诊分诊处的设置

(一)分诊处的设置要求

为保障病人获得便捷的急救服务,保证急诊科救治连续与畅通,并能与院前急救有效衔接,分诊处的地理位置、物品配备与人员设置对做好分诊工作是非常重要的。

1. 地理位置　分诊处需设置在明显的位置,一般设在急诊科入口处,有可直达救护车的通道,方便接收或转送就诊者。具有明显的标志,使病人一进入急诊科就能立刻看到分诊处,急诊分诊护士也能够第一时间清楚地看到每一位前来就诊的急诊病人,根据病人需要主动提供服务。

2. 物品设置　一般配备下列物品:①基本评估用物:如体温计(耳温仪)、血压计(多功能监护仪)、听诊器、体重计、手电筒、压舌板等。②办公用品:如计算机、电话、病历和记录表格等。③病人转运工具:如轮椅、平车。④简单伤口处理用品:如无菌敷料、包扎用品、固定骨折用品等。⑤其他:配备一次性手套、口罩、洗手液以及纸杯、手纸、呕吐袋等简单便民物品;必要时亦可备用快速血糖检测仪、心电图机、快速心肌标志物等 POCT 检测仪等。

3. 人员设置　可设置下列人员:①急诊分诊护士:分诊区至少应设置一名急诊分诊护士,负责收集医疗护理相关信息,如病人就诊时,主诉、血压、脉搏、呼吸、体温、病情危重程度的判断等级等。急诊量大、分诊工作任务多的医院,可适当增加分诊人员的数量。②其他人员:如设置职员可负责提供急诊就诊病历,收集病人的基本信息情况、保险情况或挂号收费等;配备护理辅助人员,陪同病人检查、入院等;保安人员协助维持工作秩序,保障医护人员与病人安全。

(二)分诊处设置的作用

规范、完善的急诊分诊处设置能够最大限度地发挥预检分诊的作用,主要体现在:

1. 安排就诊顺序　分诊可帮助护士在日益拥挤的急诊科快速识别需要立即救治的病人。简单而言,急诊分诊就是分辨"重病"和"轻病"的就诊者,优先使那些最严重的病人能够获得最立即的治疗,保证病人的安全,提高工作效率。当资源严重短缺时,如灾害急救,分诊(现场检伤分类)的原则就是根据国际标准,使用黑红黄绿统一标记快速的进行检伤分类,决定是否给予优先救治和转运,以救治更多的伤员。

2. 病人信息登记　登记的内容包括病人的基本信息,如姓名、年龄、住址、联系电话、医疗保险情况等;以及病人医疗信息,包括到达急诊的时间、生命体征、意识状态等。

3. 紧急处置　这里的"处置"指的是两种情况:一是指急诊分诊护士对病人初步评估后,发现病情危重、危及生命而采取的必要的初步急救措施;二是指病人病情暂无生命危险但对随后的治疗有帮助的简单处置,如外伤出血部位给予无菌纱布覆盖、压迫止血等。急诊分诊护士亦可根据所在医疗机构的规定或分诊预案(triage protocol)启动实验室、X线以及心电图描记检查,缩短病人急诊就诊等待时间。

4. 建立公共关系　急诊分诊护士通过快速、准确、有效的分诊,使危重病人的医疗需求立即得到关注,并通过健康教育或适时的安慰,与急诊科其他人员有效沟通,迅速与病人建立和谐的护患关系,增加病人满意度。

5. 统计资料收集与分析　应用计算机预检分诊系统对急诊病人的信息进行录入、保存,通过对信息的整理、统计和分析,为急诊科管理、科研和教学提供基础数据和决策依据。

第二节　常用急诊分诊系统

随着社会的发展,人民生活水平的提高及就医需求的增长,使得急诊科拥挤现象越来越严重,急诊病人由于病情急、重,对医疗服务的时限性和有效性要求更加迫切。国外发达国家预检分诊标准化建设已经相对成熟,尽管各标准内容有一定的差异(表 3-2-1),但综合来看,均按照病情危重程度进行分类。国内近年来积极吸取国外先进的预检分级标准发展中的经验,于 2011 年发布了更符合我国国情的《急诊病人病情分级试点指导原则(征求意见稿)》,确保急诊病人按照该基本原则进行分级就诊,保证危重病人的优先救治,最大限度利用有限的急诊医疗资源,保障病人安全。

表 3-2-1　国际分诊标准

分诊系统	国家	分诊级别	响应时间
澳大利亚分诊标尺 (Australasian triage scale, ATS)	澳大利亚 新西兰	5级	0min/10min/30min /60min/120min/
曼切斯特分诊标尺 (Manchester triage scale, MTS)	英国 苏格兰	5级	0min/10min/60min /120min/240min/
加拿大分诊和紧急程度标尺 (Canadian triage and acuity scale, CTAS)	加拿大	5级	0min/15min/30min /60min/120min/
分诊指南	法国	5级	0min/20min/60min /120min/240min/
急诊严重指数 (Emergency severity index, ESI)	美国	5级	—
新加坡分诊标尺 (Singapore triage scale)	新加坡	4级	0min/60min/120min / ≥3~4h

一、国际急诊分诊系统

从 20 世纪 90 年代开始,多个国家开始组织专门的机构或委员会,在三类分诊模型的基础上研究制订新的分诊标准,目前国际上常用的分诊标准均为 5 级分诊标准,如 90 年代最先出现的澳大利亚分诊标准(Australasian triage scale, ATS),随后出现的加拿大预检分诊标准(Canadian triage and acuity scale, CTAS),英国曼彻斯特分诊标准(Manchester triage scale, MTS),美国急诊严重度指数(emergency severity index, ESI)等。部分国家还针对特殊人群另设标准,如 2001 年加拿大制定的儿童预检分诊标准(Canadian paediatric triage and acuity scale, PaedCTAS),2006 年瑞典根据中老年急诊病人病情变化迅速及其生理特点,制定的阿尔宾模型(Albin mode)。

(一)美国分诊系统

即 ESI,是由美国的一组急诊医生和护士在 90 年代末创立的 5 级预检分诊系统(图 3-2-1)。自 2000 年 Wuerz 等首次发表对 ESI 的研究以来,该标准的临床测试、改进与研究一直持续至今,目前已发布第四版。ESI 将病人病情严重程度与资源利用相结合,指导分诊护士对病人进行评估并分配至相应的级别。

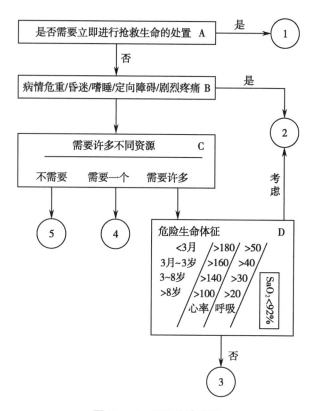

图 3-2-1　ESI 分诊流程

知识拓展

医 疗 资 源

　　医疗资源是ESI分诊标准中用于区分Ⅲ级/Ⅳ级/Ⅴ级病人的一项指标,指在获取急诊病人主诉后,根据主诉及所属医疗机构急诊科的资源配置,评估病人在进入急诊科到完成安置过程中可能需要的急诊医疗资源个数。如实验室检查(血、尿)、心电图、X线、CT、MRI、超声、血管造影、建立静脉通路补液、静脉注射、肌注、雾化治疗、专科会诊等定义为医疗资源,病史和体检(包括骨盆)、床旁快速检测(POCT)、输生理盐水或肝素封管、口服药物、破伤风免疫、电话咨询细菌室、检验室、简单创口处理(换药、复查)等均不属于医疗资源。若急诊病人不需要应用任何医疗资源,则分诊为Ⅴ级;若只需要应用1项医疗资源,则分诊为Ⅳ级;若需要应用2项或更多的医疗资源,则分诊为至少Ⅲ级。

(二)加拿大分诊系统

　　即CTAS,是1999年加拿大急诊医学委员会组织编写的一种用于院前、急诊病人"分类"的一种方法。2004年、2008年、2013年进行了3次补充和修订。CTAS中Ⅰ级-复苏(resuscitation)是指病人情况危急威胁到生命或脏器有衰竭时,需立即进行强有力的治疗措施,病人标识为蓝色。Ⅱ级-紧急(emergency)是指病人具有潜在生命危险或器官功能衰竭,需快速进行医疗干预,病人标识为红色。Ⅲ级-紧急(urgent)是指病人有潜在发展到严重情况的可能,需要急诊干预,病人可能感觉显著不适或影响功能能力、日常生活,病人标识为黄色。Ⅳ级-亚紧急(semi-urgent)是指病人的情况与年龄相关,有潜在恶化的可能,症状在1~2h内处理可得到改善,病人标识为绿色。Ⅴ级-非紧急(non-urgent)是指病人可能急性发作,但没有证据显示有可能恶化的倾向,这些情况可以延迟处理或转诊到其他机构就诊,病人标识为白色。

(三)英国分诊系统

　　即MTS,由英格兰曼彻斯特市多家医院急诊科共同制定,1997年制定以来被英国的大多数医院急诊科采用。MTS具有独特的分诊方法,包括52组固定流程表,每一个流程图均描述了"危及生命、疼痛、出血、起病时间、意识水平和体温"6个关键鉴别点。根据病人的主诉、症状选择并套用在相应的图表中,并按照图表指示最终分为5级,以不同颜色表示优先顺序,并要求在限定时间内予以救治:红-即刻(immediate)、橙-非常紧急(very urgent,10分钟)、黄-紧急(urgent,60分钟)、绿-一般(standard,120分钟)、蓝-非紧急(non-urgent,240分钟)。

(四)澳大利亚分诊系统

　　即ATS,由澳大利亚急诊医学院制定,1994年应用于澳大利亚,限定在10分钟内对病人存在的最紧急的临床特征分为5个等级(Ⅰ~Ⅴ),各级别响应时间分别为:立刻、10分钟、30分钟、60分钟、120分钟。

二、国内急诊分诊系统

根据国家卫生和计划生育委员会发布的《急诊病人病情分级试点指导原则（征求意见稿）》和《医院急诊科规范化流程》（WS/T390-2012）（以下简称《流程》），我国拟根据病人病情危重程度和病人所需医疗资源的情况，将急诊病人病情分为 4 级（表 3-2-2）。

表 3-2-2　急诊病人病情严重程度分级

级别	标准	
	病情严重程度	需要急诊医疗资源数量
1 级	A 濒危病人	—
2 级	B 危重病人	—
3 级	C 急症病人	≥2
4 级	D 非急症病人	0~1

上表中 1 级：濒危，如气管插管病人、急性意识障碍病人、无呼吸/无脉搏病人，以及其他需要采取挽救生命干预措施的病人；2 级：病情有可能在短时间内进展至 1 级，或可能导致严重致残者；3 级：病人有急性症状和急诊问题，但目前明确没有危及生命或致残危险，应在一定的时间段内安排病人就诊，以处理并缓解病人症状；4 级：病人目前无急性发病症状，无或很少不适主诉，且临床判断需要医疗资源数在 1 种以下。1 级和 2 级病人进入红区（抢救监护区）救治，3 级病人安排入黄区（候诊观察区）救治，4 级病人安排至绿区（快速处置区）。

由于美国 ESI 分诊系统在国内可操作性不强，国家指导原则意见稿中提到的医疗资源数量判断在临床实践中有一定的难度，如 1、2 级判断中不需要医疗资源进行辅助判断，而 3、4 级中需要通过判断医疗资源的数量来进行分级；现阶段医生对医疗资源解读也各有差异，临床实际操作中差异较大；因此，2015 年中华护理学会急诊专业委员会联合浙江省急诊质量控制中心共同制定并推出《急诊预检分级分诊标准》（文末彩图 3-2-2），该标准以原国家卫生计生委行业标准《医院急诊科规范化流程》（WS/T390-2012）为基础，参考国外先进的预检分级分诊标准，在文献回顾和专家讨论的基础上进行制定，并明确分诊评估工具为早期预警评分表（MEWS 评分表，表 3-2-3）。目前，该标准已在多家医院进行临床应用。

急诊预检分级分诊标准为四级五类分诊框架，即 Ⅰ 级（急危病人），Ⅱ 级（急重病人），Ⅲ 级（急症病人），Ⅳ 级：Ⅳa 级（亚急症病人）、Ⅳb 级（特殊非急症病人），从单项客观指标、综合指标、症状/体征 3 个维度明确细化了每一级别的分诊标准指标，以帮助判断急诊病人的病情危重程度。同时规定了各级别病人的就诊区域和可等待医疗救治的时间：Ⅰ 级、Ⅱ 级放置于红区，Ⅲ 级放置于黄区，Ⅳ 级放置于绿区；各级病人可等待医疗救治的时间分别为 Ⅰ 级 - 即刻，Ⅱ 级 -10 分钟，Ⅲ 级 -30 分钟，Ⅳa 级 -60 分钟，Ⅳb 级 -120 分钟。具体见"急诊预检分级分诊标准流程"（文末彩图 3-2-3）。

表 3-2-3　MEWS 评分

评分	3	2	1	0	1	2	3
呼吸（次/分）	≥30	21~29	15~20	9~14		<9	
体温（℃）		≥38.5		35~38.4		<35	
收缩压（mmHg）		≥200		101~199	81~100	71~80	≤70
心率（次/分）	≥130	111~129	101~110	51~100	41~50	≤40	
清醒程度				完全清醒	对声音有反应	对疼痛有反应	无反应

第三节　急诊分诊流程

分诊程序应简洁而清晰，当病人进入急诊就诊，急诊分诊护士应立即启动分诊程序，一般要求在 3~5 分钟内完成。如果是 120 或其他交通工具转运的病人，急诊分诊护士需要到门口协助转入。在传染病或特殊疾病流行期间，还应先为病人做必要的筛查，或指引发热病人至发热门诊就诊，根据部门具体规定，安排疑似或传染病病人到隔离区域候诊或转诊，减少传染的机会。

急诊分诊程序包括：分诊问诊、测量生命体征、身体评估、分诊分流、分诊护理和分诊记录。

一、分诊问诊

问诊的重点应简短且有针对性，既能让病人及其家属感受到护理人员的专业，又能藉此减轻病人及其家属的焦虑。"主诉"是病人到急诊就诊的主要原因。急诊分诊护士应该将病人的主诉以其原本表达的字句记录于护理记录中，并采用系统的方法进行询问，以免漏掉有意义的资料信息。意识不清的病人可由病人的家属、朋友、警察、救护人员或协助转送人员提供有关资料，以便做出正确的判断。可应用以下模式进行问诊：

（一）OLDCART

OLDCART 亦为英文单词首字母组成的单词，用于评估各种不适症状。其中 O（onset）：是发病时间，即"何时感到不适？"；L（location）：部位，即"哪儿感到不适？"；D（duration）：持续时间，即"不适多长时间了？"；C（characteristic）：不适特点，即"怎样不适？"；A（aggravating factor）：加重因素，即"是什么引起不适？"；R（relieving factor）：缓解因素，即"有什么可舒缓不适？"；T（treatment prior）：来诊前治疗，即"有没有服过药/接受过治疗？"。

（二）PQRST

PQRST 是五个英文单词首字母组成的缩写，主要用于疼痛评估。其中 P（provoke）：诱因，即疼痛发生的诱因及加重与缓解的因素；Q（quality）：性质，即疼痛的性质，如绞痛、钝痛、针刺样痛、刀割样痛、烧灼样痛等；R（radiation）：放射，有无放射，放射部位；S（severity）：程度，疼痛的程度如何，可应用疼痛评估工具（如 0~10 数字评分法）进行评估；T（time）：时间，疼痛开始、持续、终止的时间。急诊分诊护士亦可运用眼、耳、鼻、手等感官配合快速收集病人的客观资料。

二、测量生命体征

问诊同时测量生命体征，作为就诊的基本资料，包括血压、脉搏、体温、呼吸、血氧饱和度等，根据不同的情况可增加格拉斯哥昏迷指数评分、疼痛评分、跌倒风险评估等。

三、身体评估

通常与问诊或测生命体征同时进行。包括观察病人的外表、皮肤的颜色及温度、步态行为、语言，如是否有面色苍白、坐立不安、皱眉等。接触病人身体时是否有不适发生。身体评估的原则是快速、熟练及有目的的。

四、分诊分流

根据病人的主观和客观的信息，进行分诊分级和分科。按照分诊分类结果，安排病人就诊或候诊。

五、分诊护理

在日常工作中，分诊之后应引导一般急诊病人到相关科室就诊，按病人所需给予适当的处理和帮助。当病人病情变化或有需要时，再次进行评估。病情复杂难以确定科别者，按首诊负责制处理。危重病人应由急诊分诊护士先送入抢救室进行抢救，之后再办理就诊手续。任何需要紧急处理的危重病人，急诊分诊护士都必须及时通知医生和责任护士，将病人亲自送入抢救室，由责任护士酌情予以急救处理，如心肺复苏术（cardiopulmonary resuscitation，CPR）、吸氧、心电监护、建立静脉通道等。

大部分病人，经初步和再次评估后，可确定分诊级别。只有少部分病人因表达不清，或是病情表现不明显，需经重点和进一步评估后才可分级。

在分诊过程中，除按常规分诊程序进行分诊之外，还应注意以下几点：①在初次评估中，全面评估病人的整体情况，如出现气道、呼吸、脉搏不稳定、意识不清，须立刻送往抢救室抢救，实行先抢救后补办手续的原则。②不是每一名病人都必须经过分诊处，才可进入抢救室。如严重创伤或生命危在旦夕，即可不经过分诊处，直接送入抢救室。③提高分诊符合率，定期评价急诊分诊系统，合理利用急诊科资源。分诊过度，特别是分诊为Ⅱ、Ⅲ级时，可能增加急诊医生与护士在单位时间内的急诊工作量，而使真正需要快速救治的病人等候过久；分诊不足，可能使重症病人因等待过久而延误治疗。因此，定期评价急诊分诊系统和对急诊分诊护士进行考核与培训非常重要。④如有分诊异议，应按首诊负责制处理，即首诊医生先看再转诊或会诊，急诊分诊护士应做好会诊、转科协调工作。⑤遇成批伤员时，应立即报告上级及有关部门，同时按所在医疗单位规定，启动应急预案，进行快速检伤、分类、分流处理。多发伤员涉及两个专科以上的，如果需要专科救治，应该安排最重的专科会诊。⑥遇患有或疑似传染病病人，应按规定将其安排到隔离室就诊。⑦遇身份不明的病人，应先予以分诊处理,同时按所在医疗单位规定进行登记、报告,并做好保护工作。神志不清者,应由两名以上工作人员清点其随身所带的钱物,联系安保人员,签名后上交负责部门保存,待病人清醒或家属到来后归还。

为保证分诊工作规范化或标准化,急诊科应具有分诊相关规定,并及时进行修订,使所有医护人员都能遵循分诊规定,既方便外界(包括病人)查询,又有利于急诊科进行分诊工作的评价和培训。

六、分诊记录

不同的医疗单位可能有不同的记录要求和格式,如应用计算机或纸质病历。但分诊记录的基本要求是清晰而简单。基本记录内容包括:病人到达急诊的日期与时间、病人年龄与性别、户口所在地、主诉、症状、生命体征、病情严重程度分级、过敏史、分诊科室、入院方式、急诊分诊护士签名等。

在整个分诊过程中,急诊分诊护士通常是第一个接触病人和家属的医护人员,必须要有专业的医疗护理知识、敏锐的直觉和判断能力、丰富的工作经验、熟练的评估技巧以及良好的沟通能力,同时还需要对医院的行政体系有一定程度的了解,这样才能在最短的时间里正确分诊。急诊分诊护士要在3~5分钟内完成急诊病人的基本评估,然后根据病情严重程度分级。如果正在评估一位病人时,同时送入另一位病人,要有能力做出判断先处理后者;当同时送入多名病人时,要有能力立刻决定优先处置对象。除此之外,急诊分诊护士有责任让各区域的人员工作顺畅。因此,急诊分诊工作是一项要求高,工作量大,工作节奏快,具有一定压力而又责任重大的急诊专科护理工作。一般对急诊分诊护士基本要求如下:①接受急诊分诊系统的培训,具备3年以上的急诊工作经验,以确保急诊分诊质量。②善于沟通,具有良好的沟通技巧,能够在短时间内迅速与来诊病人和家属建立良好的护患关系。③具有良好的心理素质,能够承受不同的外界压力和突发事件以及各种变化。④决策果断,应变能力强,具有较好的现场控制能力。⑤拥有丰富的急诊常见疾病、相关的人体解剖、病理和生理知识,疾病控制和感染预防的相关知识。⑥熟练掌握和应用护理评估技能评估病人。⑦能与急诊各相关部门维持良好的人际关系。⑧熟悉医院的行政体系和相关制度规定。⑨善于学习,能够不断提高急诊分诊水平。⑩掌握急诊相关的法律医学知识;并具有较强的急救能力,能够提供或配合基本生命支持、高级心血管生命支持、高级创伤生命支持和儿童高级生命支持等急救技术。

(金静芬)

第四章 气道管理

学习目标

完成本内容学习后,学生将能:
1. 复述人工气道和困难气道的概念
2. 列出急诊气道管理的两大步骤,急诊气道管理的原则
3. 描述气道管理的临床决策流程,困难气道处理流程,以及人工气道常见并发症
4. 应用所学知识,针对急诊危重病人,配合医生实施有效的人工气道管理方式

第一节　急诊气道概述

人工气道是指在病人自然通气功能障碍时,为改善通气、维持氧合,在生理气道与空气或其他气源之间建立的有效连接。通过建立人工气道不仅可以纠正病人的缺氧状态,改善通气功能,还能有效清除气道内分泌物,进行机械通气相关治疗。机械通气是指借助人工装置的机械力量,产生或辅助病人的呼吸动作,从而增强或改善呼吸功能。机械通气的合理使用,能纠正缺氧及二氧化碳潴留,是治疗各种类型呼吸衰竭最直接而有效的措施。

人工气道分类方式多种多样,根据呼吸道通畅性的可靠程度分为:确定性(气管内插管和气管内切开)和非确定性(口咽管、鼻咽管、喉罩、食管－气管联合导气管)两类;临床常见的人工气道按建立途径可分为:咽部通气道(口咽通气道,鼻咽通气道),气管内通气道(气管插管,气管切开),其他气道装置(食管－气管联合导气管、喉罩、喉管等);按其是否低于声门和是否通过手术建立分为:有创人工气道(气管切开、环甲膜穿刺、切开等),无创人工气道(人工简易呼吸器、喉罩、插管型喉罩、食管－气管联合导气管等)。

常见机械通气的连接方式包括:紧密面罩,气管插管,气管切开。

建立人工气道是维持急危重症病人生命体征的重要手段,也是急救生存链－高级生命支持(ACLS)的重要组成。对于一些病人,高质量的气道管理是挽救生命的关键。

与住院病人气道管理相比,急诊气道管理要复杂很多,其紧急性和不可预见性尤为突出。下列因素均增加了急诊人工气道建立的难度:①在紧急情况下对病人评估不足,没有足够的时间进行详细的病史询问、体格检查和辅助检查来评估病人。②病人病情多变,突发事件多,常常需要计划外紧急建立人工气道。③急诊病人病情危重,氧储备能力差,建立人工气道耗时越短越好。病人经常存在不能配合,生命体征不平稳,气道分泌物多,容易呕吐误吸等情况。④目前国内急诊所配备的气道管理工具相对单一和陈旧,处理困难气道的手段

有限。因此,急诊气道管理过程中,工作人员必须时刻准备好去评估"哪些是一般性问题,哪些又是致命性问题",以正确的决策和良好的操作技能挽救病人生命。

第二节　急诊气道临床管理流程

一、急诊气道管理步骤

(一)确保通气与氧合

保证病人生命安全为首要目标。同时按"CHANNEL 原则"初步评估病人气道情况。

1. C(crash airway)崩溃气道　崩溃气道是指病人处于深度昏迷、濒临死亡、循环崩溃时,不能保证基本的通气氧合。此时需按紧急气道处理。

2. H(hypoxia)低氧血症　急诊气道管理首先需要纠正低氧血症。对于自主呼吸节律稳定的病人,可以给予鼻导管或面罩等"被动供氧设备"进行氧疗;若自主呼吸不稳定或通气氧合情况不正常,需给予简易呼吸器面罩通气。球囊面罩通气按分级标准使用(表 4-2-1)。

表 4-2-1　球囊面罩通气分级

分级	定义	描　　述
1 级	通气顺畅	仰卧嗅物位,单手扣面罩即可获得良好通气
2 级	轻微受阻	置入口咽/鼻咽通气道单手扣面罩;或单人双手托下颌扣紧面罩,即可获得良好通气*
3 级	显著受阻	以上方法无法获得良好通气,需要双人加压辅助通气**,能够维持 $SpO_2 \geqslant 90\%$
4 级	通气失败	双人加压辅助通气下不能维持 $SpO_2 \geqslant 90\%$

备注:
* 良好通气是指排除面罩密封不严、过度漏气等因素,三次面罩正压通气的阻力适当(气道阻力≤20cmH$_2$O)、胸腹起伏良好、呼气末二氧化碳分压波形规则。
** 双人加压辅助通气是指在嗅物位下置入口咽/鼻咽通气道,由双人四手,用力托下颌扣面罩并加压通气。

3. A(artificial airway,人工气道)　无创气道包括经口/经鼻气管插管、声门上技术(喉罩)等;有创气道包括气管切开、环甲膜穿刺/切开等;其中气管插管是建立人工气道的主要方法。

4. N(neck mobility,颈部活动度)　常规气管插管需要调整体位至嗅物位;需要关注病人有无合并颈部疾患,包括颈部活动受限、颈部损伤、颈部制动,体位配合困难。

5. N(narrow,狭窄)　各种原因导致气管内径减小甚至完全阻塞,包括气管外组织压迫(如肿瘤、局部脓肿、血肿)、气管内异物、气管自身病变(如局部放疗、瘢痕愈合),这类情况会导增加气管插管的难度。

6. E(evaluation,评估)　经口气管插管要求口轴、咽轴、喉轴这三轴尽可能的调整在同一直线上,"3-3-2"法则就是用于评估这三轴线的相关性。对于不能达到"3-3-2"法则的病人,提示应用直接喉镜暴露声门困难。"3-3-2"法则指:①如果能达到张口大于病人本人的 3 横指,提示张口可以容易容纳喉镜达到气道。②如果颏至下颌舌骨的距离能达到大于病人本人的 3 横指,提示下颌下有足够的空间进行插管操作。③如果甲状软骨上窝至下颌舌骨处小于病人本人 2 横指,提示咽部在颈部的位置太高,应用喉镜暴露视野有困难。

7. L(look externally,外观) 快速的观察病人有无特别的外观特征,以确定是否有气管插管或通气的困难,如颈部粗短、过度肥胖、下颌短小、尖牙过长、外伤畸形等特征会导致面部结构改变。

（二）明确气道情况后建立人工气道

这一阶段明确病人气道情况,按照"降阶梯"的思路进行准备,建议使用气道管理车,以提供立即可取的气道管理设备,迅速建立人工气道。有条件的病人可选择快速诱导插管程序。遇到困难气道时,遵循"优先维持通气与氧合"原则,切忌盲目多次尝试。

降阶梯思维是指在急诊临床工作中,进行症状鉴别诊断时,从严重疾病到一般疾病,从迅速致命疾病到进展较慢疾病,依次鉴别的思维方式。即诊断时,首先考虑致命疾病,不要按患病概率排序进行诊治。降阶梯思维的目的在于抓住主要矛盾,分清轻重缓急,确保病人生命安全;减少广撒网式筛查,提高检查手段选择的准确性和诊断速度;提高医疗质量,减少误诊漏诊率。降阶梯思维的具体要求包括:先救命,后治病;先稳定生命体征,后病因治疗;选用最快捷有效的诊断方式。

所有通气均应注意气道开放,避免二氧化碳潴留。以上方法不能纠正低氧血症时,可判断为紧急气道。紧急气道重点在于尽快建立有效人工气道,按困难气道流程处理,必要时直接选用有创气道技术。

二、急诊气道管理原则

急诊气道管理原则:优先维持通气与氧合,快速评估再干预,强化降阶梯预案,简便、有效、最小创伤。

急诊气道管理首先需要纠正低氧血症。急诊接收的呼吸功能障碍病人,应迅速开放气道,保证气道通畅。有些病人只需要暂时气道支持,另一些病人则需要进行气管插管。无论哪种,保持气道开放和维持气体交换都十分重要。首先,应根据需要进行无创操作以维持氧合及通气,然后根据病人情况决定下一步是否进行气管插管。

（一）气道管理的方法

基础生命支持(BLS)要求通过评估病人胸廓有无起伏,口鼻有无气体呼出,判断病人气道通畅性。如发现病人气道不畅,应当迅速开放气道,改善气道阻塞,保证气道通畅。

1. 开放气道

（1）气道阻塞原因:气道阻塞的常见原因可分为 3 类:功能性原因,病理性原因,机械性原因。功能性气道阻塞多见于昏迷病人,因病人肌肉松弛,软腭、舌、会厌倒向咽后壁而造成气道阻塞。功能性气道阻塞一般可通过基础生命支持的开放气道措施缓解,如仰头提颏法,推举下颌法。若采取相应措施后病患呼吸困难仍然存在,可通过气管插管维持气道通畅,以保证充分的气体交换。严重呼吸困难者,如窒息的病人,最初需要基础生命支持维持气道通畅,随后应以简易呼吸器面罩加压通气以改善氧合,如不能迅速纠正气道阻塞的原因,应行气管插管维持气道开放。

病理性气道阻塞可能由水肿、血肿、感染、肿瘤等原因导致。病理性气道阻塞很少能被迅速纠正,通常需要气管插管维持气道通畅,为治疗病理性气道阻塞的原因争取时间。机械性气道阻塞多由外在因素引发,如环状软骨过度受压或气道异物等,解除外在因素通常可以改善。

（2）气道阻塞症状:包括完全性气道阻塞和部分性气道阻塞。完全性气道阻塞指病人无法讲话,随着缺氧的加重,会迅速出现意识丧失,呼吸停止。部分性气道阻塞可表现为:①鼾样呼吸;②反常呼吸:吸气时腹部抬高而胸部下陷;③三凹征:吸气时胸骨上窝、锁骨上窝、肋间隙出现明显凹陷;④声音改变。

（3）应对气道阻塞:对于大多数气道阻塞病人,可以尝试以下初期处理方法。

1）手法开放气道:分仰头提颏法和推举下颌法。仰头提颏法是施救者将一只手置于病人的前额,然后用手掌推动,使其头部后仰,将另一只手的手指置于下颌的靠近颏部的骨性部分,提起下颌,使颏上抬。推举下颌法是将两只手分别置于病人的头两侧,可将双肘置于病人仰卧的平面上,将手指置于病人的下颌角下方并用双手提起下颌,使下颌前移。如果病人双唇紧闭,可用拇指推开下唇,使嘴唇张开。当仰头提颏法不起作用或怀疑病人脊柱受伤时,采用推举下颌法。如怀疑头部或者颈部损伤病人有脊柱损伤,施救者可使用推举下颌法开放气道。

2）口咽通气道和鼻咽通气道:为了减轻肌肉松弛后,舌后坠或软腭下垂造成气道阻塞,可以应用口咽通气道或鼻咽通气道保持气道通畅。口咽或鼻咽通气道放置的正确位置应为:末端超过软腭和舌根,正好位于会厌之上。口咽通气道可减轻肌肉松弛后舌对软腭造成的阻塞。通常作为对神志欠佳或昏迷病人行面罩通气时的辅助措施。选择合适型号的口咽通气道至关重要,通常可以将口咽通气道放置于病人脸颊旁边,通过估测从病人嘴角到下颌骨的长度来选择合适的口咽通气道。一般成年女性使用8cm的口咽通气道,而成年男性可选择9cm或10cm的口咽通气道。使用口咽通气道时应反向插入（即凹面指向头侧）,直到无法继续前行,然后将口咽通气道旋转180°,使凸面朝向头侧。沿着舌部的曲线继续向内推进,直到完全插入。反向插入可以避免加重口咽通气道放置过程中舌后坠造成的阻塞。对于婴儿和年龄较小的儿童,为减轻软组织损伤,使用压舌板正向放入口咽通气道是首选方式。特别需要注意的是具有完整气道反射的清醒或半昏迷病人对于口咽通气道缺乏良好的耐受性,因为口咽通气道安放过程可能会刺激呕吐反射或导致喉痉挛。另外,在进行口咽通气道的放置前要清除口咽部的异物。鼻咽通气道由柔软的材质如橡胶、硅胶制成,对于牙关紧闭而无法插入口咽通气道的病人,选用鼻咽通气道可能更加合适。同时,对于具有完整气道反射的清醒或半昏迷病人,鼻咽通气道通常比口咽通气道的耐受性更好。成年人鼻咽通气道中,标准成年人小、中、大型鼻咽通气道内径分别为6mm、7mm、8mm,而便捷选择鼻咽通气道内径的方法是,选择与病人小指直径相似的鼻咽通气道。一般而言,成年女性选择内径为6mm的鼻咽通气道,成年男性选择内径为7mm的鼻咽通气道。长度测量方法是测量鼻尖到耳屏的距离,从而选择长度与之相符的鼻咽通气道。使用鼻咽通气道插入前应先进行润滑,然后垂直于面部,从病人鼻孔进入,沿着鼻咽通道向内插入。在插入过程中,允许轻微的扭转。若插入过程中遇到了强大的阻力,则应换另侧鼻孔再次尝试。鼻咽通气道应一直插入,直到外面突缘紧贴病人鼻翼为止。如具有出血倾向或应用抗凝剂,如肝素、华法林的病人,和怀疑筛板骨折均为鼻咽通气道使用的相对禁忌证。对于头部外伤的病人,若无法行经口腔气道管理,则应在仔细权衡利弊之后做出正确选择。

2. 氧气供给　对于呼吸功能障碍的病人,可以通过被动方式供给氧气,也可以积极通过正压通气为病人供氧。如果病人气道通畅,并且有足够的呼吸自主呼吸能力,首先考虑被动供氧设备改善病人缺氧状态。

（1）被动供氧设备:被动供氧设备包括鼻导管、简易吸氧面罩、调氧面罩、储氧面罩。

1）鼻导管:通过鼻导管吸氧可以缓慢增加吸入氧浓度。将鼻咽部的无效腔作为氧气的存储器。鼻导管无法确切得知吸入氧浓度,因为它会随病人的分钟通气量、吸气峰流速及氧流速而改变。由于鼻导管吸氧对吸入氧浓度有较大的限制,因此可以用于轻症病人,对于需要高级生命支持的病人不推荐使用。使用鼻导管给予高流量吸氧时,病人会感觉不舒服,同时很快会出现鼻腔干燥。

2）简易吸氧面罩:此面罩可同时容纳口鼻,氧流量为 6~10L/min,经口鼻吸氧面罩输送的氧浓度可达到 30%~50%。由于病人的吸气峰流速超过了供氧速度,空气会从边缘或出气口进入面罩内,从而限制供氧浓度。同时,气体从同一个出气口排出,这都导致简易吸氧面罩无法精确控制给氧浓度,使其在一个可变的范围内供氧。

3）调氧面罩（文丘里面罩）:调氧面罩可以使吸入氧浓度得到最精确地控制。调氧面罩的形状与简易面罩相同。此装置在氧气入口处安装有　个文丘里阀。当气体强行通过文丘里阀时,便会在该装置内部形成一个小型的氧气的喷射状态。这种气体喷射状态会使周围形成负压（即所谓的文丘里效应）,使空气以固定的速率进入面罩内,从而使纯氧和空气按一定比例混合,气体喷射的速度和量由氧气入口大小及供氧源处的氧流量决定,这就可以保证供氧浓度。由于供氧速度超过了病人的最大吸气流速,因此呼吸的改变不会影响供氧浓度。不同的氧浓度的文丘里阀由不同颜色标记,其供氧浓度在 24%~50%。当需要评估肺泡 – 动脉血氧差或为某些慢性阻塞性肺部疾病病人实行氧疗时,可通过该装置精确控制给氧浓度。

4）储氧面罩（非重复呼吸面罩）:与简易吸氧面罩相似,只是增加了一个氧气储存袋和两个控制阀。所供的氧气直接进入氧气储存袋中。在面罩和氧气储存袋之间有一个控制阀,在病人吸气过程中可以保证提供 95% 的纯氧,呼气过程中可以防止呼出气体逆流入氧气储存袋。另一个单向阀位于两个排气口之间,可以保证气体顺利排出,并防止空气混入。由于面罩密闭性良好,空气混入量少,吸入氧浓度可达到 95%。需要注意的是,在病人吸气过程中,需要调整氧流量（10L/min）,使氧气储存袋不会完全塌陷,以减少空气混入而降低供氧浓度。

在临床实践中,依靠简易吸氧面罩供氧的具有自主呼吸的病人,若需要进一步气道支持,多采用储氧面罩给氧,除非病人禁忌使用高流量吸氧,如患有晚期慢性阻塞性肺疾病且无法监测的病人。任何予以高流量吸氧的病人均应密切观察和监测,并随时做好气管插管的准备。医务人员应该确保供氧设备完整并且处于工作状态。如果没有在每次进行气道干预之前认真检查供氧设备,可能导致病人吸入的只是空气,氧气管连接错误包括以下几种情况:①氧气管正确地连接到了氧气出口但是没有打开氧气流量开关;②错误地连接到邻近氧气瓶的气源出口;③错误地连接到吸引器接口;④氧气管脱落到地上;⑤连接到空的氧气瓶上。

（2）正压通气:正压通气包括简易呼吸器、无创机械通气和有创机械通气。

1）简易呼吸器:是一种可通过面罩、喉罩或气管插管手动提供正压通气的设备。对于窒息或者高碳酸血症的病人,在行气管插管前或插管过程中,简易呼吸器面罩通气是最初的抢救步骤。临床医务人员必须掌握其操作方法,因为它有多个不同功能的单向阀,必须经过适当的调节才能保证顺利工作。该设备包括一个自发膨胀气囊(球体),一个单向进气阀和一个靠近病人端的非重复呼吸阀门。病人端的连接器,既可以与标准面罩相连,也可以与标准的气管插管、喉罩及环甲膜切开或气管切开套管相连。氧气的进气口位于袋子的单向阀门端,以接受氧气源输送的氧气,为了保证氧气供给,必须适当调节氧流量,以确保氧气袋不会完全塌陷。

简易呼吸器配套使用的面罩多是由塑料制成,而且面罩边缘可能会有一个充气囊,以更加适应病人的面部解剖结构。当使用简易呼吸器进行正压通气时,必须保证密闭性完好。同时,对于自主呼吸的病人,良好的密封性可以使供氧浓度接近100%。成人简易呼吸器球体的容积为1600ml,儿童的为500ml,婴儿的为240ml。成人简易呼吸器和儿科简易呼吸器在靠近面罩有一个减压阀来限制压力或有压力释放阀。当气道压力过高时,阀门可以释放过大的气道压力,成人最大气道压控制在40~60cmH₂O以内,儿童最大气道压控制在40cmH₂O以内,以防止气压伤。临床上有些气道阻塞是不容易被逆转的,如会厌、喉或气道的水肿、严重的哮喘,此时需要手动调节压力释放阀,以保证肺的持续通气。正确使用简易呼吸器面罩通气关键是:密闭和开放气道。

面罩有多种尺寸,常见尺寸是婴儿(小)、儿童(中等)和成人(大)。面罩应从鼻梁处直到颏裂处。它应该遮住鼻子和嘴,但是不应压住眼睛。面罩包含可提供气密的杯状垫。如果达不到气密封闭,通气将无效。

开放气道通常采用仰头提颏法开放气道。施救者将一只手置于病人的前额,然后用手掌推动,使其头部后仰,将另一只手的手指置于下颌的靠近颏部的骨性部分,提起下颌,使颏上抬。通气操作者在病人头部正上方。以鼻梁做参照,把面罩放在病人的脸上。提起病人下颌保持气道开放时,使用E-C手法钳技术将面罩固定就位:使病人头后仰,将面罩放在病人脸上,面罩狭窄处位于病人的鼻梁处,将一只手的拇指和食指放在面罩一侧,形成"C"形,并将面罩边缘压向病人的面部,使用剩下手指提起下颌角(3个手指形成"E"形),开放气道,使面部紧贴面罩。挤压球囊面罩给予人工通气(每次1秒钟),同时观察胸廓是否隆起。不论是否给氧,每次人工通气均需持续1秒。

评估简易呼吸器通气有效性。在给病人使用简易呼吸器通气后,必须评估病人是否得到了充分的通气。以下将介绍评估的简单步骤,即"看、听、感觉"。①看-胸部起伏。观察锁骨下部位的胸廓起伏情况,是评估的最好方法。上胸廓扩张程度基本反映肺的扩张情况,而较低部位的胸廓,即使存在完全气道阻塞,也会随胃的运动而运动;与氧气源相连接的氧气储存袋;血氧饱和度的升高;病人面色的改善。②听-面罩不严密导致漏气时发出的"咝咝"声。③感觉-球体的顺应性。如果存在气道阻塞,球体很难压缩。胸腔内的其他病理情况,如支气管痉挛或气胸也会导致阻力增加,顺应性降低。

进行简易呼吸器通气时,要随时评估通气效果,并调整面罩位置,保证密闭性,直至病人不再使用该方法进行通气。

2)无创机械通气:无创正压通气通过鼻罩、面罩等方法连接病人、无需建立人工气道的正压通气-NPPV。为某些急性呼吸衰竭的病人提供正压通气。无创正压通气的设备种类多样,从简单的持续气道正压通气阀,到双水平正压呼吸机,再到大型呼吸机。正压通气的模式也有所不同,从持续气道正压通气,到病人自主触发的定容或定压通气。双水平正压通气可在吸气和呼气相提供不同的压力。

无创正压通气可以改变伴有二氧化碳潴留的急性呼吸衰竭病人的临床预后,也可用于慢性阻塞性肺部疾病病人和急性肺水肿病人,而对于其他原因导致的急性呼吸衰竭,无创正压通气效果较差。无创正压通气在慢性阻塞性肺部疾病或肺水肿病人中的应用,可以减少气管插管率,缩短住院时间以及减少病死率。对于重症呼吸衰竭的病人,需要更为高级的气道支持,如气管插管。

3)有创机械通气:机械通气作为一种重要的生命支持技术,在1952年哥本哈根脊髓灰质炎暴发流行时,推动了负压机械通气的蓬勃发展,并挽救了众多病人的生命。由于负压通气在操作上的诸多不便和限制,有创正压通气已经成为目前机械通气的主流。

根据吸气向呼气的切换方式不同分类,分为2类:①定容型通气,呼吸机以预设通气容量管理通气,即呼吸机送气达预设容量后停止送气,依靠肺、胸廓的弹性回缩力被动呼气。常见的定容通气模式有容量控制通气、容量辅助-控制通气、间歇指令通气和同步间歇指令通气等;②定压型通气:以气道压力来管理通气,当吸气达预设压力水平时,吸气停止,转换为呼气,故定压性通气时,气道压力是设定的独立参数,而通气容量(和流速)是从属变化的,与呼吸系统顺应性和气道阻力相关。常见的定压型通气模式有压力控制通气、压力辅助控制通气、压力控制-同步间歇指令通气、压力支持通气等。

根据开始吸气的机制分类,分为2类:①控制通气:呼吸机完全代替病人的自主呼吸,呼吸频率、潮气量、吸呼比、吸气流速完全由呼吸机控制,呼吸机提供全部的呼吸功;②辅助通气:依靠病人的吸气努力触发或开启呼吸机吸气活瓣实现通气,当存在自主呼吸时,气道内轻微的压力降低或少量气流触发呼吸机,按预设的潮气量(定容)或吸气压力(定压)将气体输送给病人,呼吸功由病人和呼吸机共同完成。

常见通气模式包括:①辅助控制通气:是辅助通气和控制通气两种通气模式的结合,当病人自主呼吸频率低于预置频率或无力使气道压力降低或产生少量气流触发呼吸机送气时,呼吸机即以预置的潮气量及通气频率进行正压通气;当病人的吸气用力可触发呼吸机时,通气以高于预置频率的任何频率进行。当触发时为辅助通气,无触发时为控制通气。特点:辅助控制通气为ICU病人机械通气的常用模式,可提供与自主呼吸基本同步的通气,但当病人不能触发呼吸机时,容量控制通气可确保最小的指令分钟通气量,以保证自主呼吸不稳定病人的通气安全;②同步间歇指令通气:是自主呼吸与控制通气相结合的呼吸模式,在触发窗内病人可触发和自主呼吸同步的指令正压通气,在两次指令通气周期之间允许病人自主呼吸,指令呼吸可以以预设容量(容量控制)或预设压力(压力控制)形式来进行。特点:通过设定间歇指令通气的频率和潮气量确保最低分钟量;同步间歇指令通气能与病人的自主呼吸相配合,减少病人与呼吸机的拮抗,减少正压通气的血流动力学负效应,并防止潜在的并发症,如气压伤等;通过改变预设的间歇指令通气的频率改变呼吸支持的水平,即从完全支持到部分支持,可用于长期带机的病人的撤机;由于病人能应用较多的呼吸肌群,故可减轻呼吸肌萎缩;③压力支持通气:属于部分通气支持模式,是病人触发、压力目标、流量切换的一种机械通气模式,即病人触发通气并控制呼吸频率及潮气量,当气道压力达预设的压力支持水平时,且吸气流速降低至低于阈值水平时,由吸气相切换到呼气相。特点:设定适当,则少有人-机对抗,可有效地减轻呼吸功,增加病人吸气努力的有效性;对血流动力学影响较小,包括心脏外科手术后病人;压力支持通气模式可应用于撤机过程;对严重而不稳定的呼吸衰竭病人或有支气管痉挛及分泌物较多的病人,应用时格外小心,雾化吸入治疗时可导致通气不足;如回路有大量气体泄漏,可引起持续吸气压力辅助,呼吸机就不能切换到呼气相;呼吸中枢驱动功能障碍的病人也可导致每分通气量的变化,甚至呼吸暂停而窒息,因此,需设置后备通气;④持续气道正压是在自主呼吸条件下,整个呼吸周期以内(吸气及呼气期间)气道均保持正压,病人完成全部的呼吸功,是呼气末正压在自主呼吸条件下的特殊技术;⑤双水平气道正压通气:是指自主呼吸时,交替给予两种不同水平的气道正压,高压力水平(P_{high})和低压力水平(P_{low})之间定时切换,且其高压时间、低压时间、高压水平、低压水平各自独立可调,利用从P_{high}切换至P_{low}时功能残气量的减少,增加呼出气量,改善肺泡通气。

（二）气管插管

气管插管是指将特制的气管导管,经口腔或鼻腔插入气管内,借以保持呼吸道通畅,以利于清除呼吸道分泌物,保证有效通气,为有效供给氧气、人工正压呼吸及气管内给药等提供条件,是抢救危重病人和施行全身麻醉过程中建立人工气道的重要方法之一。

1. 使用范围

（1）适应证:气管插管应用在手法开放气道后采用被动供氧设备或无创正压通气无法改善氧合的情况下,包括:任何原因造成的气道阻塞;纠正气体交换异常,如低血氧或高碳酸血症;需要保护气道(如防止呕吐物或血液误吸);预见性抢先建立人工气道(病人病情将恶化)。

（2）禁忌证:气管插管无绝对禁忌证。喉头水肿者不宜行经喉人工气道术,急性喉炎病人禁忌气管内插管。存在肺大泡、气胸、纵隔气肿未引流、支气管胸膜瘘、大量胸腔积液、大量咯血后气道阻塞等情况,需要处理后再应用机械通气。

2. 操作流程与步骤

（1）物品准备:气管导管应根据病人的年龄、性别、身材选用不同型号的气管导管。经口插管时成年男性一般用内径7.5~8.5mm的导管,女性一般用内径6.5~7.5mm的导管。插管前应仔细检查气囊是否漏气,检查喉镜电池是否充足、灯泡是否明亮;此外还需备有开口器、插管钳、导管芯、牙垫、注射器、吸引器、吸痰管、听诊器及简易呼吸器等吸氧装置,平时各物品应常备在一个气管插管专用箱中,并专人定期检查各项物品是否处于备用状态。

（2）病人准备:先清除病人口、鼻、咽内分泌物、血液或胃反流物。取下义齿,检查有无牙齿松动并给予适当固定。对清醒病人,应首先向病人解释插管的必要性,以消除病人心理上负担并取得合作,然后进行咽部局部麻醉以防咽反射亢进,必要时可考虑适当应用镇静剂或肌松剂。插管前给病人吸纯氧以纠正缺氧状态。

（3）操作方法:病人体位为嗅物位,指枕下垫高抬头,颈部前屈及头在寰-枢关节后伸,是直接喉镜气管插管的最佳头位。操作者应站在病人头侧,戴手套,左手持喉镜手柄,右手打开病人口腔。通常,在意识不清病人中通过使头后仰即可使病人张口,若没有张口,则使用右手拇指及食指分别置于上下门齿处将口腔开。喉镜镜片自口腔右侧向舌根插入,并将舌根推向左侧。若使用直型镜片,应放置在会厌后方,弯型镜片则需插入会厌谷。镜片放置到位后,操作者应向前上45°方向上提喉镜以暴露声门,可避免镜片撞击上门齿以及松动、残损的牙齿。然后,右手持导管插管,自右侧口角插入到镜片与声门之间的平面,以免气管导管阻挡声带部位视野。继续送管直至导管气囊通过声带。导管插入的同时,拔除导管芯,用牙垫或口咽管置于导管边,移除喉镜,通过听诊检查导管是否已进入气道。若已进入气管内,固定导管和牙垫,用吸痰管清除呼吸道分泌物,导管气囊充气后,将导管与其他设备相连。

（4）注意事项

1）机械通气病人建立人工气道可首选经口气管插管,短期内不能撤除人工气道的病人应尽早选择或更换为气管切开。

2）对经鼻插管者,应先检查鼻腔是否有鼻中隔偏曲异常等情况,之后选择通气良好侧鼻孔。

3）操作喉镜时,不应以门齿为支撑点,以防门齿脱落。

4）对于饱胃病人,可通过向椎体方向压迫环状软骨的方法减少环状软骨后喉咽的直径,该手法被称为 Sellick 手法,以防止插管过程中胃内容物被动反流进入气道。

5）插管时,喉头声门应充分暴露,动作轻柔,准确而迅速,以防组织损伤。尽量减少病人的缺氧时间以免发生心跳呼吸骤停,或迷走反射亢进等并发症而产生不良后果。

6）确认导管进入气道的方法,用听诊器听胸部和腹部呼吸音,导管位于气管时,胸部呼吸音比腹部强;监测病人呼出气二氧化碳分压,如插入气管,则可见呼气时出现二氧化碳的方波;接有波形的呼吸机,若在呼气期见负相的呼吸波形,即可确认。

7）一般情况下,男性病人插入深度为距离门齿 22~24cm,女性为 20~22cm。为鼻尖至耳垂外加 4~5cm（小儿 2~3cm）,然后适当固定,以防引起单侧通气或滑脱。

3. 获取更佳喉镜视野的措施

为了提高气管插管的成功率,可采取以下措施取得更好的喉镜视野。

（1）最佳体位:调整病人平台高度;病人靠近床头;除非有禁忌证,使病人呈现"嗅物位"（耳道,胸骨切迹呈现一条水平线）,使得口、咽、喉三条轴线重叠,改善喉镜下视野。

（2）使用肌松药:确保达到最佳肌肉松弛状态。

（3）操作者取得最佳位置:握住喉镜柄底部,背部伸直,胳膊中度弯曲或靠躯干稳定。

（4）选择合适的叶片尖部位置:间接提起会厌,叶片尖端接近会厌韧带。

（5）喉镜的使用:提起喉镜的用力方向与手柄纵轴一致。

（6）禁忌证:如无禁忌证,必要时可抬起头部。

（7）使用辅助设备:探条或光纤探条。

三、困难气道处理

（一）困难气道预测

1. 困难气道　具有五年以上临床麻醉经验的麻醉医师在面罩通气时遇到了困难（上呼吸道梗阻）,或气管插管时遇到了困难,或两者兼有的情况。

（1）困难面罩通气:麻醉医师在无他人帮助的情况下,不能维持病人正常的氧合和 / 或通气,使面罩纯氧正压通气的病人无法维持 SpO_2 在 92% 以上。①由于一个或多个下列问题使得麻醉医师不可能提供适当的面罩通气:面罩密封不好,过度漏气或气体出入的阻力过大;②面罩通气不足的体征包括（但不限于）:看不到或有不适当的胸部运动,听不到或有不适当的呼吸音,听诊有严重梗阻的体征,紫绀,胃胀气或胃扩张,SpO_2 降低,没发现或不适当的呼气末二氧化碳,肺量计监测不到呼出气流或呼出气流不足,以及与缺氧和高二氧化碳相关的血流动力学改变,如高血压,心动过速,心律失常等。

（2）困难气管插管:困难气管插管分为几种情况,包括①困难喉镜显露:用常规喉镜,经过多次努力后仍不能看到声带的任何部分（喉镜显露分级Ⅳ级）;②困难气管插管:无论存在或不存在气管病理改变,需要多次进行气管插管,或更换喉镜片或调换操作者（喉镜显露分级Ⅱ~Ⅲ级,发生率为 1%~18%）;③插管失败:在多次尝试插管后未能插入气管导管（喉镜显露分级Ⅲ~Ⅳ级）。

2. 困难气道的评估　大约 90% 以上的困难气道病人可以通过术前评估发现。对于已知的困难气道病人,按照一定规则,有准备有步骤地处理将显著增加病人的安全性。因此,所有病人都必须在麻醉前访视时对是否存在困难气道做出评估。

（1）了解病史:详细询问气道方面的病史是气道管理的首要工作,如打鼾或睡眠呼吸暂停综合征史,气道手术史,头颈部放疗史。

（2）困难气道预测和分级:①咽部结构分级:即改良的 Mallampati 分级。病人坐在医师的面前,用力张口伸舌至最大限度（不发音）,根据能否看到悬雍垂以及咽部的其它结构给病人分级。Ⅰ级为可见软腭、咽腔、悬雍垂、咽腭弓,Ⅱ级为可见软腭、咽腔、悬雍垂,Ⅲ级为仅见软腭、悬雍垂基底部,Ⅳ级为看不见软腭。咽部结构分级愈高预示喉镜显露愈困难,Ⅲ级,特别是Ⅳ级属困难气道。②喉镜显露分级:病人配合或经适当镇静、镇痛、肌松后,可进行喉镜显露分级进一步评估气道情况。Ⅰ级为可显露会厌和声门,Ⅱ级为可显露会厌和部分声门,Ⅲ级为仅能看见会厌,Ⅳ级为看不见会厌。由于视野暴露程度不同,喉镜显露分级Ⅰ~Ⅱ级提示应用喉镜气管插管容易,Ⅲ级提示困难,Ⅳ提示极度困难。Ⅲ~Ⅳ提示困难气道。③初次插管:对于喉镜显露分级Ⅰ~Ⅱ级的情况,操作者可以尝试直接气管插管。但是如果遇到困难切忌反复多次尝试,建议最多操作 2 次。若插管失败,立即按困难气道处理。④存在颈部短（下巴至舌骨间的距离 <6cm）:尤其是肥胖或肌肉发达者;颈部和下颌运动受限（如牙关紧闭、骨关节炎、强直性脊柱炎、类风湿性关节炎或口周瘢痕）;牙齿突出,小口（上下门齿间距 <3cm）,上颚长、高、弯曲或下颌后退;口咽及喉部占位病变;具有以上任何特征的先天性疾病（如马方综合征）情况。

上述评估气道的方法主要是对常规喉镜显露下行气管插管而言,尽管现在建立气道的方式和方法有了显著的进步,如喉罩和各种可视工具的普及,然而在麻醉前采用这些方法仔细地评估气道仍十分重要。麻醉前未发现气道问题的病人,在麻醉诱导过程中仍有发生困难气道的可能,如果没有准备更易发生急症气道而导致严重后果。

（二）困难气道处理

1. 困难面罩通气处理

（1）重新固定头部使头部后仰或抬高下颌（如果没有禁忌证）。

（2）用力前推下颌。

（3）插入口咽通气道或鼻咽通气道。

（4）采用双人简易呼吸器正压通气。

（5）若环状软骨受压,应缓解或释放压力。

（6）若面罩密闭性欠佳,应考虑更换合适大小或型号的面罩。

（7）清除气道内异物。

（8）考虑使用喉罩或食管－气管双腔插管。

（9）尽早准备气管插管。

2. 困难气管插管　在处理困难气道气管插管时,若需要进行2次尝试,在2次尝试前,如果遇到困难应当马上求助。在两次插管的间隙,给予病人100%氧气浓度的简易呼吸器面罩正压通气,维持病人氧合。无论哪种插管方式,最多尝试2次,如果失败,应用其他气道工具或方法。

3. 其他气道工具和方法　发生急症气道时要求迅速建立气道,为进一步建立稳定的气道和后续治疗创造条件。当遇到困难气道插管,我们可以选择其他工具和方法维持氧合。依据处理非紧急气道的目标是无创,处理紧急气道的目的是挽救生命的原则,将这些工具分为处理非紧急气道和紧急气道的工具和方法。按照分类,推荐以下最常用的和被公认的工具和方法。

（1）非紧急无创方法:主要为喉镜、经气管导管和声门上工具三类。①喉镜类:分为直接喉镜和可视喉镜。直接喉镜包括弯型镜片和直型镜片。选择合适的尺寸类型非常重要,必要时需更换不同尺寸类型的镜片。可视喉镜包括 Glidescope、McGrath、UF、Tosight 等,不需要口、咽、喉三轴重叠,可有效改善声门显露,但一般需借助管芯,以防显露良好却插管失败。②经气管导管类:包括硬质管芯、光棒、可视管芯、纤维支气管镜四类。管芯类包括硬质管芯、可弯曲管芯以及插管探条。需喉镜辅助,方法简便,可提高插管成功率。光棒如 Light Wand 等,利用颈前软组织透光以及气管位置比食管更靠前的特性。优点是快速简便,可用于张口度小和头颈不能运动的病人。可视管芯如视可尼（Shikani）等,优点是结合了光棒和纤维气管镜的优势,快捷可视。纤维支气管镜能适合多种困难气道的情况,尤其是清醒镇静表面麻醉下气管插管的病人,但一般不适合紧急气道,操作需经一定的训练。③声门上工具:包括引流型喉罩、插管型喉罩以及其他。引流型喉罩常用的有 Proseal 喉罩（LMA-ProSeal）和 Supreme 喉罩（LMA-Supreme）等,是应用最广泛的声门上工具。置入成功率高,既可改善通气,也可代替气管插管维持气道。插管型喉罩常用的有 Fasrrach 喉罩、Cookgas 喉罩和 Ambu 喉罩等。插管型喉罩的优点是可同时解决困难的通气与困难气管插管,插管成功率高,但可受病人张口度限制。其它包括无囊双腔喉罩（i-gel）等声门上工具,免充气型,置入成功率高。④其它方法:经鼻盲探气管插管也是临床可行的气道处理方法。优点是无需特殊设备,适用于张口困难或口咽腔手术需行经鼻气管插管者。

（2）非紧急有创方法:①逆行气管插管:适用于普通喉镜、喉罩、纤维支气镜等插管失败,颈椎不稳、颌面外伤或解剖异常者可根据情况选择使用。②气管切开术:气管切开术有专用工具套装,创伤虽比手术切开小,但仍大于其它建立气道的方法且并发症较多,用时较长,只用于必需的病人,如喉肿瘤、上呼吸道巨大脓肿。气管食管上段破裂或穿孔以及其它建立气道方法失败必须手术的病例。

（3）紧急无创方法:①双人加压辅助通气:在嗅物位下置入口咽和/或鼻咽气道,由双人四手,用力托下颌面罩扣面罩并加压通气。②喉罩:既可以用于非紧急气道,也可用于紧急气道。紧急情况下,应选择操作者最容易置入的喉罩,如 Supreme 喉罩。③食管－气管联合导管:联合导管是一种双套囊和双管腔的导管,无论是导管插入食管还是气管均可通气。④喉管:原理和方法与联合导管类似,尺码全,损伤轻。⑤环甲膜穿刺置管和经气管喷射通气:

用于声门上途径无法建立气道的紧急情况。每次喷射通气后必须保证病人的上呼吸道开放以确保气体完全排出。

（4）紧急有创方法：环甲膜切开术是紧急气道处理流程中的最终解决方案。快速切开套装如 Quicktrach 套装，可快速完成环甲膜切开术。操作虽然简便，但是必须事先在模型上接受过训练才能迅速完成。

4. 困难气道处理流程　根据麻醉前对气道评估的结果判断气道的类型，再依据气道类型选择麻醉诱导方式；根据面罩通气分级和喉镜显露分级决定通气和建立气道的方法，无创方法优先；在处理过程中判断每步的效果并决定下一步方法，直到确保病人安全。按照困难气道处理流程有目的、有准备、有步骤地预防和处理将增加病人的安全性。

气道处理一般包括预充氧等八个步骤：

（1）预充氧：病人在麻醉诱导前自主呼吸状态下，持续吸入纯氧几分钟可使功能残气量中氧气/氮气比例增加，显著延长呼吸暂停至出现低氧血症的时间，称之为"预充氧"或"给氧去氮"。由于通气困难、插管困难常常难以预计，所以对所有的病人都应该实施最大程度的预充氧，使呼出气氧浓度大于等于90%，尤其是当无法对病人实施面罩通气或预计存在通气或插管困难时。

（2）气道类型：根据气道评估情况将病人分为已预料的困难气道（包括明确的和可疑的）和"正常"气道。对于是否明确的或可疑的困难气道在判断上有一定的主观性，需要根据病人的实际情况及操作者自身的技术水平而定。将气道进行分类的意义在于针对不同气道类型选择对应的处理流程并精心准备，进一步细分为明确的和可疑的困难气道可在保证通气的前提下排除部分困难气道假阳性病例，提高病人在气道处理过程中的舒适度。

（3）药物应用：由于喉镜插入以及气管插管具有强烈的刺激，神志清楚的病人通常难以忍受，不能配合，影响操作。同时强刺激会引起交感神经兴奋，产生应激反应，病人出现血压升高、心率加快、甚至加重原发病。因此，建议根据病人情况，适当使用镇痛、镇静、肌松药物，首选起效快、代谢快的药物，同时兼顾不同药物的药理作用，选择联合用药降低插管难度。镇痛-插管操作会产生明显疼痛及不适感，常规镇痛药多有呼吸抑制的作用，临床多选用起效快、代谢快的瑞芬太尼、阿芬太尼、芬太尼和吗啡。镇静-插管环境下会产生强烈的紧张焦虑情绪，肌松后会产生濒死感导致不良回忆，意识清醒病人对操作会躲避，镇静药物会消除这些不良反应，建议使用起效快的丙泊酚、依托咪酯、咪达唑仑。肌松-肌肉痉挛或受刺激后的反射性肌紧张会导致声门暴露困难，可使用肌松药物治疗。多使用起效快的氯化琥珀胆碱、罗库溴铵。使用前必须先用镇静药物。肌松药物的使用须谨慎，病人使用后，失去自主呼吸能力，一旦出现困难插管或者困难通气则是致命的，因此需要正确评估病人情况后合理使用。

（4）面罩通气分级：根据通气的难易程度将面罩通气分为四级，1~2级可获得良好通气，3~4级为困难面罩通气。判断面罩通气分级的核心是三项中间指标（手握气囊的阻力、胸腹起伏、$ETCO_2$ 波型）和脉搏氧饱和度（SpO_2），以单人努力能否维持良好通气作为区分1~2级与3~4级的关键，而3级与4级的区别在于能否维持 SpO_2 在90%以上。将面罩通气进行分级的意义在于可以在 SpO_2 下降前更早明确困难程度并做出处理，为后续处理预留更多的时间，提高病人安全性。EC 手法是临床上最常用的一种单手扣面罩的方法。对于单手扣面罩不能获得良好通气的病人，可采用口咽和/或鼻咽通气道配合单手扣面罩的方法，或采用双手托下颌扣面罩同时机械通气的方法。有研究证实双手托下颌较单手托下颌更为有效。面罩通气分级3级经双人加压辅助通气仍无法获得良好通气者以及面罩通气4级者按照急诊气道管理临床决策流程。面罩通气3级经双人加压辅助通气可获得良好通气者以及面罩通气分级1~2级者,继续下一步喉镜显露步骤。

（5）喉镜显露分级:喉镜显露分级采用Cormack Lehane声门分级,分为Ⅰ~Ⅳ级,是选择建立气道方法的依据。要做到喉镜最佳显露,包括:一位技术熟练的操作者（至少五年以上临床经验）、合适的头位（嗅物位、口、咽、喉三轴基本成一直线）、手法辅助声门显露（Ⅱ级以上者按压甲状软骨、环状软骨或舌骨改善显露）以及合适尺寸/类型的喉镜片（成人常用弯型镜片,直型镜片适用会厌下垂者及患儿）。

（6）建立气道方法:经清醒镇静表面麻醉的明确的困难气道和可疑的困难气道病人可直接选择一种或几种非紧急无创方法,条件不足时可试行常规喉镜显露声门,但注意动作轻柔且不可反复尝试。部分明确的困难气道病人,如明确的困难气道处理失败史、喉肿瘤、上呼吸道巨大脓肿、气管食管上段破裂或穿孔等,可直接采用非紧急有创方法建立气道。

（7）判断:气道成功建立后,需尽快对气道的有效性做出判断。可以采用呼气末二氧化碳（PETCO$_2$）监测鉴别气管插管或喉罩通气等是否成功,肉眼、纤维气管镜下或可视喉镜下看见气管导管进入声门也可帮助确定。单一的判断方法有时并不可靠,需要几种方法联合判断。

（8）最终处理:在多次尝试气管插管均告失败之后,需要综合考虑建立气道的紧迫性以及建立气道的风险等因素,做出合理的最终处理。无法延期的人工气道建立,采用有创方法实施。

四、插管后管理

（一）插管后护理

1. 气管插管的固定　气管插管要固定牢固并保持清洁,并随时观察固定情况和导管外露的长度。经口腔插管,需要将质地柔软的气管插管与硬牙垫一起固定,防止病人咬管,使用工字形胶布交叉固定;经鼻插管则以宽胶布先固定于鼻,两条延长细胶布交叉固定管壁,此法既牢固又不易压伤。可用气管插管固定器或者胶布、寸带双固定,防止移位或脱出。寸带固定不宜过紧,以防管腔变形,定时测量气管插管与在门齿前的刻度,并记录。同时用约束带束缚双手,防止病人初醒或并发精神症状时自行拔管而损伤咽喉部。每日擦洗面部后更换牙垫及胶布,并行口腔护理,防止胶布脱落。观察病人神志,警惕非计划性拔管。

2. 保持气管导管通畅　保持导管通畅防止扭曲,包括口腔、鼻咽部的护理,及时进行气道的湿化以防止气管内分泌物稠厚结痂而影响通气。

（1）保持口、鼻腔清洁:气管插管后由于病人经口禁食,口腔失去咀嚼运动,口干、异味加重;同时口腔插管者要用牙垫填塞固定而不利口腔清洁。对此,应用漱口液冲洗,去除口腔异味,减少溃疡的发生。还应用温水棉签擦洗鼻腔,湿润鼻黏膜,保持清洁,石蜡油涂于口唇或鼻腔保护黏膜。

（2）气管内吸痰:分为开放式吸痰、密闭式吸痰和纤维支气管镜吸痰。开放式吸痰,选用合适型号的吸痰管,吸痰管不宜超过气管导管内径的1/2,以免堵塞气道,及时吸出口、鼻腔及气管内分泌物,吸痰时注意无菌操作,以防止交叉感染,口或鼻腔、气管吸痰管要严格分开。每次吸痰做到一次一管一手套,吸痰管在气道内停留少于 15 秒。密闭式吸痰与开放式吸痰相比,不仅肺容积降低较少,动脉血氧饱和度变化较小,避免了开放式吸痰时病人的呛咳导致致病菌在病室内播散。因此密闭式吸痰适用于严重低氧血症,以及多重耐药致病菌感染和传染性病原微生物感染的病人。纤维支气管镜吸痰的范围可以扩至小气道,并能在直视下冲洗吸出痰栓,可以迅速改善呼吸功能,明确病变部位、范围及病变的性质。

3. 保持气道内湿润

(1)加热湿化器(heated humidifier, HH):将湿化罐内加入灭菌注射用水或无菌蒸馏水,连接电源,将无菌水加热,产生水蒸汽,与吸入气体进行混合,从而达到对吸入气体进行加温、加热的目的。在吸入干燥气体的情况下,湿化装置必须保持呼吸道的生理条件的温湿度,并且避免肺部失水大于 7mg/L。根据国际标准化组织(ISO)规定,加热湿化器输出的湿度至少要达到 33mg/L(相当于体温 37℃时,饱和湿度 $44mgH_2O/L$ 的 75%)。大多数湿化器的湿度设置在 0~100%。为避免灼伤气道,湿化器的加热装置在温度超过 41℃时自动关闭。

通常使吸入气体(气道口气体)维持在 34~41℃之间,其湿化过程接近生理状况,达到湿润气道粘膜,保持粘膜纤毛正常运动,稀释痰液,不易形成痰痂,保持了呼吸道通畅;减少了吸痰次数和时间,持续气道湿化能使痰液稀薄,易于咳出,不需要重复吸引,病人可自行将痰液咳出,从而减少了气道粘膜损伤出血的危险;加温加湿,不需要重复操作和反复开放气道,避免了间断湿化中需反复抽取湿化液、频繁打开气道的操作,从而减少了肺部感染的发生,并有利于病人休息,简化了护理工作程序,减少了工作量。能够明显降低刺激性咳嗽、痰痂形成、气道粘膜出血以及肺部感染等临床症状。

湿化罐内只能添加灭菌注射用水或无菌蒸馏水,不能用生理盐水或加入药物。安装湿化器时,要确保湿化器位置低于病人,湿化罐加水不能超过最高水位线,如果湿化罐水太多,水会进入呼吸管路。集水杯应位于管路的最低点,这样才能保证冷凝水远离病人,不能将冷凝水倒流回湿化罐内,因为冷凝水为感染性废物。应检查湿化装置的每一个通气系统和来自管路的冷凝水,不使用不符合厂商规定的设备为病人治疗。除此之外,应避免吸入过度的饱和气体,湿化装置是可以影响吸气和呼气阻力的,也可以通过不同方式影响功能无效腔,尤其是对于有自主呼吸的病人,使用不当可产生额外做功和高碳酸血症。

(2)人工鼻或热湿交换器(heat and moisture exchanger, HME):人工鼻或热湿交换器在 20 世纪 50 年代中期和 60 年代早期首次提出,自 70 年代有了长足的发展。其基本原理在于:通过储存呼出气体的热量和水分,对吸入的干燥气体进行加热湿化。新型的 HME 可留存病人热量和水分,使呼出气体中大概 70% 的热量和水分被重新吸收。HME 被置于 Y 型管和气管插管或面罩之间,与 HH 相比,存在无电力危险、无湿化过度、花费低、无需保养、使用方便的优点;但同时存在增加阻力、增加无效腔、存在湿化不足的风险。HME 分为疏水型 HME 和亲水型 HME,亲水型 HME 能够更好的截留病人热量和水分,能将 70% 的病人呼出的水分和热量补偿到吸入气体中。

Booster 系统是在 HME 的基础上,进一步加强了加温和湿化效果。该装置是一种陶制的电子加热元件,被置于 HME 和气管插管或面罩之间。水通过一种被称为 Gore Tex 的薄膜运输到该系统,加热元件在该薄膜上将水汽化,水蒸气通过该薄膜进入到呼吸机的回路的吸气管路并与经过 HME 加温湿化的气体混合,增加了流经 HME 气体的温度和湿度。

为保证病人安全,在使用中应注意:必须排除存在的禁忌证(如低体温、支气管胸膜瘘等);需要反复吸痰以确定气道的通畅度;如果存在明显的污染,必须立即更换HME;必须把HME垂直固定于气管插管的导管上,并反复确认位置;HME的多数产品说明书建议每天更换1次。2013年《呼吸机相关性肺炎诊断、预防和治疗指南》推荐机械通气病人使用HME,每5~7天更换1次,当HME受污染、气道阻力增加时应及时更换。

(3)人工气道湿化的评价:正常生理条件下呼吸道内温度和湿度是稳定的,吸入气体保持在饱和湿度状态。当吸入外界空气时,上呼吸道对空气进行加温加湿,使原本干冷的空气到达下呼吸道时变成温度37℃、绝对湿度为44mg/L、相对湿度为100%的气体。呼气时气道回收呼出气的热量和水分。气道的防御机制主要通过黏液纤毛的转运系统。有创通气时,上气道的防御功能明显受损,进入气道的空气是没有经过上呼吸道的加温和湿化作用。充分的气道湿化利于痰液的稀释与排除,减少和避免痰痂形成,保证呼吸道通畅,改善通气功能。

通常采用直接观察螺纹管或者湿化罐附壁冷凝水方法来评价HME和HH性能,简便易行,但是具有一定的局限性。评价呼吸机管路中气体是否充分湿化的最简单的方法是:观察螺纹管中或气管插管中是否有冷凝水。如果呼吸机管路中的气体温度和外界存在差异,气体就会在管路中冷却导致相对湿度增大,当温度下降到露点温度时,管壁就会出现冷凝水。此方法不够精确,只能计算气体湿度的大概水平。当使用加温器时,可以通过湿化器内壁冷凝水的量来间接测定气体是否到达了较高的相对湿度。在室温低时,湿化器内壁可以出现冷凝水,但在室温高时,就无法出现冷凝水了。

(二)气管插管常见并发症

1. 导管易位　插管过深或固定不佳,均可导致导管进入支气管。因右主支气管与气管所成角度较小,插管过深易进入右主支气管,造成左侧肺不张及同侧气胸。插管后应立即听诊双肺,如一侧肺呼吸减弱并叩浊提示肺不张,呼吸音减低伴叩诊呈鼓音提示气胸。发现气胸应立刻处理,同时摄X光片确认导管位置。

2. 气道损伤　困难插管和急诊插管容易损伤声门和声带,长期气管插管可导致声带功能异常,气道松弛。注意插管时动作轻柔,准确,留管时间尽可能缩短可减少此类并发症的发生。使用低压高容量气囊,避免充气压力过高,导致气管黏膜缺血坏死,形成溃疡,使用气囊压力表监测气囊压力,维持在(25~30mmHg),减低这类并发症的发生。

3. 人工气道梗阻　是最严重的临床急症,常威胁病人生命。导致气道梗阻的常见原因包括:导管扭曲、气囊疝出而嵌顿导管远端开口、痰栓或异物阻塞管道、管道塌陷、管道远端开口嵌顿于隆突、气管侧壁或支气管。落实有效的人工气道护理、密切观察和评估、及时更换管道是防止气道梗阻的重要措施。对气道梗阻起着防患于未然的作用。一旦发生气道梗阻,应采取以下措施:调整人工气道位置、气囊气体抽出、试验性插入吸痰管。如气道梗阻仍不缓解,则应立即拔除气管插管或气管切开管,然后重新建立人工气道。

4. 气道出血　人工气道的病人出现气道出血,特别是大量鲜红色血液从气道涌出时,往往威胁病人生命,需要紧急处理。气道出血的常见原因包括:气道抽吸、气道腐蚀等。一旦出现气道出血,应针对原因,及时处理。

(三)气管切开常见并发症

气管切开是建立人工气道的常用手段之一。由于气管切开使气流不经过上呼吸道,与气管插管相比,气管切开具有许多优点:易于固定及呼吸道分泌物引流;阻力低,易于实施呼吸治疗；能够经口进食，方便口腔护理；病人耐受性好。气管切开也可引起许多并发症，根据并发症出现的时间，可分为早期、后期并发症。

1. 早期并发症　指气管切开 24h 内出现的并发症。

（1）出血：最常见，凝血机制障碍的病人，术后出血发生率更高。出血部位可来自切口、气管壁。气管切开部位过低，如损伤无名脉，则可引起致命性的大出血。切口的动脉出血需打开切口，手术止血。非动脉出血可通过油纱条等压迫止血，一般 24h 内可改善。

（2）气胸：是胸腔顶部胸膜受损的表现，胸膜腔顶部胸膜位置较高者易出现，多见于儿童、肺气肿等慢性阻塞性肺病病人等。

（3）空气栓塞：较为少见，与气管切开时损伤胸膜静脉有关。由于胸膜静脉血管压力低于大气压，损伤时，空气可被吸入血管，导致空气栓塞。

（4）皮下气肿和纵隔气肿：较常见，颈部皮下气肿与气体进入颈部筋膜下疏松结缔组织有关。由于颈部筋膜向纵隔延伸，气体也进入纵隔，导致纵隔气肿。皮下气肿和纵隔气肿本身并不会危及生命，但有可能伴发张力性气胸，需密切观察。

2. 后期并发症　指气管切开 24~48h 后出现的并发症，发生率高达 40%。

（1）切口感染：很常见，由于感染切口的细菌来源于肺部感染，加强局部护理很重要。

（2）气管切开后期出血：主要与感染组织腐蚀切口周围血管有关。当切口偏低或无名动脉位置较高时，感染组织腐蚀及管道摩擦易导致无名动脉破裂出血，为致死性的并发症。

（3）气道梗阻：是可能危及生命的严重并发症。气管切开套管被黏稠分泌物附着或形成结痂、气囊偏心疝入管道远端、气管切开管远端开口顶住气管壁、肉芽增生等原因均可导致气道梗阻。因此机械通气病人一定要注意气道湿化。一旦发生，需紧急处理。

（4）吞咽困难：较常见，与气囊压迫食道或管道对软组织牵拉影响吞咽反射有关。气囊放气后或拔除气管切开管后可缓解。

（5）气管食道瘘：偶见，主要与气囊压迫及低血压引起局部低灌注有关。

（6）气管软化：偶见，见于气管壁长期受压迫，气管软骨退行性变、软骨萎缩而失去弹性。

（四）正压通气相关并发症

1. 呼吸机相关肺损伤　指机械通气对正常肺组织的损伤或使已损伤的肺组织损伤加重。呼吸机相关肺损伤包括气压伤、容积伤、萎陷伤和生物伤。气压伤是由于气道压力过高导致肺泡破裂。临床表现因程度不同表现为肺间质气肿、皮下气肿、纵隔气肿、心包积气、气胸等，一旦发生张力性气胸，可危及病人生命，必须立即处理。容积伤是指过大的吸气末容积对肺泡上皮和血管内皮的损伤，临床表现为气压伤和高通透性肺水肿。萎陷伤是指肺泡周期性开放和塌陷产生的剪切力引起的肺损伤。生物伤即以上机械及生物因素使肺泡上皮和血管内皮损伤，激活炎症反应导致的肺损伤，其对呼吸机相关肺损伤的发展和预后产生重要影响。

为了避免和减少呼吸机相关肺损伤的发生，机械通气应避免高潮气量和高平台压，吸气末平台压不超过 30~35cmH$_2$O，以避免气压伤、容积伤，同时设定合适呼气末正压，以预防萎陷伤。

2. 呼吸机相关肺炎　呼吸机相关肺炎是指机械通气 48h 后发生的院内获得性肺炎。气管内插管或气管切开导致声门的关闭功能丧失，机械通气病人胃肠内容物反流误吸是发生院内获得性肺炎的主要原因。一旦发生,会明显延长住院时间,增加住院费用,显著增加病死率。明确呼吸机相关肺炎的危险因素,有助于预防呼吸机相关肺炎的发生。一般认为高龄、高 APACHE Ⅱ 评分、急慢性肺部疾病、Glasgow 评分 <9 分、长时间机械通气、误吸、过度镇静、平卧位等均为呼吸机相关肺炎的高危因素。因此,机械通气病人没有体位改变的禁忌证,应予半卧位,避免镇静时间过长和程度过深,避免误吸,尽早脱机,以减少呼吸机相关肺炎的发生。

3. 氧中毒 即长时间的吸入高浓度氧导致的肺损伤。吸入氧浓度(FiO_2)越高,肺损伤越重。但目前尚无 $FiO_2 \leqslant 50\%$ 引起肺损伤的证据,即 $FiO_2 \leqslant 50\%$ 是安全的。当病人病情严重必须吸高浓度氧时,应避免长时间吸入,尽量不超过 60%。

4. 呼吸机相关的膈肌功能不全 特指在长时间机械通气过程中膈肌收缩能力下降。临床上由于存在多种因素(休克、全身性感染、营养不良、电解质紊乱、神经肌肉疾病、药物等)可以导致膈肌功能不全,引起脱机困难,延长了机械通气和住院时间。机械通气病人尽可能保留自主呼吸,加强呼吸肌锻炼,以增加肌肉的强度和耐力,同时,加强营养支持可以增强或改善呼吸肌功能。

(五)机械通气的撤离

1. 当需要呼吸机支持的病因被去除,病人恢复自主呼吸能力时,及时撤离呼吸机对病人进一步恢复和减少并发症十分重要。

撤机筛查试验中的客观评估包括:导致机械通气的病因好转或被去除;氧合状况基本稳定,氧合指数(PaO_2/FiO_2)$\geqslant 150\sim200mmHg$,呼气末正压(PEEP)$\leqslant 5\sim8cmH_2O$,吸入氧浓度(FiO_2)$\leqslant 0.4$;$pH \geqslant 7.25$;血流动力学稳定,如心率$\leqslant 140$ 次/分,无心脏缺血表现,无需或仅需小量升压药[多巴胺 $<5ug/(kg \cdot min)$];$T \leqslant 38℃$;$Hb \geqslant 80g/L$;病人神志清醒,有自主呼吸及咳嗽。

自主呼吸试验(spontaneous breathing trial, SBT)是临床上判断病人自主呼吸功能的有效方法。其基本方法是通过短期降低呼吸机支持水平或断开呼吸机后,观察病人的自主呼吸情况和各项生理指标,以判断病人的呼吸功能,为撤机提供参考。SBT 的实施有三种方法:T 管直接断开呼吸机,通过 T 管吸氧;低水平持续气道内正压(CPAP),将呼吸机调整至 CPAP 模式,压力一般设为 $5cmH_2O$;低水平的压力支持(PSV),将呼吸机调整到 PSV 模式,支持压力设为 $5\sim7cmH_2O$。

预测撤机的有效方法是 2 分钟 SBT,包括 2 分钟 T 管试验、CPAP 与 PSV 试验。实施2 分钟 SBT 时,在病人床旁密切观察病人生命体征,当病人出现下列情况时,应中止 SBT,转为机械通气:呼吸频率/潮气量(呼吸浅快指数)大于 105;呼吸频率大于 35 次/分;收缩压大于 180mmHg;心率大于 140 次/分或变化大于 20%;新发的心律失常;动脉血氧饱和度小于 90%;烦躁、大汗、焦虑。

2 分钟 SBT 通过后,继续自主呼吸 $30\sim120$ 分钟,如果病人能够耐受,则可以认为成功脱机,可以拔除气管插管。

2. 拔管前向病人做好解释工作,备好吸氧面罩或鼻导管。

3. 床头抬高至少 45°,充分吸出咽喉部分泌物,气管内充分吸痰。

4. 解除固定气管导管的寸带与胶布或固定器,置吸痰管于气管导管最深处,气囊放气后,导管拔除过程中持续吸引,以免积聚在气囊上方的坠积物下落至肺内,拔管后立即面罩给氧。

（六）拔管后并发症

1. 40%~100% 的病人在拔管后会出现咽痛症状，口唇或咽部溃疡更易发生于首次插管时有损伤的病人。气管导管产生的压力可损伤舌下神经，导致的舌部麻木可持续 1~2 周。45% 的病人在拔管后会发生因咽部粘膜损伤而造成喉部炎症。单侧或双侧声带麻痹不常见，但一旦发生往往很严重。

2. 喉痉挛是最严重的拔管并发症，常见于没有完全清醒病人。正压通气可缓解喉痉挛，如无效，则可使用小剂量的琥珀酰胆碱，但由于此药会造成严重的高钾血症，使用须慎重，并在药效失去前给病人储氧面罩通气。

第三节　气道管理车

专用气道管理车中应包括急诊气道管理中需要的所有设备。车内单元设置无统一标准，合理的车内物品摆放需遵守方便快速查找的原则。重症监护病房、抢救室等不同部门的气道管理车应实现标准化。

综合医院抢救室气道管理车的配置如下：

1. 面罩通气

（1）氧气导管。

（2）氧气面罩。

（3）简易呼吸器及配套面罩。

（4）鼻咽通气管：7#，8#，9#。

（5）口咽通气管：8cm，9cm，10cm。

（6）水溶性润滑剂。

2. 经鼻气管插管

（1）气管内导管，6.0~8.0#，用于盲式鼻插管。

（2）0.5% 去氧肾上腺素鼻腔喷雾，4% 利多卡因溶液，2% 利多卡因凝胶。

3. 经口气管插管

（1）气管插管（带套囊）：5.0mm，5.5mm，6.0mm，6.5mm，7.0mm，7.5mm，8.0mm，8.5mm。

（2）导丝，14 号。

（3）不同型号硬式喉镜手柄和喉镜窥视片，曲式 3# 和 4#，直式 2# 和 3#；翘尖窥视片 3# 和 4#。

（4）喉镜充电器和 / 或备用电池。

（5）气管导管插管器（探条）。

（6）光学纤维可视探条。

4. 其他插管法

（1）至少以下一种，①经喉插管气道，3#、4#、5#。专用 LMA Fastrach 导管规格 6.0、6.5、7.0、7.5、8.0；②光标（如气管灯），手柄和灯；③其他光纤或可视化插管设备。

（2）插管灯，光纤或可视化设备电池和电池隔离放置工具。

5. 紧急通气设备 至少以下一种。

（1）双腔通气管 37# 和 41#。

（2）喉罩,3#、4#、5#（附制造商规格卡片）。

（3）其他声门外装置,根据规定选择。

6. 手术

（1）针导经皮环甲膜切开术套件,带有套囊插管。

（2）外科环甲膜切开术设备:手术刀柄 11# 刀片,气管拉钩,扩张器,6.0#ETT,气管切开套囊导管 4#。

7. 其他设备

（1）呼气末二氧化碳指示器。

（2）斜纹纱布。

（3）食管监测设备（EDD）,如 60ml 导管尖端注射器。

（4）10ml 注射器,套囊充气用。

（5）吸引导管:硬性扁桃体和柔软气管插管内吸引导管。

（6）Magill 镊子。

（7）牙垫、固定胶布。

（8）成人各型号气管切开插管。

（9）局部气道麻醉用物:压舌板、黏膜喷雾器、Jackson 镊子、棉棒、10% 利多卡因喷雾、2% 凝胶、5% 软膏、5% 液体。

（10）气囊压力表。

（周文华 孙 红）

第五章 呼吸管理

学习目标

完成本内容学习后,学生将能:

1. 复述呼吸系统常见急症,慢性阻塞性肺疾病急性加重、重度哮喘急性发作、急性肺血栓栓塞症、急性呼吸窘迫综合征和急性呼吸衰竭的定义

2. 列出呼吸系统常见急症的并发症

3. 描述慢性阻塞性肺疾病急性加重、重度哮喘急性发作、急性肺血栓栓塞症、急性呼吸窘迫综合征和急性呼吸衰竭病人的临床常见症状

4. 应用慢性阻塞性肺疾病急性加重、重度哮喘急性发作、急性肺血栓栓塞症、急性呼吸窘迫综合征和急性呼吸衰竭病人的急救与护理措施

呼吸系统疾病是危害我国人民健康的常见病、多发病,已构成影响公共健康的重大问题。2009 年卫生部全国居民死因调查结果表明,呼吸系统疾病(不包括肺癌、慢性肺源性心脏病和肺结核)在城市(10.54%)及农村(14.96%)人口的死亡原因中均居第四位,仅次于恶性肿瘤、脑血管疾病和心血管疾病。近年来,由于空气污染加重、吸烟和人口老龄化等因素的影响,呼吸系统疾病的流行病学和疾病谱分布正在发生改变,支气管哮喘、慢性阻塞性肺疾病的发病率正逐年增加。随着医学科学的发展,呼吸系统疾病的诊疗技术、呼吸支持技术、呼吸系统疾病病人的护理与抢救技术等方面均取得了显著的成就。呼吸系统疾病发病率高、起病急、病程长且病情危重,因此,呼吸系统疾病的研究与救治任务依然艰巨和迫切。

第一节 窒 息

窒息(asphyxia)是指人体的呼吸过程由于某种原因受阻或异常,所产生的全身各器官组织缺氧、二氧化碳潴留而引起的组织细胞代谢障碍、功能紊乱和形态结构损伤的病理状态。当人体严重缺氧时,器官和组织会因为缺氧而广泛损伤、坏死,尤其是大脑。

根据病因可将窒息分为三类:①机械性窒息,因机械作用引起呼吸障碍,如:气道异物梗阻、创伤压迫胸部、缢/绞/扼颈项部、用物堵塞呼吸孔道、患急性喉头水肿、气道肿物、软组织撕裂错位或骨折移位引起的呼吸障碍;②中毒性窒息,吸入有毒性气体,如一氧化碳中毒,大量的一氧化碳由呼吸道吸入肺,进入血液,与血红蛋白结合成碳氧血红蛋白,阻碍了氧与血红蛋白的结合与解离,导致组织缺氧引起呼吸障碍;③病理性窒息,包括大咯血和淹溺

等引起的呼吸面积的丧失,因脑循环障碍引起的中枢性呼吸停止以及空气中缺氧而导致的呼吸障碍;主要表现为二氧化碳或其他酸性代谢产物蓄积引起的刺激症状和缺氧引起的中枢神经麻痹症状交织在一起。

一、气道异物梗阻

(一)概述

气道异物梗阻(foreign body airway obstruction,FBAO)是因气道内进入异物导致呼吸道的部分或完全阻塞引起窒息的紧急情况。如不及时解除,数分钟内即可导致死亡。FBAO造成心脏停搏并不常见,但在有意识障碍或吞咽困难的老年人和儿童发生几率相对较多。

(二)病因与机制

任何人突然呼吸骤停都应考虑到FBAO。成人通常在进食时易发生,肉类食物是造成FBAO最常见的原因。易导致FBAO的诱因有:吞食大块难咽食物,饮酒后,老年人戴义齿或吞咽困难,儿童口含小颗粒状食品或物品。当异物进入气道内,阻塞了氧气进入呼吸道引起的各器官组织缺氧。

(三)临床评估与判断

1. 病情评估　异物可造成呼吸道的部分或完全阻塞,识别气道异物阻塞是及时抢救的关键。

(1)气道部分阻塞:病人有通气,能用力咳嗽,但咳嗽停止时出现喘息声。此时,救助者不宜采取措施妨碍病人自行排出异物,应鼓励病人用力咳嗽,并自主呼吸,但要守护在病人身旁,并监视病人的情况;通气不良,或开始通气好,但逐渐恶化、表现乏力、无效咳嗽、吸气时高调噪音、呼吸困难加重、发绀时,须立即采取紧急急救措施。由于气体无法进入肺脏,如不能迅速解除气道阻塞,病人将很快出现意识丧失,甚至死亡。如病人意识已丧失、猝然倒地,应立即实施心肺复苏。

(2)气道完全阻塞:病人不能讲话、呼吸或咳嗽,双手抓住颈部,无法通气。对此征象必须立即明确识别,救助者应马上帮助解除异物。

2. 辅助检查　大多病人因发病突然,病情危重无法及时进行辅助检查。

(1)心电图:用于评估病人是否发生心肌损害(ST-T改变,室性期前收缩、传导阻滞等)和心律失常,对于无法明确原因的窒息症状可与其他心脏疾病相鉴别。

(2)动脉血气分析:可出现缺氧和CO_2潴留,二氧化碳分压($PaCO_2$)升高,表现为呼吸性酸中毒。若缺氧明显,可合并代谢性酸中毒。用于判断窒息缺氧情况。

(3)影像学检查:颈部X线检查可判断呼气道异物梗阻。头部CT判断窒息对昏迷病人神经系统的影响,与其他引起窒息的疾病相鉴别。

(4)纤维支气管镜:明确异物阻塞气道者应尽早使用纤维支气管镜取出。

(5)其他:心肌酶谱、肝肾功能、脑电图等可用于判断窒息对脏器的损伤情况。

(四)急救与护理措施

1. 意识清醒者处理

(1)腹部冲击法(heimlich法):可用于有意识的站位或坐位病人。站在病人身后,双臂环抱病人腰部,一手握拳,握拳手拇指侧紧顶住病人腹部,位于剑突与脐间的腹中线部位,再用另一只手握紧拳头,快速向内、向上使拳头冲击腹部,反复冲击直到把异物取出。

（2）自行腹部冲击法:本人可一手握拳,用拳头拇指侧顶住腹部,用力一只手再握紧拳头,用力快速向内、向上使拳头冲击腹部。如不成功,病人应快速将上腹部抵压在一个硬质的物体上,用力冲击腹部,直到将异物排出。

（3）胸部冲击法:当病人是妊娠末期或过度肥胖者,救助者双臂无法环抱病人腰部,可用胸部冲击法代替 heimlich 法。救助者站在病人身后,把上肢放在病人腋下,将胸部环抱住。一只拳的拇指侧放在胸骨中线,避开剑突和肋骨下缘,另一只手握住拳头,向后冲压,直到把异物排出。

2. 意识丧失者处理　立即给予心肺复苏。如可看见口腔内异物,应立即清除口咽部异物。异物清除困难时,应进一步采取抢救措施（如 Kelly 钳、Magilla 镊,环甲膜穿刺 / 切开术）开通气道。如异物清除、气道开通后病人仍未恢复呼吸,需立即给予辅助通气及高级生命支持（ACLS）。

二、大咯血

（一）概述

咯血（hemoptysis）是指喉腔、气管、支气管和肺组织出血,由咳嗽动作经口腔排出。临床根据咯血量分为少量咯血≤100ml/24h;大量咯血 / 大咯血≥500ml/24h 或一次咯血量≥200ml。大咯血可引起肺泡淹溺和 / 或气道阻塞,导致窒息、低氧血症而死亡。

（二）病因与机制

多由于支气管动脉破裂引起,虽支气管动脉管径较细,但由于其直接由胸主动脉发出,压力较高,从而引起大咯血。大咯血以内科疾病如肺结核、支气管扩张、肺癌和肺炎多见,约占大咯血的 90%,其中感染或恶性肿瘤占 70%。

（三）临床评估与判断

1. 病情评估　前驱症状包括胸闷、喉痒、咳嗽,血液性状为颜色鲜红、泡沫状、伴痰液、呈碱性,临床上要与呕血相鉴别。

2. 辅助检查

（1）影像学检查:胸部 X 线可初步判断胸部病变的性质及出血部位;胸部 CT 尤其是高分辨 CT 可显示次级肺小叶为基本单位的细微结构,可明确病变性质及范围。

（2）纤维支气管镜检查:可发现部分病人的出血部位,同时可行局部灌洗。

（3）动脉血气分析:用于判断窒息缺氧情况及肺功能状态。

（四）急救与护理措施

1. 紧急处理　咯血窒息是导致病人死亡的主要原因,应及早识别和抢救。抢救重点是保持呼吸道通畅和纠正缺氧。

（1）患侧卧位,避免血液流向健侧:头低位,身体与床呈 40°~90°,保持健侧肺及气道通畅,维持供氧。高流量吸氧,鼻导管 3~6L/min,持续心电血氧饱和度监测和建立静脉通道。

（2）保持气道通畅:协助病人立即清除呼吸道血性液体及异物,必要时建立人工气道以保证气道通畅,对需外界辅助通气者,应行气管插管和辅助通气。心脏骤停者立即行心肺复苏及高级生命支持（ACLS）。

（3）镇静:病人常有恐惧、精神紧张,对无严重呼吸功能障碍者可适当给予镇静剂。

（4）镇咳：原则上不用镇咳剂，但剧烈咳嗽可能诱发再次出血，因此必要时可口服镇咳剂。年老体弱、呼吸功能不全者慎用镇咳药，禁用抑制咳嗽反射和呼吸中枢的麻醉药物。

（5）输血：对于持续大出血出现循环容量不足者，应及时输血和补充血容量。

2. 止血

（1）药物止血：①垂体后叶素，疗效迅速而显著，使肺循环压力降低而迅速止血。②普鲁卡因，用于对垂体后叶素有禁忌者，用药前应做过敏试验，防止发生过敏反应。③酚妥拉明，能有效扩张血管平滑肌，降低肺循环阻力及心房压、肺毛细血管楔压和左心室充盈压，有较好的止血作用，使用时监测血压并保持有足够的血容量。④凝血酶，促使纤维蛋白原转化为纤维蛋白，应用于创口，使血液凝固而止血。⑤蛇毒凝血酶，有类凝血酶样作用和类凝血激酶样作用，可以促进凝血过程。

（2）非药物治疗：①局部止血治疗，适用于大咯血并发窒息和严重反复咯血者，病情严重，肺功能较差，不适合手术治疗者。放置气管插管或使用支气管镜时应边插管边吸血，支气管镜到达出血部位后，将聚乙烯导管由活检孔插入至病变部位，注入低温生理盐水（4℃）50ml，留置30~60秒后吸出，重复数次，通过冷刺激使血管收缩达到止血目的，或者注入凝血酶200~400U，或去甲肾上腺素液1~2mg局部使用。②支气管动脉栓塞，经股动脉放置导管，在X线透视下，将导管插到对病变区域供血的支气管动脉内，注入明胶海绵碎粒或聚乙烯醇微粒，栓塞支气管动脉，达到止血的目的。③手术止血，对于出血部位明确而无手术禁忌证者，经多种方法止血无效时，用急诊手术止血挽救生命。手术指征为肺部病变所引起的致命大咯血以及可能引起气道阻塞和/或窒息的情况。

第二节　慢性阻塞性肺疾病急性发作

慢性阻塞性肺疾病（chronic obstructive pulmonary disease，COPD）简称慢阻肺，是一种常见的以持续性呼吸道症状和气流受限为特征的可以预防和治疗的疾病，呼吸道症状和气流受限是由有毒颗粒或气体导致的气道和（或）肺泡异常引起的。COPD主要累及肺脏，也可以引起肺外的不良效应。COPD是呼吸系统疾病中的常见病和多发病，患病率和病死率均居高不下。由于肺功能进行性减退，严重影响病人的劳动力和生活质量，造成了巨大的社会和经济负担，根据世界银行/世界卫生组织发表的研究报告指出，预计到2020年COPD将占世界疾病经济负担的第五位。COPD急性加重是导致COPD病人反复住院以及致残、致死的主要原因。

一、概述

慢性阻塞性肺疾病急性加重（acute exacerbation of COPD，AECOPD）是一种急性起病的过程，其特征是COPD病人呼吸系统症状急性加重超出日常的变异，并且需要改变药物治疗。

二、病因与机制

（一）病因

1. 感染因素　呼吸道感染、气管支气管感染最为常见。其中 50% 由下呼吸道细菌感染引起。常见的病原体有流感嗜血杆菌、肺炎链球菌、卡他莫拉菌和铜绿假单胞菌。呼吸道病毒感染也是 COPD 发病的重要原因，病毒感染恢复较慢，鼻病毒是最常见的病毒病原体，流感病毒、副流感病毒、呼吸道合胞病毒、冠状病毒和腺病毒也会随着季节变化诱发 COPD 发作。

2. 理化因素

（1）空气污染：大气中的刺激性气体如二氧化氮、二氧化硫、氯气等可损伤气道粘膜上皮，使纤毛运动减弱，粘液分泌增加，为细菌感染增加条件。

（2）职业粉尘和化学物质：接触烟雾、工业废气、变应原、粉尘及室内空气污染等，浓度过高或时间过长时，均可促进 COPD 的发生。

（3）气候环境因素：寒冷和环境温度巨变，可刺激腺体增加分泌粘液，纤毛运动减弱，可导致呼吸道局部小血管痉挛，病毒和细菌易于入侵、繁殖。

3. 其他因素　免疫功能紊乱、气道高反应性、年龄增大等机体因素均与 COPD 的发生与发展有关。老年人肾上腺皮质功能减退，细胞免疫功能下降，溶菌酶活性下降，容易造成呼吸道的反复感染。约 1/3 的 COPD 病人病因尚不明确。

（二）发病机制

1. 炎症　COPD 的特征性改变是气道、肺实质及肺血管的慢性炎症，中性粒细胞、巨噬细胞、T 淋巴细胞（尤其是 CD+8 细胞）、炎症细胞均参与发病过程。部分病人可能会有嗜酸性粒细胞数增加，尤其在急性加重期。炎性细胞能够释放多种细胞因子和炎性介质，最主要的有白三烯 –4、IL8 和 TNFα。

2. 蛋白酶 – 抗蛋白酶失衡　蛋白水解酶对组织有损伤和破坏作用；抗蛋白酶对弹性蛋白酶等多种蛋白酶具有抑制作用，其中 α_1– 抗胰蛋白酶（α_1–AT）是活性最强的一种。蛋白酶增多或抗蛋白酶不足均可引起组织结构破坏，导致肺气肿。吸入有害气体、有害物质可导致蛋白酶产生增多或活性增强，而抗蛋白酶产生减少或灭活加快。

3. 氧化应激　氧化物主要是超氧阴离子、H_2O_2、羟根、次氯酸和一氧化氮等，可直接作用并破坏许多生化大分子，导致细胞功能障碍或死亡；氧化应激还可破坏细胞外基质、引起蛋白酶 – 抗蛋白酶失衡及促进炎症反应。

4. 其他　如自主神经功能失调、气温变化、营养不良等都有可能参与 COPD 的发生和发展过程。

上述炎症、蛋白酶 – 抗蛋白酶失衡、氧化应激、自主神经功能失调、气温变化、营养不良等机制共同作用，产生两种重要病变：1）小气道病变：包括小气道炎症、小气道纤维组织形成和小气道管腔黏液栓等，导致小气道阻力明显升高；2）肺气肿病变：使肺泡对小气道的正常牵拉力降低，小气道容易塌陷，肺气肿还使肺泡弹性回缩力减少。小气道病变与肺气肿病变两者共同作用，导致 COPD 特征性的持续气流受限（图 5-2-1）。

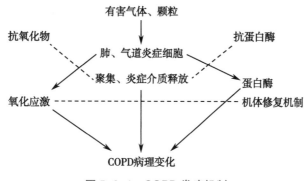

图 5-2-1　COPD 发病机制

三、临床评估与判断

（一）病情评估

1. 诱因和症状　呼吸道感染、气管支气管感染、空气污染等都可成为 AECOPD 发病的诱因。病人短期内咳嗽、咳痰气短和 / 或喘息加重,痰量增多,呈脓性或黏液脓性痰,可伴发热等症状,并可出现全身不适、失眠、嗜睡、日常活动受限、疲乏、抑郁和精神紊乱等症状。

2. 体征　视诊有桶状胸、呼吸变浅、频率增快,严重者可有缩唇呼吸等。触诊语颤减弱。叩诊呈过清音,心浊音界缩小,肺下界和肝浊音界下降。听诊两肺呼吸音减弱、呼气延长,部分病人可闻及湿啰音和 / 或干性啰音。

（二）辅助检查

1. 肺功能检查　是判断持续气流受限的主要客观指标,使用支气管扩张剂后 FEV_1/FVC%<70% 可确定为持续气流受限。肺总量(TLC)、功能残气量(FRC)和残气量(RV)增高,肺活量(VC)减低,表明肺过度充气。FEV_1<1L 可提示 COPD 严重发作。

2. 动脉血气分析　早期无异常,对确定有无低氧血症、高碳酸血症、酸碱平衡失调以及判断呼吸衰竭的类型有重要价值。

3. 胸部 X 线检查和心电图　胸部 X 线有助于与其他类似肺疾病鉴别诊断及确定肺部并发症。心电图对心律失常、心肌缺血及右心室肥厚的诊断有帮助。

4. 胸部 CT 检查　在诊断 AECOPD 病人发生肺栓塞时有重要作用。

5. 其他实验室检查　对于合并感染时,外周血白细胞增多,中性粒细胞核左移。AECOPD 有脓性痰者,应给予抗生素治疗,抗生素治疗前应进行痰培养及细菌药物敏感试验。并根据痰培养及细菌药物敏感试验结果进行调整。

（三）肺功能评估

可使用"慢性阻塞性肺疾病防治全球倡议(GOLD)"分级:COPD 病人吸入支气管扩张剂后 FEV_1/FVC%<70%;再依据 FEV_1 下降程度进行气流受限的严重程度分级(表 5-2-1)。

表 5-2-1 COPD 病人气流受限严重程度的肺功能分级

肺功能分级	病人肺功能 FEV$_1$ 占预计值的百分比（FEV$_1$%pred）
I 级：轻度	FEV$_1$%pred ≥80%
II 级：中度	50% ≤ FEV$_1$%pred<80%
III 级：重度	30% ≤ FEV$_1$%pred<50%
IV 级：极重度	FEV$_1$%pred<30%

四、急救与护理措施

（一）紧急处理

1. 控制性氧疗　给予低流量吸氧，呼吸困难或伴有低氧血症病人可用鼻导管或文丘里（Venturi）面罩持续低流量吸氧，一般吸入氧浓度为 25%~29%，应避免吸入氧浓度过高而引起 CO_2 潴留及（或）呼吸性酸中毒，持续心电血氧饱和度监测和建立静脉通道。

2. 卧床休息　中度以上病人应卧床休息，极重度病人宜取身体前倾位，使辅助呼吸肌参与呼吸。

3. 保持呼吸道通畅　协助病人清除呼吸道分泌物及异物，必要时建立人工气道以保证气道通畅。

（二）药物的治疗和护理

1. 支气管扩张剂　短效的 β$_2$ 受体激动剂，是治疗 AECOPD 的首选药物，如沙丁胺醇气雾剂，每次 100~200μg（1~2 喷）定量吸入，作用时间维持 4~5h，每 24h 不超过 8~12 喷。长效的 β$_2$ 受体激动剂，作用时间维持 10~12h，常用药物沙美特罗、福莫特罗每日吸入 2 次。严重喘息症状者可通过小型雾化器给予较大剂量雾化吸入治疗以缓解症状。

2. 糖皮质激素　对需要住院治疗的 AECOPD 病人可全身应用，口服泼尼松龙 30~40mg/d 或静脉给予甲泼尼龙 40~80mg/d，连续 5~7 天。或雾化吸入布地奈德，但应与长效支气管扩张剂联合使用，常用吸入型糖皮质激素加长效 β$_2$ 受体激动剂的联合制剂为氟替卡松 / 沙美特罗吸入干粉剂、布地奈德 / 福莫特罗吸入干粉剂。

3. 控制感染　当病人呼吸困难加重，咳嗽伴咳痰量增加，甚至出现浓痰时，应根据病情严重程度及相应的细菌分层情况，结合当地常见致病菌类型及耐药流行趋势和药物敏感情况选择抗生素。

4. 祛痰药　酌情选用祛痰药，如溴己新或盐酸氨溴索。

5. 其他　指导病人正确进行雾化吸入，并密切观察病人用药的疗效及不良反应。

（三）机械通气和护理

1. 无创通气（non-invasive ventilation，NIV）　可以显著降低 AECOPD 的死亡率、气管插管率、有创通气中的脱机困难和呼吸机相关肺炎发生的几率。是机械通气治疗 AECOPD 的首选方式。最新 GOLD 推荐，当病人发生呼吸性酸中毒［动脉血 pH ≤7.35 和 / 或 $PaCO_2$>45mmHg］或严重呼吸困难合并临床症状，提示呼吸肌疲劳、呼吸功增加时，应使用 NIV。使用 NIV 时病人的"依从性"直接影响通气效果，因此，应指导病人正确使用和配合 NIV 治疗,并应用人工皮肤、抗压贴、额垫、轮换使用不同类型的呼吸机罩(鼻罩/口鼻面罩/鼻枕面罩)、减轻鼻腔出血的药物、加温加湿器、鼻腔润滑剂等措施预防 NIV 引起的病人皮肤红斑和压疮、鼻部疼痛和充血、鼻窦或耳部受压、漏气造成的眼睛刺激和幽闭恐惧症等并发症。

2. 有创通气(invasive mechanical ventilation,IMV)　密切观察病人病情变化,监测生命体征及动脉血气分析,注意呼吸频率、节律和深度,观察神志及发绀情况,当病人出现不能耐受 NIV 或 NIV 治疗失败、颌面部外伤/手术/畸形、急促喘息、意识丧失、严重的血流动力学不稳定、严重的室性心律失常、威胁生命的低氧血症、长期不能排出呼吸道分泌物、精神状态受损或需要镇静剂控制的精神障碍、呼吸或心跳暂停时,应立即给予气管插管和 IMV。使用 IMV 时,密切观察病人通气效果、意识状态、皮肤黏膜和腹部情况等,定时检查呼吸机各项通气参数是否与医嘱要求设定的参数一致、各项报警参数的设置是否恰当、报警器是否处于开启状态,报警时,及时分析报警原因并进行及时有效的处理。

3. 有创-无创序贯机械通气　是指病人行有创机械通气后,在未达到拔管-撤机标准之前即撤离有创通气,继之以无创机械通气,然后逐渐撤机。从而可以减少有创通气的并发症,降低 AECOPD 病人住院日及死亡率。

（四）其他治疗

俯卧位辅助通气、神经肌肉阻滞药、氦-氧混合气体、体外膜肺氧合(ECMO)和体外二氧化碳排除装置(extracorporeal carbon dioxide removal,ECCO$_2$R)又称 mini-ECMO 等在 AECOPD 均有辅助治疗的作用,但目前很多研究只侧重对病人短期疗效的观察,缺乏长期的评估,且大部分措施存在不良反应。因此,暂时没有任何一种治疗手段被推荐常规使用。

（五）心理护理

病人多因长期患病、病情危重,易形成焦虑和抑郁的心理状态。护士应帮助病人消除导致焦虑的原因。并针对病人及家属对疾病的认知和态度,指导病人呼吸肌功能锻炼、合理用药,减轻症状,增强战胜疾病的信心。教会病人缓解焦虑的方法,如听音乐、下棋、做游戏等娱乐活动,以分散注意力,减轻焦虑、抑郁情绪。

（六）并发症的急救与护理

1. 呼吸衰竭　是 AECOPD 主要并发症之一。AECOPD 引起的肺通气和/或换气功能严重障碍,使静息状态下不能够维持足够的气体交换,导致低氧血症伴或不伴高碳酸血症,当病人出现发绀、严重的呼吸困难、心动过速、嗜睡、昏迷、动脉氧分压(PaO$_2$)<60mmHg,伴或不伴 PaCO$_2$>50mmHg 时,应采取机械通气等紧急措施。

2. 右心衰竭　严重的 AECOPD 可合并右心衰竭,右心室心肌收缩力急剧下降或右心室的前后负荷突然加重,引起右心排血量急剧减低,如病人出现强迫坐位、发绀、烦躁、颈静脉怒张、恶心、双下肢水肿、上腹部胀满、嗜睡等症状时,立即采取紧急措施。

乙酰半胱氨酸在 COPD 治疗中的应用

氧化应激和黏液高分泌在 COPD 的发病机制中具有重要作用，乙酰半胱氨酸是一种已知的有效黏液溶解剂。GOLD2015 年更新版报告中新增加引用了一篇发表于 2014 年《柳叶刀·呼吸医学》文献，明确提出：对于 GOLD2 级病人，大剂量 N- 乙酰半胱氨酸（1200mg/d）可明显降低 AECOPD 发生频率。该研究是迄今为止乙酰半胱氨酸在 COPD 长期应用最大的一项前瞻性、分层 - 随机化、双盲、安慰剂平行对照、多中心研究的临床试验，由钟南山院士牵头，我国 34 家医院参与，共收集 1006 例重度 COPD 病人资料。这也是继羧甲司坦的研究后，我国的临床试验再次作为循证医学证据被 GOLD 引用。

第三节　急性重症哮喘

支气管哮喘（bronchial asthma）简称哮喘，是一种慢性气道炎症为特征的异质性疾病；具有喘息、气急、胸闷和咳嗽症状，伴有可变的呼气气流受限，呼吸道症状和强度可随时间而变化。

一、概述

重度哮喘急性发作是指喘息、气急、胸闷或咳嗽等症状突然发生或原有症状加重，伴有呼气流量降低，日常生活受限，表现为喘息持续、端坐呼吸、大汗淋漓、哮鸣音响亮而弥漫，呼吸频率 >30 次 / 分，脉率 >120 次 / 分，常因接触变应原等刺激物或治疗不当所致。

知识拓展

支气管哮喘的现状

哮喘是全球性疾病，据 2014 年报道，全球约有 3 亿哮喘病人。各国和地区哮喘患病率存在差异，我国为 0.5%~5%，且呈逐年上升趋势。儿童患病率高于青壮年，老年人群患病率有增高趋势，成人男女患病率相近。一般认为发达国家患病率高于发展中国家，城市高于农村，约 40% 的病人有家族史。哮喘的死亡率为（1.6~36.7）/10 万，我国已成为全球哮喘病死率最高的国家之一。世界各国的哮喘防治专家共同起草并不断更新的全球哮喘防治倡议（Global Initiative for Asthma, GINA）已成为防治哮喘的重要指南，其提供的资料显示，经过长期规范化治疗和管理，80% 以上的成人、95% 以上的儿童哮喘病人可以达到哮喘的临床控制。

二、病因与机制

（一）病因

呼吸道感染,包括病毒、细菌、肺炎支原体和衣原体;抗原或刺激性物质持续存在或突然大量暴露;长期应用糖皮质激素过早减量或停用;长期单独使用短效 β_2 受体激动剂使 β_2 受体功能下调,加重气道炎症和高敏状态;中度哮喘发作未得到及时有效处理;精神过度紧张;缺氧和二氧化碳潴留所致酸中毒加重支气管痉挛;阿司匹林或其他非甾体类抗炎药物的使用;痰栓阻塞小气道并发气胸、纵隔气肿、肺不张等。

（二）机制

哮喘的发病机制尚未完全阐明,目前可概括为气道免疫 – 炎症机制、神经调节机制及其相互作用(图 5-3-1)。

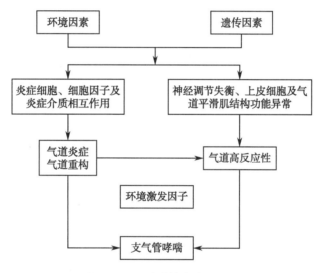

图 5-3-1　哮喘的发病机制图

1. 气道免疫 – 炎症机制

（1）气道炎症形成　由多种炎症细胞、炎症介质和细胞因子共同参与的相互作用的结果。体液免疫和细胞免疫均参与发病过程。

（2）气道高反应性(airway hyperresponsiveness, AHR)　指气道对各种刺激因子如变应原、理化因素、药物、运动等出现过强或过早的收缩反应,引起气道狭窄和气道阻力增加,从而引发咳嗽、胸闷、呼吸困难和喘息等症状。AHR 是哮喘的基本特征,可直接反映哮喘发作的严重程度。

（3）气道重构　重要病理特征,与气道炎症持续存在和气道上皮反复损伤、修复有关。表现为气道上皮细胞黏液化生、平滑肌肥大 / 增生、上皮下胶原沉积和纤维化、血管增生等。气道重构使哮喘病人对吸入激素的敏感性降低,导致不可逆气流受限以及持续存在的 AHR。

2. 神经调节机制　支气管受复杂的自主神经支配,包括肾上腺素能神经、胆碱能神经及非肾上腺素能非胆碱能(NANC)神经系统。哮喘与 β– 肾上腺素受体功能低下、胆碱能神经张力增加有关。NANC能释放舒张支气管平滑肌的神经介质、收缩支气管平滑肌的神经介质,两者失衡,则可引起支气管平滑肌收缩。此外,神经源性炎症也能通过局部轴突反射释放感觉神经肽而诱发哮喘。

三、临床评估与判断

(一)病情评估

1. **症状** 发作性的呼气性呼吸困难,伴哮鸣音。气急、喘息、胸闷、咳嗽等症状突然发生或症状加重,伴呼气流量降低,常因接触变应原等刺激物或治疗不当所致。哮喘急性发作时其轻重程度不一,可在数分钟内危及生命。

2. **体征** 典型体征是发作时胸部呈过度充气征象:肋间隙增宽饱满,呼吸运动减弱,叩诊呈过清音,双肺可闻及广泛的哮鸣音,呼气音延长。非常严重的哮喘发作时,哮鸣音反而减弱甚至消失,表现为"沉默肺",提示病情危重。

3. **哮喘急性发作期的分级** 哮喘急性发作期根据临床特点可分为4级(表5-3-1)。

表5-3-1 哮喘急性发作期的分级

病情程度	临床表现	血气分析	血氧饱和度	支气管舒张剂
轻度	对日常生活影响不大,可平卧,说话连续成句,步行、上楼时有气短,呼吸频率轻度增加,呼吸末期散在哮鸣音。脉率<100次/分,可有焦虑	PaO_2 正常 $PaCO_2$<45mmHg	>95%	能被控制
中度	日常生活受限,稍事活动便有喘息,喜坐位,讲话常有中断。呼吸频率增加,哮鸣音响亮而弥漫。脉率100~120次/分,有焦虑和烦躁	$PaO_2$60~80mmHg $PaCO_2$≤45mmHg	91%~95%	仅有部分缓解
重度	日常生活受限,喘息持续发作,只能单字讲话,端坐呼吸,大汗淋漓。呼吸频率>30次/分,哮鸣音响亮而弥漫。脉率>120次/分,常有焦虑和烦躁	PaO_2<60mmHg $PaCO_2$>45mmHg	≤90%	无效
危重	病人不能讲话,出现嗜睡、意识模糊,呼吸时,哮鸣音明显减弱或消失,脉率>120次/分或变慢和不规则	PaO_2<60mmHg $PaCO_2$>45mmHg	<90%	无效

(二)辅助检查

1. **床旁肺功能测定** 峰值呼气流速(peak expiratory flow rate, PEFR)其准确性取决于用力呼气前呼气的深度和用力呼气的速度,一般连续测量3次,以最佳一次为准。在初步使用解痉挛剂后如测定值低于预计值的50%,成人<100L/min或反应持续时间<2h,昼夜变异率>30%,应视为严重哮喘发作。

2. 动脉血气分析 重度哮喘发作可有 PaO_2 降低。由于过度通气可使 $PaCO_2$ 下降，PH 值上升，表现为呼吸性碱中毒。若病情恶化，气道阻塞严重时，可出现缺氧和 CO_2 潴留，$PaCO_2$ 升高，表现为呼吸性酸中毒。若缺氧明显，可合并代谢性酸中毒。大约有 1/10 病人因使用激素、$β_2$ 受体激动剂、呼吸性碱中毒及进食减少等因素而有不同程度的低钾血症。从而增加了心律失常发生的危险性，应尽早发现并纠正。

3. 胸部影像学检查 胸部 X 线检查可见双肺透亮度增高，呈过度充气状态如肋间隙增宽、膈肌下降。合并感染时可见肺纹理增加和炎性浸润阴影。部分病人 CT 检查可见支气管壁增厚、黏液阻塞。

4. 心电图 哮喘急性发作有时很难与急性左心衰竭相鉴别，并发心律失常是导致哮喘症状不易缓解的原因之一。

四、急救与护理措施

（一）紧急处理

1. 给予鼻导管或面罩吸氧 吸氧流量为 1~3L/min，吸入氧浓度一般不超过 40%。持续心电血氧饱和度监测和建立静脉通道。

2. 环境与体位 有明确过敏源者应尽快脱离，协助病人取舒适体位，为端坐呼吸的病人提供床旁支撑以减少体力消耗。

3. 保持呼吸道通畅 协助病人清除呼吸道分泌物及异物，必要时建立人工气道以保证气道通畅。

（二）药物治疗和护理

1. 药物治疗 持续雾化吸入短效 $β_2$ 受体激动剂，联合雾化吸入短效抗胆碱药、激素混悬液及静脉输入氨茶碱类药物。尽早静脉输入糖皮质激素，待病情控制和缓解后改口服。维持水、电解质、酸碱平衡，纠正酸碱失衡，当 pH 值 <7.2 且合并代谢性酸中毒时，应适当补碱。

2. 指导病人正确进行雾化吸入 演示雾化吸入器具的使用方法，指导病人反复练习，直到完全掌握，使用过程中密切观察病人用药的疗效及不良反应。

（三）机械通气

经常规药物治疗，症状和肺功能无改善甚至继续恶化，出现呼吸困难进行性加重、自主呼吸微弱或出现谵妄、昏迷或不能有效保证自身气道通畅，$PaCO_2 \geq 45mmHg$ 时，立即给予气管插管及机械通气。

（四）并发症的急救与护理

1. 呼吸衰竭 哮喘急性发作所引起的肺通气和 / 或换气功能严重障碍，以致病人不能维持足够的气体交换，导致低氧血症和 / 或高碳酸血症，当病人出现发绀、严重的呼吸困难、心动过速、嗜睡、昏迷、$PaO_2 <60mmHg$，伴或不伴 $PaCO_2 >50mmHg$ 时，应采取机械通气等紧急措施。

2. 张力性气胸 由于急性重度哮喘可引起细支气管的不完全阻塞，形成肺大疱破裂，胸膜腔内压骤增，导致张力性气胸的发生。当病人出现一侧针刺样或刀割样胸痛，继之出现胸闷、呼吸困难、不能平卧或取被迫健侧卧位、烦躁不安、挣扎坐起、表情紧张、发绀、冷汗、脉速、心律失常、意识丧失等症状应立即进行紧急抢救措施。

3. 黏液痰栓阻塞气道　哮喘急性发作引起气道内分泌物积聚增多,形成黏液性痰痂或痰栓,因过度喘息不易咳出导致黏液痰栓阻塞气道。当病人出现呼气性呼吸困难、呼吸频率增快、端坐呼吸、发绀等症状,应根据病人病情给予胸部叩击或机械吸痰,症状无缓解或进行性加重者,应建立人工气道采取机械通气等紧急抢救措施。

第四节　急性肺栓塞

肺栓塞(pulmonary embolism,PE)是以各种栓子阻塞肺动脉或其分支而导致的一组疾病或临床综合征的总称。包括肺血栓栓塞症、脂肪栓塞综合征、羊水栓塞、空气栓塞等。肺血栓栓塞症(pulmonary thromboembolism,PTE)是来自静脉系统或右心的血栓阻塞肺动脉或其分支所导致的以肺循环和呼吸功能障碍为主要临床表现和病理生理特征的疾病。是肺栓塞的常见类型。

一、概述

急性 PTE 是指血栓阻塞肺动脉或其分支而导致严重的肺循环和呼吸功能障碍,临床上多以休克、血流动力学改变、心功能不全或心肌损伤为主要病理特征的疾病。急性 PTE 80%死亡者死于发病后 2h 以内,早期诊断、早期干预对急性 PTE 的救治尤为重要。

二、病因和机制

（一）病因

任何可以导致静脉血液淤滞、静脉系统内皮损伤和血液高凝状态的因素,都会使 PTE 的发生危险性增高,一般分为原发性和继发性因素。

1. 原发性因素　多与遗传变异相关,其特征为发病呈家族聚集倾向或 40 岁以下的年轻病人无明显诱因反复发生。包括 V 因子突变、蛋白 C 缺乏、蛋白 S 缺乏和抗凝血酶缺乏等。

2. 继发性因素　后天的某种疾病或状态引起的血液性质改变和血流速度的减慢,根据进行预防抗凝治疗必要性的大小可分为高危因素和一般危险因素。①高危因素包括:长时间不活动,如长期卧床、治疗性制动、长途旅行等;下肢骨折;大手术后;有静脉血栓栓塞史。②一般危险因素包括:肥胖;患有心血管疾病如脑卒中、急性心肌梗死、心力衰竭等;高龄;吸烟;使用中心静脉导管、人工假肢;使用雌激素如口服避孕药等。

（二）机制

外周深静脉血栓形成后,一旦血栓脱落,即可随静脉血流移行至肺动脉内,形成 PTE。急性 PTE 发生后,由于血栓机械性堵塞肺动脉及由此引发的神经、体液因素的作用,可以导致一系列呼吸和循环功能的改变(图 5-4-1)。

1. 血流动力学改变　①肺动脉高压和右心功能障碍,②左心功能障碍,③心肌缺血。

2. 气体交换障碍　急性 PTE 发生后可导致呼吸功能不全,出现低氧血症、代偿性过度通气或相对性肺泡低通气。

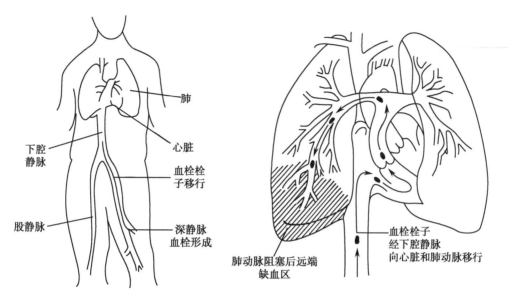

图 5-4-1　PTE 的形成机制

3. 肺梗死　肺动脉发生栓塞后,其所支配区的肺组织因血流受阻或中断而发生坏死,称为肺梗死(pulmonary infarction,PI)。由于肺组织接受肺动脉、支气管动脉和肺泡内气体弥散三重氧供,一般只在患有心肺基础疾病或病情严重影响到肺组织的多重氧供时,才会发生 PI。

三、临床评估与判断

（一）病情评估

1. 症状　PTE 的症状多样,缺乏特异性,从无症状、隐匿,发展为血流动力学不稳定,严重者发生猝死。

（1）晕厥:大多数 PTE 唯一或首发症状,表现为突然发作的一过性意识丧失。

（2）咳嗽:早期为干咳或伴有少量白痰。

（3）不明原因的呼吸困难及气促:尤以活动后明显,为 PTE 最多见的症状。

（4）胸痛:胸膜炎性胸痛(发生率为 40%~70%)和心绞痛样胸痛(发生率为 4%~12%)。当栓塞部位靠近胸膜时,由于胸膜的炎症反应可导致胸膜炎性胸痛,胸痛随呼吸运动而加重。心绞痛样胸痛是由冠状动脉血流减少、低氧血症和心肌耗氧量增加而引起,胸痛不受呼吸运动影响。

（5）咯血:多为少量咯血,大量咯血少见。呼吸困难、胸痛和咯血同时出现时称为"三联征"。

（6）烦躁不安、惊恐甚至濒死感:由严重的呼吸困难和剧烈胸痛引起,为 PTE 的常见症状。

2. 体征　以呼吸急促最常见。另有发绀、肺部哮鸣音和/或细湿啰音、或胸腔积液的相应体征。出现心动过速、血压变化、严重时可出现血压下降甚至休克、颈静脉充盈或搏动、肺动脉瓣区第二音亢进或分裂、三尖瓣区收缩期杂音。可伴发热,多为低热,少数病人可有中度（38℃）以上的发热。

（二）辅助检查

1. 血浆 D- 二聚体（D-dimer）　急性 PTE 时 D- 二聚体升高，若含量 <500μg/L，可基本排除急性 PTE。

2. 动脉血气分析　常表现为低氧血症、低碳酸血症、肺泡 – 动脉血氧分压差［$P_{(A-a)}O_2$］增大。

3. 心电图　大多数 PTE 病人呈非特异性的心电图异常。最常见的改变为窦性心动过速。当有肺动脉及右心压力升高时，可出现 $V_1{\sim}V_2$ 或 V_4 的 T 波倒置和 ST 段异常、$S_1Q_{\mathrm{III}}T_{\mathrm{III}}$ 征（即 Ⅰ 导联出现明显的 S 波，Ⅲ 导联出现大 Q 波及 T 波倒置）、完全或不完全性右束支传导阻滞、肺型 P 波、电轴右偏及顺钟向转位等。

4. 胸部 X 线检查　①肺动脉栓塞征可见区域性肺纹理变细、稀疏或消失，肺野透亮度增加。②肺动脉高压征与右心扩大征表现为右肺动脉干增宽或伴截断征，肺动脉段膨隆，右心室扩大。③肺组织继发改变可见肺野局部片状阴影，尖端指向肺门的楔形阴影，肺不张侧横膈抬高，偶见少至中量胸腔积液。

5. 螺旋 CT　是确诊 PTE 最常用手段。表现为肺动脉内低密度充盈缺损，部分或完全包围在不透光的血流之间（轨道征），或呈完全充盈缺损。间接征象包括肺野楔形密度增高影，条带状高密度区或盘状肺不张，中心肺动脉扩张及远端血管分支减少或消失。

6. 磁共振成像和磁共振肺动脉造影（MRI/MRPA）　MRPA 可直接显示肺动脉内的栓子及急性 PTE 所致的低灌注区，但对肺段以下水平的 PTE 诊断价值有限。可用于肾功能严重受损、对碘造影剂过敏或妊娠病人。

7. 肺动脉造影　为 PTE 诊断的经典与参比方法。以肺动脉内造影剂充盈缺损，伴或不伴轨道征的血流阻断，但因肺动脉造影是一种有创检查，有发生致命性或严重并发症的可能性，不作为首选检查和常规检查。

8. 放射性核素肺通气 / 血流灌注扫描（V/Q）　是 PTE 的重要诊断方法，典型征象为肺段分布的肺血流灌注缺损，并与通气显像不匹配。

9. 超声心动图　严重的急性 PTE 病人，超声心动图显示右心室功能障碍的一些表现，可提示或高度怀疑 PTE。大多数 PTE 病人的心动图显示右心室和 / 或右心房扩大、室间隔左移和运动异常、近端肺动脉扩张、三尖瓣反流和下腔静脉扩张等。

（三）急性 PTE 临床分型

1. 高危（大面积）PTE　临床上以休克和低血压为主要表现，即体循环动脉收缩压 <90mmHg，或较基础值下降幅度 ≥40mmHg，持续 15 分钟以上。

2. 中危（次大面积）PTE　血流动力学稳定，但存在右心功能不全和 / 或心肌损伤。右心功能不全的诊断标准为：临床上出现右心功能不全的表现，超声心动图提示存在右心室功能障碍，或脑钠肽（BNP）升高（>90pg/ml）或 N 端脑钠肽前体（NT–proBNP）升高（>500pg/ml）。心肌损伤：心电图 ST 段升高或压低，或 T 波倒置；cTNI 升高（>0.4ng/ml）或 cTNT 升高（>0.1ng/ml）。

3. 低危（非大面积）PTE　血流动力学稳定，无右心功能不全和心肌损伤。

四、急救与护理措施

急性 PTE 处理原则是早期诊断、早期干预,根据病情的危险度分型选择合适的治疗方案。

(一)紧急处理

1. 给予鼻导管或面罩吸氧,以纠正低氧血症。严密监测呼吸、心率、血压、心电图及血气的变化,建立静脉通道。

2. 绝对卧床休息,保持大便通畅,避免用力,以免增加深静脉血栓脱落的危险。必要时可适当使用镇静、止痛、镇咳等治疗。

3. 维持呼吸、循环功能。右心功能不全但血压正常者,可使用小剂量多巴酚丁胺和多巴胺;若出现血压下降,可增加多巴胺剂量或使用其他血管加压药如去甲肾上腺素等。

(二)药物治疗及用药护理

1. 溶栓治疗

(1)适应证:主要适用于高危 PTE。对于中危 PTE 若无禁忌证可考虑溶栓,对于血压和右心室运动功能均正常的病人不宜溶栓。溶栓的时间一般为 14 天内,但若近期有新发 PTE 征象可适当延长时间。溶栓治疗应尽可能在 PTE 确诊后慎重进行,对有明确溶栓指征的病人宜尽早溶栓。

(2)禁忌证:伴有活动性内出血和近期自发性颅内出血是溶栓治疗的绝对禁忌,但对于致命性高危 PTE,有明显溶栓指征者,上述绝对禁忌证应被视为相对禁忌证。相对禁忌证包括:2 周内的大手术、分娩、有创检查;10 天内的胃肠道出血、亚急性细菌性心内膜炎;15 天内的严重创伤;3 个月内的缺血性脑卒中;创伤性心肺复苏;心包炎或心包积液;脑出血、恶性高血压、出血性疾病、肝肾功能不全;年龄 >75 岁等。

(3)溶栓常用药物:尿激酶、链激酶和重组组织型纤溶酶原激活剂。溶栓方案与剂量:①尿激酶,2h 溶栓方案:按 20000IU/kg 剂量,持续静脉滴注 2h;或用负荷量 4400IU/kg,静脉注射 10 分钟,随后以 2200IU/(kg·h)持续静脉滴注 12h。②链激酶,首次负荷量为 250000IU,静脉注射 30 分钟,随后以 100000IU/h 维持静脉滴注 24h。

(4)溶栓用药护理:溶栓剂使用过程中应对相关实验室检查情况进行动态观察,评估溶栓疗效,密切观察有无并发症。当血压升高时,立即通知医生进行处理;密切观察出血征象,出血是溶栓治疗的主要并发症,血管穿刺处是常见的出血部位,严重时可发生腹膜后出血和/或颅内出血。颅内出血虽极少见,但一旦发生,预后差,约半数病人死亡。溶栓治疗病人应密切观察病人有无皮肤青紫、血管穿刺处出血过多、血尿、腹背部疼痛、严重头痛、神志改变等症状;为方便溶栓过程中采集血标本,避免因反复穿刺血管而导致的局部出血,给药前应留置外周静脉套管针,拔针后应适当加压按压穿刺部位,并延长压迫时间;每 2~4h 检测凝血酶原时间(PT)或活化部分凝血活酶时间(ATPP),当其水平降至正常值的 2 倍时遵医嘱开始应用肝素抗凝。

2. 抗凝治疗　抗凝治疗能够预防复发和新血栓形成,但不能直接溶解已存在的血栓。

(1)肝素:肝素的给药方式有静脉注射和皮下注射。普通肝素首剂负荷量为 80IU/kg 或 3000~5000IU 静脉注射,继之以 18IU/(kg·h)持续静脉滴注。应根据 ATPP 调整剂量,尽快使 ATPP 达到并维持正常值的 1.5~2.5 倍。低分子肝素须根据体重给药。每天 1~2 次皮下注射,不需监测 ATPP 和调整剂量。妊娠期间发病者可用肝素或低分子肝素治疗。

（2）华法林:在应用肝素后第 1 天即可加用华法林口服,初始剂量为 3.0~5.0mg。由于华法林需要数天才能发挥全部作用,因此需与肝素重叠应用数天。当国际标准化比值（INR,正常参考值 0.8~1.5;是病人 PT 与正常对照凝血酶原时间之比的 ISI 次方。ISI 是国际敏感度指数。）当 INR 达到 2.0~3.0 时,PT 延长至正常值的 1.5~2.5 倍,且持续至少 24h,可停用肝素,单独口服华法林治疗,并根据 PT 调节华法林的剂量。口服华法林的疗程至少为 3 个月,若危险因素可在短期内消除,治疗 3 个月即可;对于栓子来源不明的首发病例,至少治疗 6 个月;对复发性 PTE 或危险因素长期存在者,抗凝治疗的时间应延长至 12 个月或以上,甚至终生抗凝。产后和哺乳期发病的妇女可口服华法林。

（3）新型抗凝药:包括直接凝血酶抑制剂（如阿加曲班、达吡加群酯）和直接 Xa 因子抑制剂（如利伐沙班、阿哌沙班）。

（4）抗凝用药护理:肝素或低分子肝素治疗的不良反应主要有出血和血小板减少症,血小板减少症的发生率较低,但一旦发生,常比较严重。密切观察有无出血征象、监测 ATPP 和血小板减少症。治疗期 24h 内每 4~6h 检测 ATPP 一次,待达到稳定水平后,改为每天监测;治疗的第一周每 1~2 天、第二周起每 3~4 天监测血小板计数,若出现血小板迅速或持续降低达 30% 以上,或血小板计数 $<100 \times 10^9/L$ 应停用肝素。

华法林的主要不良反应是出血,应用华法林治疗的前几周还可能引起血管性紫癜,导致皮肤坏死,因此,需密切观察出血征象。治疗期间需定期检测 INR,达到治疗水平时每周监测 2~3 次,共监测 2 周,以后延长至每周监测 1 次或更长,发生出血时应用维生素 K 拮抗。

（三）肺动脉导管碎解和抽吸血栓

适用于肺动脉主干或主要分支的高危 PTE 且有溶栓和抗凝治疗禁忌或经溶栓治疗、内科治疗无效的病人。

（四）肺动脉血栓摘除术

手术风险大,死亡率高,对手术者的技术要求高,仅适用于伴有休克的高危 PTE 且有溶栓禁忌的病人。

（五）并发症的急救与护理

1. 急性肺源性心脏病　栓子阻塞肺动脉及其分支后,机械阻塞作用及由此引发的神经、体液反射和低氧血症,造成肺血管床面积减少,肺动脉阻力增大,导致肺动脉高压,右心室后负荷增高,使体循环回心血量减少,静脉系统淤血,出现急性肺源性心脏病。当病人出现咳嗽、咳痰、气促、呼吸困难、心悸、乏力、胸痛或咯血等症,应按照医嘱及时对症处理。

2. 心力衰竭　肺动脉机械性堵塞和神经、体液因素引起的肺血管痉挛可使肺静脉回心血量减少,应严密观察病人有无因心排血量减少而导致的低血压或休克,必要时给予静脉输液和升压药物,并记录液体出入量,如病人明显的气促、心悸、端坐呼吸、双下肢水肿、嗜睡等症状时,立即采取紧急措施。

（六）预防

引起 PTE 的血栓主要来源于深静脉血栓形成（deep venous thrombosis, DVT）。PTE 与 DVT 实质上是一种疾病过程在不同部位、不同阶段的表现,两者合称为静脉血栓栓塞症

（venous thromboembolism，VTE）。因此，早期识别危险因素并早期进行预防是防止 VTE 发生的关键。对存在发生 DVT-PTE 危险因素的病人，应根据临床情况采取相应的预防措施。主要方法有：①机械预防措施，间歇充气压缩泵和静脉足泵等促进下肢静脉血液回流；②药物预防措施，评估 VTE 及出血风险后，选择低分子肝素、磺达肝癸钠、低剂量肝素和华法林等。对重点高危人群，应根据病情轻重、年龄、是否合并其他危险因素等来评估发生 DVT-PTE 的危险性以及出血的风险，给予相应的预防措施。

第五节 急性呼吸窘迫综合征

一、概述

急性呼吸窘迫综合征（acute respiratory distress syndrome，ARDS）是指各种肺内和肺外致病因素所导致的急性弥漫性肺损伤和进行性发展的急性呼吸衰竭。临床表现为呼吸急促、呼吸窘迫、顽固性低氧血症和呼吸衰竭，常伴有肺泡出血。

为了强调 ARDS 为一动态发病过程，以便早期干预、提高临床疗效，以及对不同发展阶段的病人按严重程度进行分级，1994 年 ARDS 美欧联席会议（AECC）同时提出了急性肺损伤（acute lung injury，ALI）和 ARDS 的概念。ALI 和 ARDS 为同一疾病过程的两个阶段，ALI 代表早期和病情相对较轻的阶段，而 ARDS 代表后期病情较严重的阶段，55% 的 ALI 会在 3 天内进展为 ARDS。鉴于用不同名称区分严重程度给临床和研究带来困惑，2012 年 5 月发表在 JAMA 上的 ARDS 柏林定义取消了 ALI 命名，将本病统一称为 ARDS，并将 ARDS 分为轻、中、重度进行诊断，原 ALI 基本相当于现在的轻症 ARDS。

二、病因与机制

（一）病因

ARDS 的病因或危险因素很多，可分为肺内因素（直接因素）和肺外因素（间接因素）。

1. 肺内因素　①化学因素，如胃内容物吸入支气管、毒气、药物过量、烟尘及长时间吸入纯氧等；②物理因素，如肺挫伤、淹溺；③生物因素，如各种病原体引起的重症肺炎。在我国 ARDS 最主要的危险因素是重症肺炎。

2. 肺外因素　主要包括严重的胸部创伤、药物或麻醉品中毒、各类休克、大量输血、败血症、急性重症胰腺炎等。

（二）机制

ARDS 的发病机制尚未完全清楚。尽管上述损伤因素均可对肺部造成损伤，但 ARDS 的本质是多种炎性细胞（中性粒细胞、血管内皮细胞、血小板、巨噬细胞）及其释放的炎性介质和细胞因子间接介导的肺部炎症反应。ARDS 是系统性炎症反应综合征（systemic inflammatory response syndrome，SIRS）的肺部表现，SIRS 是机体失控的自我持续放大和自我破坏的炎症瀑布反应，导致一系列病理生理改变。

炎症细胞和炎症介质是启动早期炎症反应与维持炎症反应的两个主要因素，在 ARDS 的发生发展中起关键作用。炎症细胞产生多种炎症介质和细胞因子，导致大量中性粒细胞在肺内聚集、激活,并通过"呼吸暴发"释放氧自由基、蛋白酶和炎性介质,引起靶细胞损害,表现为肺泡上皮细胞和肺毛细血管内皮细胞损伤,肺微血管通透性增高和微血栓形成,大量富含蛋白质和纤维蛋白的液体渗出至肺间质和肺泡,引起非心源性肺水肿,形成透明膜,进一步导致肺间质纤维化。

三、临床评估与判断

(一)病情评估

1. 症状 ARDS大多数于原发病起病后72h内发生,几乎不超过7天。除原发病相应症状外,最早出现的症状是呼吸增快,并出现进行性加重的呼吸困难、发绀,常伴有烦躁、焦虑、出汗等症状。呼吸困难的特点为呼吸深快、费力,病人感到胸廓紧束,严重憋气,即呼吸窘迫,吸氧不能改善症状,也不能用其他原发心肺疾病(气胸、肺气肿、肺不张、肺炎、心力衰竭等)解释。

2. 体征 早期体征可无异常,或仅在双肺闻及少量细湿啰音;后期多可闻及水泡音,可有管状呼吸音。

(二)辅助检查

1. 胸部X线检查 早期可无异常,或呈轻度间质改变,表现为边缘模糊的肺纹理增多,继之出现斑片状以致融合成大片状的磨玻璃或实变浸润影(图5-5-1)。其演变过程符合肺水肿的特点,快速多变;后期可出现肺间质纤维化的改变。

2. 动脉血气分析 典型的改变为PaO_2降低,pH升高。根据动脉血气分析和吸入氧浓度可计算肺氧合功能指标,如肺泡-动脉氧分压差$[P_{(A-a)}O_2]$、肺内分流(Q_S/Q_T)、呼吸指数$[P_{(A-a)}O_2/PaO_2]$、氧合指数(PaO_2/FiO_2)等指标,对建立诊断、严重性分级和疗效评价等均有重要意义。PaO_2/FiO_2正常值为400~500mmHg,≤300mmHg是诊断ARDS的必要条件。最新的ARDS柏林定义对监测PaO_2/FiO_2时病人的呼吸支持形式进行了限制,规定在监测动脉血气分析时病人应用的呼气末正压(PEEP)/持续气道内正压(CPAP)不低于$5cmH_2O$。

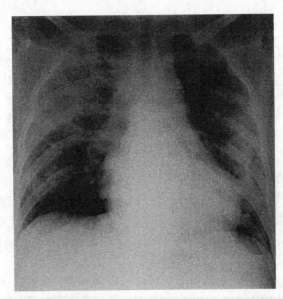

图5-5-1 ARDS病人的X胸片显示两肺广泛斑片浸润影

3. 血流动力学监测　仅用于与左心衰竭鉴别有困难时。正常的肺毛细血管楔压（pulmonary artery wedge pressure，PAWP），一般 <12mmHg，若 >18mmHg 则支持左心衰竭的诊断。如果呼吸衰竭的临床表现不能完全用左心衰竭解释时，应考虑 ARDS 诊断。

4. 床旁呼吸功能监测　ARDS 时血管外肺水增加、肺顺应性降低、出现明显的肺内右向左分流，但无呼吸气流受限。上述改变，对 ARDS 疾病严重性评价和疗效判断有一定意义。

根据 ARDS 柏林定义，满足如下 4 项条件方可诊断 ARDS（表 5-5-1）。

表 5-5-1　ARDS 诊断标准

项目	具体内容
起病时间	起病 1 周以内具有明确的危险因素，或在 1 周以内出现新的 / 突然加重的呼吸系统症状
肺水肿原因	呼吸衰竭不能完全用心力衰竭或液体过负荷解释；如无相关危险因素，需行客观检查（如多普勒超声心电图）以排除静水压增高型肺水肿
胸部 X 线片	两肺透光度减低影，不能用渗出、小叶 / 肺不张或结节影来解释
氧合状况分类	
轻度	在 CPAP/PEEP>5cmH$_2$O 时，200mmHg<PaO$_2$/FiO$_2$<300mmHg
中度	在 CPAP/PEEP>5cmH$_2$O 时，100mmHg<PaO$_2$/FiO$_2$<200mmHg
重度	在 CPAP/PEEP>5cmH$_2$O 时，PaO$_2$/FiO$_2$<100mmHg

注：若海拔高于 1000 米，可以用校正公式：[PaO$_2$/FiO$_2$ × 当地大气压 /760]

四、急救与护理措施

（一）紧急处理

紧急处理的具体措施见"第六节急性呼吸衰竭"。

（二）治疗原发病

治疗原发病是治疗 ARDS 首要原则和基础。感染是导致 ARDS 最常见原因，也是首位高危因素，而 ARDS 病人又易并发感染，因此，对于 ARDS 病人都应怀疑感染的可能，给予有效的抗感染、抗休克治疗。

（三）纠正缺氧

多数病人需要机械通气，轻度病人给予面罩吸氧，一般需高浓度（>50%）给氧，使 PaO$_2$>60mmHg 或 SaO$_2$>90%。

（四）机械通气

ARDS 病人的机械通气采用肺保护性通气（lung-protective ventilation），给予合适水平的 PEEP 和小潮气量通气。

1. PEEP 的调节　适当水平的 PEEP 可以使萎陷的小气道和肺泡重新开放，防止肺泡随呼吸周期反复开闭，减轻肺泡水肿，改善肺泡弥散功能和通气 / 血流比例，减少分流，从而改善氧合功能和肺顺应性。但 PEEP 可增加胸腔正压,使回心血量减少,因此使用时应注意:①病人血容量不足时,应先补充足够的血容量,但要注意避免过量而加重肺水肿;②从低水平开始,先用 5cmH$_2$O,而后逐渐增加到 10~18cmH$_2$O,以维持 PaO$_2$>60mmHg、FiO$_2$<60%。

2. 小潮气量　为防止肺泡过度充气,应采用小潮气量通气。当潮气量为 6~8ml/kg 时,应将吸气压控制在 30~35cmH$_2$O 以下,以防止肺泡过度充气。为保证小潮气量,可允许一定程度的 CO$_2$ 潴留和呼吸性酸中毒(pH 7.25~7.30),合并代谢性酸中毒时需适当补碱。

（五）液体管理

为减轻肺水肿,应合理控制液体入量,以较低的循环容量来维持有效循环,保持双肺相对"干"的状态。在血压稳定的前提下,液体出入量宜控制在轻度负平衡,可使用利尿药促进水肿的消退。在 ARDS 早期,除非有低蛋白血症,不宜输注胶体液。对于创伤出血量多者,最好输入新鲜血,用库存 1 周以上血时,应加用微过滤器,以免发生微栓塞而加重 ARDS。

（六）营养支持

在禁食 24~48h 后即可以出现肠道菌群异位,全静脉营养有可能引起感染和血栓形成等并发症,加之 ARDS 时机体处于高代谢状态,因此,宜尽早开始胃肠营养。

（七）其他治疗

体外膜肺氧合(extracorporeal membrane oxygenation,ECMO)、高频振荡通气模式、糖皮质激素、表面活性物质、鱼油和吸入一氧化氮等在 ARDS 中的治疗价值尚不确定。

（八）病情观察及用药护理与并发症的急救与护理

病情观察及用药护理与并发症的急救与护理详见"第六节急性呼吸衰竭"。

第六节　急性呼吸衰竭

呼吸衰竭(respiratory failure)是指各种原因引起的肺通气和/或换气功能严重障碍,使静息状态下亦不能维持足够的气体交换,导致低氧血症伴或不伴有高碳酸血症,进而引起一系列病理生理改变和相应临床表现的综合征。其临床表现缺乏特异性,明确诊断有赖于动脉血气分析,即在海平面、静息状态、呼吸空气条件下,PaO$_2$<60mmHg,伴或不伴PaCO$_2$>50mmHg,可诊断为呼吸衰竭。

一、概述

急性呼吸衰竭是指某些突发的致病因素,如严重的肺疾患、创伤、休克、电击、急性气道阻塞等,可使肺通气和/或换气功能迅速出现严重障碍,短时间内即可发生呼吸衰竭。因机体不能很快代偿,若不及时抢救,会危及病人生命。

二、病因与机制

（一）病因

严重的呼吸系统感染、重度或危重哮喘、肺血管疾病、胸廓外伤或手术损伤和自发性气胸等,导致肺通气和/或换气障碍;急性颅内感染、颅脑外伤、脑血管疾病等可直接或间接抑制呼吸中枢;脊髓灰质炎、重症肌无力、有机磷中毒及颈椎外伤等可损伤神经-肌肉传导系统,引起肺通气不足。

（二）机制

各种病因通过肺通气不足、弥散障碍、通气/血流比例失调、肺内动-静脉解剖分流增加、氧耗量增加五个主要机制,使通气和/或换气过程发生障碍,引起低氧血症和高碳酸血症,导致呼吸衰竭,临床上往往是多种机制并存。

三、临床评估与判断

（一）病情评估

急性呼吸衰竭的主要表现是低氧血症所致的呼吸困难和多脏器功能障碍。

1. **呼吸困难**　多数病人有明显的呼吸困难,急性呼吸衰竭早期表现为呼吸频率增加,病情严重时出现呼吸困难,辅助呼吸肌活动增加,可出现"三凹征"。

2. **发绀**　是缺氧的典型表现。当 $SaO_2<90\%$ 时,出现口唇、甲床和舌发绀。发绀的程度与还原型血红蛋白含量相关,因此红细胞增多者发绀明显,而贫血病人则不明显。

3. **精神神经症状**　急性缺氧可出现精神错乱、躁狂、昏迷、抽搐等症状。如合并急性 CO_2 潴留,可出现嗜睡、淡漠、扑翼样震颤、甚至呼吸骤停。

4. **循环系统**　多数病人有心动过速;严重低氧血症和酸中毒可导致心肌损害,亦可引起周围循环衰竭、血压下降、心律失常、心搏停止。

5. **消化和泌尿系统**　严重的呼吸衰竭对肝、肾功能均有影响,部分病人可出现丙氨酸氨基转移酶与血浆尿素氮升高,个别病人尿中可出现蛋白、红细胞和管型。因胃肠道黏膜屏障功能受损,导致胃肠道黏膜充血水肿、糜烂渗血或发生应激性溃疡,引起上消化道出血。

（二）辅助检查

1. **动脉血气分析**　对判断呼吸衰竭和酸碱失衡的严重程度和指导治疗具有重要意义。pH 值可反映机体的代偿情况,有助于鉴别急性或慢性呼吸衰竭。当 $PaCO_2$ 升高、pH<7.35,称为失代偿性呼吸性酸中毒。

2. **肺功能检测**　能够判断通气功能障碍的性质(阻塞性、限制性或混合性)及是否合并换气功能障碍,并对通气和换气功能障碍的严重程度进行判断。

3. **影像学检查**　X 线胸片、胸部 CT 和放射性核素肺通气/灌注扫描、肺血管造影及超声检查可协助分析急性呼吸衰竭的原因。

4. **纤维支气管镜检查**　对明确气道疾病和获取病理学证据具有重要意义。

（三）分类

1. **按动脉血气分析分类**　①I 型呼吸衰竭,又称缺氧性呼吸衰竭,仅有缺氧,无 CO_2 潴留。动脉血气分析特点: $PaO_2<60mmHg$, $PaCO_2$ 降低或正常,见于换气功能障碍(通气/血流

比例失调、弥散功能损害和肺动 – 静脉分流）疾病。②Ⅱ型呼吸衰竭，又称高碳酸性呼吸衰竭，既有缺氧，又有 CO_2 潴留，血气分析特点为：$PaO_2<60mmHg$，$PaCO_2>50mmHg$，系肺泡通气不足所致。

2. **按发病机制分类** ①泵衰竭：由呼吸泵（驱动或制约呼吸运动的神经、肌肉和胸廓）功能障碍引起，以Ⅱ型呼吸衰竭表现为主。②肺衰竭：由肺组织及肺血管病变或气道阻塞引起，表现为Ⅰ或Ⅱ型呼吸衰竭。

四、急救与护理措施

（一）紧急处理

1. **吸氧** 根据病人的基础疾病、呼吸衰竭类型和缺氧的严重程度选择适当的给氧方法。Ⅰ型呼吸衰竭和 ARDS 病人应吸入较高浓度（$FiO_2>50\%$）的氧气，使 PaO_2 迅速提高到 $60mmHg$ 或 $SaO_2>90\%$。Ⅱ型呼吸衰竭的病人一般在 $PaO_2<60mmHg$ 时才开始氧疗，应给予低浓度（$FiO_2<35\%$）持续给氧，使 PaO_2 控制在 $60mmHg$ 或 SaO_2 在 90% 或略高，以防因缺氧完全纠正，使外周化学感受器失去低氧血症的刺激而导致呼吸抑制，从而降低呼吸频率和呼吸幅度，加重缺氧和 CO_2 潴留。氧疗时应向病人及家属说明氧疗的意义和选择氧疗模式的原理，叮嘱病人及家属不要擅自停止吸氧和调节氧流量。

2. **监测和建立通道** 持续心电血氧饱和度监测和建立静脉通道。

3. **保持舒适体位** 帮助病人取舒适且有利于改善呼吸状态的体位，取半坐卧位或端坐位，可趴伏在床桌上，以增加辅助呼吸肌的效能，促进肺膨胀，有利于呼吸。在必要时采取俯卧位辅助通气，以改善氧合状态。

4. **保持呼吸道通畅** 急性呼吸衰竭及 ARDS 病人的呼吸道净化作用减弱，炎性分泌物增多，痰液黏稠，不能顺利排痰。需要采取各种措施促进排痰。①指导并协助病人有效咳嗽、咳痰。指导呼吸衰竭病人，特别是Ⅱ型呼吸衰竭的病人进行腹式 – 缩唇呼吸，在呼气时缩唇，将气体均匀而缓慢的呼出，以减少肺内残气量，增加有效通气，改善通气功能。②每 1~2h 翻身 1 次，给予拍背，促进痰液咳出。饮水、口服或雾化吸入祛痰药可湿化痰液，使痰液便于咳出或吸出。③给予有效、安全吸痰，注意无菌操作。病情严重、意识不清者应取仰卧位，头后仰，托起下颌，用多孔导管经鼻或经口电动吸痰，吸痰可刺激咳嗽，有利于痰液咳出。气管插管或气管切开病人，应采用气管内吸痰，必要时使用纤维支气管镜吸痰并冲洗。严重 ARDS 病人宜使用密闭系统进行吸痰和呼吸治疗，保持呼吸机管道的连接状态，避免中断 PEEP。

（二）增加通气量、减少 CO_2 潴留

1. **呼吸兴奋剂** 呼吸兴奋剂使用原则为：保持气道通畅，否则会促发呼吸肌疲劳，加重 CO_2 潴留；脑缺氧、脑水肿未纠正而出现频繁抽搐者慎用；病人的呼吸肌功能基本正常；不可突然停药。主要适用于以中枢抑制为主、通气量不足引起的呼吸衰竭，不宜用于以换气功能障碍为主的呼吸衰竭。常用药物有尼可刹米、洛贝林，用量过大可引起不良反应。

2. **机械通气** 呼吸衰竭严重、经上述处理不能有效改善缺氧和 CO_2 潴留，需给予机械通气。当急性呼吸衰竭病人昏迷逐渐加深，呼吸不规则或出现暂停，呼吸道分泌物增多，咳嗽或吞咽反射明显减弱甚至消失时，应立即给予气管插管使用机械通气。对于清醒能够配合、血流动力学稳定、不需气管插管保护、无影响使用鼻 / 面罩的面部创伤、能够耐受鼻面罩

的病人可使用无创正压通气（NIPPV）。

（三）纠正酸碱平衡

急性呼吸衰竭病人常合并代谢性酸中毒，应及时纠正。

（四）病因治疗

在解决呼吸衰竭本身造成的危害的同时，有效的去除病因治疗是纠正呼吸衰竭的根本所在。

（五）重要脏器功能的监测与支持

急性呼吸衰竭病人往往会累及其他重要脏器，因此应及时将重症病人转入 ICU 加强对重要脏器功能的监测与支持，预防和治疗肺动脉高压、肺源性心脏病、肺性脑病、肾功能不全、消化道功能障碍等。特别注意预防多器官功能障碍综合征。

（六）病情观察及用药护理

1. 病情观察　急性呼吸衰竭和 ARDS 病人需严密观察病情变化，包括：意识状态及神经精神症状、呼吸状况、缺氧和 CO_2 潴留情况、观察并记录排痰状况和出入水量、循环功能状况等。

2. 用药护理　病人在使用呼吸兴奋剂时应保持呼吸道通畅，适当提高吸入氧分数；静脉输液速度不宜过快；根据病人的呼吸、神志及动脉血气的变化调节用药剂量，如出现恶心、呕吐、烦躁不安、面色潮红等表现，表示呼吸兴奋剂过量，需减慢滴速或停药，并及时通知医生。

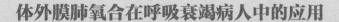

知识拓展

体外膜肺氧合在呼吸衰竭病人中的应用

体外膜肺氧合（extracorporeal membrane oxygenation，ECMO）是一种持续体外生命支持系统（extracorporeal life support system，ECLS），是将血液从体内引流到体外，经人工膜肺氧合后，再将氧合血灌注入体内，以维持机体各器官的供氧，能对严重的可逆性呼吸衰竭病人进行长时间支持，使病人肺或心肺得以充分的休息，为肺或心肺功能的恢复赢得宝贵的时间。因此，在治疗过程如病情继续进展或伴心血管功能不稳定的呼吸衰竭病人，为保持良好的气体交换、避免通气过度和气道高压时可联合应用 ECMO 来改善通气、纠正缺氧，延缓疾病的进程。静脉 – 静脉模式是 ECMO 应用在急性呼吸衰竭病人中最常用的一种模式。但 ECMO 的使用存在潜在风险，包括继发抗凝治疗的出血风险、血管损伤和导管相关性血流感染等。

（七）并发症的急救与护理

1. 心力衰竭　严重的急性呼吸衰竭和 ARDS 可合并心力衰竭。由于肺静脉压快速升高，肺毛细血管压随之升高使血管内液体渗入到肺间质和肺泡内形成急性肺水肿，肺水肿早期可因交感神经激活，血压升高，随着病情继续进展血管反应减弱，血压逐渐下降。当病人出现严重呼吸困难、呼吸频率达 30~40 次 / 分，强迫坐位、面色苍白、烦躁、一过性血压升高，随后逐渐下降时应立即按医嘱采取紧急措施。

2. 肺性脑病 又称肺心脑综合征。因急性呼吸衰竭和 ARDS 致缺氧和 CO_2 潴留，引起高碳酸血症及低氧血症，肺部循环障碍及肺动脉高压进一步诱发或加重脑组织的损害。当病人出现精神错乱、躁狂、嗜睡、谵妄昏迷、抽搐等精神神经症状时，应立即采取紧急措施。

（赵文静）

第六章 心脏管理

学习目标

完成本内容学习后,学生将能:

1. 复述急性冠脉综合征、主动脉夹层、心搏呼吸骤停、室性心动过速、急性心力衰竭、心包压塞的概念、病因及分类

2. 复述心室扑动和心室颤动、急性心力衰竭的病因

3. 列出急性冠脉综合征、主动脉夹层、急性心力衰竭临床评估的内容,室性心动过速、心室扑动和心室颤动的心电图特点

4. 列出心室颤动发生前常见的心律失常,描述急性冠脉综合征、主动脉夹层、室性心动过速、心包压塞的急救及护理措施

5. 列出两条生存链的具体环节,描述引起心搏呼吸骤停的5H5T高危因素

6. 应用流程管理提高急性冠脉综合征、主动脉夹层、急性心力衰竭的救治水平

7. 应用心肺复苏术对心搏呼吸骤停的病人进行心肺复苏

8. 应用电复律技术及心肺复苏术及时抢救心室扑动和心室颤动的病人

9. 应用心包穿刺术对急性心包压塞的病人实施紧急救治,做好术后护理

第一节 急性冠状动脉综合征

急性冠状动脉综合征(acute coronary syndrome,ACS)特指冠心病中急性发病的临床类型,是在冠状动脉硬化的基础上,粥样斑块破裂、破损或出血、血管痉挛,导致血栓形成,继发完全或不完全闭塞性血栓形成的一组临床综合征。不同类型的ACS都具有急性发病的特点,而急性发病大多与内膜损伤或斑块破裂有直接的关系。内膜损伤常诱发血管痉挛,在血管痉挛的基础上可伴有继发血栓形成,而斑块破裂则多诱发急性血栓,其血栓形成的速度和类型主要取决于斑块破裂的程度、斑块下脂质暴露于血液循环的多少和体内凝血和纤溶活性之前的平衡状态等,而病人症状的严重程度及预后结果则取决于心肌缺氧的持续时间和程度。在大多数成人中,ACS被认为是心脏猝死的最主要原因,也是最为常见的心血管病急症。

动脉粥样斑块形成的新认识

　　近年来研究认为,动脉粥样硬化病变是对局部损伤的一种保护性炎症—纤维增生性回应。如果损伤一直存在,这种回应就会变得过度,最终形成斑块。在斑块形成过程中,脂质沉积是最重要的因素,也是损伤反应最早期的表现之一。在脂质沉积及氧化低密度脂蛋白胆固醇(oxLDL-C)形成过程中,循环内的白细胞和单核细胞被激活并迁移,形成活化的巨噬细胞并通过摄取 oxLDL-C 成为泡沫细胞,泡沫细胞的不断产生和堆积导致脂质条纹的形成。炎症应答继续发展,引发纤维增生反应,形成纤维帽。在斑块形成的早期,脂质核心小,纤维帽厚,斑块较稳定;另一方面,大量巨噬细胞浸润释放大量水解酶,使纤维帽逐渐变薄,从而使稳定斑块转变为不稳定斑块,后者在内、外因的作用下,最终发生破裂导致急性冠脉综合征。

　　ACS 有多种临床分类(图 6-1-1),根据发病早期心电图 ST 段变化,ACS 可分为非 ST 段抬高型 ACS(约占 3/4)和 ST 段抬高型 ACS(约占 1/4,包括小部分变异型心绞痛),前者包括不稳定型心绞痛(unstable angina, UA)和非 ST 段抬高型心肌梗死(non-ST-segment elevation myocardial infarction, NSTEMI),后者主要是 ST 段抬高型心肌梗死(ST-segment elevation myocardial infarction, STEMI)。现代命名涵盖了以往的 UA、无 Q 波心肌梗死和 Q 波心肌梗死。由于 Q 波形成于心肌缺血后数小时,无助于早期诊断和治疗方案的选择,因此为了指导早期治疗策略的制订,目前临床上常用非 ST 段抬高型 ACS 和 ST 段抬高型 ACS 的分类。

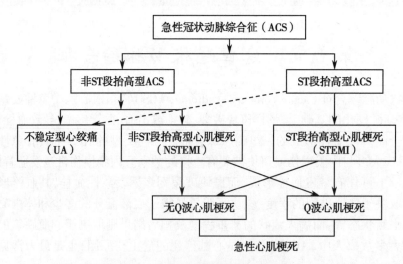

图 6-1-1　急性冠状动脉综合征的临床分类

注:箭头粗细分别代表发展的可能性大小,虚线表示可能性极小

　　由于不同的发病机制造成不同类型 ACS 的近、远期预后有较大的差别,因此正确识别 ACS 的高危人群并给予及时和有效的治疗可明显改善其预后,具有重要的临床意义。临床

上根据病人症状、体征、心电图、心肌损伤标志物、其他辅助检查及血流动力学等指标进行早期诊断和危险分层,其中 STEMI 往往伴有持续性胸痛或反复发作,且较高几率合并心源性休克、急性肺水肿或持续性低血压,危险程度最高,因此,对于 ACS 病人应做到早期诊断、危险分层、正确分流、科学救治。

一、急性 ST 段抬高型心肌梗死

(一)概述

心肌梗死(myocardial infarction, MI)是心肌的缺血性坏死,急性心肌梗死(AMI)是在冠状动脉病变的基础上,发生冠状动脉血供急剧减少或中断,使相应的心肌严重而持久地缺血所致的部分心肌急性坏死。临床表现为胸痛、急性循环功能障碍,反映心肌急性缺血、损伤和坏死的一系列特征性心电图演变以及血清心肌标志物的升高和心肌结构蛋白的变化。并可出现多种心律失常、心源性休克或心力衰竭。

本病在欧美国家常见,男性多于女性,美国 35~84 岁人群中年发病率男性占 71‰,女性占 22‰;国内资料比例在 1.9∶1 至 5∶1 之间。本病患病年龄在 40 岁以上者占 87%~96.5%。女性发病较男性晚 10 年,男性患病的高峰年龄为 51~60 岁,女性则为 61~70 岁,随年龄增长男女比例的差别逐渐缩小。60%~89% 的病人伴有或在发病前有高血压,近半数的病人以往有心绞痛。吸烟、肥胖、糖尿病和缺少体力活动者,较易患病。

虽然最近 10 年 AMI 的死亡率下降近 30%,但是此病对于 1/3 左右的病人仍然是致命的。50% 的死亡发生在发病后的 1h 内,其原因为心律失常,最多见为室颤。AMI 急性期死亡率下降得益于冠心病监护病房的设立、再灌注治疗及药物治疗的进展。与 UA 和 NSTEMI 相比,STEMI 具有更高的入院率及 30 日内致残和死亡的几率,如果不及时治疗,其死亡率高达 30%,并且由此导致的一系列并发症将使其死亡率上升至 90%。近年来,在我国呈现"年轻化"、"老年化"和"农村化"的发病趋势。当然经过这几十年的共同努力,由 STEMI 导致的短期内死亡率已经有了明显的改善与下降,目前在 6%~10% 左右。

(二)病因与机制

冠状动脉内阻塞性血栓形成的最初事件是动脉粥样硬化斑块的形成、破裂或溃疡。这种硬化斑块实际上是粥样"软化斑块",具有"易损性"或"不稳定性",斑块在内在结构和外部作用力的相互作用下,极易破裂。斑块破裂诱发血小板聚集和血栓形成是 STEMI 的重要病理生理基础。易损斑块一旦破裂,斑块中的致栓物质暴露于循环中的血小板,血小板黏附在溃疡表面,随之引起血小板激活与聚集,导致血栓形成,纤维蛋白原转变成纤维蛋白,继而激活血小板及引起血管收缩,这其中部分也是由于血小板源性血管收缩物质所致。这种血栓前的外环境促进了一个活动血栓(包括血小板、纤维蛋白、凝血酶及红细胞)的形成和建立,引起梗死相关动脉的阻塞,心肌缺血坏死。

ACS 有着共同的病理生理学基础,即在冠状动脉粥样硬化的基础上,粥样斑块松动、裂纹或破裂,使斑块内高度致血栓形成的物质暴露于血流中,引起血小板在受损表面黏附、活化、聚集,形成血栓,导致病变血管完全性或非完全性闭塞。若冠状动脉管腔急性完全闭塞,血供完全停止,导致所供区域心室壁心肌透壁性坏死,临床上表现为典型的 STEMI,即传统的 Q 波型 MI。尸解资料表明,AMI 病人 75% 以上有一支以上的冠状动脉严重狭窄;1/3~1/2 的病人所有三支冠状动脉均存在有临床意义的狭窄。STEMI 发生后数小时所作的冠状动脉造影显示,90%以上的 MI 相关动脉发生完全闭塞,少数 AMI 病人冠状动脉正常。STEMI 的病理生理特征是由于心肌丧失收缩功能所产生的左心室收缩功能降低、血流动力学异常和左心室重构所致。

（三）临床评估与判断

1. 病情评估

（1）诱发因素:本病在春、冬季易发病,与气候寒冷、气温变化有关,常在安静或睡眠时发病,以清晨 6 时至午间 12 时发病最多。大约有 1/2 的病人有诱发因素,如剧烈运动、重体力劳动、过度用力、创伤、情绪激动、精神紧张、饱餐、饮酒、急性失血、出血性或感染性休克、主动脉瓣狭窄、发热、心动过速等引起心肌耗氧增加的因素。其他诱因还有呼吸道感染、各种原因引起的低氧血症、肺栓塞、低血糖、服用麦角制剂、应用可卡因和拟交感药、血清病、过敏以及少见的黄蜂叮咬等。在变异性心绞痛病人中,反复发作的冠状动脉痉挛也可发展为 AMI。

（2）前驱症状:半数以上病人在发病前数日有乏力、胸部不适,活动时心悸、气急、烦躁、心绞痛等前驱症状,其中以新发生心绞痛（初发型心绞痛）或原有心绞痛加重（恶化型心绞痛）最为突出。心绞痛发作较以往频繁、性质较前剧烈、持续较久、硝酸甘油疗效差、诱发因素不明显;疼痛时伴有恶心、呕吐、大汗和心动过速,或伴有心功能不全、严重心律失常、血压大幅度波动等;同时心电图示 ST 段一过性明显抬高（变异型心绞痛）或压低,T 波倒置或增高（"假性正常化"）,应警惕近期内发生心肌梗死的可能。发现先兆后应及时积极治疗,可避免发生心肌梗死。

（3）疼痛:是最早出现、最为突出的症状。疼痛部位常位于胸骨后、心前区或前胸部两侧,可向颈部、下颌、左肩等部位放射。部分病人疼痛位于上腹部,被误认为胃穿孔或急性胰腺炎等急腹症,部分病人疼痛放射至下颌、背部上方,常被误认为牙病或骨关节病。疼痛性质与心绞痛相同,但常发生于安静或睡眠时,疼痛程度较重,范围较广,持续时间可长达数小时或数天,休息或含用硝酸甘油片多不能缓解,病人常烦躁不安、出汗、恐惧,有濒死感。但有 8%~10% 的 ST 段抬高型心梗病人为无痛性的,尤其多见于糖尿病或老年病人,一开始即表现为休克或急性心力衰竭。

（4）全身症状:主要是发热,伴有心动过速、白细胞增高和血沉增快等,一般在疼痛发生后 24~48h 出现,程度与梗死范围常呈正相关,体温一般在 38℃ 上下,很少超过 39℃,持续 1 周左右,主要由坏死物质吸收所引起。

（5）胃肠道症状:部分病人伴有恶心、呕吐和上腹胀痛,与迷走神经受坏死心肌刺激和心排血量降低组织灌注不足等有关;有的病人伴有肠胀气,重症者可发生呃逆。多见于下壁心肌梗死。

（6）心律失常:见于 75%~95% 的病人,多发生于起病后 1~2 周内,尤以 24h 内最多见,可伴乏力、头晕、晕厥等症状,以室性心律失常最多见,尤其是室性期前收缩;如室性期前收缩频发（每分钟 5 次以上）,成对出现,心电图上表现为多源性或落在前一心搏的易损期时,常预示即将发生室性心动过速或心室颤动,必须协助医师积极处理。各种程度的房室传导阻滞和束支传导阻滞也较多,严重者发生完全性房室传导阻滞。前壁心肌梗死易发生室性心律失常。下壁（膈面）心肌梗死易发生房室传导阻滞。室上性心律失常则较少,多发生在心力衰竭病人中。

（7）低血压和休克：疼痛期血压下降常见，但未必是休克。如疼痛缓解而收缩压低于80mmHg，病人烦躁不安、面色苍白、皮肤湿冷、脉细而快、大汗淋漓、尿量减少（<20ml/h）、反应迟钝、甚至昏厥者，则为休克的表现。休克多在起病后数小时至1周内发生，见于约20%的病人，主要是心源性，为心肌广泛（40%以上）坏死、心排血量急剧下降所致，神经反射引起的周围血管扩张为次要的因素，有些病人还有血容量不足的因素参与。

> **知识拓展**
>
> ## AMI 血流动力学分型
>
> Forrester 等根据血流动力学指标肺楔压（PCWP）和心脏指数（CI）评估有无肺淤血和周围灌注不足的表现，从而将 AMI 分为 4 个血流动力学亚型：
>
> Ⅰ型：既无肺淤血又无周围组织灌注不足，心功能处于代偿状态。CI>2.2L/（min·m²），PCWP ≤18mmHg（2.4kPa），病死率约为 3%。
>
> Ⅱ型：有肺淤血，无周围组织灌注不足，为常见临床类型。CI>2.2L/（min·m²），PCWP>18mmHg（2.4kPa），病死率约为 9%。
>
> Ⅲ型：有周围组织灌注不足，无肺淤血，多见于右心室梗死或血容量不足者。CI ≤2.2L/（min·m²），PCWP ≤18mmHg（2.4kPa），病死率约为 23%。
>
> Ⅳ型：兼有周围组织灌注不足与肺淤血，为最严重类型。CI ≤2.2L/（min·m²），PCWP>18mmHg（2.4kPa），病死率约为 51%。

（8）心力衰竭：主要是急性左心衰竭，为梗死后心脏舒缩力显著减弱或不协调所致，发生率约为 20%~48%。病人出现呼吸困难、咳嗽、发绀、烦躁等，严重者可发生肺水肿，随后可发生颈静脉怒张、肝大、水肿等右心衰竭表现。右心室心肌梗死者可一开始即出现右心衰竭的表现。

> **知识拓展**
>
> ## 急性心肌梗死后的心衰 Killip 分级
>
> Ⅰ级为左心衰竭代偿阶段，无心力衰竭征象，肺部无啰音，但肺楔压可升高；Ⅱ级为轻至中度左心衰竭，肺啰音的范围小于肺野的 50%，可出现第三心音奔马律、持续性窦性心动过速、有肺淤血的 X 线表现；Ⅲ级为重度心力衰竭，急性肺水肿，肺啰音的范围大于两肺野的 50%；Ⅳ级为心源性休克，血压 <90mmHg，少尿，皮肤湿冷、发绀，呼吸加速，脉搏快。

（9）体征：心脏可有轻至中度增大；心率增快或减慢；心尖区第一心音减弱，可出现第三或第四心音奔马律。约 10%~20% 的病人在发病后 2~3 天出现心包摩擦音，多在 1~2 天内消失，少数持续 1 周以上。发生二尖瓣乳头肌功能失调者，心尖区可出现粗糙的收缩期杂音;发生心室间隔穿孔者,胸骨左下缘出现响亮的收缩期杂音,常伴震颤。右室梗死较重者可出现颈静脉怒张,深吸气时更为明显。

（10）并发症:并发症可分为机械性、缺血性、栓塞性和炎症性。机械性并发症有心室游离壁破裂、室间隔穿孔、乳头肌功能失调或断裂、室壁膨胀瘤（cardiac aneurysm）;缺血性并发症有梗死延展（extension）、再梗死;栓塞性并发症主要是指心室附壁血栓或下肢静脉血栓破碎脱落所致的体循环栓塞或肺动脉栓塞;炎症性并发症有早期心包炎、后期心包炎（心肌梗死后综合征或 Dressler 综合征）。

2. 辅助检查

（1）心电图:是最为方便和普及的检查和诊断手段之一,又有其特征性改变和动态演变,故临床上只要怀疑有急性心肌梗死,必须尽快做 12 导联或 18 导联心电图以确定或排除急性心肌梗死的诊断。其特征性改变在面向透壁心肌坏死区的导联上出现以下特征性改变:①宽而深的 Q 波（病理性 Q 波）;②ST 段抬高呈弓背向上型;③T 波倒置,往往宽而深,两支对称;在背向梗死区的导联上则出现相反的改变,即 R 波增高,ST 段压低,T 波直立并增高（图 6-1-2、图 6-1-3）。STEMI 的心电图动态改变包括:①起病数小时内可无异常,或出现异常高大、两股不对称的 T 波,为超急性期改变;②数小时后,ST 段明显抬高、弓背向上,与直立的 T 波连接,形成单相曲线;数小时到 2 天内出现病理性 Q 波,同时 R 波减低,为急性期改变;③Q 波在 3~4 天内稳定不变,以后 70%~80% 永久存在,如不进行治疗干预,ST 段抬高持续数日至 2 周左右,逐渐回到基线水平,T 波则变为平坦或倒置,是为亚急性期改变;④数周至数月以后,T 波呈 V 形倒置,两支对称,波谷尖锐,为慢性期改变,T 波倒置可永久存在,也可在数月到数年内逐渐恢复。心电图可对急性心肌梗死进行定位诊断（表 6-1-1）。

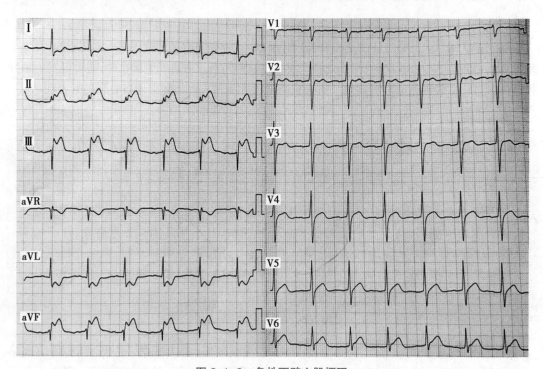

图 6-1-2　急性下壁心肌梗死

Ⅱ、Ⅲ、aVF 导联 ST 段抬高,Ⅲ、aVF 导联 QRS 波呈 qR 型

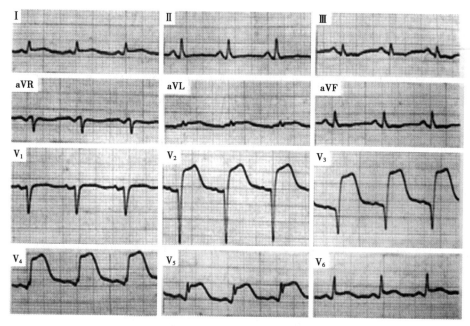

图 6-1-3　急性广泛前壁心肌梗死

V_3 导联 QRS 波呈 QS 型，V_1、V_2 导联 QRS 波呈 rS 型，
I、aVL、V_1~V_6 导联 ST 段抬高，弓背向上，与 T 波融合，呈单相曲线

表 6-1-1　心电图对急性心肌梗死的定位诊断

心肌梗死的部位	出现梗死图形的导联	心肌梗死的部位	出现梗死图形的导联
前间壁	V_1~V_3	高侧壁	I、aVL
前壁	V_3、V_4（V_5）	前侧壁	V_5、V_6
广泛前壁	V_1~V_6（I、aVL）	右心室	V_{3R}~V_{5R}
下壁	II、III、aVF	正后壁	V_7、V_8（V_9）
后壁	V_7~V_9		

（2）心肌损伤标志物：包括肌红蛋白（MYO）、肌酸磷酸激酶（CK 或 CPK）、肌酸激酶同工酶（CK-MB）、门冬酸氨基转移酶（AST）、乳酸脱氢酶（LDH）及其同工酶、心肌肌钙蛋白 I（cTnI）等，是鉴别心绞痛和心肌梗死的重要标志物。在心肌梗死急性期可检测到心肌损伤标志物升高（表 6-1-2）。

表 6-1-2　STEMI 的血清心肌标志物及其检测时间

检测时间	肌红蛋白	cTnI	cTnT	CK	CK-MB	AST[*]
开始升高时间（h）	1~2	2~4	2~4	6	3~4	6~12
达峰值时间（h）	4~8	10~24	10~24	24	10~24	24~48
持续时间（d）	0.5~1	5~10	5~14	3~4	2~4	3~5

注：[*] 应同时测定丙氨酸转氨酶（ALT），AST>ALT 方有意义

（3）影像学检查：超声心动图可有助于了解心室壁的运动情况及左心室功能，同时可发现并发症如心脏破裂、室壁瘤、乳头肌功能失调等。X射线检查能够早期发现心力衰竭和心脏扩大的迹象，以及急性左心衰竭引起肺水肿时的改变。放射性核素显像可评判心肌灌注情况，同时可评价病人的心功能情况。心脏MRI和冠状动脉CT作为新的诊断方法已逐渐应用于临床，是目前重要的无创检查手段。冠状动脉造影可明确冠状动脉闭塞的部位，用于考虑行介入治疗者。

3. 诊断　WHO的AMI诊断标准为：依据典型的临床表现、特征性的心电图改变、血清心肌标志物水平动态改变，3项中具备2项，特别是后2项即可确诊。无症状的病人，诊断较困难。凡年老病人突然发生休克、严重心律失常、心力衰竭、上腹胀痛或呕吐等表现而原因未明者，或原有高血压而血压突然降低且无原因可循者，都应想到AMI的可能。此外，有较重而持续较久的胸闷或胸痛者，即使心电图无特征性改变，也应考虑本病的可能，都宜先按AMI处理，并在短期内反复进行心电图观察和血清心肌标志物等测定，以确定诊断。

AMI需与心绞痛、急性肺动脉栓塞、主动脉夹层、急性心包炎、急腹症进行鉴别。

知识拓展

STEMI 的危险分层

STEMI的病人具有以下任何1项者可被确定为高危病人：①年龄>70岁；②前壁MI；③多部位MI（指2个部位以上）；④伴有血流动力学不稳定如低血压、窦性心动过速、严重室性心律失常、快速心房颤动、肺水肿或心源性休克等；⑤左、右束支传导阻滞源于AMI；⑥既往有MI病史；⑦合并糖尿病和未控制的高血压。

（四）急救与护理措施

急性心肌梗死的治疗原则是保护和维持心脏功能，挽救濒死的心肌，防止梗死面积扩大，缩小心肌缺血范围，及时处理严重心律失常、泵衰竭和各种并发症，防止猝死。AMI的救治强调时间性，从首次医疗接触开始，早期诊断，危险分层，正确分流，科学救治。急诊护士应在ACS病人尤其是AMI病人诊断、救治、康复等各方面发挥作用。院前急救护士应协助医生识别AMI高危病人，将病人安全、迅速地转运到有条件进行冠状动脉血管重建术的医院，以便尽早开始再灌注治疗，缩短病人就诊时间和院前检查、处理、转运所需的时间。

1. 紧急处理

（1）卧床休息：绝对卧床休息，保持安静，降低心肌耗氧量。根据病情采取舒适体位，合并心力衰竭者采取半卧位。

（2）建立静脉通路：迅速建立静脉通路，应尽量使用静脉留置针在左上肢穿刺，必要时建立两条以上的静脉通路，以备抢救和急诊介入手术中方便用药。

（3）吸氧：以3~5L/min进行吸氧。

（4）监测：连接心电血压氧饱和度监测，持续监测生命体征。注意电极位置应避开除颤区域和心电图胸前导联位置。

（5）心电图：快速床旁做12或18导联心电图，要求在到达医院的10分钟内完成。

（6）急救物品：备好急救药品和除颤器。

（7）化验检查：协助医生留取血标本，做血常规、凝血四项、心肌损伤标志物、肝肾功能、血生化、血气分析等化验检查。

（8）镇痛：对伴有疼痛的病人遵医嘱给予吗啡、硝酸甘油及β受体阻断药，通过血管扩张、降低心脏负荷、改善心肌缺血、降低心肌耗氧等达到止痛的效果。

（9）行急诊PCI手术：需要行急诊经皮冠状动脉介入治疗（PCI）手术者，立即遵医嘱给予阿司匹林、氯吡格雷口服，备好转运设备，全程监护，护送病人到导管室。

（10）心理宣教：做好心理护理和疾病相关知识的宣教，消除紧张、恐惧、焦虑情绪，减轻病人的心理压力及负担。

2. 严密观察病情变化

（1）AMI病人病情危重、变化迅速、随时都可能出现严重的并发症。

（2）密切观察病人的意识、精神状态、面色、生命体征、尿量的变化，注意有无出冷汗、四肢末梢发凉等，警惕心源性休克和心力衰竭的发生。

（3）经常询问病人胸痛、胸闷等不适症状的改善情况，并注意伴随的症状和程度。

（4）严密观察心率、心律、心电图示波形态的变化，及早识别各种心律失常，及时报告医生并配合抢救。

（5）定时进行心电图检查和心肌酶的检测，了解急性心肌梗死的演变情况。

（6）做好护理记录。

3. 再灌注治疗和护理　　在冠状动脉急性闭塞后的20分钟，心肌开始由内膜向外膜坏死，这一过程大约需4~6小时。心肌再灌注治疗开始越早，心肌坏死面积越小，预后相对越好。早期、迅速、完全、持续和有效的再灌注治疗是STEMI首选及最有效的治疗。再灌注治疗的方法主要有：溶栓治疗、经皮冠状动脉介入治疗（percutaneous coronary intervention，PCI）和冠状动脉旁路移植术（Coronary artery bypassing grafting，CABG）。对此，美国心脏协会（American Heart Association，AHA）、美国心脏病学院（American College of Cardiology，ACC）、欧洲心脏病学会（European Society of Cardiology，ESC）和中华医学会心脏病学分会（Chinese Society of Cardiology，CSC）所制定的指南均要求，STEMI从发病开始算起，应在120分钟内使冠状动脉成功开通。对于溶栓治疗的要求是从进门（急诊）开始算起，应在30分钟内开始进针给予溶栓，即进门到进针时间应<30分钟；对于急诊PCI的要求是从进门（急诊）算起，应在90分钟内完成球囊开通血管，即从进门到球囊时间应<90分钟，不得延误。

（1）溶栓治疗：协助医师评估病人溶栓的适应证，排除禁忌证。常用的溶栓剂包括尿激酶（UK或rUK）、链激酶（SK或rSK）、重组型组织纤维蛋白溶酶原激活剂（r-tPA）等。早期大规模临床研究结果表明，溶栓治疗可显著降低STEMI病人的病死率。在PCI成为标准治疗之前，溶栓治疗是再灌注治疗的优先选择。目标时间为在到达医院的30分钟内实施。护理措施：①溶栓前协助医师留取血标本，检查血常规、血小板计数、出凝血时间、APTT及血型，配血备用；②遵医嘱给病人口服阿司匹林300mg；③溶栓治疗时严格控制用药剂量、速度，保证在有效的时间内将药物用完；④应注意病人有无出血倾向；⑤持续心电监护，密切观察意识、瞳孔及生命体征的变化；⑥密切观察溶栓再通的指标如心电图抬高的ST段回降情况、胸痛有无改善、有无出现再灌注性心律失常、血清CK-MB峰值出现的时间等。

（2）急诊经皮冠状动脉介入治疗：近年来已经证实急诊PCI在STEMI病人中比溶栓治疗更有益处，因为PCI能立即恢复心肌供血和再灌注，冠状动脉TIMI3级血流率可达85%~90%，住院病死率可降至约 5% 甚至更低,是 STEMI 的首选。但由于所需设备和人员技术的要求均较高,只有在有资质的医疗机构和中心方可进行,且费用较高。根据目前国内外指南推荐,对 STEMI 病人,特别是有溶栓禁忌证或出血并发症病人,几乎均考虑首选急诊 PCI 或直接 PCI(Primary PCI)。

知识拓展

主动脉内球囊反搏

主动脉内球囊反搏(Intra-aortic balloon pump 或 Intra-aortic Balloon Counterpulsation 简称:IABP),是最早以氧供氧耗理论为基础的辅助循环方式。早期主要用于心脏围术期血流动力学不稳定、心源性休克或心功能衰竭病人的循环支持。20 世纪 80 年代经皮穿刺技术的出现使 IABP 具有创伤小、并发症少以及操作简便等优点,目前已广泛应用于高危 PCI 病人的循环支持。

通过股动脉在左锁骨下动脉以下 1~2cm 的降主动脉处放置一个体积约 40ml 的长球囊。主动脉瓣关闭后,球囊触发膨胀,主动脉舒张压增高,增加心输出量和舒张期冠脉。在收缩期前球囊被抽瘪,使左室的后负荷降低,心肌耗氧量降低。适用于左心室衰竭、心源性休克、不稳定心绞痛及急性心肌梗死或由其引起的机械性损伤如乳状肌撕裂等、局部缺血引起的难治性室性心律失常。

护理措施包括:①术前护理同紧急处理。②术后护理:常规护理包括卧床休息,持续吸氧,心电血压氧饱和度监测,进食清淡易消化的饮食,保持大便通畅,减少家属探视,注意保暖,预防感染等。局部穿刺部位的护理:术侧肢体制动 12h,避免术侧肢体的剧烈活动,避免术后术侧肢体的血压测量和静脉穿刺等操作,密切观察术侧肢体末端的色泽、温度和感觉的变化,局部伤口有无渗血、血肿等情况,如果术侧肢体出现色泽发白、肢体发凉、动脉搏动减弱或消失,应考虑血运不良或血栓形成,应立即报告医生给予紧急处理。水化治疗的护理:术后持续静脉点滴生理盐水或林格氏液,维持 24h,速度不宜过快,根据心功能和尿量调节滴速;鼓励病人多饮水,向病人说明饮水的必要性以取得合作,通过多饮水增加尿量,促进造影剂的排泄,准确记录 24 小时尿量,动态监测肾功能的变化。做好心理护理,根据病人的病情和危险分层指导病人的康复和锻炼。

(3)冠状动脉搭桥术(CABG):对治疗急性期的 STEMI 有一定的限制。适用于:STEMI 病人行 PCI 失败;有机械性并发症;左主干狭窄 >50% 以上或三支病变,且存在危及生命的室性心律失常;年龄 <75 岁,严重左主干病变或者三支病变,STEMI 后 36h 发生心源性休克,并能在休克发生 18h 内行 CABG 者。执行心外科术前和术后护理常规。

4. 药物治疗和护理　抗血小板药物包括环氧化酶抑制剂(阿司匹林)、腺苷二磷酸受体阻断剂(氯吡格雷、替格瑞洛等)、血小板膜糖蛋白 Ⅱb/Ⅲa 受体拮抗剂(阿昔单抗)和环核苷酸类(双嘧达莫)。抗凝药物包括普通肝素、低分子肝素、黄达肝葵钠、比伐卢定等。其他药物包括硝酸酯类药物、β 受体阻滞剂、钙通道阻滞剂、血管紧张素转换酶抑制剂/血管紧张素受体拮抗剂和他汀类药物。所有 STEMI 病人均应给予双联抗血小板治疗,在急诊科做急诊 PCI 或溶栓治疗准备时给予水溶阿司匹林 300mg 嚼服和氯吡格雷 300mg 口服,能使急性支架内血栓从初期的 10% 下降到 0.5% 左右,也能有效预防药物洗脱支架的晚期内血栓。

护理措施包括了解药物的药理作用和适应证,掌握用药的方法、剂量和不良反应,密切观察有无皮下出血、瘀斑、牙龈出血、血尿、便血等,密切监测出凝血时间,严密观察病人的意识、生命体征,询问病人有无腹痛、腹胀等,如有异常,及时通知医生进行处理,做好护理记录。

（五）急救流程管理

近年来,随着我国 PCI、CABG 和两者结合杂交手术治疗技术和器械的不断进步,以及《中国经皮冠状动脉介入治疗指南 2012》等指南的相应出台,配合各地胸痛中心的不断发展与完善,冠心病尤其是 ST 段抬高型心肌梗死越来越受到各个领域的不断关注。流程管理在判断、诊治、抢救、护理 STEMI 病人的过程中,体现出了其高效、连续、改善预后的特点,在急诊胸痛病人的院前急救、院内分诊和救治护理中应用广泛（图 6-1-4、图 6-1-5、图 6-1-6、图 6-1-7、图 6-1-8、图 6-1-9）,为 STEMI 病人血运重建再灌注赢取了宝贵的时间。在此基础上,按照既有的国内外标准要求对 STEMI 病人行直接 PCI 时尽可能缩短进门 - 球囊扩张时间（door to balloon time, DtoB）,时间 <90 分钟,制定了相应的 STEMI 流程目标监测体系。

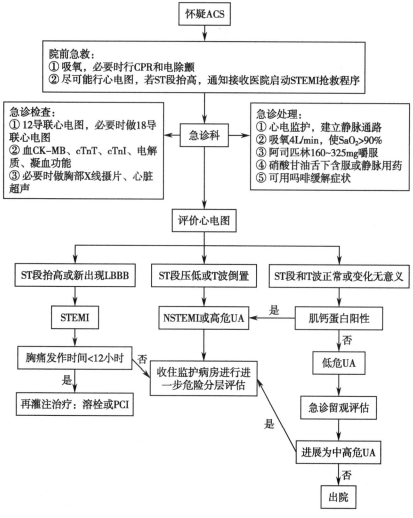

图 6-1-4　ACS 的救治流程图

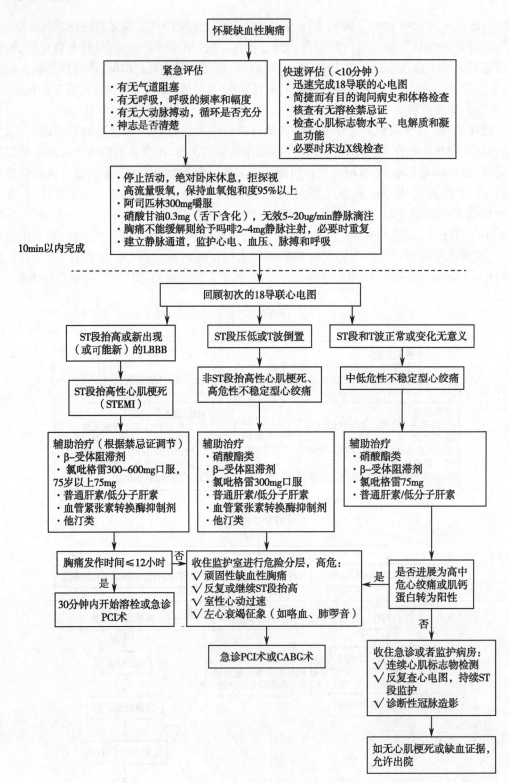

图 6-1-5　急性心肌梗死抢救流程

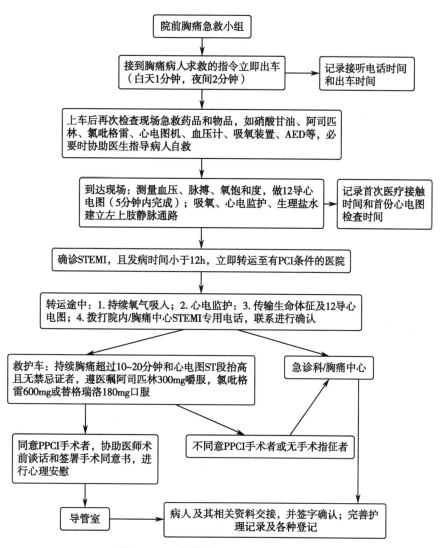

图 6-1-6　急性胸痛院前急救护理流程

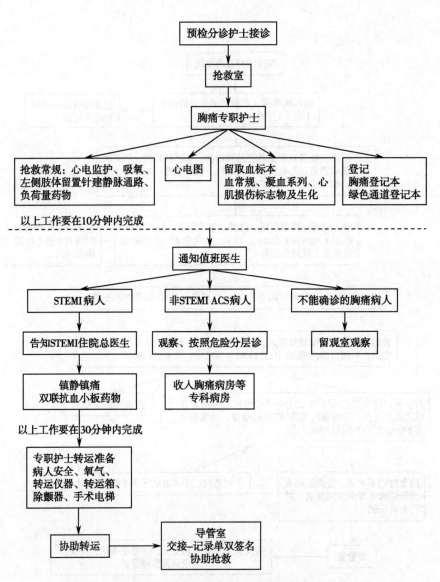

图 6-1-7 急性胸痛病人急诊抢救护理流程

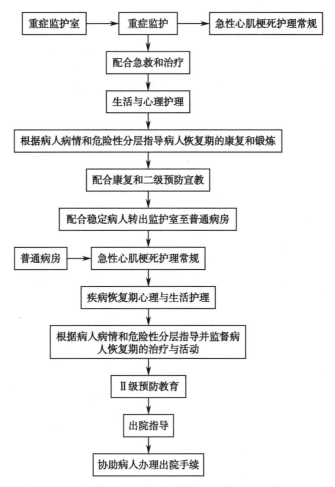

图 6-1-8　急性心肌梗塞病人监护室和普通病房护理流程

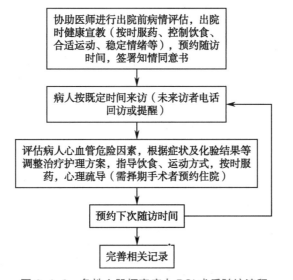

图 6-1-9　急性心肌梗塞病人 PCI 术后随访流程

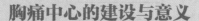

胸痛中心的建设与意义

　　胸痛中心是为急性心肌梗死、主动脉夹层、肺动脉栓塞等以急性胸痛为主要临床表现的急危重症病人提供的快速诊疗通道。对于 ACS、主动脉夹层、肺栓塞等致命性胸痛，国际上越来越强调缩短从发病到获得专业性救治的时间是改善预后的关键；最新欧美心肌梗死指南均已由最初强调的就诊到球囊扩张（DTB）时间发展到与病人首次医疗接触到球囊扩张（FMCTB）时间。2015 年国家卫生计生委制定了《急性 ST 段抬高心肌梗死病人医疗救治技术方案》。

　　全球第一家"胸痛中心"于 1981 年在美国巴尔地摩 St. ANGLE 医院建立，至今已经发展到 5000 余家，其他如英国、法国、加拿大、澳大利亚、德国等多个国家也成立了胸痛中心。如今，中国胸痛中心建设快速发展，2002 年 10 月山东大学齐鲁医院在全国率先成立胸痛中心，2013 年 9 月 14 日，中国胸痛中心自主认证体系正式启动，迄今已有 122 家医院通过认证，中国胸痛中心自主认证标准和体系的建立是我国胸痛中心建设事业的重要举措，对规范和指导全国胸痛中心的建设具有里程碑的意义。

　　胸痛中心的建立具有重要的意义：①显著缩短病人获得专业性救治的时间；②最大程度降低 AMI 的病死率和并发症发生率；防止不稳定型心绞痛和 NSTEMI 发展成STEMI；③采用快速、标准化治疗方案，降低医疗费用至传统住院 1~3 天的 20%~50%；④高效筛查低危胸痛病人，避免过度检查和治疗；⑤改善病人健康相关生活质量和就诊满意度。

二、不稳定型心绞痛和非 ST 段抬高型心肌梗死

（一）概述

　　不稳定型心绞痛（UA）和非 ST 段抬高型心肌梗死（NSTEMI）是由于动脉粥样斑块破裂或糜烂，伴有不同程度的表面血栓形成、血管痉挛及远端血管栓塞所导致的一组临床症状，统称为非 ST 段抬高型急性冠状动脉综合征。UA/NSTEMI 的病因和临床表现相似但程度不同，主要不同表现在缺血严重程度以及是否导致心肌损害。若 UA 伴有血清心肌坏死标志物明显升高，此时可确立 NSTEMI 的诊断。

　　UA 与慢性稳定型心绞痛的差别主要在于冠脉内不稳定的粥样斑块继发病理改变，使局部心肌血流量明显下降，如斑块内出血、斑块纤维帽出现裂隙、表面上有血小板聚集和 / 或刺激冠状动脉痉挛，导致缺血加重。虽然也可因劳力负荷诱发但劳力负荷中止后胸痛并不能缓解。UA 包括初发型心绞痛、恶化型心绞痛及静息型心绞痛等。约有 10%~15% 的 UA 病人，其发作有明显的诱因：①增加心肌氧耗：如高血压、感染、发热、甲状腺功能亢进、心律失常（快速房颤、缓慢心律失常）等；②减少冠状动脉血流：低血压；③血液携氧能力下降：贫血和低氧血症。以上情况称之为继发性 UA。应控制这些相关因素。变异型心绞痛（variant angina pectoris）特征为静息心绞痛，表现为一过性 ST 段动态改变（抬高），是 UA 的

一种特殊类型,其发病机制为冠状动脉痉挛。

约30%的UA病人在发病3个月内发生MI,猝死较少见,其近期死亡率低于NSTEMI或STEMI。但UA或NSTEMI的远期死亡率和非致死性事件的发生率高于STEMI,这可能与其冠状动脉病变更严重有关。

（二）病因与机制

ACS有着共同的病理生理学基础,即在冠状动脉粥样硬化的基础上,发生斑块破裂或糜烂、溃疡,并发血栓形成、血管收缩、微血管栓塞等导致急性或亚急性的心肌供氧减少。

冠状动脉病理检查可发现前述的斑块破裂、糜烂、溃疡和继发血栓等表现,不同于STEMI病人,非ST段抬高性ACS病人的冠状动脉管腔往往未完全闭塞,附壁血栓多为白血栓,管腔完全闭塞者也往往已有良好的侧支循环形成。

（三）临床评估与判断

1. 病情评估

（1）诱发因素:约有10%~15%的UA病人,其发作有明显的诱因:①增加心肌氧耗:如高血压、感染、发热、甲状腺功能亢进、心律失常（快速房颤、缓慢心律失常）等;②减少冠状动脉血流:低血压;③血液携氧能力下降:贫血和低氧血症。

（2）临床表现:UA胸部不适的性质与稳定型心绞痛相似,通常程度更重、持续时间更长,可达数十分钟,胸痛在休息时也可发生。如下特点有助于诊断UA:诱发心绞痛的体力活动阈值突然或持久降低;心绞痛发生频率、严重程度和持续时间增加;出现静息或夜间心绞痛;胸痛放射至附近或新的部位;发作时伴有新的相关症状,如出汗、恶心、呕吐、心悸或呼吸困难。常规休息或舌下含服硝酸甘油仅能暂时甚至不能完全缓解症状。但症状不典型也不少见,尤其在老年女性、糖尿病病人。NSTEMI的临床表现与UA相似,但是比UA更严重,持续时间更长。UA可发展为NSTEMI或STEMI。UA和NSTEMI中很少有严重的左心室功能不全所致的低血压（心源性休克）。

大部分UA/NSTEMI可无明显体征。高危病人心肌缺血引起的心功能不全可有新出现的肺部啰音或原有啰音增加,出现S3、心动过缓或心动过速,以及新出现二尖瓣关闭不全等体征。

（3）心电图特点:ST-T动态变化是UA/NSTEMI最可靠的心电图表现。UA时静息心电图可出现两个或更多的相邻导联ST段偏移（抬高或降低）≥0.1mV。静息状态下症状发作时记录到一过性ST段改变,症状缓解后ST段缺血改变改善,或者发作时倒置T波呈伪性改善,发作后恢复原倒置状态更具有诊断价值,提示急性心肌缺血,并高度提示可能是严重冠心病。发作时心电图显示胸前导联对称的T波深倒置并呈动态改变,多提示左前降支严重狭窄。变异性心绞痛ST段常呈一过性抬高。NSTEMI的心电图ST段压低和T波倒置比UA更明显和持久,并有系列演变过程（见本节"急性ST段抬高型心肌梗死"）。急性非ST段抬高型心肌梗死的心电图（图6-1-10）。

（4）心肌损伤标记物测定:UA病人心肌损伤标志物一般无异常增高;NSTEMI病人,血CK-MB或肌钙蛋白常有明显升高（详见"ST段抬高型心肌梗死"）。肌钙蛋白T或I及C反应蛋白升高是协助诊断和提示预后较差的指标。

（5）其他:需施行各种介入性治疗时,可先行选择性冠状动脉造影,必要时行血管内超声或血管镜检查,明确病变情况。

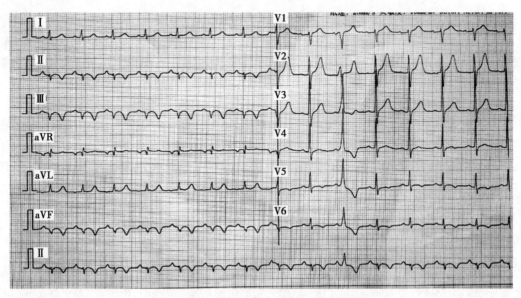

图 6-1-10　急性非 ST 段抬高型心肌梗死

ST-T 改变

2. 诊断　对年龄 >30 岁的男性和 >40 岁的女性（糖尿病病人更年轻）主诉符合上述临床表现的心绞痛时应考虑 ACS，随即进行一系列的心电图和心脏标志物的检测，以判别为 UA、NSTEMI 抑或是 STEMI。

3. 鉴别诊断　尽管不稳定型心绞痛和非 ST 抬高型心肌梗死的发病机制类似急性 ST 段抬高型心肌梗死，但二者的治疗原则有所不同，因此需进行鉴别诊断。还需要与急性心包炎、急性肺动脉栓塞、急腹症（如急性胰腺炎、消化性溃疡穿孔、急性胆囊炎、胆石症等）、主动脉夹层分离、其他疾病（急性胸膜炎、自发性气胸、带状疱疹等心脏以外疾病引起的胸痛）等进行鉴别，依据特异性体征、X 线胸片和心电图特征不难鉴别。

4. 严重程度分级　UA 或 NSTEMI 的 Braunwald 分级是根据 UA 发生的严重程度将之分为 Ⅰ、Ⅱ、Ⅲ级（表 6-1-3），而根据其发生的临床环境将之分为 A、B、C 级（表 6-1-4）：

表 6-1-3　UA 或 NSTEMI 严重程度 Braunwald 分级

分级	心绞痛的特点和基础病因	1 年内死亡或心肌梗死发生率
Ⅰ级	初发的、严重或加剧性心绞痛。发生在就诊前 2 个月内，无静息时疼痛。每日发作 3 次或 3 次以上，或稳定型心绞痛病人心绞痛发作更频繁或更严重，持续时间更长，或诱发体力活动的阈值降低	7.3%
Ⅱ级	静息型亚急性心绞痛。在就诊前 1 个月内发生过 1 次或多次静息性心绞痛，但近 48h 内无发作	10.3%
Ⅲ级	静息型急性心绞痛。在 48h 内有 1 次或多次静息性心绞痛发作	10.8%

表 6-1-4　UA 或 NSTEMI 的临床环境分级

分级	临床环境	一年内死亡或心肌梗死发生率
A 级	继发性 UA。在冠状动脉狭窄的基础上，同时伴有冠状动脉血管床以外的疾病引起心肌氧供和氧需之间平衡的不稳定，加剧心肌缺血。这些因素包括：贫血、感染、发热、低血压、快速性心律失常、甲状腺功能亢进、继发于呼吸衰竭的低氧血症	14.1%
B 级	原发性 UA。无可引起或加重心绞痛发作的心脏以外的因素，且病人 2 周内未发生过 MI。这是 UA 的常见类型	8.5%
C 级	MI 后 UA。在确诊 MI 后 2 周内发生的 UA。约占 MI 病人的 20%	18.5%

5. 危险分层　由于不同的发病机制造成不同类型 ACS 的近、远期预后有较大的差别，因此正确识别 ACS 的高危人群并给予及时和有效的治疗可明显改善其预后，具有重要的临床意义。对于 ACS 的危险性评估遵循以下原则：首先是明确诊断，然后进行临床分类和危险分层（表 6-1-5），最终确定治疗方案。

表 6-1-5　非 ST 段抬高型 ACS 病人的危险分层（ACC/AHA）

项目	高度危险（具有以下情况中的 1 条）	中度危险（无高度危险特征但具备下列中的 1 条）	低度危险（无上述高度、中度危险特征，但有下列特征）
病史	缺血症状在 48h 内恶化	既往 MI、周围或脑血管疾病，或冠脉搭桥，既往使用阿司匹林	
疼痛特点	长时间进行性静息性胸痛（>20 分钟）	长时间（>20 分钟）静息性胸痛已缓解，并有高度或中度冠状动脉疾病可能；夜间心绞痛	心绞痛的频率、程度和持续时间延长，诱发胸痛阈值降低，2 周至 2 个月内新发心绞痛
临床表现	低血压，新出现杂音或杂音突然变化、心力衰竭，心动过缓或心动过速，年龄 >75 岁	年龄 >70 岁	
心电图	静息性心绞痛伴一过性 ST 段改变（>0.05mV），新出现的左束支传导阻滞，持续性室性心动过速	T 波倒置 >0.2mV，病理性 Q 波或多个导联静息 ST 段压低 <0.1mV	胸痛期间心电图正常或无变化
心肌损伤标志物	（TnI、TnT）明显增高（>0.1ng/ml）	TnI 或 TnT 轻度升高（即 <0.1ng/ml，但 >0.01ng/ml）	正常

注：加拿大心血管病学会（Canadian Cardiovascular Society，CCS）把心绞痛严重程度分成四级

（四）急救与护理措施

UA/NSTEMI 是严重、具有潜在危险的疾病，要做到早期诊断、危险分层、正确分流、科学救治。其治疗主要目的有两个：即刻缓解缺血和预防严重后果（即死亡或心肌梗死或再梗死）。

1. 紧急处理

（1）卧床休息，保持安静，消除情绪紧张和顾虑。

（2）有发绀、呼吸困难或其他高危表现的病人给予吸氧，维持 SaO_2>90%。

（3）心电图：快速床旁做 12 或 18 导联心电图。

（4）镇痛：保持安静，必要时应用小剂量的镇静剂和抗焦虑药物，以减轻或缓解心绞痛。

（5）做好心理护理和疾病相关知识的宣教，消除紧张、恐惧、焦虑情绪，减轻病人的心理压力及负担。

（6）高度危险者可参照急性 ST 段抬高型心肌梗死的紧急处理。

（7）协助医生积极诊治可能引起心肌耗氧量增加的疾病，如感染、发热、甲状腺功能亢进、贫血、低血压、心力衰竭、低氧血症、肺部感染和快速型心律失常（增加心肌耗氧量）和严重的缓慢型心律失常（减少心肌灌注）。

2. 严密观察病情变化

（1）UA/NSTEMI 是严重、具有潜在危险的疾病，易发生死亡、心肌梗死或再梗死。

（2）观察病人胸痛、胸闷等不适症状的改善情况，并注意伴随的症状和程度。

（3）密切观察病人的精神状态及生命体征的变化，严密观察心率、心律、心电图示波的动态改变，以发现缺血和心律失常，及时报告医生并配合救治。

（4）定时进行心电图检查和心肌酶的检测，了解 UA/NSTEMI 的发展情况。

（5）做好护理记录。

3. 药物治疗和护理

（1）抗缺血药物：主要目的是减少心肌耗氧量（减慢心率、降低血压或减弱左室收缩力）或扩张冠状动脉，缓解心绞痛的发作。常用的药物有硝酸酯类药物、β 受体阻滞剂、钙离子拮抗剂等。

（2）抗血小板药物：环氧化酶抑制剂（阿司匹林）、腺苷二磷酸受体阻断剂（氯吡格雷、替格瑞洛等）、血小板膜糖蛋白 Ⅱb/Ⅲa 受体拮抗剂（阿昔单抗）和环核苷酸类（双嘧达莫）。

（3）抗凝药物：常规应用于中危和高危组的不稳定型心绞痛和非 ST 段抬高的心肌梗死病人中。常用的药物有普通肝素、低分子肝素、黄达肝葵钠、比伐卢定等。

（4）降脂药物：他汀类药物在急性期应用可促使内皮细胞释放一氧化氮（NO），有类硝酸酯作用，远期有抗炎症和稳定斑块作用，能降低冠状动脉疾病的死亡和心肌梗死发生率。

（5）血管紧张素转换酶抑制剂：研究表明，血管紧张素转换酶抑制剂（ACEI）可以降低急性心肌梗死合并左室功能不全或心力衰竭的死亡率及心血管事件发生率。对合并心功能不全的不稳定型心绞痛和非 ST 段抬高的心肌梗死病人，长期应用 ACEI 能降低心肌梗死和再发心肌梗死率。

护理措施见急性 ST 段抬高型心肌梗死。

4. 冠状动脉血供重建术及护理　目前对 UAP/NSTEMI 有"早期保守治疗"（early conservative strategy）和"早期有创治疗"（early invasive strategy）两种治疗策略。冠状动脉血运重建术（coronary revascularization）包括：经皮冠状动脉介入治疗（PCI）和冠状动脉旁路术（CABG）。护理措施见急性 ST 段抬高型心肌梗死。

（五）急救流程管理

参照急性 ST 段抬高型心肌梗死。

第二节　主动脉夹层

一、概述

主动脉夹层（aortic dissection, AD）是最严重的心血管疾病之一，48h 内死亡率可高达 50%。因主动脉内的血液经内膜撕裂口流入囊样变性的中层，形成夹层血肿，随血流压力的驱动，逐渐在主动脉中层内扩展，是主动脉中层的解离过程，又称主动脉夹层动脉瘤（aortic dissecting aneurysm）或主动脉夹层血肿（aortic dissecting hematoma）。

临床特点为急性起病，突发剧烈疼痛、休克和血肿压迫相应的主动脉分支血管时出现的脏器缺血症状。该病年发病率约 0.5~1.0/10 万人口，男性比女性高 2~3 倍，90% 病人伴有高血压或 Marfan 综合征，发病年龄多在 40 岁以上。据报道主动脉夹层病人多数在急性期死亡，一周内死亡率 60%~70%，3 个月内死亡率可达 90% 以上，随着近年来该病的诊断和治疗方法的进展，3 个月内死亡率已降至 25%~35% 以下，5 年生存率可达 50% 以上。其早期死亡原因多为夹层血肿向外膜破裂、急性心肌梗死或急性肾衰竭等，晚期死亡原因常为充血性心力衰竭或心、脑、肾等重要脏器严重供血不足所致。

> **知识拓展**
>
> ### 主动脉夹层的分型及分级
>
> 1. DeBakey 分型，根据夹层的起源及受累的部位分为三型：
>
> （1）Ⅰ型：夹层起源于升主动脉，扩展超过主动脉弓到降主动脉，甚至腹主动脉，此型最多见。
>
> （2）Ⅱ型：夹层起源并局限于升主动脉。
>
> （3）Ⅲ型：病变起源于降主动脉左锁骨下动脉开口远端，并向远端扩展，可直至腹主动脉。
>
> 2. Stanford 分型
>
> （1）A 型：内膜撕裂可位于升主动脉、主动脉弓或近段降主动脉，扩展可累及升主动脉、弓部，也可延及降主动脉、腹主动脉。

（2）B 型：内膜撕裂口常位于主动脉峡部,扩展仅累及降主动脉或延伸至腹主动脉,但不累及升主动脉。

3. 本病分急性期(发病 3 天之内)、亚急性期(发病 3 天至 2 个月)和慢性期(发病后 2 个月以上)。急性期症状凶险、死亡率高,慢性期多为幸存者,症状相对较轻,亚急性期临床表现介于两者之间。

4. 分级根据病理变化的不同,Svensson 等对主动脉夹层分离细分为 5 级。

（1）1 级：典型主动脉夹层分离伴有真假腔之间的内膜撕裂片。

（2）2 级：中膜层断裂伴有壁内出血或血肿形成。

（3）3 级：断续、细小夹层分离而无在撕裂部位的血肿偏心膨胀。

（4）4 级：斑块破裂、溃疡,主动脉粥样硬化穿透性溃疡通常在外膜下伴有环绕的血肿。

（5）5 级：医源性和创伤性夹层分离。

二、病因与机制

正常成人的主动脉壁可耐受巨大的压力,当主动脉壁有病变或缺陷时,使内膜与中层之间的附着力降低。在血流冲击下,先形成内膜破裂,继之,血液从裂孔冲入动脉中层,形成血肿,并不断向近心端和/或远心端扩展,引起主动脉壁裂开和相应内脏供血不足等严重症状。

常见的病因有：①高血压：尤其是长期和重度高血压病人更易诱发本病。②结缔组织遗传缺陷性疾病：Marfan 综合征、埃 - 当(Ehlers-Danlos)综合征、先天性主动脉缩窄、二叶主动脉瓣及二尖瓣脱垂等病人常有主动脉壁结缔组织遗传性缺陷,易致内膜破裂和形成夹层血肿。③动脉粥样硬化。④其他：严重主动脉外伤、炎症(梅毒性主动脉炎、系统性红斑狼疮等)、妊娠末期和介入性心血管诊疗操作时等,均可引起主动脉夹层血肿。

升主动脉夹层向近心端扩展时,可引起主动脉瓣膜水肿、增厚、撕裂、移位和瓣环扩大,导致主动脉瓣关闭不全;亦可引起冠状动脉开口狭窄或闭塞,导致冠脉供血不足,甚至心肌梗死。升主动脉夹层向远心端扩展时,可波及主动脉弓部的头臂动脉、左颈总动脉和左锁骨下动脉,可引起脑部和(或)上肢供血不足,甚至出现偏瘫或昏迷。降主动脉夹层向远端扩展时,可累及腹主动脉及其分支、甚至髂总动脉,可引起相关内脏(肝、胃、肠或肾等)及下肢缺血症状。其扩展范围大小取决于主动脉壁基础病变轻重、血压高低、破口大小及血流冲击量多少等因素。部分严重病人可发生主动脉外膜破裂,使大量血液流入心包腔、纵隔、胸腔或腹膜后间隙,如不及时发现和有效救治,常迅即死亡。

三、临床评估与诊断

（一）病情评估

1. 疼痛　疼痛为发病开始时最常见的症状,约见于90%以上病人。疼痛剧烈、难以忍受、呈撕裂样、刀割样或搏动样,病人常烦躁不安、大汗淋漓、恶心呕吐或晕厥等。疼痛部位多在前胸部靠近胸骨区,并向后背部扩展,疼痛部位有时可提示撕裂口的部位。疼痛常呈持续性,应用常规剂量的强镇痛剂(如吗啡)多不能完全止痛。少数病人可因出现晕厥等症状而掩盖了疼痛的典型表现。

2. 休克、虚脱与血压变化　约半数或1/3病人发病后有苍白、大汗、皮肤湿冷、气促、脉速、脉弱或消失等表现,两侧肢体血压及脉搏明显不对称,常高度提示本病。若主动脉夹层发生外膜破裂引起大出血,则血压迅速降低,常伴晕厥,甚至死亡。

3. 其他系统损害

（1）心血管系统:①主动脉瓣关闭不全和心力衰竭:心前区可闻典型叹气样舒张期杂音且可发生充血性心力衰竭,在心力衰竭严重或心动过速时杂音可不清楚。②心肌梗死:多见下壁心肌梗死。该情况下严禁溶栓和抗凝治疗,否则会引发出血,死亡率可高达71%。③心包填塞:夹层向外膜破裂时,可引起急性心包填塞,病情急剧恶化,甚至死亡。

（2）神经系统:当主动脉夹层沿无名动脉或颈总动脉向上扩展时或因发生休克,均可引起脑或脊髓急性供血不足,可出现头晕、意识模糊、定向力障碍、失语、嗜睡、昏厥、昏迷或对侧偏瘫、腱反射减弱或消失、病理反射阳性、同侧失明、眼底检查呈现视网膜苍白等;主动脉夹层压迫喉返神经时可引起声音嘶哑;累及椎动脉时可引起截瘫、尿潴留;累及髂动脉时可引起下肢动脉搏动减弱或消失、肢痛、感觉异常、肌张力减弱或完全性麻痹等。

（3）呼吸系统:主动脉夹层压迫气管或支气管时可引起咳嗽、呼吸困难等;破入胸腔时引起胸腔积血,一般多见于左侧,可出现胸痛、咳嗽、呼吸困难、甚至出血性休克等;破入气管或支气管时,可引起大咯血、窒息、甚至死亡。

（4）消化系统:主动脉夹层累及腹主动脉及其大分支时,可出现剧烈腹痛、恶心、呕吐等症状;压迫食管或迷走神经时可出现吞咽困难;破入食管时可引起大呕血;累及肠系膜上动脉时可引起急性肠缺血性坏死而发生便血等。

（5）泌尿系统:主动脉夹层累及肾动脉时,可出现腰痛、血尿、肾性高血压、甚至急性肾衰竭。

（二）辅助检查

1. 实验室检查　急性期可有血白细胞增多、中性粒细胞比例增高、血沉增快;累及心肌供血时可有血CK、CK-MB、LDH、LDH1、AST等增高;累及颈总动脉、椎动脉时可有脑脊液红细胞增多;累及肠系膜上动脉时可有血清淀粉酶增高;累及肾动脉时可有尿蛋白、红细胞及管型、血BUN、Cr增高等。

2. 心电图　主动脉夹层本身可引起非特异性ST-T波段改变;累及主动脉瓣和原有高血压者可出现左室肥厚心电图改变;累及冠脉供血时可出现急性心肌缺血、甚至急性心肌梗死心电图改变；破入心包腔引起心包积血时可出现急性心包炎心电图改变等。

3. X线胸片　主动脉夹层时可出现上纵隔增宽、主动脉增宽延长及外形不规则、主动脉内膜钙化影与外膜间距达10mm以上（正常2~3mm）等，且有动态改变。有时尚可见食管气管移位、心包胸腔积血或左室肥大等征象。

4. 超声心动图　可做M型超声心动图、二维超声心动图、彩色多普勒超声心动图、多平面经食管超声心动图或血管腔内超声检查。对于病情严重，不适宜做CT血管造影（CTA）、磁共振检查（MRA）或是直接的数字剪影血管造影（DSA）者，床旁超声检查是重要的诊断手段之一。

5. 主动脉造影　选择性动脉造影和数字减影血管造影（digital substraction angiography，DSA）是诊断本病最可靠的方法，诊断准确率>95%。但对急性期危重病人作选择性动脉造影有较大风险，而静脉法DSA较安全可靠。

6. 计算机断层扫描（CT）和磁共振成像（MRI）　CT和MRI可清楚地显示被撕裂的内膜片和主动脉夹层真假二腔，诊断准确率>90%。不宜用于血流动力学不稳定者，MRI不适用于检查已安装人工起搏器等金属装置的病人。

（三）诊断与鉴别诊断

出现急起胸背部撕裂样剧痛；伴有虚脱表现，但血压下降不明显甚至增高；脉搏速弱甚至消失或两侧肢体动脉血压明显不等；还可能突然出现主动脉瓣关闭不全或心脏压塞体征，急腹症或神经系统障碍、肾功能急剧减退伴血管阻塞现象时，即应考虑主动脉夹层，但确诊有赖于超声心动图、DSA、MRI或选择性动脉造影等检查。需与急性心肌梗死、急腹症、其他原因引起的急性主动脉瓣关闭不全、急性肺梗死、脑血管意外等疾病进行鉴别。

四、急救与护理措施

（一）紧急处理

1. 绝对卧床休息，保持病房安静，给予氧气吸入。

2. 迅速建立静脉通道。

3. 有效镇静与镇痛，根据医嘱及时用药，忌用抗凝或溶栓治疗。

4. 有效降压，以降低血压、减低左室收缩力及射血速度，减少血流搏动波对主动脉壁的冲击。应用降压药时应根据血压、心率调整滴速；对于夹层血肿破裂出血导致休克者，给予抗休克治疗，并予以输血或血浆。

5. 严密监测血流动力学指标，包括血压、心率、心律及出入液量平衡；凡有心力衰竭或低血压者还应监测中心静脉压、肺毛细血管楔压和心排血量。监测两侧上肢血压以排除由于主动脉弓分支阻塞导致的假性低血压。

6. 密切观察病人的自觉症状，及早发现血管受累征象。

7. 需急症手术者应做好术前准备，转运前协助医师全面评估病人，携带转运仪器及急救药品，护士陪同将病人安全送至手术室或介入导管室。

（二）病情观察及护理

1. 疼痛　应密切观察疼痛的部位、性质及强度等有无改变，并注意使用镇痛剂的效果。一般强效镇痛剂对主动脉夹层常常无效,但可以减轻病人的焦虑恐惧心理,使其配合治疗。

2. 血压及心率的变化 急性期病人常因剧痛表现为面色苍白、四肢湿冷、脉搏快而弱、呼吸急促等休克表现,但此时血压不下降,反而升高,这种血压与休克不平行的关系为本病的特殊性。如果病人突然出现低血压,常提示血肿破裂。因此,严密观察病人的血压、心率等变化尤为重要。应在左右上肢、左右下肢同时测量,并详细记录,便于早期发现动脉内膜撕裂。

3. 观察动脉搏动 由于动脉血肿使主动脉分支(包括颈动脉在内)阻塞,应密切观察颈、肱、桡、股、足背动脉搏动的变化。如有搏动减弱、消失或两侧强弱不等,两侧血压差别较大、上下肢血压差减小或消失等,应立即报告医生。

4. 尿量的观察 主动脉夹层的病人当肾动脉受累时,可引起尿量减少,严重时,致肾小球坏死而出现肾衰,护士应密切观察尿量的改变,准确记录24h出入量,以协助诊治。

5. 神经症状的观察 由于病变累及中枢神经系统的动脉和肢体动脉,或休克可造成肢体麻木、下肢无力、感觉异常、反射消失、偏瘫、截瘫、视觉改变、精神错乱、昏迷等;肾动脉受累时肾功能不全,使硝普钠的代谢产物在体内蓄积而中毒,也会出现神经系统症状。因此,应密切观察病人的意识、瞳孔、末梢循环、肢体活动及反射等,发现异常,及时报告医生,及时处理。

（三）药物治疗和护理

包括止痛药物,吗啡、哌替啶、盐酸二氢埃托啡等,疼痛缓解是主动脉夹层停止扩展的重要指标。降压药物,常用静脉药物有硝普钠、乌拉地尔、艾司洛尔、拉贝洛尔等,待病情和血压稳定后渐改为口服降压药。减低心肌收缩力的药物,可选用β受体阻滞剂或钙离子拮抗剂等,使用时应注意它们的降压作用等。

应注意各种药物的副作用;及时准确使用降压药,血压升高者应迅速静脉应用降压药物,为了稳定地降血压、心率,防止血压波动,静脉给药需要用注射泵或输液泵控制,并根据血压、心率的变化调整药物的速度,使收缩压维持在100~110mmHg、心率控制在60~75次/分,既有效遏止主动脉夹层的继续扩展,又能维持心、脑、肾等重要脏器的供血。避免输入过多液体以免升高血压及引起肺水肿等并发症。疼痛时用镇痛剂,须注意用药后的疗效及不良反应和药物成瘾性的发生。

（四）介入治疗

以导管介入方式在主动脉内置入带膜支架,压闭撕裂口,扩大真腔,治疗主动脉夹层。目前已成为治疗大多数降主动脉夹层的优选方案。

（五）外科手术治疗和护理

手术治疗是血管重建的重要治疗手段,国内外多数学者主张本病急性期夹层>5cm或有并发症的急、慢性期病人均应手术治疗,以期挽救更多病人的生命。修补撕裂口,排空假腔或人工血管移植术,仅适用于升主动脉夹层及少数降主动脉夹层有严重并发症者。按照心外科术后护理常规进行护理。

五、急诊规范化流程管理

　　主动脉夹层是心血管疾病的灾难性急危重症。起病急、进展快、病死率较高,容易被漏诊、误诊,而早期预警、早期诊断、危险分层、有效治疗及护理是救治主动脉夹层病人的关键。制定规范化的诊治护理流程(图 6-2-1、图 6-2-2),急诊分诊护士运用降阶梯思维方式早期预警,启动流程,抢救室护士密切观察生命体征,医护共同评估,早期诊断,危险分层,多学科通力协作,快速科学救治,精心护理,为主动脉夹层病人赢得时间和机会,提高抢救成功率,改善病人的预后。流程管理可以缩短主动脉夹层急症手术的术前准备时间,缩短病人的住院日,降低护理风险事件的发生率。

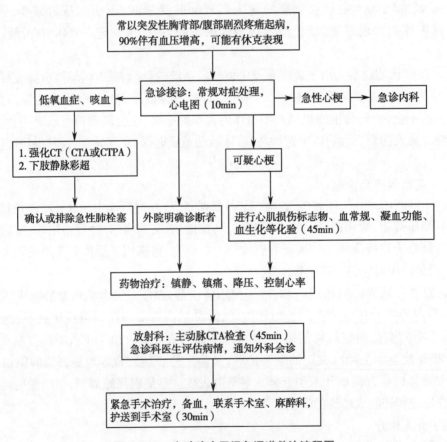

图 6-2-1　主动脉夹层绿色通道救治流程图

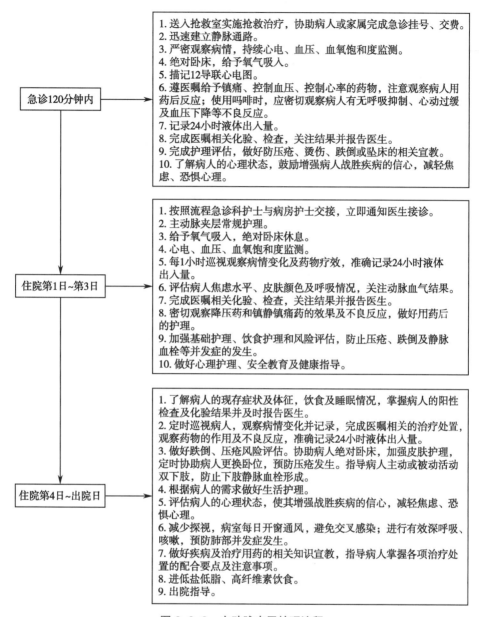

图 6-2-2　主动脉夹层护理流程

急诊120分钟内 →

1. 送入抢救室实施抢救治疗，协助病人或家属完成急诊挂号、交费。
2. 迅速建立静脉通路。
3. 严密观察病情，持续心电、血压、血氧饱和度监测。
4. 绝对卧床，给予氧气吸入。
5. 描记12导联心电图。
6. 遵医嘱给予镇痛、控制血压、控制心率的药物，注意观察病人用药后反应；使用吗啡时，应密切观察病人有无呼吸抑制、心动过缓及血压下降等不良反应。
7. 记录24小时液体出入量。
8. 完成医嘱相关化验、检查，关注结果并报告医生。
9. 完成护理评估，做好防压疮、烫伤、跌倒或坠床的相关宣教。
10. 了解病人的心理状态，鼓励增强病人战胜疾病的信心，减轻焦虑、恐惧心理。

住院第1日~第3日 →

1. 按照流程急诊科护士与病房护士交接，立即通知医生接诊。
2. 主动脉夹层常规护理。
3. 给予氧气吸入，绝对卧床休息。
4. 心电、血压、血氧饱和度监测。
5. 每1小时巡视观察病情变化及药物疗效，准确记录24小时液体出入量。
6. 评估病人焦虑水平、皮肤颜色及呼吸情况，关注动脉血气结果。
7. 完成医嘱相关化验、检查，关注结果并报告医生。
8. 密切观察降压药和镇静镇痛药的效果及不良反应，做好用药后的护理。
9. 加强基础护理、饮食护理和风险评估，防止压疮、跌倒及静脉血栓等并发症的发生。
10. 做好心理护理、安全教育及健康指导。

住院第4日~出院日 →

1. 了解病人的现存症状及体征，饮食及睡眠情况，掌握病人的阳性检查及化验结果并及时报告医生。
2. 定时巡视病人，观察病情变化并记录，完成医嘱相关的治疗处置，观察药物的作用及不良反应，准确记录24小时液体出入量。
3. 做好跌倒、压疮风险评估。协助病人绝对卧床，加强皮肤护理，定时协助病人更换卧位，预防压疮发生。指导病人主动或被动活动双下肢，防止下肢静脉血栓形成。
4. 根据病人的需求做好生活护理。
5. 评估病人的心理状态，使其增强战胜疾病的信心，减轻焦虑、恐惧心理。
6. 减少探视，病室每日开窗通风，避免交叉感染；进行有效深呼吸、咳嗽，预防肺部并发症发生。
7. 做好疾病及治疗用药的相关知识宣教，指导病人掌握各项治疗处置的配合要点及注意事项。
8. 进低盐低脂、高纤维素饮食。
9. 出院指导。

第三节　心搏呼吸骤停

一、概述

心血管疾病引起的心搏呼吸骤停是导致世界范围内人群死亡的主要原因。在美国，每90秒就有1人死于突发心脏骤停，每年约有35万人发生心脏骤停并接受复苏抢救（不包括未接受抢救的心脏骤停人员）；在我国，每5个成人中就有1人患有心血管疾病；因心血管疾病引起的死亡人数逐年上升，心血管疾病占城乡居民疾病死亡构成比达 43.56%，为城乡居民死亡原因的首位，即每 5 例死亡中就有 2 例死于心血管疾病。

心搏呼吸骤停也是临床上最为危急的情况，早期识别和实施包括高质量心肺复苏在内的生存链各环节的抢救至关重要。因各种原因导致呼吸不足以维持有效的通气和氧合时，就会发生呼吸骤停。当呼吸骤停时，心脏在最初的几分钟内仍能继续其泵血功能，并将贮存的氧输送到脑和其他重要器官。如不及时干预，将恶化为心脏骤停，进而导致死亡的发生。而任何因心脏或非心脏原因引起的心脏突然停止跳动，丧失了泵血功能，导致全身各组织缺血和严重缺氧，称之为心脏骤停。心脏骤停时大动脉搏动消失，早期可出现喘气式呼吸即濒死呼吸，该无效呼吸不能维持正常的氧合与通气，故需与正常呼吸加以区别。

随着急救技术的不断进步，心脏骤停病人的自主循环恢复率（rate of spontaneous circulation, ROSC）也在不断提高，但出院存活依然较低，神经功能预后也较差。虽然心搏呼吸骤停随时威胁生命，但大量临床实践也证实，及时有效的 CPR 虽然仍有可能导致病人发生复苏后脑损伤和心功能不全，甚至发展为多器官功能障碍，但也是为心脏骤停病人提供及时有效的呼吸循环支持并恢复，保障重要脏器的灌注，改善病人预后的关键。心肺复苏开始的时间与病人的存活率密切相关。一般情况下，完全缺血缺氧 4~6 分钟脑细胞就会发生不可逆的损害。越早干预，就有越高的几率恢复自主循环和呼吸功能，所以把握抢救的黄金时间显得尤为重要。

二、病因与发病机制

（一）呼吸骤停的主要原因

呼吸骤停的主要原因可分为院外因素和院内因素两种情况。院外因素，如溺水、卒中、气道异物梗阻、烟雾吸入、会厌炎、药物过量、电击、窒息、外伤或任何原因引起的意识丧失等；院内因素，常见于药物反应或使用镇静药物时，麻醉、手术、感染、多脏器功能衰竭以及卒中、心肌梗死或任何原因引起的昏迷等。

（二）心脏骤停的原因

心脏骤停的原因可分为心源性因素和非心源性因素。

1. 心源性因素　心脏骤停的直接原因为致命性心律失常，其中以心室颤动或无脉搏性室性心动过速最为常见。引起心脏骤停的心血管方面的病因包括：①可引起致命性心律失常、心功能不全或急性心肌梗死的急性冠脉综合征；②各种原因引起的心功能不全或心律失常；③主动脉瘤和夹层动脉瘤；④其他如心脏大血管的严重损伤、各种先天性心脏异常、急性心肌炎与心肌病和心脏瓣膜病等。

2. 非心源性因素

（1）呼吸系统方面原因：包括①各种原因引起的严重低氧血症导致的呼吸衰竭；②呼吸道异物引起呼吸道阻塞或窒息；③肺及呼吸道外伤导致张力性气胸、连枷胸、创伤性气道断裂或梗阻以及创伤性膈疝、肺挫裂伤等；④肺栓塞导致急性右心衰竭或休克等；⑤成人呼吸窘迫综合征；⑥睡眠 - 呼吸暂停综合征。

（2）中枢神经系统方面原因：包括颅内和全身性各种可导致严重脑损害的病变。

（3）麻醉意外：麻醉期间出现的意外可造成①心肌收缩功能减退；②冠状动脉灌

注量减少；③血流动力学剧烈变化；④心律失常。这些因素综合作用最终可导致心脏骤停。

（4）严重的水和电解质及代谢紊乱：如高钾血症、低钾血症、低钠血症、酸中毒等。

（5）其他导致心脏骤停的特殊情况：①淹溺；②创伤；③意外电击伤；④意外低温；⑤自缢；⑥急性中毒：包括有机磷、有机氮（杀虫脒）等各种毒物的急性中毒或镇静、催眠、安定等药物中毒；⑦婴幼儿心脏骤停；⑧妊娠期心脏骤停。

（三）常见可逆性原因的简易5H与5T分类法

根据英文单词的第一个字母可将心搏呼吸骤停的可能原因分为H和T共10大因素，具体5H为：①低血容量（hypovolemia）；②低氧血症（hypoxia）；③酸中毒/碱中毒（hypo/hyper PH）；④高/低血钾（hyper/hypo-kalemia）；⑤低/高温（hypo/hyperthermia）。5T为：①药物过量或误服中毒（"tablets"-drug overdose/accidents）；②心脏压塞（tamponade, cardiac）；③张力性气胸（tension pneumothorax）；④冠脉栓塞（thrombosis, coronary）；⑤肺栓塞（thrombosis, pulmonary embolism）。

三、临床评估与判断

心搏呼吸骤停需与其他导致意识丧失的疾病或情况进行鉴别，如晕厥、迷走神经反射、癫痫发作、脑卒中或颅内出血、严重休克等，因为其急救和治疗方法完全不同。可根据病史和对病人临床表现的评估来进行鉴别。

（一）心搏呼吸骤停的临床表现

心搏呼吸骤停时，血流停止，重要脏器的血氧供给停止。而脑组织对缺血、缺氧最为敏感，故以神经系统的表现出现最早和最为显著。具体的表现包括：

1. 意识突然丧失或伴有全身短阵抽搐。

2. 心音消失，大动脉搏动消失，血压测不出。

3. 呼吸呈叹息样或喘气式（濒死呼吸），随后即停止。

4. 皮肤灰白、紫绀。

5. 瞳孔散大、固定。

6. 如果呼吸先停止或严重缺氧，则表现为进行性发绀、意识丧失、心率逐渐减慢，随后心跳停止。

（二）心搏呼吸骤停的心电图表现

心搏呼吸骤停时的心电图表现主要有4种。分别是①心室颤动，成人心脏骤停最常见的心电图节律表现（图6-3-1），约占85%~90%，常由心肌缺血、电击伤、电解质紊乱、药物和低温等引起。②无脉性室性心动过速（图6-3-2），室性心动过速如持续存在，往往会引起一系列严重的后果如导致血液动力学状态不稳定，意识丧失，心血管功能衰竭等。③心室停顿（图6-3-3），心脏的一切活动消失，心电图上无心室活动。④无脉性电活动（图6-3-4），心电图可有除室颤、室性心动过速和停搏外的各种表现（如窦性节律、窦性心动过速伴室性早搏、房室传导阻滞等），但无脉搏。创伤所致低血容量、心脏压塞、严重的电解质紊乱和心脏本身的原因等均可导致无脉性电活动。

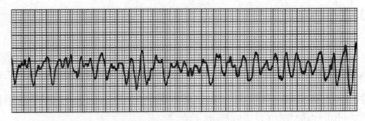

图 6-3-1　心室颤动

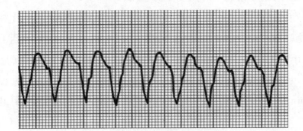

图 6-3-2　室性心动过速

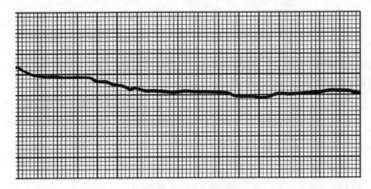

图 6-3-3　心室停顿

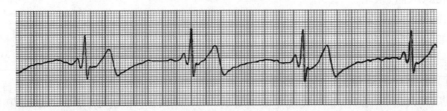

图 6-3-4　无脉性电活动

（三）心脏骤停的判断

心搏骤停时，出现较早而且最可靠的临床征象是意识丧失伴大动脉搏动消失。专业急救人员可触诊成人颈动脉搏动来判断，时间至少 5 秒但不超过 10 秒；儿童亦可结合肱动脉搏动情况来帮助判断。

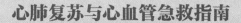

知识拓展

心肺复苏与心血管急救指南

　　心肺复苏与心血管急救指南(简称 CPR 与 ECC 指南)是基于对复苏文献资料的大量研究,并由众多国际复苏专家和美国心脏协会心血管急救专业委员会进行深入探讨和讨论后编写。按惯例每 5 年修订一次。目前应用的版本为《2015 AHA 心肺复苏及心血管急救指南更新》,同时配合发表于《循环》和《复苏》两本期刊上的相关文章。《2015 AHA 心肺复苏及心血管急救指南更新》再次强调了伦理学问题,修改了生存链,重申持续质量改进的重要性,对基础生命支持、高级心血管生命支持、儿童高级生命支持等方面都提出了更新的证据,探讨心肺复苏的替代技术和辅助装置等。与既往不同的是,本版本只是对重点项目进行更新,不是全面修订,所以 2015 更新指南标志着美国心脏协会 CPR 与心血管急救指南的新纪元,从每 5 年定期修订,改变为网络持续修订的形式,为复苏学开启了一个全新的持续的审查过程。

四、生存链

　　抢救心搏呼吸骤停病人的生命必须依赖一系列紧急措施的有效实施,如果任何一项措施被忽视或延搁,病人的生命就无法挽救。而美国心脏协会从很多年前即采纳、支持和帮助发展了心血管急救系统的概念。由此提出的生存链(Chain of survival),是理解心血管急救各阶段之间联系与抢救流程各步骤的一个非常有用的比喻,反映了系统化的心血管急救概念中的关键因素。生存链各环节的紧密配合能使病人获得最为理想的结果。心搏呼吸骤停可发生于大街上、家中等的院外场所,也可发生于医院急诊室、重症监护病房或住院病区等院内的任何场所,根据发生地点不同,所实施的系统化救护的方式也有所不同。因此 2015 更新指南对生存链进行了修改,分为院外心脏骤停(Out-of-hospital cardiac arrest, OHCA)与院内心脏骤停(In-hospital cardiac arrest, IHCA)两条生存链。

(一)院外心脏骤停(OHCA)生存链

　　院外心脏骤停的发生多为非预期并常因心脏问题引起。良好的预后取决于在心脏骤停的最初几分钟内尽早开始实施旁观者心肺复苏和快速除颤。在应急反应系统(Emergency medical system, EMS)人员到达前,非专业人员应能识别病人的心脏骤停征象,呼喊求救、开始 CPR 并获取公众可及的自动体外除颤器(Automated external defibrillator, AED)。然后由 EMS 人员接替实施复苏,可提供用药等高级救护措施。随后由 EMS 人员将心脏骤停者转运至急诊室或心导管室。后续治疗将由多学科专业团队在重症监护病房开展。

　　院外心脏骤停成人生存链的各环节包括:①早期识别心脏骤停和启动应急反应系统;②早期 CPR,重点关注高质量的心脏按压;③使用 AED 快速除颤;④有效的高级生命支持(包括快速稳定和转运以实施复苏后管理);⑤多学科专业团队的综合性心脏骤停后治疗。

（二）院内心脏骤停（IHCA）生存链

院内的成人心脏骤停常因严重的呼吸或循环情况恶化所致。大多数这样的骤停是可以通过仔细的观察、在病情恶化前早期干预和治疗来预测或预防的。一旦第一目击者识别了心脏骤停，快速启动复苏抢救小组、早期高质量CPR和快速除颤就显得非常重要。病人的良好预后依赖于医院多个部门的相互配合，以及由多部门组成的包含医生、护士和呼吸治疗师等在内的专业施救团队的通力合作。在自主循环恢复后，病人应在心导管室和/或重症监护病房、由多部门组成的专业团队提供心脏骤停后的综合治疗。

成人院内生存链的环节包括：①监测、预防和治疗骤停前情况；②快速识别心脏骤停并启动紧急反应系统；③早期CPR，重点关注高质量的心脏按压；④快速除颤；⑤多科组成的专家团队提供心脏骤停后治疗。

1. 监测、预防和早期干预　对于医院内的成人病人，心脏骤停常因严重的呼吸或循环情况恶化所致。而很多心脏骤停的发生是可以通过仔细的观察、预防和对心脏骤停前情况的早期识别与治疗来预测和避免的。如可能，建立医疗应急小组（Medical emergency team，MET）或快速反应小组（Rapid response team，RRT）以在病人病情开始恶化时早期实施病人的评估、监测与治疗，从而避免心脏骤停的发生。

2. 早期识别心脏骤停并启动应急反应系统　由于病人没有意识、没有呼吸（或没有正常呼吸，如仅有喘气）、没有脉搏来迅速识别病人的心脏骤停状态。一旦做出判断，应立即就近呼喊求救并启动院内抢救系统或让他人去启动（如打院内抢救专线）并获取抢救设备如除颤器和抢救车等。启动环节越早实施，下一环节的人员与急救措施能越快到位，如更专业的高级生命支持提供者能快速赶到现场实施规范的团队抢救。

3. 早期心肺复苏　如果病人已发生心脏骤停，应立即开始高质量心肺复苏。研究表明，心脏骤停后立即开始高质量CPR能显著改善心脏骤停病人的生存率。

4. 快速除颤　快速除颤与高质量CPR相结合可使心脏骤停病人的生存率提高2~3倍。无论使用院前配备的AED还是手动除颤器，均应在设备到位后尽快对有指征者实施除颤。在医院的所有区域均应配备除颤仪，由第一施救者尽快对有指征病人实施除颤。从而达到美国心脏协会的目标：即在病人发生心脏骤停的3分钟内实施除颤。

5. 多学科专业团队提供心脏骤停后治疗　一旦病人恢复自主循环，下一环节是为病人提供心脏骤停复苏后治疗。该高级抢救阶段是由多学科组成的专业人员团队来提供的。他们关注的重点是预防心脏骤停的再次发生并提供特殊或个体化专业治疗方案以改善病人的长期生存率与神经功能预后。

五、急救与护理措施

一旦遇到疑似心搏呼吸骤停的病人，应遵循成人心脏骤停医务人员基础生命支持流程来实施抢救。

（一）环境评估与病情识别

到达现场的第一施救者应确认抢救现场对施救者和病人来说是安全的。注意勿让自己成为下一个需要抢救的人员。检查病人若无反应，呼叫EMS，启动应急反应系统。根据所处现场和工作状况决定如何启动。如院外可拨打120急救电话，院内可拨打医院设定的快速反应系统热线并全院播报通知相应的抢救小组人员到场。

（二）呼吸与脉搏评估

《2015 美国心脏协会心肺复苏及心血管急救指南》建议施救者可以在评估脉搏的同时进行呼吸评估,总评估时间应不超过 10 秒。如果病人没有呼吸或仅有喘气式呼吸,应视为心脏骤停。整个评估过程不要超过 10 秒。如果 10 秒内没有摸到脉搏,应从心脏按压开始实施高质量 CPR。任何情况下,一旦病人已确定为心脏骤停,必须立即启动应急反应系统、呼叫后备人员帮助并派人去获取 AED 和其他急救设备。根据评估结果采取下一步措施:如果病人有正常呼吸且可触及脉搏,应监测病人直至专业急救人员到达;如果病人没有正常呼吸但有颈动脉搏动,应每 5 秒至 6 秒提供 1 次呼吸,并每 2 分钟 1 次评估脉搏,应随时准备提供高质量 CPR。怀疑阿片类制剂过量时可考虑使用纳洛酮;如果病人没有正常呼吸或仅有喘气、也没有脉搏时应立即开始高质量 CPR。

（三）开始高质量 CPR

1. 评估呼吸与脉搏　如果经评估没有正常呼吸和脉搏的心脏骤停者,应立即遵循 C–A–B 流程即按压 – 气道 – 呼吸的步骤来实施高质量 CPR。按压通气比为 30∶2。

2. 关于胸外按压的技术　2015 年指南中也有部分更新。胸外按压的相关因素是按压深度、速度与反弹程度,包括用力、快速按 100~120 次 / 分的速度,5~6cm 的深度实施按压;每次按压之后让胸部充分回弹,避免倚靠;CPR 的质量亦与胸外按压中断的频率和时限相关,如这种中断最小即胸外按压分数最大,减少按压的干扰与中断,中断时间不超过 10 秒;CPR 中的按压所占比例至少达到 60%,理想状态下达到 80% 以上。

3. 按压期间手的位置　急救者手位置的不同可改变胸外按压的机制,并影响其质量与效果。根据相关证据总结,2015 更新指南就按压期间手的位置的推荐意见不变:对成人心脏骤停,胸外按压手的位置在胸骨下半部是合理的。

4. 开放气道与通气

（1）开放气道:为确保通气有效,应首先打开病人的气道。常选用仰头提颏法开放气道,即一手置于前额使头后仰,另一手的 2~3 个手指置于下颌骨性组织上以抬起下颌。如怀疑头颈部损伤的病人可采用下颌前冲法,但如此法未奏效,可使用仰头提颏法。

（2）实施通气:30 次按压后打开气道后实施 2 次通气,可采用口对口或口对面罩方式通气,如有 2 名施救者,也可使用球囊装置实施通气,每次通气持续 1 秒,2 次通气在 10 秒内完成。注意通气时应使胸部有可见隆起,但应避免通气过快、过猛或潮气量过大,以防胸内压过高引起静脉回流受阻、心室充盈不足和冠脉灌注压下降,最终导致自主循环恢复率下降。若已有高级气道的病人,急救人员不再给予 30 次按压与 2 次通气,而是 6 秒给 1 次通气（每分钟通气 10 次）,同时做持续胸外按压。

（四）实施除颤

除颤器到位后应尽快实施除颤。院前可应用 AED。在开启机器电源后可遵循语音提示操作来完成除颤过程。院内可使用手动除颤器,在识别为室颤和无脉性室速心律时尽快实施除颤。如果 AED 提示无除颤指征或心电监护上显示为无除颤指征的心律时,应继续实施 CPR 直至专业或高级急救人员到达。

（五）继续高质量 CPR

在一次除颤完成或 AED 提示不需要除颤后,应立即继续从心脏按压开始实施高质量 CPR。持续提供 2 分钟 CPR、评估与除颤、2 分钟 CPR 的流程实施抢救直至专业或高级抢救团队到达或病人开始有呼吸、能移动或有反应。

（六）高级心血管生命支持措施与复苏后治疗

专业施救人员到达后，可开始后续的高级心血管生命支持措施。在团队有效运行以确保高质量CPR的前提下开展高级心血管生命支持的措施，包括心电监护和心电图识别与处理、静脉通路建立与用药、通气支持与氧合情况监测、心脏骤停的原发因素寻找与治疗等。对于已恢复自主循环（return of spontaneous circulation, ROSC）的病人，还需提供心脏骤停后治疗，常由多科专业人员组成的团队以提高出院生存率和改善神经功能预后为目的来开展各项治疗。主要包括神经系统功能监测与脑复苏、原发因素寻找与治疗、脏器功能监测与支持等。

（七）CPR质量、责任与医疗系统

院内与院外心脏骤停事件的CPR质量差异很大，CPR质量包括胸外按压的速度、深度及胸廓反弹的传统衡量值，但亦包括某些参数如胸外按压分数与避免过度通气。CPR质量的其他方面包括复苏小组的动态、系统的作用及质量监控。目前尽管有清晰的证据证明，高质量CPR可明显改善心脏复苏的结果，但仅极少数医疗单位应用系统监控CPR质量的策略。

1. 胸外按压反馈　技术允许对CPR质量实施即时监护、记录与反馈，包括病人生理指标与急救员操作值。这些重要资料在CPR期间可即时使用，亦可用于复苏后讨论及体制质量的改进。根据相关证据总结，2015更新指南就CPR期间胸外按压反馈的推荐意见更新为"即时最佳CPR操作，使用自动视频装置是合理的"。

2. 团队复苏　心脏骤停复苏涉及医护团队，团队的组成及经验、根据位置（院内与院外）、场合（现场、急诊科、病房）及环境而有差异。尽管环境与团队成员不同，但是团队中必须指定一位领导者指挥与协调全体成员，其中心目标是给予高质量的CPR。团队的领导者要协调团队工作，减少CPR的中断，通过使用即时反馈装置给予正确的胸外按压速度与深度、减少依靠胸壁及胸外按压的中断，避免过度通气。

3. CPR登记资料　对OHCA与IHCA进行登记是很实用的。"Get With The Guidelines-Resuscitation"数据库，是最大的、前瞻性、多中心、观察性IHCA数据库。美国和加拿大超过600家医院参与数据登记。自2000年以来，已登记20万条骤停索引，迄今该数据库对IHCA几个方面提供重要的见解，在IHCA的发生率与存活率方面缩小种族差别，收集支持延长CPR时间的证据，此方面也可在国内建立相关数据库，进行统一推论和演算，更好地指导临床实践。

第四节　室性心动过速

室性心动过速（ventricular tachycardia, VT）简称室速，是临床上较为严重的一类快速性心律失常，大多数发生于器质性心脏病病人，也可见于结构正常的无器质性心脏病病人。当室速频率快、持续时间长，或并存心室扩大和心功能不全者，常有严重的血流动力学影响，可诱发或加重心功能不全、急性肺水肿、心源性休克。部分多形性室速、尖端扭转性室速发作后很快蜕变为心室颤动，可导致心源性晕厥、心脏骤停、甚至猝死。无器质性心脏病的室速

得到有效控制后,预后良好。器质性心脏病病人室速的预后较差。室扑和室颤是最严重的心脏事件,绝大多数病人发病后不能自行终止,其生存依赖于及时有效的心肺复苏。室速多发于中、老年人,原有器质性心脏病者如不积极处理,预后可能有一定的危险性。

一、概述

室性心动过速是指发生于希氏束分叉以下的束支、普肯耶纤维、心室肌的快速性心律失常。目前室速的定义大多采用 Wellens 的命名方法,将室速定义为频率超过 100 次 / 分、自发、连续 3 个或 3 个以上的室性期前搏动或程序刺激诱发的至少连续 6 个室性期前搏动。室速发作多由于各种原因的器质性心脏病所致,是器质性心脏病可危及生命的严重并发症,常见的原因有冠心病、急性心肌梗死、心力衰竭、心脏瓣膜病、药物中毒、电解质紊乱、QT 间期延长等。室速的心电图特征是 3 个或 3 个以上的室性期前收缩连续出现,QRS 波群形态畸形,时限超过 0.12 秒,T 波方向与 QRS 波群的主波方向相反,心室率一般在 100~250 次 / 分钟,心律一般不规则,亦可规则,心房活动的 P 波与 QRS 波群无固定关系,形成房室分离。

根据室速的心电图表现、持续时间、发作方式、对血流动力学的影响、病因等不同特征将室速分为不同的类型。①根据室速发作的心电图形态分为:单形性室速(图 6-4-1);多形性室速,包括尖端扭转型室速(图 6-4-2,长 QT 综合征)和 QT 间期正常的多形性室速(图 6-4-3,如 Brugada 综合征);以及双向性室速(图 6-4-4);②根据室速的发作时间分为:持续性室速、非持续性室速;③根据有无器质性心脏病分为:病理性室速、特发性室速;④根据发作方式分为:阵发性室速(又称期前收缩型室速)及非阵发性室速(又称加速性室性自主心律);⑤根据室速发作的血流动力学和预后分为:良性室速、潜在恶性室速、恶性室速;⑥根据室速的发生机制分为:折返性室速、自律性增高性室速、触发活动性室速等。

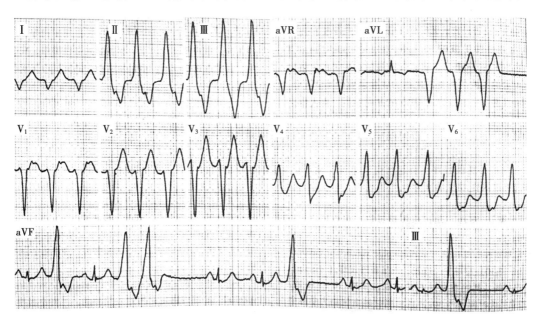

图 6-4-1 单形性室速

(多数导联 QRS 波宽大畸形,其后可见逆向 P 波,心室率 150 次 / 分)

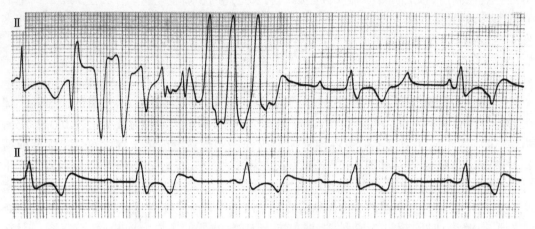

图 6-4-2　尖端扭转型室速

（QRS 波形态多变,几乎每波形态、振幅、间距均不相同,围绕基线上下扭转,频率约 201 次 / 分）

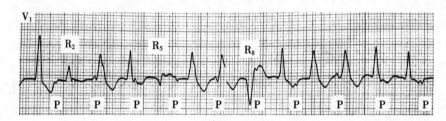

图 6-4-3　多形性室性心动过速

（QRS 波形态多变,R-R 间距基本相等,心室率平均 140 次 / 分,心房率 107 次 / 分,呈房室分离现象;R_8 为心室夺获,其 P-R 间期 0.42 秒,QRS 形态正常;R_2、R_5 为室性融合波,其 P-R 间期分别为 0.16 秒及 0.34 秒,QRS 波形态介于室性与窦性之间）

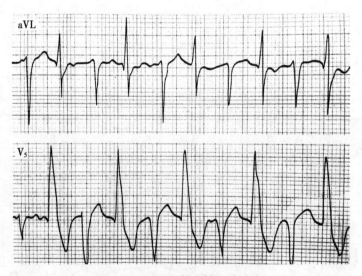

图 6-4-4　双向性室性心动过速

（QRS 波形态有两种类型,方向相反,交替出现,
R-R 间距基本相等,心室率平均 158 次 / 分）

二、病因与机制

（一）病因

1. 器质性心脏病　是室速的主要病因,约 80% 的室速具有器质性心脏病的病理基础。最常见为冠心病,特别是急性心肌梗死以及陈旧性心肌梗死伴有室壁瘤或心功能不全。其次为心肌病、心力衰竭、急性心肌炎、二尖瓣脱垂、心瓣膜病、先天性心脏病等。

2. 药物　除 β 受体阻滞剂外,各种抗心律失常药物都可能引起室速。常见的有 I A、I C 类抗心律失常药、索他洛尔等。拟交感神经药、洋地黄制剂、三环类抗抑郁药等大剂量使用时也可出现室速。

3. 电解质紊乱、酸碱平衡失调　特别是低钾血症时,易出现电解质紊乱、酸碱平衡失调。

4. 其他病因　如先天性、获得性长 QT 间期综合征,麻醉,心脏手术和心导管操作等。

5. 特发性　约 10% 的室速无器质性心脏病客观依据和其他原因可寻,称为特发性室速。少数正常人在运动和情绪激动时也可出现室速。

（二）发生机制

室速的发生机制包括折返、触发活动和自律性增高等。

1. 折返　冠心病心肌缺血及心肌梗死、心肌病等由于心肌缺血、缺氧、炎症、局部瘢痕形成、纤维化导致传导缓慢,为折返提供了形成条件,细胞外钾离子、钙离子浓度的改变,pH 降低等也影响心肌的自律性和传导性,可成为室速的诱因并参与折返的形成。

2. 触发活动　是除折返外的另一种重要机制,尖端扭转型室速、洋地黄制剂中毒可能与触发活动有关。

3. 自律性增高是部分室速的发生机制　在急性心肌梗死早期,室性心律失常的发生机制包括折返、自律性增高和触发活动,陈旧性心肌梗死单形性持续性室速的机制多为折返,非持续性室速的机制可能与单形性持续性室速不同。致心律失常性右心室发育不良的室速机制可能为折返,特发性室速的发生机制主要为触发活动,也可能包括折返和自律性增高。

三、临床评估与诊断

（一）病情评估

室速发作时病人的临床表现主要取决于室速是否导致血流动力学障碍,与室速发生的频率、持续时间、有无器质性心脏病及其严重程度、原有的心功能状态等有关。

1. 病史　询问病人有无心脏病、电解质紊乱、应用抗心律失常药物、情绪激动等病史,心力衰竭、电解质紊乱、洋地黄中毒等是常见的诱因。

2. 症状　大多数病人室速发作为阵发性,发病突然,可有心悸、心慌、胸闷、气短、胸痛、头晕、黑矇等;严重者还可出现精神不安、恐惧、全身乏力、面色苍白、四肢厥冷,甚至晕厥、抽搐、休克、心力衰竭、阿 - 斯综合征发作,甚至猝死。也有少数病人症状不明显。

3. 体征　室速发作时,心率一般在 130~200 次 / 分,也有的较慢,约 70 次 / 分,少数病人的频率较快,可达 300 次 / 分;节律多较规则,有的不绝对规则(如多形性室速);第一心音、外周脉搏强弱不等;可出现奔马律和第一、第二心音分裂;偶可闻及大炮音。

4. 并发症　警惕潜在并发症如心力衰竭、猝死的发生。

（二）辅助检查

主要依据的辅助检查为心电图。室速的心电图主要有以下表现（图 6-4-5）。

1. 心室率一般为 140~220 次 / 分，心律可稍不规则。

2. 三个或三个以上连续而迅速出现的室性期前收缩。

3. QRS 波宽大畸形，时限≥0.12 秒，有继发 ST-T 改变，T 波与 QRS 波方向相反。

4. 多数情况下 P 波与 QRS 波无关，形成房室分离。

5. 常可见到心室夺获或室性融合波，是确诊室速最重要依据。

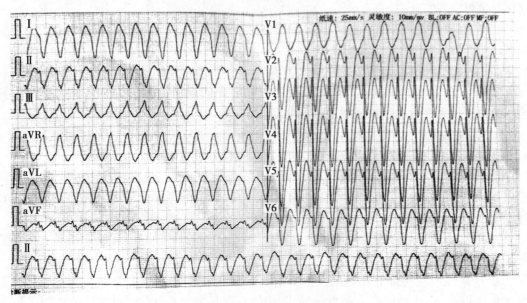

图 6-4-5　室性心动过速

QRS 波宽大畸形，时限 >0.12 秒，心室率 166 次 / 分

（三）诊断与鉴别诊断

室速的诊断主要依靠心电图、病史、症状、体征等临床资料，应与宽 QRS 波群的室上性心动过速鉴别，诊断不明确时对有适应证的病人需进行心脏电生理检查才能确诊。

四、急救与护理措施

室速的主要治疗原则为：立即终止发作，包括药物治疗、直流电复律等；尽力去除诱发因素，如低钾血症、洋地黄中毒或抗心律失常药物等；积极治疗原发病，如急性心肌梗死应积极开通梗死的相关动脉，恢复冠脉血流，切除心室壁瘤，控制伴发的心功能不全等；预防复发；防治心源性猝死。

（一）紧急处理

1. 绝对卧床休息，保持环境安静，室内光线不宜过强，至病情好转后再逐渐起床活动。

2. 吸氧，保持呼吸道通畅，必要时应用呼吸机辅助通气。

3. 迅速建立静脉通路，保持通畅，备好纠正心律失常的药物，遵医嘱及时用药。

4. 心电血压氧饱和度监测,严密观察生命体征,密切注意病人的症状、血压、心率、心律的变化,如发现病人呼吸困难、发绀、出汗、肢冷等情况,应立即报告医生,及时处理。

5. 做 12 导联心电图,严密监测心电图的变化,协助医师进行诊断。

6. 床边备除颤仪、急救车、起搏器、吸引器等急救设备。

7. 终止发作,药物或者电复律,协助医师积极抢救。持续性室速发作,可首选利多卡因 50mg 静注,如有效可连续静脉点滴维持治疗,也可选用普罗帕酮、胺碘酮或索他洛尔静脉注射。在采用以上治疗措施的同时积极准备电复律,如病人发生休克、心绞痛、心力衰竭或脑供血不足昏迷时,应迅速行直流电同步复律,但洋地黄中毒引起的室速禁用电复律。在整个抢救治疗过程中,应注意观察心率、心律、意识、血压、尿量等的变化。病人出现呼吸心跳骤停时,应立即配合医生进行心肺复苏。

8. 监测血气分析结果、电解质及酸碱平衡情况。

9. 做好心理护理,消除紧张、恐惧心理。

（二）病情观察

1. 心律　当心电图或心电监护中发现以下任何一种心律失常,应及时与医师联系,并准备急救处理。

（1）频发室性期前收缩（每分钟 5 次以上）或室性期前收缩呈二联律;

（2）连续出现两个以上多源性室性期前收缩或反复发作的短阵室上性心动过速;

（3）室性期前收缩落在前一搏动的 T 波之上;

（4）心室颤动或不同程度房室传导阻滞。

2. 心率　当听心率、测脉搏 1 分钟以上发现心音、脉搏消失,心率大于每分钟 160 次时应及时报告医师及时处理。

3. 血压　如病人血压低于 80mmHg、脉压小于 20mmHg、面色苍白、脉搏细速、出冷汗、意识不清、四肢厥冷、尿量减少时,应立即报告医师进行抗休克处理。

4. 阿 – 斯综合征　病人突然意识丧失、昏迷或抽搐、大动脉搏动消失、心音消失、血压测不到、呼吸停止或发绀、瞳孔放大。立即进行胸外心脏按压,呼叫其他医务人员,备齐各种抢救药物及用品;遵医嘱静脉推注异丙肾上腺素或阿托品;心室颤动时积极配合医师进行电击除颤或安装人工心脏起搏器。

5. 心搏骤停　立即进行心肺复苏,内容详见第六章第三节内容。

（三）及早发现并发症

病人出现夜间阵发性呼吸困难或突发气促、发绀、心尖部奔马律等,常为心力衰竭的早期表现;若病人出现血压下降、脉率增快、面色苍白、尿量减少（<20ml/h）等,应警惕心源性休克的发生。

（四）药物治疗及护理

血流动力学稳定的室速,一般先采取静脉给药。应用的药物为胺碘酮、普鲁卡因胺、β 受体阻滞剂和索他洛尔。心功能不全病人首选胺碘酮,心功能正常者也可以使用普罗帕酮,药物治疗无效时应及时使用电复律。洋地黄类药物中毒引起的室速应立即停用该类药物,避免直流电复律,给予苯妥英钠静脉注射;无高钾血症的病人应给予钾盐治疗;镁离子可对抗洋地黄类药物中毒引起的快速性心律失常,可静脉注射镁剂。

护理措施包括根据不同抗心律失常药物的作用及不良反应,给予相应的护理:若服用洋地黄制剂,服药前应测脉搏,若脉搏在 160 次 / 分以上或 60 次 / 分以下,均需报告医生;利多卡因可致头晕、嗜睡、视力模糊、抽搐和呼吸抑制,因此静脉注射累积每 2 小时不宜超过 300mg;苯妥英钠可引起皮疹、血白细胞计数减少,故用药期间应定期复查血白细胞计数;普罗帕酮易致恶心、口干、头痛等,故宜饭后服用;胺碘酮可有胃肠反应、肝功能损害、心动过缓、房室传导阻滞、低血压等,静脉用药时易发生穿刺部位疼痛、静脉炎等,渗出后易发生局部组织坏死,因此,应防止外渗、定时更换输液部位等。给药时应注意剂量准确,静脉注射时速度应缓慢,并观察药物的毒副作用及疗效;须定期测心电图、血压、心率,若血压下降、心率慢或不规则应暂时停药。如有心功能不全者,输液速度不宜快,以免加重心功能不全。

（五）电学治疗及护理

1. 同步直流电复律 对持续性室速,无论是单形性或多形性,有血流动力学障碍者不考虑药物终止,而应立即同步电复律。情况紧急（如发生晕厥、多形性室速或恶化为室颤）或因 QRS 波严重畸形而同步有困难者,也可进行非同步转复。

2. 抗心动过速起搏 心率在 200 次 / 分以下,血流动力学稳定的单形性室速可以置右心室临时起搏电极进行抗心动过速起搏。

3. 护理措施 持续 24 小时心电监护,注意电击局部皮肤有无灼伤。内容详见第二十三章第四节。

（六）预防复发

包括药物治疗、射频导管消融以及外科手术切除室壁瘤等。持续性室速如抢救治疗成功,应积极治疗原发病,并同时给予抗心律失常药物治疗,可选择应用 β 受体阻滞剂,如美托洛尔、卡维地洛或胺碘酮,以防止再发作,预防猝死的发生。

（七）一般护理

合理休息,注意劳逸结合;饮食清淡、易消化,有水肿者,宜低盐或无盐,控制摄入水量,记录出入量;做好心理护理,避免喜怒忧思等精神刺激,使之配合治疗,以利于康复;病人的衣服不要太紧,尤其呼吸困难时,应将纽扣松开;喘息不能平卧者,可采用半卧位。

（八）健康指导

1. 积极治疗各种器质性心脏病,调整自主神经功能失调;向家属及病人讲解室速的常见病因、诱因及防治知识,说明按医嘱服药的重要性,不可擅自减量、停药或改药;告知药物可能出现的不良反应,有异常时及时就医;避免情绪波动,戒烟、酒,不宜饮浓茶、咖啡;注意劳逸结合、生活规律,保证充足的睡眠与休息;保持乐观、稳定的情绪;避免饱食、劳累、感染。防止诱发心力衰竭。

2. 饮食方面,嘱病人多食纤维素丰富的食物,保持大便通畅,心动过缓的病人避免排便时过度屏气,以免兴奋迷走神经而加重心动过缓。

3. 加强锻炼,预防感染。

4. 定期随访,监测心电图,随时调整治疗方案。教给病人自测脉搏的方法以利于自我监测病情;对反复发生危及生命者,应教会家属心肺复苏术以备应急。

5. 应随身携带诊断卡及急救药。

第五节　心室扑动和心室颤动

心室扑动（ventricular flutter，简称室扑）和心室颤动（ventricular fibrillation，简称室颤）均属致命性心律失常，如不治疗 3~5 分钟内可致命。发作时心室激动程序被打乱，心室肌快而微弱地规则或不规则活动，严重影响心室的排血功能，导致心室无排血、心音和脉搏消失、血压测不出、心脑等器官和外周组织血液灌注停止、阿–斯综合征发作和猝死。室扑是室颤的前奏，而室颤则是导致心源性猝死的常见心律失常，也是临终前循环衰竭的心律改变。

一、概述

心室扑动与心室颤动是严重的异位心律，心室丧失有效的整体收缩能力，被各部心肌快而不协调的颤动所代替。两者的血流动力学的影响均相当于心室停搏。心室扑动常为心室颤动的前奏，也常是临终前的一种致命性心律失常。心室扑动是极快的、规则的心室收缩；心室颤动是快速的、不规则的、不同步的心室收缩，心脏立即丧失泵功能。突然丧失正常的心排出量和组织的低灌注，将导致全身组织器官的缺氧，尤其是大脑，将在数分钟内引起大脑的死亡。心室扑动和颤动常同时存在，或互为转换，以心室颤动为常见，单纯的心室扑动不常见。

室颤是引起心脏性猝死的主要原因，80%~90% 的心脏性猝死是由快速室性心律失常引起的。医院外发生的心脏性猝死，仅 4%~33% 的病人能生存至入院时。按照美国的报道，在 1980—2000 年，因室颤而发生医院外心脏性猝死，年发生率约下降了 56%，尽管如此，心脏性猝死仍是令人关注的问题。

在绝大多数的病人中，室颤不能自行终止，其生存依赖于及时的 CPR，能恢复心室规则的电活动和稳定的窦性心律或室上性心律。电复律是否成功取决于室颤持续的时间。成功复律的幸存者，其预后取决于室颤发生至治疗介入之间的时间，能否及时复律是决定生存率的主要因素。成功复律后的死亡率和致残率与室颤发生中枢神经系统的损伤密切有关。成功复律后发生死亡，绝大多数发生在复律后 24 小时内。室颤持续时间大于 4 分钟后，中枢神经系统和其他脏器将发生不可逆的损害，预后差，即使能成功复律，其生存率仍将下降。室颤未经治疗，持续 8 分钟者，极少能生存。

二、病因与机制

心室扑动与心室颤动的病因可包括以下几种：①急性冠状动脉综合征：不稳定型心绞痛、非 ST 段抬高型心肌梗死、ST 段抬高型心肌梗死；②扩张型和肥厚型心肌病、瓣膜病；③心房颤动伴预激综合征；④长 QT 综合征、Brugada 综合征等心脏离子通道病；⑤病态窦房结综合征或完全性房室传导阻滞所致严重心动过缓；⑥电击或雷击；⑦继发于低温；⑧药物毒副作用：洋地黄、肾上腺素类及抗心律失常等药物。

目前多数人认为心室扑动是心室肌产生环形激动的结果。其发生一般具有两个条件：一是心肌明显受损，缺氧或代谢失常；二是异位激动落在易颤期。由于心室扑动的心脏失去排血功能，若不很快恢复则会使心脏完全失去排血功能，从而转为心室颤动而死亡。

室颤的发病机制可以被认为是心脏结构异常和动态变化的因素二者之间相互作用的结

果。新的研究发现,引起心室肌电活动不稳定的动态变化因素,在室颤的形成中起重要的作用。心脏结构异常为室颤的形成奠定了基础条件,如心肌梗死,心室肥厚,心室肌心肌病变和存在特定的、有心电活动的异常组织(如存在有房室旁路)。然而心脏结构异常仅为室颤的形成提供了环境和条件,而一过性功能障碍,作为电生理方面的诱发因素,诱发室颤。具有诱发室颤形成的一过性功能障碍包括四方面:一过性心肌缺血/再灌注、全身性因素、神经生理因素和毒性反应。一过性心肌缺血有或无再灌注,对心脏的影响包括:代谢物质缺乏,生成有害性物质如超氧自由基,以及电离子分布紊乱。缺血和再灌注对不同的心室肌细胞膜上的离子通道,受体和泵有极大的影响。儿茶酚胺在循环中的量和肾上腺素能受体功能异常,是神经电生理作用参与心脏调节的可能因素。

知识拓展

室颤形成机制学说

关于室颤形成机制的研究,已经有100多年的历史。尽管如此,对于室颤的认识仍存在许多未知的方面。新的可视心脏的电活动的实验工具和由计算机模拟的三维心脏模型,可望能解开室颤的谜团。目前对于室颤中电活动特点和动态演变的认识,常来自于心内膜和/或心外膜多导标测的研究。现有的研究发现,室颤有显著不同的临床表现,提示多种机制参与了室颤的形成。解释室颤形成机制,在100年中有了很大的进展,主要有两大相互对立的学说,"多源微波(multiple-wavelet)"假设和"单源(single-source)"假设。大部分研究表明室颤的特点是心室肌同时存在多个循环的电波,不断生成碎裂电波。由Moe等提出的"多源微波"假设,是过去40年解释室颤形成机制的主要理论。按照Moe的理论,室颤的不规则电活动,是心室肌不应期离散性和组织不均一性的结果。Gray等在实验中发现,单个高度旋转的持续时间短暂的螺旋微波可产生室颤。因此提出了"单源"假设,心室内部存在相对稳定的频率极快的激动源,由于激动源中电活动频率极快,所生成的心电波碎裂,形成了复杂的不规则的心电活动,由此产生室颤和使室颤扩布。

三、临床评估与诊断

(一)病情评估

1. **警惕发生心室颤动前的心律失常** 室颤最常由室性心动过速(VT)引发。频发室性期前收缩也是常见的心律失常,一些研究者发现称之为"R-on-T"现象的室性期前收缩是室颤的先兆,但也有研究者认为一部分长配对间期的室性期前收缩同样也引发室颤。高度或完全性房室阻滞、心室内阻滞和室性逸搏心律也是室颤前常见的心律失常。偶尔室颤由室上性心律失常引发。

2. **症状** 意识丧失、抽搐、呼吸停止,若室颤不能及时终止,病人会发生死亡。

3. **体格检查** 意识丧失,听诊心音消失,无大动脉搏动,血压测不出,发绀和瞳孔散大等。

(二)心电图

1. **心室扑动** 无正常的QRS-T波群,代之以连续快速而相对规则的大正弦波;扑动波频率达 150~300 次 / 分,平均约 200 次 / 分(图 6-5-1)。快速室速与室扑的鉴别有时困难。

2. 心室颤动　QRS-T 波群完全消失,出现不规则、形态振幅不等的低小波(<0.2mV);频率达 200~500 次 / 分(图 6-5-1)。室颤刚开始时,颤动波振幅较大,大于 0.5mV,称之为"粗大型室颤";随着心室肌功能的进一步损害,尤其是在临终前,颤动波的振幅降低,小于 0.5mV,称之为"细小型室颤",多见于室颤持续较长后,复苏成功率低。

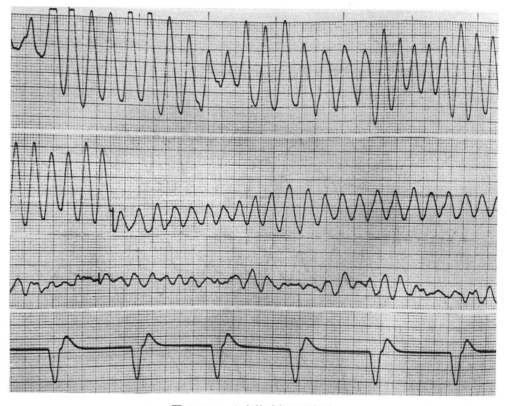

图 6-5-1　心室扑动与心室颤动

(正常 P-QRS-T 波群消失,代之以粗大的扑动波(F 波)或细小的颤动波(f 波);F 波较规则匀齐,
平均频率 220 次 / 分,振幅达 3.0mV;f 波振幅低,波形杂乱,频率 300 次 / 分)

（三）诊断

根据病人的临床表现和心电图,可明确诊断。

四、急救与护理措施

（一）紧急处理

一旦室扑和室颤发生后应立即进行抢救,力争在数分钟内建立有效的呼吸和循环,否则将发生脑细胞的不可逆性损伤,最终导致死亡。有条件时应立即施行电复律术。抢救应遵循心肺复苏的原则进行。具体内容详见第六章第三节心搏呼吸骤停。

1. 直流电复律和除颤为治疗心室扑动和心室颤动的首选措施,应争取在短时间内(1~2 分钟)给予非同步直流电除颤,双相波除颤器首次电击能量选择应根据除颤仪的品牌和型号推荐,一般为 120J 或 150J。若在发病后 4 分钟内除颤,成功率 50% 以上,4 分钟以后仅有 4%。若身边无除颤器应立即进行胸外心脏按压。

2. 药物除颤,对于顽固性心室颤动、室性心动过速连续三次电击无效可优选胺碘酮(可达龙)。其他药物有利多卡因、普鲁卡因胺、苯妥英钠(洋地黄中毒引起的室颤)、硫酸镁(急性心肌梗死或高血压病人的尖端扭转型室性心动过速)、心律平(普鲁帕酮)、溴苄铵等。美国心脏病学会提出了胺碘酮的应用,能增加短期的生存率,疗效可能优于常规应用利多卡因。观察药物的疗效,根据医嘱和病情变化及时调整心律失常药物并及时记录。熟练掌握常用抗心律失常药的浓度、剂量、用法,及药物的作用和副作用。

3. 保持气道通畅,人工呼吸,提供充分氧气。

4. 迅速建立多条静脉通道,保持通畅,以备及时用药。

5. 纠正酸碱平衡失调和电解质紊乱。

6. 严密监护,具体内容包括:自主循环恢复的监护,体温调节的监护,血糖和电解质的监护,特殊脏器功能的评定(主要是呼吸系统、心血管系统和中枢神经系统)等。

（二）非药物治疗

包括植入型心律转复除颤器和消融术。植入型心律转复除颤器能在室颤发生时,自动除颤,然而并不预防心律失常的发生。许多报道指出,接受植入型心律转复除颤器的病人,心律失常的死亡率大为改善,但仍有其他的心脏性死亡率,如充血性心力衰竭进一步加重,或死于缓慢心律失常。消融术是近年来新的治疗方法。

（三）复律后的治疗及护理

室颤成功复律后的治疗,对改善预后极其重要。复律后血流动力学的不稳定和多脏器的功能衰竭与近期预后有关。成功复律后治疗的基本内容包括:①改善心肺功能和全身的血液灌注,尤其是大脑的血液灌注;②判断引起室颤的诱因,判断和治疗可逆转的因素;③预防室颤再次发生。护理遵从重症监护室护理常规。

（四）预防

在成功抢救后,应该寻找发生的病因,争取对病因进行治疗(如电解质的紊乱、药物中毒、其他外界因素及急性心梗等),纠正电解质紊乱,解毒及重新建立心脏血液循环(冠脉内支架术或冠脉搭桥术等)。如果为非一过性或不可逆性疾病所致的室扑和室颤,则应该在抢救成功后及时植入埋藏式心律转复除颤器(Implantable Cardioverter Defibrillator, ICD)。

第六节　急性心力衰竭

一、概述

急性心力衰竭(acute heart failure, AHF)简称急性心衰,是发生在原发性心脏病或非心脏病基础上的急性血流动力学异常,导致以急性肺水肿、心源性休克为主要表现的临床综合征。临床上可分为:①急性左心衰竭:指急性发作或加重的左心功能异常所致的心肌收缩力明显降低、心脏负荷加重,造成急性心排血量骤降、肺循环压力突然升高、周围循环阻力增加,引起肺循环充血而出现急性肺淤血、肺水肿并可伴组织器官灌注不足和心源性休克的临床综合征,最常见。②急性右心衰竭:是指某些原因使右心室心肌收缩力急剧下降或右心室的前后负荷突然加重,从而引起以急性右心排血量减低和体循环淤血为主要表现的临床综合征。③非心源性急性心力衰竭：常由高心排血量综合征、严重肾脏疾病（心肾综合征）、严重肺动脉高压等所致。急性心衰通常危及病人的生命，必须紧急实施抢救和治疗。

随着生活方式改变、人口老龄化及心肌梗死等心衰病因发病率的升高，慢性心衰病人的数量快速增长，同时也增加了心功能失代偿的病人的数量。AHF 60%~70% 是由冠心病所致，尤其是在老年人。在年轻病人，AHF 的原因更多见于扩张型心肌病、心律失常、先天性或瓣膜性心脏病、心肌炎等。AHF 病人预后不良。急性心肌梗死伴有严重心力衰竭病人病死率非常高，12 个月的病死率 30%。

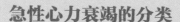

急性心力衰竭的分类

2016 年 5 月 20 日，欧洲心脏病学会（European Society of Cardiology，ESC）发布新版的《急、慢性心力衰竭诊断和治疗指南》（以下简称"新指南"）。新指南给出 AHF 的分类方法主要有：（1）根据血压水平分类，大多数 AHF 病人表现为收缩压正常或升高，仅有 5%~8% 病人表现为低收缩压，该类病人预后不良，特别是同时伴有组织低灌注者。（2）根据需要紧急干预的病因分类，如急性冠脉综合征、高血压急症、心律失常、急性机械性因素及急性肺栓塞。（3）AHF 的临床分级，主要基于床旁对于充血（即"干"或"湿"）和（或）外周组织低灌注（即"暖"或"冷"）相关症状和体征的综合评估，共分四组：暖 / 湿（最常见）、冷 / 湿、暖 / 干、冷 / 干，该分类有助于指导 AHF 的早期治疗及预后评估。（4）急性心肌梗死合并心力衰竭可采用 Killip 分级。这提示在 AHF 的诊断中要重视病人的临床症状和体征，迅速给予初步诊断和分类，以指导早期治疗及预后评估。

二、病因与机制

（一）诱因

急性心力衰竭的诱发因素包括急性冠脉综合征、严重心律失常等（表 6-6-1）。

表 6-6-1　急性心力衰竭的诱发因素

AHF 诱发因素
急性冠脉综合征
严重心律失常（心动过速，如房颤、室速、心动过缓）
感染（如肺炎、感染性心内膜炎、脓毒血症）
慢性阻塞性肺疾病急性发作
高血压急症
药物（如非甾体类抗炎药、糖皮质激素、负性肌力药物、具有心脏毒性的化疗药物）
肺栓塞
手术及围术期并发症
交感神经张力升高、应激性心肌病

AHF 诱发因素
代谢及内分泌紊乱（如甲状腺功能异常、糖尿病、肾功能不全、妊娠及围产期相关疾病）
脑血管意外
急性机械性因素：ACS 继发心脏破裂（游离壁破裂、室间隔穿孔、急性二尖瓣关闭不全），胸部创伤或心脏介入治疗后，继发于心内膜炎的瓣膜或人工瓣膜关闭不全，主动脉夹层或血栓形成
依从性差（未严格限制水 / 钠摄入或未规律服用药物）
吸毒、酗酒

（二）病因及发病机制

1. 心源性急性心衰

（1）急性弥漫性心肌损害：如急性冠状动脉综合征（约占 15%）、急性心肌损害（急性重症心肌炎和围生期心肌病），急性左心室心肌损害引发泵衰竭，心肌收缩力明显降低，心排出量减少，导致肺静脉压增高和肺淤血，引起急性肺水肿；由于急性心肌梗死的机械并发症，引起急性血流动力学变化，产生急性肺充血；急性大面积右心室心肌梗死后出现低右室心排出量，颈静脉怒张和低左室灌注压为特征的急性肺充血。

（2）急性心脏后负荷过重：如突然动脉压显著升高或高血压危象、原有瓣膜狭窄（主动脉瓣、二尖瓣）或左室流出道梗阻者突然过度体力活动、急性心律失常并发急性心衰（快速型心房颤动或心房扑动、室性心动过速），由于后负荷过重导致心室舒张末期压力突然升高，导致肺静脉压显著增高，发生急性肺水肿，迅速降低后负荷可以缓解症状。

（3）急性容量负荷过重：如新发心脏瓣膜反流（急性缺血性乳头肌功能不全、感染性心内膜炎伴发瓣膜腱索损害）、慢性心衰急性失代偿（约占 70%），由于前负荷过重导致心室舒张末期容积显著增加，导致肺静脉压显著增高，引起急性肺水肿。

（4）心源性休克：严重的急性心衰，由于心衰导致的组织低灌注，通常表现为血压下降（收缩压 <90mmHg，或平均动脉压下降 >30mmHg）和少尿［尿量 <0.5ml/（kg·h）］。

2. 非心源性急性心衰　无心脏病病人由于高心排出量状态（甲亢危象、贫血、感染败血症）、快速大量输液导致容量陡增、急性肺静脉压显著增高（药物治疗缺乏依从性、容量负荷过重、大手术后、急性肾功能减退、吸毒、酗酒、哮喘、急性肺栓塞），引起急性肺水肿。

三、临床评估与诊断

（一）病情评估

1. 诱因和前驱症状　常见的诱因有感染、情绪激动、过度体力活动、输液过多过快、贫血与出血、妊娠或分娩等。病人常先有较轻的慢性心力衰竭的症状如劳力性呼吸困难或轻度阵发性夜间呼吸困难，或体循环淤血的征象。

2. 症状

（1）急性左心衰竭：急性肺水肿为主要表现，发病急剧，病人突然出现阵发性夜间呼吸困难、端坐呼吸、烦躁不安，呼吸频率达 30~40 次 / 分，频繁咳嗽，严重时咳白色泡沫状痰或粉红色泡沫痰，病人有恐惧和濒死感。严重者呈昏迷状态，因心肺功能不全、窒息而死亡。

（2）急性右心衰竭：胸闷气短，活动耐量下降；上腹部胀痛，伴有食欲缺乏、恶心、呕吐；

周围性水肿,可出现双下肢、会阴及腰骶部等下垂部位的凹陷性水肿,重症者可波及全身;胸腹水;发绀;可有神经过敏,失眠,嗜睡等症状,重者可发生精神错乱。

3. 体征

(1)急性左心衰竭:面色灰白、发绀、大汗、皮肤湿冷。心率增快、心尖部第一心音减弱、舒张期奔马律(S_3)、P_2亢进。开始肺部可无啰音,继之双肺满布湿啰音和哮鸣音。或有基础心脏病的相关体征。心源性休克时血压下降、少尿、意识模糊。

(2)急性右心衰竭:皮肤及巩膜黄染;颈静脉怒张;胸腹腔积液;肝脾肿大;左、右心均可扩大;可听到吹风性收缩期杂音,剑突下可有收缩期抬举性搏动;P_2亢进及分裂;心前区可有奔马律;肺呼吸音减低,叩诊呈浊音;腹水征阳性;肝脏肿大、质硬并有压痛;杵状指等。

(二)辅助检查

1. 心电图 了解有无急性心肌缺血、心肌梗死、心律失常、急性肺栓塞等,可提供急性心衰病因诊断依据。

2. X线胸片 急性心衰病人可显示肺门血管影模糊、蝶形肺门、重者弥漫性肺内大片阴影等肺淤血征。

3. 超声心动图 床边超声心动图有助于评价急性心肌梗死的机械并发症、室壁运动失调、心脏的结构与功能、心脏收缩/舒张功能的相关数据,了解心包填塞。

4. 脑钠肽检测 检查血浆BNP和NT-proBNP,有助于急性心衰快速诊断与鉴别,阴性预测值可排除AHF,诊断急性心衰的参考值:NT-proBNP>300pg/ml,BNP>100pg/ml。

5. 心肌标志物检测 心肌肌钙蛋白(cTnT或cTnI)和CK-MB异常有助于诊断急性冠状动脉综合征。

6. 有创的导管检查 安置SWAN-GANZ漂浮导管进行血流动力学监测,急性冠状动脉综合征的病人酌情可行冠状动脉造影及血管重建治疗。

7. 其他实验室检查 动脉血气分析:急性心衰时常有低氧血症;酸中毒与组织灌注不足可有二氧化碳潴留。常规检查:血常规、电解质、肝肾功能、血糖、D-二聚体、高敏C-反应蛋白(hs-CRP)、甲状腺功能等。

(三)诊断和鉴别诊断

1. 诊断 AH的诊断应基于详细的现病史、既往史、潜在的心源性和非心源性诱因作进一步评估,并进行相应的辅助检查,如心电图、胸片、心脏超声和实验室检查。

2. 急性心力衰竭 严重程度分级Killip分级和Forrester分级,详见第六章第一节急性冠状动脉综合征。急性左心衰竭的临床程度床边分级(表6-6-2),临床程度的分类法适用于心肌病病人,它主要依据临床表现,最适用于慢性失代偿性心衰。2016年欧洲心脏病学会急、慢性心力衰竭诊断和治疗指南中的急性心力衰竭的临床分型(表6-6-3)。

表6-6-2 急性左心衰竭的临床程度床边分级

分级	皮肤	肺部啰音
I	干、暖	无
II	湿、暖	有
III	干、冷	无/有
IV	湿、冷	有

表 6-6-3　急性心力衰竭的临床分型

临床分型	充血征	低灌注
暖 / 干	（−）	（−）
暖 / 湿	（+）	（−）
冷 / 干	（−）	（+）
冷 / 湿	（+）	（+）

3. 急性心力衰竭评分系统　可疑急性心力衰竭评价工具有 Baggish 评分系统、急性心力衰竭早期预警评分系统。Baggish 评分系统包括 8 个指标：NT-proBNP 升高（4 分）、胸部 X 线片示间质肺水肿（2 分）、端坐呼吸（2 分）、无发热（2 分）、使用祥利尿剂（1 分）、年龄 >75 岁（1 分）、肺部啰音（1 分）和无咳嗽（1 分），0~5 分表示急性心力衰竭可能性低，6~8 分表示急性心力衰竭可能性中等，9~14 分表示急性心力衰竭可能性高。急性心力衰竭早期预警评分系统包括：氧饱和度、每小时尿量、心率、情绪状态、呼吸频率 5 个指标，可预测 2~6 小时内高危病人急性心力衰竭的发作，适用于重症监护病房进行，每小时评价一次，0~1 分为低危，2~3 分为中危，4~5 分为高危，6~10 分为极高危，参见《成人急性心力衰竭护理实践指南》中的具体评分方法（表 6-6-4）。

表 6-6-4　急性心力衰竭早期预警评分系统

指标	范围	评分
氧饱和度（SpO$_2$）	99~100	0
	95~98	1
	≤94	2
	>50	0
每小时尿量（ml/h）	30~50	1
	<30	2
心率（次 / 分）	<90	0
	90~140	1
	>140	2
情绪状态	0	0
	−/−−	1
	+	2
呼吸频率（次 / 分）	<20	0
	20~30	1
	>30	2

（成人急性心力衰竭护理实践指南）

注：病人若未予以导尿，则其每小时尿量可用两次排尿的平均值计算。情绪状态，0 表示正常或药物镇静状态；− 表示抑郁，冷漠，反应迟钝，嗜睡；−− 表示昏睡，昏迷；+ 表示烦躁不安，兴奋，激动或过度应激，以及谵妄

4. 鉴别诊断　急性心衰常需与重度支气管哮喘鉴别,早期应重视与肺部感染、严重贫血或急性肾损伤相鉴别。心源性肺水肿与非心源性肺水肿鉴别诊断(表 6-6-5)。

表 6-6-5　心源性肺水肿与非心源性肺水肿的鉴别诊断

参数	心源性肺水肿	非心源性肺水肿
病史	急性心脏病发作	近期没有心脏病史
潜在非心脏疾病	通常缺乏	存在
S_3 奔马律	存在	无,脉搏有力
心排出量状态	低心排出量,皮肤湿冷	高心排出量,皮肤湿暖
颈静脉怒张	存在	无
肺部啰音	湿性啰音	干性啰音
心电图	心肌缺血 / 心肌梗死	正常
NT-proBNP	>300pg/ml	<100pg/ml
心肌损伤标志物	增高	正常
胸片	肺门影扩大,可呈蝴蝶状	肺周边阴影
PCWP	≥18mmHg	<18mmHg

四、急救与护理措施

急性心衰发作是基础病因或诱因引发的血流动力学异常,治疗目的立即纠正血流动力学异常、去除诱因、尽早病因治疗,最大限度的挽救生命,降低病死率。2016 年欧洲心脏病学会急、慢性心力衰竭诊断和治疗指南指出,AHF 病人的早期管理尤为重要,应快速转运至就近医院,特别是有急诊科 / 心血管病科 /EICU/CCU 的医院。所有怀疑 AHF 的诊断、药物和非药物治疗需要同时进行。治疗目标(表 6-6-6)。

表 6-6-6　急性心力衰竭的治疗目标

AHF 的治疗目标
早期(急诊科 /EICU/CCU)
改善血流动力学和组织灌注
改善氧合
缓解症状
尽量减轻心脏和肾脏损害
预防血栓栓塞
减少 EICU/CCU 治疗天数

续表

AHF 的治疗目标
中期（住院期间）
明确病因及相关的合并疾病
逐渐增加药物剂量以控制症状,缓解充血状态,改善血压
逐渐增加用以缓解病情的药物剂量
适合的病人可考虑应用辅助治疗设备
出院前及长期管理
制定包括以下方面的治疗计划:
定期复查,逐渐增加改善预后的药物种类
定期评估并检查辅助治疗设备
安排随访人员,确定随访时间
纳入疾病管理计划,疾病教育,合理调整生活方式
预防早期复发
改善症状,提高生活质量及生存率

（一）紧急处理

1. 体位　有明显的呼吸困难者取坐位,双脚下垂,必要时进行四肢轮流结扎,减少静脉回心血量,减轻心脏前负荷。出现低血压,伴皮肤湿冷、苍白和紫绀,意识障碍者,应取平卧位。注意保暖。

2. 吸氧　高流量给氧,需要时予以面罩加压给氧或正压呼吸。可在湿化瓶内加入20%~40%酒精或有机硅消泡剂,使肺泡内的泡沫表面张力降低而破裂,有利于肺泡通气的改善。吸氧后保持血氧饱和度在95%~98%。

3. 开放静脉通道　至少开放两条静脉通道,并保持通畅。必要时可深静脉穿刺置管,以随时满足用药的需要。液体量不宜过多,速度不宜过快。留取血标本,进行相关化验检查。

4. 给予心电血压氧饱和度监测　密切观察心率、心律、血压、血氧饱和度、呼吸频率的变化,必要时动脉置管,连续进行有创动脉血压监测或做动脉血气分析;中心静脉置管,用于输注液体和药物,也可监测中心静脉压。呼吸衰竭和血流动力学不稳定者应立即予以通气和循环支持。

5. 药物　应用镇静、利尿、扩血管、正性肌力等药物。血管活性药物一般应用微量泵泵入,以维持稳定的速度和正确的剂量。并观察用药后病人的病情变化。

6. 准确记录出入量　纠正水、电解质紊乱和维持酸碱平衡,进食易消化的饮食,严格限制钠和水的摄入。

7. 环境　保持室内适宜的温度、湿度,灯光柔和,环境幽静。

8. 心理护理　做好心理护理。

（二）药物治疗及护理

1. 镇静　吗啡是治疗急性肺水肿极为有效的药物。低血压或休克、慢性阻塞性肺部疾病、支气管哮喘、意识障碍及伴有呼吸抑制的危重病人禁用吗啡。吗啡的不良反应有呼吸抑制、低血压、恶心、呕吐。应及早给药,用药后严密观察病情变化及有无不良反应。

2. 利尿　强效袢利尿剂可大量迅速利尿,降低心脏容量负荷,缓解肺淤血。常用呋塞米(速尿)、托塞米、布美他尼(丁尿胺),根据反应调整剂量。适应证:急性心衰和失代偿心衰急性发作,伴有继发肺充血或体液潴留情况。不良反应:最常见的有低钾、低镁、低氯性碱中毒,可导致严重心律失常,过度利尿导致血容量不足引起低血压,产生肾毒性及加重肾衰竭。观察和记录每天出入量,评价利尿效果,定时复查电解质,防止发生电解质紊乱。

3. 扩张血管　大多数急性心衰病人血压正常,存在低灌注状态,或有淤血体征且尿量减少。常用硝酸甘油、硝普钠、重组人脑利钠肽(rhBNP,奈西立肽)、乌拉地尔等,常见的不良反应为低血压,因此,宜采用注射泵输注,应密切观察病人的生命体征及自觉症状的改善情况,防止血压过度下降,及时汇报医师,便于实时调整用药剂量。应用血管扩张药时须注意,下列情况下禁用血管扩张药物:①收缩压<90mmHg,或持续低血压并伴症状,尤其有肾功能不全的病人,以避免重要脏器灌注减少;②严重阻塞性心瓣膜疾病病人,例如主动脉瓣狭窄、二尖瓣狭窄病人,有可能出现显著的低血压;③梗阻性肥厚型心肌病。

4. 正性肌力药物　适用于低心排综合征(如症状性低血压),或心排出量减低伴有淤血的病人,可减轻低灌注所致的症状,保证重要脏器的血供。常用洋地黄类制剂(毛花苷丙)、儿茶酚胺类(多巴胺和多巴酚丁胺)、磷酸二酯酶抑制剂(米力农)、左西孟旦等。护士应熟悉药物的作用机理,了解其不良反应,如多巴酚丁胺的不良反应是室性或房性心律失常、心动过速,可触发冠心病病人胸痛,加重心肌缺血;多巴胺有致心动过速、心律失常的危险;急性心肌梗死(尤其发病24h内)、急性心肌炎、低钾血症、房室传导阻滞(二度以上者)、甲状腺功能低下病人禁用洋地黄类制剂,推注应缓慢,并监测心率的变化。

5. 气管解痉剂　地塞米松、氨茶碱、喘定等,氨茶碱不宜用于急性心肌梗死或不稳定型心绞痛所致的急性心衰病人,不可用于伴心动过速或心律失常的病人。

（三）机械通气及护理

急性心衰时由于肺淤血(水肿)、心功能损害、组织灌注不良,病人会出现不同程度的低氧血症和组织缺氧,机械通气维持血氧饱和度在95%~98%,可以有效防止外周脏器和多器官功能衰竭。①无创通气:气道正压通气和双水平气道正压通气,减轻肺水肿,减少呼吸做功和提高全身代谢需求。不能耐受和合作的病人、有严重认知障碍和焦虑的病人、呼吸急促(频率>25次/分)、呼吸微弱和呼吸道分泌物多的病人不宜使用。②有创性机械通气,用于心肺复苏时、严重呼吸衰竭经常规治疗不能改善者,尤其是出现明显呼吸性和代谢性酸中毒并影响到意识状态的病人。护理详见第二十一章第六节机械通气。

（四）血液净化治疗及护理

下列情况之一可考虑采用①高容量负荷如肺水肿或严重的外周组织水肿,且对袢利尿剂和噻嗪类利尿剂抵抗;②低钠血症(血钠<110mmol/L)且有相应的临床症状如意识障碍、

肌张力减退、腱反射减弱或消失、呕吐以及肺水肿等,在上述两种情况应用单纯血液滤过即可;③肾功能进行性减退,血肌酐 >500μmol/L 或符合急性血液透析指征的其他情况。护理详见第二十五章第一节连续性肾脏替代疗法。

(五)主动脉内球囊反搏及护理

主动脉内球囊反搏(IABP)是一种有效的改善心肌灌注且同时降低心肌耗氧量、增加心排出量的治疗手段,适用于心源性休克、血流动力学障碍的严重冠心病(急性心肌梗死合并机械并发症)、顽固性肺水肿。护理详见第六章第一节急性冠状动脉综合征。

(六)心室机械辅助装置

急性心衰经常规药物治疗无明显改善时,有条件的可应用此种技术。此类装置有:体外膜肺氧合(ECMO)、心室辅助泵(如可置入式电动左心辅助泵、全人工心脏)。ECMO 的护理详见第二十三章第三节体外膜肺氧合技术。

(七)病因治疗

针对病因的治疗争取在初始的 60~120 分钟内开始。急性冠状动脉综合征并发急性心衰,尽早行急诊 PCI 或溶栓治疗,进行血运重建可以明显改善心衰。急性心脏机械并发症并发急性心衰,需要尽快外科手术。应用静脉降压药控制高血压。治疗各种影响血流动力学的快速和缓慢心律失常。应用硝酸酯类药物改善心肌缺血。应用抗生素控制感染。输红细胞悬液纠正严重贫血。围术期病人避免过快过多输液等。急性肺栓塞应考虑 rt-PA 或尿激酶溶栓及抗凝治疗,必要时行急诊介入或外科手术。慢性肺源性心脏病急性发作应考虑抗感染及改善通气、稀释痰液等治疗。根据原发病做好相应的护理。

(八)健康教育

病人病情稳定后向病人介绍急性心衰的症状和体征,以便早预防、早发现、早治疗。避免过度劳累和体力活动、情绪激动和精神紧张等应激状态;预防感冒、呼吸道感染及其他各种感染。勿擅自停药或减量。清淡饮食,液体摄入勿过多。

告知病人学会自我判断需要就诊的情况,如心衰症状加重、持续性血压降低或增高、心率加快或过缓、心脏节律显著改变等。

五、急救流程管理

急性心力衰竭发作迅速,临床症状严重,可以在几分钟到几小时内(如急性心肌梗死引起的急性心力衰竭)或在 1 周内恶化,须紧急接受系统化、规范化和流程化的抢救治疗(图 6-6-1)和护理(图 6-6-2,图 6-6-3,图 6-6-4),可以降低病死率和再入院率,缩短住院时间。

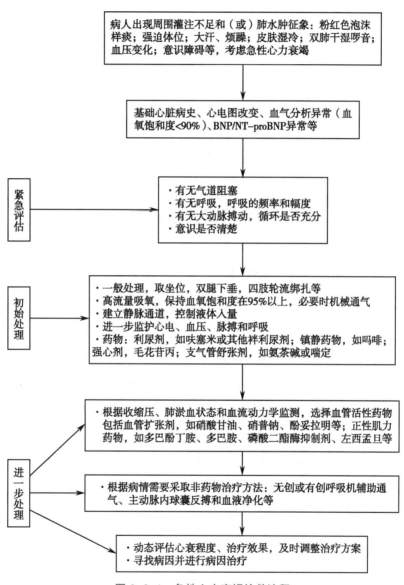

病人出现周围灌注不足和（或）肺水肿征象：粉红色泡沫样痰；强迫体位；大汗、烦躁；皮肤湿冷；双肺干湿啰音；血压变化；意识障碍等，考虑急性心力衰竭

基础心脏病史、心电图改变、血气分析异常（血氧饱和度<90%）、BNP/NT-proBNP异常等

紧急评估
- 有无气道阻塞
- 有无呼吸，呼吸的频率和幅度
- 有无大动脉搏动，循环是否充分
- 意识是否清楚

初始处理
- 一般处理，取坐位，双腿下垂，四肢轮流绑扎等
- 高流量吸氧，保持血氧饱和度在95%以上，必要时机械通气
- 建立静脉通道，控制液体入量
- 进一步监护心电、血压、脉搏和呼吸
- 药物：利尿剂，如呋塞米或其他袢利尿剂；镇静药物，如吗啡；强心剂，毛花苷丙；支气管舒张剂，如氨茶碱或喘定

进一步处理
- 根据收缩压、肺淤血状态和血流动力学监测，选择血管活性药物包括血管扩张剂，如硝酸甘油、硝普钠、酚妥拉明等；正性肌力药物，如多巴酚丁胺、多巴胺、磷酸二酯酶抑制剂、左西孟旦等
- 根据病情需要采取非药物治疗方法：无创或有创呼吸机辅助通气、主动脉内球囊反搏和血液净化等
- 动态评估心衰程度、治疗效果，及时调整治疗方案
- 寻找病因并进行病因治疗

图 6-6-1　急性心力衰竭抢救流程

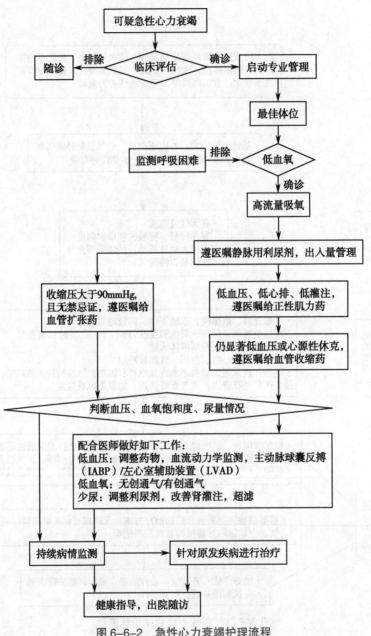

图 6-6-2　急性心力衰竭护理流程
（成人急性心力衰竭护理实践指南）

知识拓展

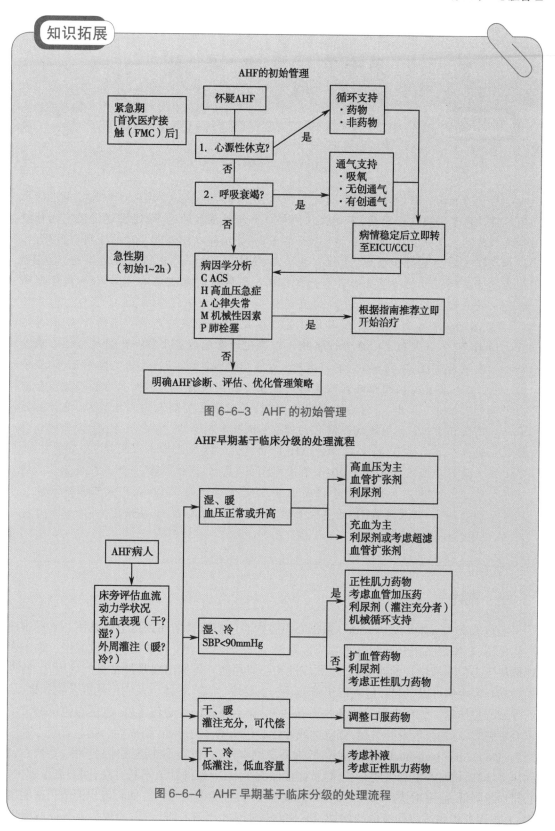

图 6-6-3　AHF 的初始管理

图 6-6-4　AHF 早期基于临床分级的处理流程

第七节　心包压塞

知识拓展

急性心衰单元

尽管心衰的各种诊疗技术不断进步,心衰病人的再入院率、病死率和医疗费用仍居高不下。为了解决这些问题,不能仅仅依赖单个诊疗技术的进步,还需促进现有各种诊疗技术的优点充分发挥、因地制宜、资源整合、优势互补以及合理及时的使用。因此,各国都在探索新的策略和模式,急性心衰单元(AHFU)这一管理模式应运而生。AHFU是为急性失代偿心衰和慢性心衰急性发作病人提供短期重症救治、监护和积极管理环境的一种新型医疗管理模式,是在现有药物和手术治疗手段基础上,通过优化资源配置、规范救治流程等这类系统化、标准化管理模式,进一步促进急性心衰的救治,改善预后。1990 年,第一家独立心衰管理机构 – 心衰门诊在瑞典成立,随后,针对慢性心衰或急性心衰救治管理、不同模式、不同名称(心衰门诊、心衰单元、心衰观察单元、心衰中心)的独立心衰管理机构相继在欧美各国成立。2015 年欧洲《急性心力衰竭院前和院内早期处理共识》指出,急诊和院前 AHF 病人不同于住院病人的临床特征,绝大多数血压升高或正常;要有急救战线前移的理念;加强急诊评估;急诊治疗;急诊管理。要做到上述五个方面的事情,必须加快 AHFU 的建设。欧洲已有丰富的经验,而我国,除了山东大学齐鲁医院急诊科于 2014 年正式成立"急性心衰单元"和"山东省急性心衰单元协作组"之外,其他地区急诊科尚少见,或已初步开展工作,而尚未正式建立该管理单元。因此,如何改善 AHF 的急诊管理,促进其早期救治,改善预后,并降低医疗费用,在中国仍任重道远。

一、概述

心包压塞(cardiac tamponade)系指心包腔内心包积液量增加到压迫心脏使心脏舒张期充盈障碍,心室舒张压升高和舒张顺应性降低,心排出量和全身有效循环血量减少。临床表现取决于心包积液增长的速度、心包顺应性和心肌功能。虽然出血是最常见的病因,但各种类型的心包疾病可以引起心包内渗出液、血液、血凝块、脓液、气体以及它们的混合物积聚,从而导致心包压塞。临床上可分为急性心包压塞、亚急性或慢性心包压塞,急性心包压塞常由于心脏破裂、急性心包炎等引起,亚急性或慢性心包压塞多为肿瘤、结核等引起。急性心脏压塞(acute cardiac tamponade)是指心包腔内液急剧聚积,心包囊不能迅速伸展扩张,导致心包内压力增高,妨碍心室舒张期充盈,静脉血液回流受阻,导致静脉压不断升高,回心血量减少,心排血量降低,心率增快一系列变化,如抢救不及时,可能很快死亡。如心包积液增长速度缓慢,心包逐渐扩张适应积液量的增加,超过 2000ml 时才出现心脏压塞,表现为亚急性或慢性心脏压塞。结核性或肿瘤性心包炎伴严重脱水血容量不足的病人,当心包腔和右房压均衡上升至 5~15mmHg 就可引起心室充盈受限,心搏量下降,而出现所谓的低压性心脏压塞。

近十几年,广泛的应用溶栓治疗急性心肌梗死,由于早期恢复心肌灌注,防止了心肌坏死破裂,所以心包压塞已较少见。

二、病因与机制

(一)病因

1. 心脏外伤　如外伤性心包、心脏和大血管的破裂出血。心脏穿透性损伤的部位以右心室最常见(约占 47%),其次为左心室(34%)、右心房(14%)和左心房(10%)。

2. 心脏创伤性检查或手术　如心导管检查或造影致心脏穿孔,冠状动脉成形术造成冠脉破裂出血,心脏手术后出血,心脏起搏电极或心脏瓣膜成形术使心脏穿破,心肺复苏的并发症。心外科术后心包压塞发生率约为 1%~2.5%。

3. 急性心肌梗死后室壁瘤破裂、主动脉夹层瘤破裂或主动脉窦瘤破裂出血至心包腔。

4. 恶性肿瘤心包转移,结核病。

5. 其他　急性心包炎、维生素 C 缺乏症(坏血病)或血小板减少症、血管胶原病等引起的出血。

(二)发病机制

心包由脏层和壁层组成一圆锥形浆膜囊,它包绕着心脏和大血管的根部,壁层和脏层之间为心包腔。心包腔内含有少量(少于 50ml)的液体,起润滑作用。正常时心包腔平均压力接近于零或低于大气压。但如液体迅速增多,心包无法伸展以适应其容量的变化,使心包内压力急骤上升,即可引起心脏受压,当积液量超过 150~200ml 左右(急性心包积血 120ml 左右)或心包内压超过 20~30mmHg 时即可引起急性心脏压塞症状。由于心包腔压力增高,对心室排血功能产生影响使心脏搏出量减低,对心室舒张功能影响,心室舒张期充盈减少。当心包内压明显增加,心排血量更为减少,周围血管阻力增加,动脉血压下降;心脏表面冠状动脉受到升高的心包压力的压迫,冠状动脉血流减少,心肌供血不足。心脏功能受损,心排血量进一步下降,形成恶性循环。心排血量显著下降,可产生休克。正常人在吸气时动脉血压可有轻度下降不超过 10mmHg(1.33kPa),因此周围脉搏强度无明显改变。当心包渗液引起心包压塞时,吸气时脉搏强度可明显减弱或消失。其机制为:①吸气时胸腔负压使肺血管容量明显增加,血液潴留于肺血管内,而心脏受渗液包围限制右心室的充盈不能显著增加,右心室的排血量不足以补偿肺血容量的增加,使肺静脉回流减少甚至逆转,于是左心室充盈减少;②受液体包围的心脏容积固定,吸气时右心室血液充盈增加,体积增大,室间隔向后左移位,左心室容积减少,因而充盈减少;③吸气时膈下降牵扯紧张的心包,使心包腔内压力更加增高,左心室充盈进一步减少,三者相结合使左心室排血量锐减,动脉血压显著下降超过 10mmHg(1.33kPa),出现奇脉(即吸气时周围脉搏消失或减弱)。如心包炎症等慢性疾病时,心包腔内的液体逐渐增多,即使逐渐积聚的液体量超过 1L,心包腔也能通过逐渐扩大来代偿。

三、临床评估与诊断

(一)病情评估

心包积液是否发生心脏压塞症状主要取决于:①心包腔内积液量积聚速度,如缓慢,可达 1~2L,为亚急性、慢性心脏压塞;如快速,仅 150~200ml,为急性心脏压塞;②心包顺应性或伸展性:心包增厚、钙化、纤维化或肿瘤浸润致心包僵硬,使心包腔不能因渗液的产生和增加而相应地伸展,此时小量积液即可迅速使心包内压升高,引起心脏压塞症状;③血容量:低血容量导致心室充盈压下降,小量积液可减少心室充盈,引起心脏压塞。

1. **症状** 呼吸困难、呼吸表浅、端坐呼吸或前倾坐位;心前区疼痛;急性面容,烦躁不安,面色苍白,大汗淋漓,发绀;气管食管受压症状,出现干咳,声音嘶哑,吞咽困难。

2. **体征** 脉搏细数,可触及奇脉;血压下降,脉压差变小;可发生休克,原有高血压的病人,其血压可正常;颈静脉怒张,呈现 Kussmaul 征象,即吸气时颈静脉充盈更明显;心尖搏动减弱、消失或出现于心浊音界左缘内侧处;心浊音界向两侧扩大、相对浊音区消失;心脏听诊心音遥远,50% 可闻及心包摩擦音;Beck 三联症:①颈静脉怒张(静脉压升高、颈静脉压升高、肝 - 颈静脉反流征阳性);②血压骤降:脉压差变小、休克,奇脉;③心搏量下降:代偿性心动过速、心音低弱而遥远;左肺受压迫的征象:有大量心包渗液时,心脏向后移位,压迫左侧肺部,可引起左肺下叶不张。左肩胛肩下常有浊音区,语颤增强,并可听到支气管呼吸音(Ewart 征)。

(二)辅助检查

1. **心电图** ①心律失常:窦性心动过速多见,部分发生房性心律失常;②QRS 波低电压;③非特异性 ST-T 改变:ST 段呈弓背下凹型上移,T 波改变;④可出现 P、QRS、T 波心电交替现象,为大量心包渗液的特征性心电图表现;⑤P-R 段移位(图 6-7-1)。

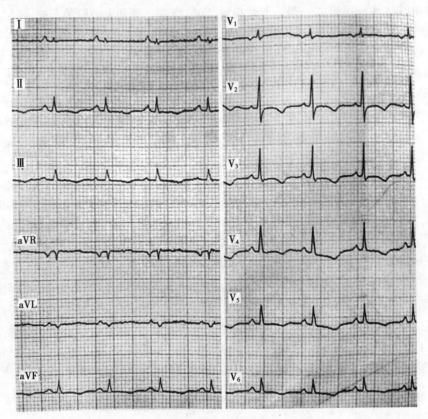

图 6-7-1 心包积液

窦性心动过速,肢体 QRS 波群低电压,ST 段压低,T 波倒置

2. 超声心动图　超声是诊断心包积液最敏感可靠的检查方法。可在床边进行检查,是一种简便、安全、灵敏和正确的无损性诊断心包积液的方法。显示:①心包膜脏、壁层之间出现无回声区(液性暗区);②右室显著受压,右室流出道变窄;③右心室舒张期萎陷。吸气时,右室内径增大,左室内径减小,室间隔向左室偏移,呼气时则相反变化;④主动脉开放时间缩短,心脏每搏输出量减低;⑤EF斜率下降。

3. X线检查　心影普遍增大,心脏搏动微弱;肺野无明显充血;上腔静脉明显扩张;心影呈烧瓶样改变。

（三）诊断

根据病因、临床表现、体格检查、超声检查及心包穿刺等即可诊断。需与急性右心衰竭、急性左心衰竭等疾病相鉴别。

四、急救与护理措施

对急性心包压塞强调早诊断,早处理。救治原则是迅速降低心包腔内压,维持心室充盈压,及时有效的治疗可以免除因心包压塞所带来的严重后果。

（一）紧急处理

1. 高流量吸氧。

2. 持续心电血压氧饱和度监测,必要时监测中心静脉压,严密观察生命体征的变化,随时观察和询问病人的自觉症状。

3. 迅速建立静脉通路,保持静脉通路畅通,必要时做深静脉置管;协助医师留取血标本,以备化验及交叉配血使用。

4. 保持环境安静,卧床休息,必要时采取半坐卧位。

5. 备好心包穿刺或置管物品、除颤仪、急救车、呼吸机等抢救设备。

6. 需外出检查或穿刺的病人做好外出前的病情评估,备好转运设备及急救物品药品,协助医师一起陪同。

7. 做好病人及家属的心理护理,讲解相关的疾病知识,消除紧张情绪,使其配合治疗及护理。

（二）心包穿刺或心包腔引流及护理

任何急性心包压塞的病人,收缩压较正常水平下降30mmHg(4.00kPa),应紧急行心包穿刺术。有报道心包穿刺的危险性超过冠脉造影,须在心脏超声定位,液性暗区>10mm,术中心电、血压监护下,首选在剑突与左肋弓成角处(相当于解剖学的心包前下窦,即病人半坐位心包腔最低处),向左、向上、向后进针。对肿瘤性大量心包积液,多次发生急性心脏压塞,需反复心包穿刺的病人,可行心包腔导管引流。此操作需具有资质的医师实施,以保证病人的安全。

知识拓展

心包穿刺术

心包穿刺术(thoracentesis)是经皮肤将穿刺针穿入心包腔,用于抽取心包腔内积液从而诊断和治疗心包疾病的临床操作技术。其目的是明确心包积液(hydropericardium)

的性质,抽取心包积液进行检验,以鉴别诊断心包疾病;穿刺抽取心包积液,解除大量积液对心脏压塞的症状;或心包腔内给药。上世纪70年代前,心包穿刺是在没有超声心动图检查和血流动力学监测下进行盲目的床边穿刺,危及生命的并发症和死亡的发生率高达20%。目前依据二维超声心动图检查选择穿刺部位,心电监护下心包穿刺,可降低并发症发生率。有人推荐联合进行右心导管检查、动脉压监测和心包穿刺引流和测压,可以评价填塞解除是否充分,可以彻底引流无分隔的心包液体;可以了解存在右房压高的其他原因,在血流动力学监测和透视下行心包穿刺,增加了操作的安全性。心包穿刺部位以剑突下最常用,病人取半卧位20°~30°,左第五肋间也是常用的穿刺部位,二维超声心动图定位。穿刺前应先作超声检查,了解进针途径及刺入心包处的积液层厚度。在超声波监测下进行穿刺,可观察穿刺针尖在积液腔中的位置以及移动情况,使用完全可靠,并可置管持续引流。

　　掌握心包穿刺的适应症和禁忌证;协助医师评估病人的全身情况、生命体征、穿刺部位、心理状态和健康知识的了解程度等;做好穿刺前病人、用物、环境的准备,需外出穿刺者应陪同医师将病人安全送至介入导管室或手术室;穿刺中协助医师将病人安置合适体位、准确定位、安全穿刺、适量抽取心包内的积液(首次抽液量应不超过100ml,以后每次抽液300~500ml,抽液速度应缓慢,以防肺水肿或心脏急性扩张。心包引流者,当引流液 <25ml/d 时可考虑拔管),密切观察病人的意识及生命体征的变化;穿刺处用无菌敷料覆盖,注明穿刺时间,及时换药,避免感染;术后嘱病人卧床休息,协助病人取舒适的卧位;穿刺后2小时内继续心电监测,密切观察病人意识、生命体征变化,有无其他不良反应;注意观察穿刺点有无渗血或渗液;记录生命体征、穿刺时间、抽取的液量及性质和病情变化;确保引流管通畅,避免扭曲、受压、打折,观察引流液的性质、颜色及量,做好记录;警惕心包穿刺并发症的发生,如气胸和血胸、心肌或冠状血管损害、肝脏损伤及其邻近脏器损伤,如病人出现不适感觉时,应及时报告医师,及时处理。

　　(三)药物治疗及护理

　　开通快速补液通路,遵医嘱交替输入晶体和胶体液,必要时输入血制品,有助于中心静脉压升高,促进心室充盈,维持心排出量。为了维持心室充盈压,在心包穿刺前多主张应用血管扩张剂增加心搏出量,如使用异丙肾上腺素和多巴酚丁胺可以增加心率及心肌收缩力,使心搏量增加并降低周围血管阻力,故可用以改善心脏压塞病人的心排血量。避免使用β受体阻滞剂,亦不宜单独使用血管扩张剂。掌握药物的作用及副作用,遵医嘱及时、准确用药,实时评估用药后的效果,及时汇报医师,调整用药方案。

　　(四)心包切开引流

　　心脏压塞症状发展迅速,常有心脏损伤存在,试验穿刺可取得黏稠全血样积液,即使症状能得到片刻缓解,也应积极进行手术治疗。切开心包,清除心包积血或血块,解除心包压塞,修补心脏大血管损伤,清除心包的出血来源。遵从心外科术前和术后护理常规。

(赵　伟　金静芬)

第七章 神经系统管理

学习目标

完成本内容学习后,学生将能:

1. 复述各类神经系统疾病的概述、病因与发病机制
2. 列出各类神经系统疾病的病情评估与判断要点
3. 描述各类神经系统疾病的急救与护理措施
4. 应用临床评估与判断采取相应的急救与护理措施

第一节 脑血管疾病

脑血管疾病(cerebrovascular disease,CVD)是指脑血管病变引起的脑功能障碍,包括由于栓塞形成导致的血管闭塞、血管破裂、血管壁损伤或通透性改变,以及血液黏度增加或血液成分异常变化引起的疾病。脑卒中(stroke),或称急性脑血管事件,为脑血管疾病的主要临床类型,是指由于急性脑循环障碍所致的局限或全面脑功能缺损综合征,包括缺血性脑卒中和出血性脑卒中两种类型。脑卒中能引起局灶性的症状和体征,与受累血管的血供区域一致。当出现弥漫性的脑功能障碍时,如心跳骤停引起的全脑缺血,则不属于脑卒中范畴。据估算,我国每年新发脑卒中病人约 200 万人,每年死于脑卒中病人约 150 万人。

一、缺血性脑卒中

(一)概述

缺血性脑卒中(ischemic stroke)又称脑梗死,占所有脑卒中的 60%~80%,是指由于各种原因引起的脑部血液供应障碍,缺血、缺氧引起局限性脑组织的坏死或脑软化。临床表现取决于梗死灶的大小和部位,主要为局灶性神经功能缺损症状和体征,如偏瘫、偏身感觉障碍、失语、共济失调等,部分病人可有头痛、呕吐、昏迷等全脑症状。依据局部脑组织发生缺血坏死的机制可分为血栓形成性脑梗死(thrombotic cerebral infarction)、栓塞性脑梗死(embolic infarction)和腔隙性脑梗死(lacunar infarction)等类型。近年研究显示,我国住院急性脑梗死病人发病后一个月时病死率约为 3.3%~5.2%,3 个月时病死率 9%~9.6%,死亡/残疾率为 34.5%~37.1%,1 年病死率 11.4%~15.4%,死亡/残疾率 33.4%~44.6%。

(二)病因与机制

血栓形成性脑梗死是缺血性脑卒中最常见的类型,其发病原因及机制介绍如下。

1. 病因

（1）动脉壁病变：血栓形成性脑梗死最常见的病因为动脉粥样硬化，常伴有高血压病，与动脉粥样硬化互为因果。其次为各种原因引起的动脉炎，血管异常如夹层动脉瘤、先天性动脉瘤等。

（2）血液成分异常：血液黏度增高、真性红细胞增多症、血小板增多症及高脂血症等，都可使血黏度增高，血液瘀滞，引起血栓形成。

（3）血流动力学异常：在原有动脉粥样硬化的基础上，当血压下降、血流缓慢、脱水、严重心律失常及心功能不全时，可导致灌注压下降，有利于血栓形成。

2. 发病机制　主要的动脉内膜深层的脂肪变性和胆固醇沉积，形成粥样硬化斑块及各种继发病变，使管腔狭窄甚至阻塞。病变发展，内膜分裂，内膜下出血和形成内膜溃疡。内膜溃疡易导致血栓形成，使管腔进一步狭窄或闭塞。由于动脉粥样硬化好发于大动脉分叉处及拐弯处，故脑血栓的好发部位为大脑中动脉、颈内动脉的虹吸部及起始部，椎动脉及基底动脉的中下段等。由于脑动脉有丰富的侧支循环，管腔狭窄需达到80%以上才会影响脑血流量。逐渐发生的动脉硬化斑块一般不会出现症状，当内膜损伤破裂形成溃疡后，血小板及纤维素等血中有形成分黏附、聚集、沉着形成血栓。当血压下降、血流缓慢、脱水等血液黏度增加，致供血减少或促进血栓形成的情况下，即出现急性缺血症状。

（三）临床评估与诊断

1. 病情评估

（1）诱因和前驱症状：多见于中、老年病人，有动脉粥样硬化及高血压、糖尿病等脑卒中危险因素，常在安静状态或睡眠中起病。部分病例起病前有头昏、头痛、眩晕、肢体无力及麻木等短暂性脑缺血发作（transient ischemic attack，TIA）的前驱症状。病情多在几小时或几天内达到高峰，部分病人症状可进行性加重或波动。

（2）定位症状和体征：取决于血栓闭塞哪一根血管、梗死灶的大小或部位，可在数小时至三天内逐渐加重。

1）颈内动脉系统脑梗死：病灶侧单眼一过性黑矇，偶可为永久性视力障碍。包括颈内动脉、大脑前、中动脉及其分支。梗死灶在同侧额、顶、颞叶或基底节区。①构音障碍或失语；对侧中枢性面瘫、舌瘫。②双眼向对侧注视障碍（向病灶侧同向偏视）；偏盲。③对侧中枢性偏瘫和偏身感觉障碍。

2）椎基动脉系统脑梗死：梗死灶在脑干、小脑、丘脑、枕叶及颞顶枕交界处。①症状为眩晕、复视、呕吐、声嘶、吞咽困难、共济失调等。②体征为交叉性瘫，同侧周围性颅神经瘫痪，对侧中枢性偏瘫；交叉性感觉障碍。③四肢感觉运动障碍。④小脑共济失调，眼震、平衡障碍、四肢肌张力降低等。

（3）常用的评估工具：在急诊卒中病人的分诊时推荐采用以循证医学为依据的卒中快速筛查工具，如辛辛那提院前卒中筛查量表（the Cincinnati Prehospital Stroke Scale，CPSS）等。对卒中严重程度的评估常用的有美国国立卫生研究院卒中量表（the National Institutes of Health Stroke Scale，NIHSS）等。

2. 辅助检查

（1）血液检查：血常规、血糖、血脂、肝肾功能等，有助于发现危险因素。

（2）头颅CT检查：脑梗死发病后24小时内，一般无影像学改变。24小时后，梗死区出现低密度灶。对于急性脑卒中病人,头颅 CT 是最常用的影像学检查手段,对于发病早期脑梗死与脑出血的鉴别很重要。

（3）头颅 MRI 检查:脑梗死发病后数小时可显示 T1 低信号,T2 高信号的病变区域,能发现脑干、小脑及微小病灶。

（4）颈部及颅内超声检查:评估血管内膜厚度、狭窄程度及侧支循环建立的程度。

（5）全脑血管造影:可以显示脑部动脉的狭窄、闭塞部位,有利于辨别血管病变程度及预后。

（四）急救与护理措施

1. 紧急处理

（1）给予平卧位,必要时吸氧,呼吸功能严重障碍者应给予呼吸支持。

（2）密切监测生命体征和意识状态。

（3）建立静脉通路并进行血液检查。

（4）安排紧急头颅 CT 扫描,要求在到达医院 25 分钟内完成。

（5）获取 12 导联心电图,可识别因急性心梗或心律失常引起的脑栓塞。

（6）目标血压控制。急性期病人会出现不同程度血压升高,其升高程度与脑梗死病灶大小、部位及既往是否有高血压病史有关。溶栓治疗病人溶栓前期血压控制在收缩压 <185mmHg、舒张压 <110mmHg。溶栓治疗开始后血压控制目标为收缩压 <180mmHg、舒张压 <105mmHg。非溶栓治疗缺血性卒中病人,在卒中发生后最初 24h 内,应通过合理的治疗手段使血压降低 15%,不予降压药物治疗。如血压持续升高,收缩压 >220mmHg 或舒张压 >120mmHg,或伴有梗死后出血、合并夹层动脉瘤、肾衰竭、心力衰竭的病人可予降压治疗,并严密观察血压变化。

（7）控制血糖:急性期约 40% 病人存在高血糖,可以是原有糖尿病的表现或应激反应。高血糖、低血糖都能加重缺血性脑损伤,导致病人预后不良。当血糖增高超过 10mmol/L 时,应立即给予胰岛素治疗,将血糖控制在 7.8~10mmol/L。

2. 溶栓治疗和护理　目前重组组织型纤溶酶原激活剂（recombinant tissue-type plasminogen activator, rt-PA）是急性缺血性脑卒中静脉溶栓的首选用药,但有严格的时间窗,从症状发生到溶栓时间应 ≤4.5h。美国心脏协会 / 美国卒中协会指南倡导从急诊就诊到开始溶栓（door to drug）应争取在 60 分钟内完成。

（1）rt-PA 应用方法:对缺血性脑卒中发病 4.5 小时内病人,应按照溶栓的适应证和禁忌证严格筛选,尽快给予 rt-PA 溶栓治疗。具体用法为:0.9mg/kg（最大剂量为 90mg）计算药物总量,总剂量 10% 最初 1 分钟内静脉注入,余 90% 剂量静脉泵入维持 1 小时。

（2）静脉溶栓的监测和护理

1）静脉溶栓治疗及结束后 2 小时内每 15 分钟进行一次血压测量和神经功能评估;然后每 30 分钟 1 次,持续 6 小时;以后每小时 1 次直至治疗后 24 小时;

2）如出现严重头痛、高血压、恶心或呕吐,或神经症状体征恶化,应立即停用溶栓药物并进行脑 CT 检查;

3）如收缩压 ≥180mmHg 或舒张压 ≥105mmHg,应增加血压监测次数,并给予降压药物;

4）鼻饲管、导尿管及动脉内测压管在病情许可的情况下应延迟安置;

5）溶栓 24 小时后，给予抗凝药或抗血小板药物前应复查 CT 或 MRI。

3. 抗血小板治疗和护理　不符合溶栓适应证且无禁忌证的缺血性脑卒中病人应在发病后尽早给予口服阿司匹林 150~300mg/d，急性期后可改为预防剂量（50~325mg/d）；溶栓治疗者，阿司匹林等抗血小板药物应在溶栓 24 小时后重复 CT 或 MRI 没有发现出血再开始使用。如不能耐受或对阿司匹林过敏，可选用氯吡格雷作为代替。用药期间应严格掌握剂量，监测凝血指标，观察有无黑便、牙龈出血等出血表现。

4. 血管内介入治疗

（1）动脉溶栓：动脉溶栓是使溶栓药物直接到达血栓局部，理论上血管再通率应高于静脉溶栓，且出血风险降低。然而其益处可能被溶栓启动时间的延迟所抵消。因此，动脉溶栓仅作为静脉溶栓的有效补充，不能替代静脉溶栓。发病 6 小时内大脑中动脉闭塞导致的严重卒中，当不适合静脉溶栓或静脉溶栓无效，可严格筛选病人后实施动脉溶栓。

（2）机械取栓、碎栓：机械血栓清除术是实现急性缺血性脑卒中血流再灌注的新方法，其主要通过取栓、碎栓及加强溶栓药物在栓子局部的渗透作用实现血管再通，与药物溶栓协同发挥作用。如对于发病 8 小时内的急性前循环大血管闭塞性卒中，发病 4.5 小时内可在足量静脉溶栓基础上实施机械取栓。

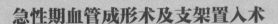

知识拓展

急性期血管成形术及支架置入术

血管成形术及支架置入术越来越多地应用于缺血性脑卒中前向血流的恢复，尤其在急性期。目前颅内支架有三种：球囊扩张裸支架、药物洗脱球囊扩张支架和自膨式支架。如果是安放自膨式支架，先在单纯球囊扩张基础上再通过微导丝将支架系统送到至病灶部位后放置。如果是安放球囊扩张支架，则将支架输送系统沿着微导丝放置在跨越狭窄位置。造影定位后，在透视下，以压力缓慢加压扩张球囊，使支架缓慢展开到预定直径。然后减压球囊，使支架与球囊脱离。

5. 并发症的急救与护理

（1）脑水肿和颅内压增高：脑水肿出现在缺血性脑卒中最初 24~48 小时内，3~5 天达到高峰。护理应注意观察病人有无颅内压升高表现，密切注意呼吸、心率、血压及神志、瞳孔的变化。如发生颅内压增高，应抬高床头 30°，避免和处理引起颅内压增高的因素，并进行脱水降颅压治疗。

（2）梗死后出血：颅内出血是静脉溶栓最凶险的并发症，溶栓治疗 24 小时内病人需卧床休息。密切观察病人意识、瞳孔和血压变化，定期进行神经功能评估，监测凝血功能，观察有无其他出血倾向。如溶栓后 24 小时内症状加重，应首先通过影像学确定有无颅内出血，对于颅内出血或脑实质血肿形成，应暂缓使用或停用抗血小板聚集治疗，并积极控制血压，必要时手术清除血肿。

（五）急性缺血性脑卒中规范化流程管理

缺血性脑卒中具有高发病率、高复发率的特点，急救的有效性和及时性对降低病人的致残率和病死率至关重要。rt-PA 静脉溶栓为急性缺血性脑卒中的标准治疗，但溶栓时间窗仅为 3~4.5 小时。为使溶栓这一有效方法能更好、更广泛地在我国应用，提高缺血性脑卒中急性期的救治率，国内多家医院建立脑卒中诊治快速通道，尽可能优先处理和收治脑卒中病人，并建立卒中病人分诊、救治流程（图 7-1-1、图 7-1-2）。除此之外，依据国内外对急性缺血性脑卒中救治的时间要求，制定了相应的流程目标监测体系（图 7-1-3）。

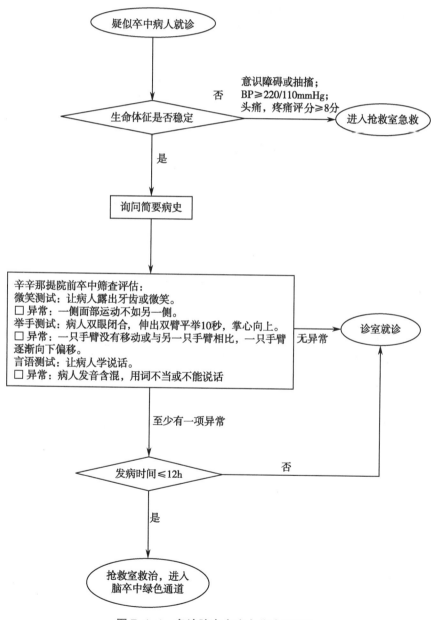

图 7-1-1 急诊脑卒中病人分诊流程图

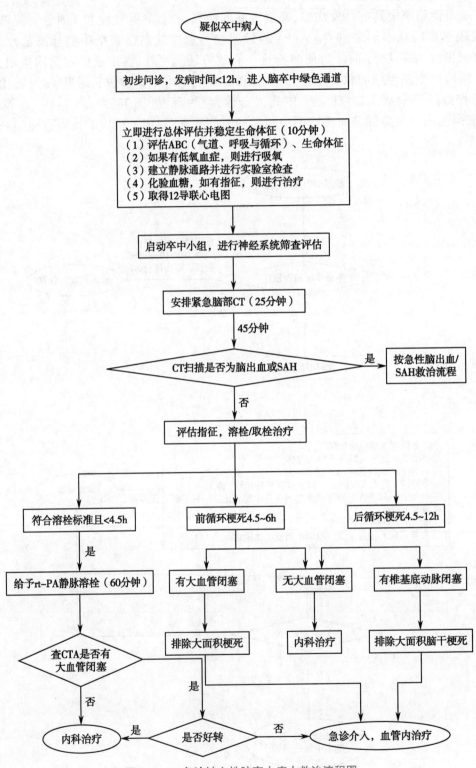

图 7-1-2 急诊缺血性脑卒中病人救治流程图

就诊日期：＿＿＿年＿＿月＿＿日＿＿时＿＿分

姓名：

生命体征：T：＿＿＿P＿＿R＿＿＿BP＿＿＿＿/＿＿mmHg

出生日期：

GCS：E＿＿V＿＿M＿＿

急诊ID：

病历号：

过去病史：□1、无 □2、CAD □3、HTN □4、DM □5、Uremia □6、Asthma
□7、Cancer □8、心率不齐 □9、中风 □10、高血脂 □11、其他＿＿＿＿＿

医师诊视时间：＿＿＿＿年＿＿＿月＿＿＿日＿＿时＿＿分

头颅CT执行时间：＿＿＿＿时＿＿分 医师：＿＿＿＿＿

头颅CT判读完成时间：＿＿＿＿时＿＿分 医师：＿＿＿＿＿

联络神经内（外）科医师时间：＿＿＿＿时＿＿分 医师：＿＿＿＿＿

神经内（外）科医师到达时间：＿＿＿＿时＿＿分 医师：＿＿＿＿＿

病人情况：

发作时间：＿＿＿年＿＿月＿＿日＿＿时＿＿分 □不详

来诊时间：＿＿＿年＿＿月＿＿日＿＿时＿＿分

GCS：E＿＿＿V＿＿M＿＿＿

症状（简述）：＿＿＿＿＿＿＿＿＿＿＿＿＿＿

NIHSS SCORE：＿＿＿＿＿＿分

适合溶栓 rt-PA(Actilyse)：□是 □否

告知家属： □是 □否

rt-PA(Actilyse)执行时间：＿＿＿＿年＿＿月＿＿日＿＿时＿＿分

实际用量：＿＿＿＿mg

其他使用药物	剂量	途径	时间	记录人员	备注

转诊时间：＿＿＿＿年＿＿月＿＿日＿＿时＿＿分

转诊：□病房：＿＿＿＿ □重症监护病房：＿＿＿＿ □转院 □ADD □死亡 □其他＿＿＿＿

医师签字： 护理人员签字：

图 7-1-3　急诊缺血性脑卒中病人流程目标监测

二、出血性脑卒中

(一)概述

出血性脑卒中(hemorrhagic stroke)占全部脑卒中的30%~40%,根据出血部位不同又分为脑出血(intracerebral hemorrhage,ICH)和蛛网膜下腔出血(subarachnoid hemorrhage,SAH)。脑出血是指原发性非外伤性脑实质内出血,占急性脑血管病的30%~40%,是急性脑血管病中死亡率最高的。主要表现为:头痛、呕吐、偏瘫、失语、意识障碍、大小便失禁等,常伴有血压明显升高。蛛网膜下腔出血通常为脑底部或脑表面的病变血管破裂,血液直接流入蛛网膜下腔引起的一种临床综合征,约占急性脑卒中10%,出血性脑卒中的20%。由于SAH发病原因最常见为颅内动脉瘤(占50%~80%)破裂,因此将在动脉瘤章节中具体介绍。

(二)病因与机制

1. 病因　最常见的病因是高血压合并细、小动脉硬化,其他病因包括颅内动脉瘤和动静脉畸形、脑动脉炎、梗死后出血、脑淀粉样血管病、血液病(如白血病、再生障碍性贫血、血小板减少性紫癜等)、抗凝或溶栓治疗等。

2. 发病机制　高血压脑出血的主要发病机制是脑内细、小动脉在长期高血压作用下发生慢性病变破裂所致。颅内动脉壁薄弱,中层肌细胞和外膜结缔组织较少,且无外弹力层。长期高血压可使脑细小动脉发生玻璃样变性、纤维素样坏死,甚至形成微动脉瘤或夹层动脉瘤,在此基础上血压骤然升高时易导致血管破裂出血。

(三)临床评估与诊断

1. 病情评估

(1)诱因:常发生于中老年人,男性多见,多有高血压病史,常在活动中或情绪激动时突然发生,少数在安静状态下发生。病人一般无前驱症状,少数可有头晕、头痛及肢体无力等。发病后数分钟到数小时达高峰。

(2)定位症状和体征:脑出血常因出血部位及出血量不同而临床表现各异。

1)基底核区出血:①壳核出血:最常见,占ICH病例的50%~60%,因出血最常累及内囊而表现为"三偏征":偏瘫、偏身感觉障碍和同向性偏盲,优势半球受累可有失语。出血量少(<30ml),临床症状轻,预后好;出血量大(>30ml),临床症状重,可出现意识障碍和占位效应,严重者可引起脑疝,甚至死亡。②丘脑出血:占ICH病例的20%。病人常出现丘脑性感觉障碍(深浅感觉减退,感觉过敏或自发性疼痛)、丘脑性失语(言语缓慢而不清、重复语言、发音困难等)、丘脑性痴呆(记忆力和计算力减退、情感障碍等)和眼球运动障碍(眼球向上注视麻痹等)。出血侵及内囊可出现对侧肢体偏瘫(多为下肢重于上肢)。③尾状核头出血:较少见,多由高血压动脉硬化和血管畸形破裂所致。常有头痛、呕吐、颈强直、精神症状,神经系统功能缺损症状并不多见。

2)脑干出血:约占ICH的10%,绝大多数为脑桥出血。常表现为突然发病,剧烈头痛、眩晕、复视、呕吐,一侧面部麻木等。症状常先从一侧开始,表现为交叉性瘫痪,头和眼转向非出血侧,呈"凝视瘫肢"状。出血量大时多迅速波及两侧,出现双侧面部和肢体瘫痪,双侧病理反射阳性。由于交感神经纤维受损,双侧瞳孔极度缩小,但对光反射存在。严重者由于出血破坏了联系丘脑下部调节体温的纤维出现中枢性高热、呼吸不规则,病情常迅速恶化,多数在 24~48 小时死亡。

3）小脑出血：约占 ICH 的 10%。常开始为一侧枕部的疼痛、眩晕、呕吐、病侧肢体共济失调，可有脑神经麻痹、眼球震颤、双眼向病变对侧同向凝视，可有肢体瘫痪。

4）脑叶出血：占 ICH 的 5%~10%，出血以顶叶最常见，其次为颞叶、枕叶、额叶，40% 为跨叶出血。①顶叶出血：偏瘫较轻，偏身感觉障碍较重；对侧下象限盲；优势半球出血可出现混合性失语。②颞叶出血：对侧中枢性面舌瘫；肢体瘫痪以上肢为主；对侧上象限盲；优势半球出血可出现感觉性失语或混合性失语；可有颞叶癫痫、幻嗅、幻视。③枕叶出血：对侧同向性偏盲，可有一过性黑矇和视物变形；多无肢体瘫痪。④额叶出血：前额痛、呕吐、痫性发作、对侧偏瘫、精神障碍，优势半球出血表现运动性失语。

5）脑室出血：占 ICH 的 3%~5%。表现为突然头痛、呕吐，立即昏迷或昏迷加深；双侧瞳孔缩小，四肢肌张力增高，病理反射阳性；早期出现去大脑强直，脑膜刺激征阳性；常出现丘脑下部受损的症状和体征，如应激性溃疡、消化道出血、中枢性高热等。如出血量少，仅部分脑室出血，表现类似蛛网膜下腔出血，病人意识清楚或仅有轻度障碍，预后良好。

6）中脑出血：较少见，表现为突然出现复视、眼睑下垂；一侧或两侧瞳孔扩大、眼球不同轴、水平或垂直眼震、同侧肢体共济失调，严重者很快出现意识障碍、去大脑强直，可迅速死亡。

（3）出血量的估算：临床可采用多田氏公式，根据 CT 影像估算出血量。即：出血量 =0.5× 血肿最大长轴（cm）× 最大面积短轴（cm）× 层面数 × 层厚。

2. 辅助检查

（1）头颅 CT 扫描：是诊断脑出血的首选检查，可准确、清楚地显示脑出血的部位、出血量、占位效应、是否破入脑室或蛛网膜下腔以及周围脑组织受损情况。

（2）头颅 MRI 检查：对急性期脑出血的诊断 CT 优于 MRI，但 MRI 能更准确地显示血肿演变过程。

（3）脑血管造影（DSA）：中青年非高血压性脑出血，或 CT 和 MRI 检查怀疑有血管异常时，应进行脑血管造影检查。

（4）脑脊液检查：脑出血病人一般无需进行腰椎穿刺检查，以免诱发脑疝，如需排除颅内感染和蛛网膜下腔出血可谨慎进行。

（四）急救与护理措施

1. 紧急处理

（1）立即给予平卧位，避免刺激，床头抬高 30°，减轻脑水肿。

（2）保持呼吸道通畅，清除口鼻腔分泌物和呕吐物，给予吸氧。舌后坠者给予口咽通气道协助通气，必要时气管插管。

（3）给予心电监护，密切观察意识、瞳孔、生命体征及四肢活动情况。

（4）建立静脉通路，留取血标本。

（5）迅速协助进行头部 CT 扫描。

（6）进行 12 导联心电图检查。

（7）对于烦躁不安或癫痫发作者，安置床档，必要时给予肢体约束，保障病人安全。

2. 调控血压　ICH 后高收缩压与血肿扩大、神经功能恶化、残疾和死亡均有相关性。

应在发病后 6 小时内将血压降至目标水平,即收缩压 <140mmHg。

3. 抗癫痫治疗和护理 癫痫发作时立即清除病人口鼻腔分泌物,保持呼吸道通畅,放置牙垫防止舌咬伤,加强保护,防止病人受伤,同时遵医嘱应用抗癫痫药物。

4. 降颅压治疗和护理 脑出血后 48 小时脑水肿达高峰,维持 3~5 天后逐渐降低,可持续 2~3 周或更长。脑水肿可使颅内压增高并导致脑疝形成,是导致病人死亡的直接原因。积极降颅压是脑出血急性期治疗的关键。

5. 外科治疗 壳核出血量 30ml 以上,小脑或丘脑出血量 10ml 以上,或颅内压明显增高内科治疗无效者,可考虑行开颅血肿清除、脑室穿刺引流、经皮钻孔血肿穿刺抽吸等手术治疗。

知识拓展

ICH 的外科治疗

ICH 的外科治疗方法主要有三种:开颅血肿清除术、内镜辅助血肿抽吸术和立体定向颅内血肿穿刺抽吸引流术。后两种术式操作简单,创口微小,对正常脑组织损害小,因此避免了各种手术并发症的发生。近年来,外科治疗的重点放在立体定向颅内血肿穿刺抽吸引流术上,这种术式的基本方法是在颅骨上钻一个数毫米的孔,然后插入引流管,抽吸血肿,之后间断给予纤溶剂(如 rt-PA)液化引流。实验表明,纤溶剂的应用可以有效的减少血肿体积,从而有助于改善 ICH 病人的预后。

---

6. 并发症的急救与护理

(1)脑疝:注意评估有无脑疝的先兆表现,如剧烈头痛、喷射性呕吐、躁动不安、血压升高、脉搏减慢、呼吸不规则、双侧瞳孔不等大、意识障碍加重等,一旦出现立即报告医生,配合抢救。如静脉滴注 20% 甘露醇或静脉注射呋塞米,保持呼吸道通畅,备好气管插管或气管切开包、脑室穿刺引流包等。

(2)上消化道出血:遵医嘱应用保护胃黏膜的药物,如西咪替丁、奥美拉唑等,防止胃黏膜损伤。注意观察病人病情,如发现病人出现面色苍白、口唇发绀、皮肤湿冷、烦躁不安、尿量减少、血压下降等失血性休克表现,立即配合医生进行抢救。

三、颅内动脉瘤

(一)概述

颅内动脉瘤(intracranial aneurysm, IA)是颅内动脉壁的囊性膨出,多因动脉壁局部薄弱和血流冲击而形成,极易破裂出血。人群中颅内动脉瘤的患病率为 2%~7%,40~60 岁人群多见。颅内动脉瘤破裂导致的蛛网膜下腔出血(subarachnoid hemorrhage, SAH)发病率位于脑血管意外的第三位,仅次于脑梗死和高血压脑出血。颅内动脉瘤按其位置可分为颈内动脉系统动脉瘤(约占 90%)和椎基底动脉系统动脉瘤(约占 10%)。未破裂的动脉瘤,临床可无任何症状。动脉瘤一旦破裂出血,表现为蛛网膜下腔出血,即突发的剧烈头痛、频繁呕吐、面色苍白、全身冷汗、体温升高、颈项强直、Kerning 征阳性,重症者可出现意识障碍甚至昏迷。

（二）病因与机制

颅内动脉瘤发病原因尚不清楚。动脉壁先天缺陷学说认为,颅内 Willis 环的动脉分叉处的动脉壁先天性平滑肌层缺乏;动脉壁后天退变性学说则认为,颅内动脉粥样硬化和高血压,造成动脉内弹力板破坏,渐渐形成囊性膨出,即动脉瘤。另外,体内的感染病灶脱落的栓子,侵蚀脑动脉壁可形成感染性动脉瘤,头部外伤也可导致动脉瘤形成,但临床均少见。颅内动脉瘤发生在血管分叉处或 Willis 动脉环周围。颅内动脉瘤大致由瘤顶部、瘤体部及瘤颈部构成,98% 的动脉瘤出血部位为瘤顶部。

（三）临床评估与判断

1. 病情评估

（1）诱因:部分病人动脉瘤破裂出血前有劳累、突然用力或情绪激动等诱因,亦有少部分病人无明显诱因或在睡眠中发病。

（2）局灶症状:取决于动脉瘤部位、毗邻结构及动脉瘤大小。小的动脉瘤可无症状,较大的动脉瘤可压迫临近结构出现相应的局灶症状。如颈内动脉 – 后交通动脉瘤和大脑后动脉瘤常有动眼神经麻痹,表现为单侧眼睑下垂、瞳孔散大、眼球内收,上、下视不能,直、间接对光反射消失。有时局灶症状出现在 SAH 前,如头痛、眼眶痛,继之动眼神经麻痹,此时应警惕随之而来的动脉瘤破裂出血。动脉瘤破裂出血,血液流入蛛网膜下腔,可出现剧烈头痛、恶心、呕吐、面色苍白、全身冷汗、眩晕、颈强直,克氏征阳性,半数病人出现一过性意识障碍,严重者昏迷甚至死亡。大脑中动脉瘤出血形成血肿,病人可出现偏瘫和 / 或失语,巨型动脉瘤压迫视路,病人有视力视野障碍。

2. 辅助检查

（1）CT 扫描:CT 可辅助判断出血部位,明确血肿大小,有无脑积水和脑血管痉挛后导致的脑梗死灶。

（2）脑血管造影（DSA）:是确诊颅内动脉瘤金标准。能显示动脉瘤的位置、数目、形态、大小,瘤周正常穿支血管走行及有无血管痉挛,为手术方案提供依据。

（3）MRI 成像扫描:MRI 优于 CT,动脉瘤可见流空效应。MRI 和 CT 脑血管造影（CTA）可提示不同部位动脉瘤,从不同角度了解动脉瘤与载瘤动脉关系。

（4）腰椎穿刺:怀疑 SAH 且 CT 扫描未见明显 SAH 时,可行腰椎穿刺检查,脑脊液多呈粉红色或血色。但在 SAH 伴有颅内压增高时可能诱发脑疝。

（四）急救与护理措施

1. 紧急处理

（1）绝对卧床休息:抬高床头 15°~30°,避免或尽量减少搬动病人,减少不良声、光刺激。

（2）避免用力:避免屏气、排便、剧烈咳嗽等导致血压和颅内压升高的因素。

（3）保持呼吸道通畅:给予氧气吸入。

（4）给予心电监护:密切观察生命体征、意识、瞳孔,以及头痛、恶心、呕吐等颅内压升高的症状。

（5）调控血压:将血压降至 160/90mmHg 的目标水平,直至通过血管内介入外科手术操作将动脉瘤封闭。

（6）烦躁者：遵医嘱应用镇静、镇痛药物,使用床栏,必要时约束病人,保障病人安全。

2. 用药护理　遵医嘱应用降颅压药物,如甘露醇、呋塞米等,止血药物如氨基己酸、立止血等,应用钙通道拮抗药如尼莫地平预防血管痉挛。应用尼莫地平时应注意避光,严格控制速度,严密观察血压下降、头痛、面部潮红、头晕等副作用。

知识拓展

颅内动脉瘤的手术治疗

在以往颅内动脉瘤的治疗中,外科手术是破裂动脉瘤的唯一治疗方法。首先结扎近心端血管（孤立术）,如颈动脉,然后用肌肉组织包裹动脉瘤,从而加固动脉瘤壁来防止再出血。现在的颅内动脉瘤外科治疗是采用动脉瘤夹夹闭动脉瘤（夹闭术）。随着动脉瘤夹闭术的发展,再出血风险已显著降低。随着微创手术的发展,手术入路变得越来越小,对病人的损伤也明显减轻。自 1991 年 Guglielmi 首次应用电解脱弹簧圈栓塞治疗颅内动脉瘤以来,颅内动脉瘤的介入治疗技术逐渐发展起来。目前有百余种介入材料以及数十种治疗技术,临床应根据动脉瘤特点、病人自身情况、术者经验以及实际情况加以选择。

3. 并发症的急救与护理

（1）再出血：再出血是 SAH 主要急性并发症。为防止动脉瘤周围血块溶解引起再出血,护理时应注意避免用力咳嗽、打喷嚏、用力排便等不良刺激,血压升高时,遵医嘱应用降压药物。此外,可酌情选用抗纤维蛋白溶解药物,也可全脑血管造影明确动脉瘤位置、大小,早期行手术夹闭或介入动脉栓塞动脉瘤。

（2）脑血管痉挛：脑血管痉挛严重程度与出血量相关,常表现为波动性偏瘫或失语,是死亡和致残的重要原因。应注意维持正常的血容量和血压,避免过度脱水,早期使用钙通道阻滞药,如尼莫地平,使用时应避光,严格控制速度,密切注意血压变化。

（3）脑积水：急性脑积水轻者表现为嗜睡、短时记忆受损、下肢腱反射亢进等体征,严重者引起颅内压升高甚至脑疝。亚急性脑积水表现隐匿,出现痴呆、步态异常和尿失禁。轻度脑积水可药物治疗,应用甘露醇、呋塞米等,对于脑积水经内科治疗后仍进行性加重,伴有意识障碍,可紧急行脑室穿刺脑脊液外引流术降低颅内压、改善脑脊液循环、减少梗阻性脑积水。

第二节　重症肌无力

一、概述

重症肌无力（myasthenia gravis, MG）是指主要由乙酰胆碱受体抗体介导、细胞免疫依赖、补体参与、累及神经 – 肌肉接头突触后膜乙酰胆碱受体的获得性自身免疫性疾病。主要临床特点是肌无力和活动后的肌疲劳现象,通过休息和给予胆碱酯酶抑制药可以使症状改善。MG 在各个年龄阶段均可发病。在我国,南方发病率较高,常见于 20~40 岁,40 岁前女性患病率为男性的 2~3 倍,中年以后发病者以男性为主。在广泛使用免疫抑制药物治疗之前,MG 的死亡率(包括直接死于 MG 及其并发症)高达 30%,随着机械通气、重症监护技术以及免疫治疗的发展,目前死亡率已降至 5% 以下。

二、病因与机制

目前普遍认为神经 – 肌肉接头突触后膜乙酰胆碱受体数目减少和功能丧失,可能是该病病人发生肌无力的原因。多数学者认为重症肌无力是细胞免疫依赖、补体参与的自身免疫性疾病,其发生推测与病毒感染也有关,MG 病人的调节性 T 细胞也存在异常,促进免疫耐受的丧失。4% 以上的病人有家族史,单卵双生子的遗传一致性是 36%,提示遗传因素也在发病中具有一定的作用。此外 MG 病人的睡眠受到干扰,经过糖皮质激素治疗后好转,提示中枢神经系统的乙酰胆碱突触也受到部分抑制。不同的临床资料显示胸腺在 MG 发病中具有一定的作用,胸腺含有肌源性细胞,其表面 AchR,作为抗原刺激单核细胞和 T– 淋巴细胞导致发病。

三、临床评估与判断

(一)病情评估

1. 诱因　有感染、精神创伤、过度疲劳、妊娠、分娩等,这些因素也可使病情加重甚至诱发 MG 危象。

2. 受累肌肉　呈病态疲劳起病隐袭,首发症状常为一侧或双侧眼外肌麻痹,如上睑下垂、斜视或复视。骨骼肌极易疲劳,症状多于下午或傍晚劳累后加重,早晨或经短时休息后可减轻,呈现规律性 "晨轻暮重" 波动性变化。病情缓慢进行性发展逐渐累及其他脑神经支配的肌肉,如呼吸肌受累时则出现咳嗽无力、呼吸困难,称为重症肌无力危象,是致死的主要原因。

(二)辅助检查

1. 疲劳试验(Jolly 试验)　令受累肌肉在较短时间内重复收缩,如果出现无力或瘫痪,休息后又恢复正常者为阳性。常嘱病人重复闭眼、咀嚼。

2. 抗胆碱酯酶药物试验　包括腾喜龙试验和新斯的明试验。腾喜龙试验即注射腾喜龙 5~10mg,症状迅速缓解者为阳性,一般仅维持 10 分钟左右又恢复原状;新斯的明试验即肌注甲基硫酸新斯的明 0.5~1mg,20 分钟症状明显减轻者则为阳性,可持续 2 小时左右,为对抗新斯的明的毒蕈碱样作用,可同时肌注阿托品 0.3~0.5mg。

3. 重复神经电刺激　必须在停用新斯的明 24 小时后进行,低频(2~3Hz)重复刺激尺神经、面神经或腋神经,记录远端诱发电位及衰减程度,如递减幅度大于 10% 者称为阳性。约 80% 病例低频刺激可出现阳性。单纤维肌电图测量发现病人同一神经支配的肌纤维电位间的间隔时间延长,神经传导速度正常,则有助于诊断。

4. AchR 抗体滴度测定　80% 以上重症肌无力病例的血清中 AchR 抗体浓度明显升高,但眼肌型病例的 AchR 抗体升高不明显,且抗体滴度和临床症状的严重程度不成比例。

5. 影像学检查　胸腺 CT 或 X 线断层扫描检查,可发现胸腺增生和肥大。

四、急救与护理措施

（一）紧急处理

1. 抬高床头，给予吸氧，鼓励病人咳嗽和深呼吸，清除口鼻分泌物。重症病人应在床旁备吸引器、气管切开包、气管插管和呼吸机，必要时配合行气管插管、气管切开和人工辅助呼吸。

2. 持续生命体征和氧饱和度监测，建立静脉通道。

3. 病情监测，密切观察病情，注意呼吸频率与节律改变，观察有无呼吸困难加重，发绀、咳嗽无力、腹痛、瞳孔变化、出汗、唾液或喉头分泌物增多等现象；监测血气分析各项指标；观察病人有无恐惧、焦虑等情绪状态。

（二）用药护理

本病需长期服药治疗，告知病人常用药物的服用方法、不良反应与服药注意事项，避免因服药不当而诱发肌无力危象和胆碱能危象。

1. 抗胆碱酯酶药物　主要是改善症状，是治疗 MG 的基本药物。通过抑制胆碱酯酶的活性，使释放至突触间隙的 Ach 存活时间延长而发挥效应。溴吡斯的明 60~120mg/ 次，3~4 次 / 天，餐前 30~40 分钟服用。若发生毒蕈碱样反应如呕吐、腹痛等，可用阿托品 0.5mg 拮抗。

2. 糖皮质激素　可通过抑制免疫系统而起作用。在大剂量冲击治疗期间，大部分病人在用药早期（2 周内）会出现病情加重，甚至发生危象，应严密观察呼吸变化，并做好气管切开和使用人工呼吸器的准备。长期服药者，要注意有无消化道出血、骨质疏松、股骨头坏死等并发症。必要时服用抑酸剂，以保护胃黏膜。

3. 静脉注射人免疫球蛋白（intravenous immunoglobulin，IVIg）　外源性 IgG 可以干扰 AChR 抗体与 AChR 的结合从而保护 AChR 不被抗体阻断。IVIg 0.4g/（kg·d）静脉滴注，3~5 日为一疗程，作为辅助治疗缓解病情。

4. 免疫抑制剂　使用硫唑嘌呤或环孢素时，应随时检查血象，并注意肝肾功能的变化，一旦发现外周血白细胞计数低于 4×10^9/L，应停用上述药物。

> **知识拓展**
>
> ### 特殊人群的 MG 病人药物选择
>
> 重症肌无力诊断和治疗中国专家共识认为，对暂时性新生儿 MG，症状严重可酌情使用胆碱酯酶抑制剂，必要时可进行血浆置换治疗等。婴幼儿 MG 病人单独使用胆碱酯酶抑制剂即可改善症状，若疗效不满意时可考虑短期使用糖皮质激素；儿童期 MG 患儿经药物治疗疗效不满意时，可酌情考虑行胸腺摘除手术进行治疗。老年 MG 在用药时应注意病人是否有骨质疏松、糖尿病、高血压、动脉粥样硬化及心动过缓等情况。妊娠期 MG 使用胆碱酯酶抑制剂和糖皮质激素较为安全，其他免疫抑制药物有可能影响胚胎的正常发育，应在怀孕前停用。抗 MuSK 抗体阳性的 MG 病人对胆碱酯酶抑制剂、糖皮质激素及其他免疫抑制剂疗效均较差，目前尚无特殊治疗方法。

（三）并发症的急救与护理

1. 危象的处理　一旦发生呼吸肌麻痹,应尽早气管插管或气管切开,应用人工呼吸器辅助呼吸,并依危象的不同类型采取相应处理方法:①肌无力危象(myasthenic crisis):为最常见的危象,由抗胆碱药物剂量不足所致,应加大新斯的明用量;②胆碱能危象(cholinergic crisis):由抗胆碱药物过量所致,静注腾喜龙无效或症状加重,常伴苍白、多汗、流涎、腹痛和瞳孔缩小等。立即停用抗胆碱酯酶药物,等药物排出后重新调整剂量,或改用皮质类固醇药物;③反拗危象(brittle crisis):由于病人对抗胆碱药物不敏感所致,腾喜龙试验无反应。此时应停用抗胆碱酯酶药物而用输液维持,经过一段时间后若对抗胆碱酯酶药物敏感可重新调整剂量,也可改用其他治疗方法。

2. 误吸或窒息　指导病人掌握正确的进食方法,当咽喉、软腭和舌部肌群受累出现吞咽困难、饮水呛咳时,不能强行喂食,以免导致窒息或吸入性肺炎。

第三节　吉兰－巴雷综合征

一、概述

吉兰－巴雷综合征(Guillain–Barrés syndrome, GBS)是急性或亚急性起病的大多可恢复的多发性脊神经根(可伴脑神经)受累的一种自身免疫性疾病。主要表现为多发的神经根和周围神经损害,常见四肢对称性、弛缓性瘫痪。病前可有非特异性病毒感染或疫苗接种史,部分病人病前有空肠弯曲菌感染史。GBS 的年发病率 0.6~2.4/10 万人,男性略多于女性,各组年龄均可发病。本病的预后大多良好,通常在病情稳定后 2~4 周开始恢复,70%~75%的病例可完全或接近完全恢复,死亡率为 5%,主要死因为呼吸肌麻痹、肺部感染及心力衰竭。

二、病因与机制

本病的病因及发病机制不明,但众多的证据提示为免疫介导的周围神经病。一般认为本病属一种迟发性自身免疫性疾病,病理及发病机制类似于 T 细胞介导的实验性变态反应性神经病,其免疫致病因子可能为存在于病人血液中的抗周围神经髓鞘抗体或对髓鞘有害性的细胞因子等。支持自身免疫学说的理由有:①本病发病前有上呼吸道、肠道感染史;有些局部地区在肠道感染流行时本病有流行倾向;预防流感的疫苗接种后,本病发生率增高;②实验性变态反应性神经病的临床症状与本病极为类似。

三、临床评估与判断

（一）病情评估

1. 诱因和首发症状　多数病人病前 1~4 周有上呼吸道或消化道感染症状,少数有疫苗接种史。多为急性或亚急性起病,首发症状常为四肢对称性无力。可自远端向近端发展或相反,亦可远、近端同时受累,并可累及躯干,严重病例可因累及膈间肌及膈肌而致呼吸肌麻痹。

2. 弛缓性瘫痪　瘫痪为弛缓性,是本病最主要的特点。腱反射减低或消失,病理反射阴性。早期肌肉萎缩不明显,严重者可因继发性轴突变性而出现肌肉萎缩。发病时多有肢体感觉异常,如麻木、刺痛和不适感,感觉缺失或减退呈手套袜子样分布。脑神经损害以双侧周围性面瘫多见,尤其在成年人;延髓麻痹以儿童多见。

（二）辅助检查

1. 脑脊液检查　本病的实验室检查主要为腰椎穿刺取脑脊液化验,典型的脑脊液改变为细胞数正常,而蛋白质明显增高(为神经根的广泛炎症反应),称蛋白-细胞分离现象,为本病的重要特点,通常在病后第 3 周最明显。

2. 神经电生理　神经电生理检查方便、安全、可重复性强,广泛用于临床诊断,通常选择一侧正中神经、尺神经、胫神经和腓总神经进行测定,电生理改变的程度与疾病严重程度相关,在病程的不同阶段电生理改变特点也有所不同。

3. 腓肠肌活检　可作为 GBS 辅助诊断方法,活检可见炎症细胞浸润及神经脱髓鞘。

四、急救与护理措施

（一）紧急处理

1. 给予吸氧,保持呼吸道通畅,必要时给予气管插管或气管切开。

2. 持续心电和生命体征监测、建立静脉通道。

3. 病情观察,动态观察生命体征、动脉血氧饱和度及情绪变化。询问病人有无胸闷、气短、呼吸费力等症状,注意呼吸困难的程度和血气分析的指标改变。当病人烦躁不安时,应区分是否为早期缺氧的表现;当出现呼吸费力、出汗、口唇发绀等缺氧症状,观察血氧饱和度和血气分析数值,如有异常应立即报告医生,遵医嘱及早使用人工呼吸机。

4. 保证病人安全,协助病人卧床休息,床上安置床档,减少搬动,体位改变时嘱咐病人动作缓慢,防止跌倒;感觉障碍者注意防烫伤;保持床单元清洁并定时翻身。

（二）饮食护理

指导进食高蛋白、高维生素、高热量且易消化的软食,多食水果、蔬菜,补充足够的水分。延髓麻痹吞咽困难病人和气管切开、呼吸机辅助呼吸病人应及时插胃管,给予鼻饲流质,以保证机体足够的营养供给,维持水电解质平衡,预防营养失调。

（三）用药护理

遵医嘱给予用药,密切观察用药后的效果及不良反应,留置胃管的病人应定时回抽胃液,注意胃液的颜色、性质等。

知识拓展

治疗吉兰－巴雷综合征的新认识

中国吉兰－巴雷综合征诊治指南（2010 年）指出,各种类型的 GBS 均可以用血浆交换（plasma exchange, PE）或免疫球蛋白（intravenous immunoglobulin, IVIg）治疗,并且有临床有效的报道,但一般不推荐 PE 和 IVIg 联合应用。除此之外,国外的多项临床试验结果均显示单独应用糖皮质激素治疗 GBS 无明确疗效,糖皮质激素和 IVIg 联合治疗与单独应用 IVIg 治疗的效果也无显著差异。因此,国外的 GBS 指南均不推荐应用糖皮质激素治疗 GBS。但在我国,由于经济条件或医疗条件限制,有些病人无法接受 IVIg 或 PE 治疗,目前许多医院仍在应用糖皮质激素治疗 GBS,尤其在早期或重症病人中使用。对于糖皮质激素治疗 GBS 的疗效以及对不同类型 GBS 的疗效还有待于进一步探讨。

(四)并发症的急救与护理

重症 GBS 因瘫痪、气管切开和机械通气,卧床时间较长,机体抵抗力低下,容易发生坠积性肺炎、吸入性肺炎等,应协助医生使用广谱抗生素治疗并可根据痰液病原体培养与药敏试验结果调整抗生素。此外,还会引起压疮、营养不良、深静脉血栓形成、肢体挛缩和肌肉失用性萎缩、便秘、尿潴留等,应根据病人的情况进行健康宣教,协助病人进行活动肢体,按摩腹部,必要时穿弹力袜、灌肠、导尿等。

第四节　癫痫持续状态

一、概述

癫痫持续状态(status epilepticus, SE),传统定义为癫痫全身性发作在两次发作间期意识不清楚,单次发作持续 30 分钟或在短时间内频繁发作。现在更倾向认为,5 分钟或更长的连续临床和/或脑电记录到的癫痫活动或之间没有恢复期的反复抽搐。根据临床和脑电图表现,癫痫持续状态可分为惊厥和非惊厥性两大类。持续的癫痫发作不仅可引起细胞代谢紊乱、葡萄糖和氧耗竭、离子跨膜运动障碍,以致不能维持细胞正常生理功能导致脑部神经元的死亡,而且还可因合并感染、电解质紊乱、酸碱平衡失调、呼吸循环衰竭和肝肾功能障碍加速病人的死亡。癫痫持续状态在癫痫病人中的发病率为 1%~5%,在抗癫痫药物被广泛应用前其病死率为 10%~50%,至今其病死率仍高达 13%~20%。

二、病因与机制

癫痫持续状态的病因很多,包括原发性和继发性,以继发性原因多见,包括颅内感染、脑血管病等。原发性癫痫持续状态多系迁延 10 年以上的难治性癫痫。目前,发病机制仍不清楚。有学者曾提出癫痫持续状态的突触假说:当癫痫发作时,突触前膜释放大量的神经递质或调质,其中有主要起抑制作用的 GABA 和起兴奋作用的谷氨酸,这些递质分别与突触后膜上的相关受体结合产生兴奋或抑制作用。如抑制性递质的作用不足以对抗兴奋递质所起作用时,发作将继续。随着癫痫的多次发作,突触后膜中的受体部分内陷,后膜表面积减少,递质不易与受体结合。病理学研究发现,此时 GABA 受体内陷程度大于谷氨酸类受体,引起内源性抑制作用减弱,而 GABA 受体内陷引起的谷氨酸受体凸现更易与受体结合增加了神经元的兴奋性,使癫痫发作得以继续进行。同时,癫痫发作时还有大量的神经肽被释放出来,随着抑制性神经肽类物质的大量消耗,兴奋性肽作用增强,加剧癫痫发作,使其难以自行终止。内源性抑制作用的减弱和兴奋性持续性升高是癫痫发作向癫痫持续状态转化的主要原因。

三、临床评估与判断

(一)病情评估

1. 诱因 最常见的诱因为突然停药、换药及药物减量或漏服,其次为发热、感染、饮酒、劳累、惊吓、腹泻、熬夜、外伤、妊娠、分娩以及代谢紊乱等。此外停用其他镇静剂,服用异烟肼、三环或四环类抗抑郁药等也可诱发癫痫持续状态发生。

2. 全身强直-阵挛性癫痫持续状态 这是所有癫痫持续状态中最常见和最严重的类型,死亡率高。其临床表现为反复的全身强直-阵挛发作,两次发作间期意识不清,或一次发作持续较长时间,发作可持续几个小时至数天。发作时,除常伴有严重的自主神经症状外,还常伴有瞳孔散大、对光反射消失、角膜反射消失,可出现病理反射,可造成脑缺氧、充血、水肿,重则形成脑疝甚至死亡,或呈去皮质状态。

(二)辅助检查

1. 脑电图 是最常用的辅助检查方法。典型表现是棘波、尖波、棘-慢或尖-慢复合波。常规头皮脑电图仅能记录到 49.5% 的病人痫性放电,重复 3 次可将阳性率提高至 52%,采用过度换气、闪光等刺激诱导可进一步提高阳性率。

2. 血液检查 血常规、血糖、血寄生虫等检查,了解有无贫血、低血糖、寄生虫病等。

3. 影像学检查 CT 和 MRI 可发现脑部器质性改变、占位性病变、脑萎缩等。

知识拓展

癫痫持续状态生物标记物的研究

现已证实,癫痫持续状态可引起血清细胞因子水平的改变和血脑屏障的破坏。近年有研究表明,对癫痫持续状态发作开始和 3 天内的血清白蛋白和 C 反应蛋白水平进行检测,对比与癫痫复发与死亡的关系发现,血清白蛋白水平越高的病人癫痫复发和死亡的可能性越小,而血清 C 反应蛋白水平与这种结果没有明显一致性。

四、急救与护理措施

(一)紧急处理

1. 立即将病人置于平卧位,解开领扣,头偏向一侧,以利于口腔分泌物流出,防止误吸;用纱布包裹压舌板置入病人上下臼齿之间,有义齿者及时取出,牙关紧闭者放置牙垫,防止舌咬伤。

2. 保持呼吸道通畅,给予鼻导管或面罩吸氧,必要时作气管切开的准备。

3. 保证病人安全,放置床档,以防坠床;同时避免强力按压和制动,以防关节脱臼及骨折。

4. 建立静脉通道,按医嘱给予药物治疗;密切监测生命体征,观察病情变化。

（二）药物治疗及护理

1. 地西泮又称安定,为首选药物。其特点是起效快,但静脉注射地西泮后半衰期短,停药后易复发。为了维持疗效,有时可用地西泮 50~100mg,稀释于 5% 葡萄糖 500ml 中缓慢滴注。地西泮有呼吸抑制、血压降低及呼吸道分泌物增加的不良反应,使用中需密切注意。

2. 劳拉西泮的抗惊厥作用较地西泮强 5 倍,其作用时间亦是地西泮的 3~4 倍,半衰期长达 12~16 小时,用量为 0.1mg/kg,以每分钟 1~2mg 的速度静注。首次剂量最大不超过 5mg。一般注射后 2~3 分钟内可控制发作,使用时注意病人呼吸情况。

3. 咪达唑仑的特点是水溶性稳定,刺激性小,吸收快,代谢迅速。它不仅可用于静脉,也可以肌内注射和口腔粘膜给药。可先给予 0.2mg/kg 静脉注射后,以每小时 0.1~0.6mg/kg 维持静脉滴注,使用时注意观察病人的呼吸情况。

4. 丙戊酸钠,成人首次剂量 400~800mg,3~5 分钟静脉缓慢推注。根据病情首次剂量可用至 15mg/kg,以后按每小时 0.5~1.0mg/kg 持续滴注。总量 20~30mg/kg,日剂量最大不超过 2500mg。它具有广谱、耐受性好、无呼吸抑制及降压的不良反应等特点。使用时注意观察病人的肝肾功能。

5. 10% 水合氯醛,成人 25~30ml,小儿 0.5~0.8ml/kg,加等量植物油保留灌肠,每 8~12 小时灌肠 1 次,适用于肝功能不全或不宜使用苯巴比妥者。

（三）并发症的急救与护理

1. 脑水肿　癫痫持续状态常伴有感染发热或中枢性发热,使机体基础代谢率增高,脑组织耗氧量增加以致脑水肿加重。需密切观察病人的意识状况,生命体征及瞳孔变化。

2. 电解质紊乱　电解质紊乱在癫痫持续状态中很常见,尤其是钠离子缺乏或分布异常对癫痫持续状态的影响最为明显。为避免加重稀释性低钠血症的存在,不提倡用大量的低渗液体,碳酸氢钠仅用于酸中毒病人。

3. 酸中毒　癫痫持续状态中由于肌肉持续性收缩和呼吸停止,脑部糖代谢由有氧代谢变成无氧酵解,引起乳酸堆积,导致酸中毒的产生。随着癫痫发作的停止,癫痫病人的酸中毒可自行缓解,所以,除重症病人需用碳酸氢钠外,不宜过早使用碱液。

第五节　肝性脑病

一、概述

肝性脑病（hepatic encephalopathy, HE）是指由严重肝病引起的、以代谢紊乱为基础的中枢神经系统功能失调综合征,其主要临床表现是意识障碍、行为失常和昏迷。轻微型肝性脑病（minimal hepatic encephalopathy，MHE）常无明显临床表现和生化异常，只有通过电生理检测和 / 或精细的心理测试才能诊断，过去称为亚临床或隐性肝性脑病（subclinical or latent HE）。据国外文献报道肝硬化病人伴发肝性脑病的发生率至少为 30%~45%；我国的肝性脑病发生率为 10%~50%。慢性肝病病人一旦发生肝性脑病，则预后不良，其 1 年生存率低于 50%，3 年生存率低于 25%。

二、病因与机制

（一）病因

各种原因引起的急性肝功能衰竭和各类型肝硬化是引起 HE 的主要原因，如果把轻型肝性脑病也计算在内，肝硬化发生肝性脑病者可达 70%。小部分 HE 见于重症病毒性肝炎、中毒性肝炎和药物性肝炎的急性或爆发性肝衰竭阶段。

（二）发病机制

HE（包括轻微型肝性脑病）的发病机制较为复杂，迄今尚未完全明确。HE 发病机制的学说包括以下几种。

1. 氨中毒学说　氨中毒学说是目前 HE 的主要发病机制。血氨升高导致肝性脑病的机制主要有：氨使星形胶质细胞合成谷氨酰胺增加，可导致脑水肿；干扰脑细胞三羧酸循环，使能量供应不足；氨直接导致抑制性与兴奋性神经递质比例失调，同时氨具有神经毒性，可直接损害中枢神经系统。

2. 细菌感染与炎性反应　肠道细菌氨基酸代谢产物 – 硫醇与苯酚产生的内源性苯二氮䓬类物质，细菌色氨酸的副产物吲哚及羟吲哚等，损伤星形胶质细胞功能及影响 γ- 氨基丁酸的传递功能。HE 病人的炎性标志物水平明显增加，影响血脑屏障的完整性。

3. γ- 氨基丁酸 / 假性神经递质学说　γ- 氨基丁酸为抑制性神经递质，增强神经元突触后膜抑制功能，表现为神志改变和昏迷等。肝脏衰竭时，食物中的芳香族氨基酸在肝内清除发生障碍而进入脑组织形成 β- 多巴胺和苯乙醇胺假性神经递质，当正常递质被其取代时，神经传导发生障碍，导致出现意识障碍或昏迷。

4. 其他　包括色氨酸、低钠血症、锰的毒性等。

三、临床评估与判断

（一）病情评估

1. 诱因　HE 通常有明显的诱因，常见的有上消化道出血、高蛋白饮食、大量排钾利尿和放腹水、催眠镇静药和麻醉药、便秘、感染、尿毒症、低血糖等。

2. 意识障碍　是 HE 病人最突出的临床表现。急性 HE 病人往往无明显诱因便在起病数周内进入昏迷直至死亡。慢性 HE 则以反复发作性木僵与昏迷为突出表现。临床上根据意识障碍程度、神经系统表现与体征及脑电图改变，采用了 West Haven 分法，将慢性 HE 分为四期（表 7-5-1）。

表 7-5-1　慢性肝性脑病的分期

分期	主要神经系统表现	主要神经系统体征	脑电图
Ⅰ期（前驱期）	轻度性格、行为改变	多无扑翼样震颤	无明显异常
Ⅱ期（昏迷前期）	精神错乱、行为失常	常出现扑翼样震颤，腱反射亢进，肌张力增高，锥体束征（-）	常出现异常的慢波（θ波）
Ⅲ期（昏睡期）	昏睡状态、尚能唤醒	可引出扑翼样震颤，神经体征加重	出现明显异常的θ波和三相慢波
Ⅳ期（昏迷期）	意识丧失、不能唤醒	深昏迷时不能引出扑翼样震颤，发射消失	出现δ波

（二）辅助检查

1. 肝功能检查　反映肝细胞的功能状态。

2. 血氨　正常人空腹血氨酶法测定正常值为 40~70μg/dI，慢性 HE 特别是门体分流性脑病病人多有血氨增高；急性肝功能衰竭所致脑病的血氨多正常。

3. 脑电图检查　异常程度与肝脏的代偿程度有关，慢性异常程度与血氨水平相平行，代偿期多为轻中度异常。

4. 心理智能测验　主要用于早期肝性脑病，尤其是 MHE 的诊断。目前被国际上达成共识的 MHE 诊断方法为肝性脑病心理测试评分（psychometric hepatic encephalopathy score，PHES）量表。

5. 影像学检查　CT 或 MRI 有助于 HE 的诊断，急性期病人可发现脑水肿，慢性病人则可发现不同程度的脑萎缩。

知识拓展

量表评估法在轻微型肝性脑病的诊断与筛查价值

目前被国际上达成共识的 MHE 的诊断方法只有 PHES 量表。PHES 量表是由 5 个测试项目组成：数字连接测试 -A（Number Connection Test A，NCT-A）、数字连接测试 -B（Number Connection Test B，NCT-B）、轨迹描绘测试（Line drawing test，LTT）、系列打点测试（Serial dotting test，SDT）、数字符号测试（Digit Symbol test，DST）。据报道 PHES 对 MHE 诊断的敏感性达 96%，特异性达 100%，故被推荐为"金标准"，已在德国、意大利、西班牙、印度、韩国及墨西哥等国家被标准化。国内学者陈雷于 2015 年形成简化版肝性脑病心理测试评分（simplifiedpsychometrichepatic encephalopathy score，SPHES）量表发现诊断 MHE 与 PHES 量表具有同等价值，且更简便，适于临床诊断和护理筛查。

四、急救与护理措施

（一）紧急处理

1. 给予吸氧,保持呼吸道通畅,必要时给予气管插管。

2. 持续心电和生命体征监测、建立静脉通道。

3. 病情观察,密切注意 HE 的早期征象,监测病人意识、瞳孔、神志的变化,评估意识障碍的程度。

4. 保证病人安全,协助病人卧床休息,床上安置床档,减少搬动,躁动者用约束带。

5. 完善相关检查,快速完善病人肝功能、血氨等血液学相关指标检测。

（二）纠正和避免诱因

应协助医生迅速去除本次发病的诱因,协助医生仔细评估病人,同时应注意避免其他诱因。

1. 避免应用镇静催眠药、麻醉药等　因其可直接抑制大脑和呼吸中枢,造成缺氧,且脑细胞缺氧可降低脑对氨毒的耐受性。

2. 避免快速利尿和大量放腹水　及时处理严重的呕吐和腹泻,并防止有效循环血容量减少,大量蛋白质丢失和低钾血症,避免加重肝脏损害和意识障碍。

3. 防止感染　感染会加重肝脏的吞噬、免疫和解毒的负荷,同时会使组织分解代谢提高而增加机体产氨和耗氧量,因此,发生感染时应遵医嘱及时准确地应用抗生素。

4. 避免水电解质紊乱　输液过多会引起低钾血症、稀释性低钠血症、脑水肿等,从而加重 HE,应及时纠正水电解质紊乱和酸碱平衡失调。

5. 预防和控制上消化道出血,防止便秘　灌肠和导泻能够清除肠道的积食、积血和含有氨、胺类和其他有毒物质的粪便,可使用生理盐水或弱酸性溶液(生理盐水 1~2L 加用食醋 100ml);禁忌用碱性肥皂水,会导致氨的吸收增加。

（三）用药护理

长期使用新霉素时应监测听力和肾功能,且服用不宜超过 1 个月;应用谷氨酸钾和谷氨酸钠时,应根据血清钾、钠浓度和病情调整用药剂量;应用精氨酸时,滴速不宜过快,否则可出现流涎、呕吐等反应;乳果糖因在肠内产气较多,可引起腹胀、腹痛、恶心及电解质紊乱等,应从小剂量开始。

（四）昏迷病人的护理

病人取仰卧位,头略偏向一侧以防舌后坠阻塞呼吸道;保持呼吸道通畅,做好口腔、眼的护理,对眼睑闭合不全、角膜外露的病人可用生理盐水纱布覆盖眼部,保持床褥干燥、平整,定时协助病人翻身等。

（五）饮食护理

病人出现 HE 症状时,应碳水化合物为主,停止进食蛋白质食物,尤其是动物蛋白;病人神志清楚后,可逐步增加蛋白质的摄入量,每天 20g,以后可增至每日 50~60g,以植物蛋白为宜。

（六）并发症的急救与护理

1. 脑水肿　临床观察证明 38%~50% 急性 HE 并发脑水肿,甚至发生脑疝。故病人一旦发生脑疝,应及早使用脱水剂如 20% 甘露醇,症状好转后,可延长给药时间或减少给药次数,并逐渐停药,并密切观察病人的意识、呼吸、血压、脉搏等表现。

2. 出血　重症肝功能不全时,在肝内制造的多种凝血因子缺乏或不足,再加上脾功能亢进所致的血小板减少,而常易出现出血倾向甚至 DIC。故应注意监测病人凝血指标,并按医嘱及时处理。

3. 继发感染　常见为肺炎、泌尿道、肠道及腹膜感染等并发感染可加重昏迷,应根据医嘱早期使用足量的抗炎药物,同时注意观察药物的不良反应。

（黄　萍）

第八章 胃肠道管理

学习目标

完成本内容学习后,学生将能:

1. 复述急腹症、急性肝功能衰竭、消化道出血、肠梗阻、急性胰腺炎概述、病因与发病机制

2. 列出急腹症、急性肝功能衰竭、消化道出血、肠梗阻、急性胰腺炎的病情评估与判断

3. 描述急腹症、急性肝功能衰竭、消化道出血、肠梗阻、急性胰腺炎的急救与护理措施

4. 应用临床评估与判断采取急腹症、急性肝功能衰竭、消化道出血、肠梗阻、急性胰腺炎相应的急救和护理

第一节 急 腹 症

一、概述

急腹症(acute abdomen)是指腹腔内、盆腔和腹膜后组织和脏器发生了急剧的病理变化,从而产生以腹部为主要症状和体征,同时伴有全身反应的临床综合征。一般起病 <1 周,在临床上常有内脏痛、腹膜刺激痛、放射痛不同性质的疼痛,且常出现呕血、便血、呕吐、腹泻、便秘等伴随症状,具有起病急、进展快、病情重,需要紧急处理的临床特点。目前广义的急腹症包括内外妇儿的许多疾病,它们之间既有不同,也有相似之处。急腹症病因复杂,病情多变,诊断、鉴别诊断以及处理时机和方法的正确把握十分重要,一旦延误诊断,处理不当,常危及生命。

二、病因与机制

急腹症主要病因器官有:空腔脏器、实质性脏器和血管。引起以上器官病变的原因很多。①穿孔:如胃十二指肠穿孔、阑尾穿孔等。②梗阻:如幽门梗阻、小肠梗阻、肠扭转、肠套叠等。③炎症感染:如急性阑尾炎、急性胆囊炎、急性胰腺炎、肝脓肿等。④出血:如胃癌或结直肠癌伴出血、胃肠道血管畸形引起的出血。⑤破裂出血:如肝癌破裂出血、肝脾创伤性破裂出血。⑥腹主动脉瘤破裂。⑦肠系膜血管血栓形成或栓塞。⑧由于其他原因所致的器官血供障碍,如绞窄疝、肠扭转。

腹腔及其邻近器官的病变,全身的代谢紊乱,毒素、神经因素都可导致急腹症。腹痛依据接受痛觉的神经分为内脏神经痛、躯体神经痛和牵涉痛。内脏神经痛主要是指空腔脏器黏膜受炎症、充血、缺血等刺激产生的疼痛;躯体神经痛主要是指腹部皮肤、肌层和腹膜壁层及肠系膜根部受病变刺激时产生的疼痛;牵涉痛也称放射痛,主要为一个部位的躯体神经或内脏神经末梢感受器受刺激后,沿同一神经根发出的另一神经支在另一部位产生的疼痛。

三、临床评估与判断

（一）病情评估

1. 诱因　急腹症常由进食油腻食物、过量饮酒或暴饮暴食、饱餐、剧烈运动等原因引起。如急性胆囊炎、胆石症常在进食油腻食物后,急性胰腺炎多有过量饮酒或暴食后史。

2. 症状

（1）腹痛:急性腹痛为急腹症中最早和最主要的症状。

1）部位:①疼痛开始的部位或最显著的部位通常即是病变部位,如急性胃或十二指肠穿孔腹痛起始于穿孔部位,很快腹痛可蔓延到全腹,但是穿孔处仍是腹痛最显著的部位。②转移性腹痛是急性阑尾炎的典型腹痛类型,起病初期表现为脐周或上腹痛,随着病情发展,疼痛定位于右下腹痛。③牵涉痛或放射痛如急性胆囊炎、胆石症表现为右上腹或剑突下痛,常伴有右肩或右腰背部的放射痛;急性胰腺炎或十二指肠后壁穿孔多伴有右侧腰背部疼痛;肾或输尿管上段结石腹痛可放射到同侧下腹或腹股沟;输尿管下段结石可伴有会阴部放射痛;有停经史,突发下腹疼痛,伴腹膜炎体征,应警惕异位妊娠。

2）性质:①持续性钝痛或隐痛多表示炎症性或出血性病变,如胆囊炎、阑尾炎、胰腺炎、肝脾破裂出血等。②阵发性绞痛常因空腔脏器有梗阻,致平滑肌痉挛性收缩而引起,如机械性小肠梗阻、胆管结石和输尿管结石等,疼痛持续时间长短不一,有间歇期,但可反复发作,阵发性加重。③持续性腹痛伴有阵发性加重表明炎症的同时伴有梗阻,如胆结石合并胆道感染、绞窄性肠梗阻等。④刀割样或烧灼性锐痛多见于消化性溃疡穿孔,消化液的化学刺激作用于腹膜而引起的剧痛。

3）程度:由于病人对疼痛的耐受性有很大的差异,腹痛程度各异。①单纯的炎症,腹痛较轻。②腹膜炎、梗阻、绞窄等病变腹痛剧烈。③空腔脏器穿孔,如胃、十二指肠溃疡穿孔引起的腹痛起病急,病人可出现难以忍受的剧烈疼痛甚至休克。④实质性脏器破裂出血对腹膜的刺激不如空腔脏器穿孔的化学刺激性强,故腹痛和腹部体征也较弱。⑤老年人或反应差的病人,有时病情虽重,表现可不明显。

（2）消化道症状

1）恶心、呕吐:腹痛发生后常伴有恶心和呕吐,注意观察恶心呕吐发生的迟早、呕吐与疼痛的关系、呕吐物的性质与量。①病变位置高一般发生呕吐早且频繁,如急性胃肠炎、幽门或高位小肠梗阻等;病变位置低则恶心、呕吐出现时间迟或无呕吐。②机械性肠梗阻在阵发性绞痛的同时,呕吐可频繁而剧烈;麻痹性肠梗阻在持续性胀痛的同时,其呕吐呈溢出性;急性胆囊炎在阵发性绞痛的同时,伴有呕吐。③呕吐宿食且不含胆汁见于幽门梗阻,一般在下午或晚间发生呕吐;呕吐物含胆汁表明梗阻平面位于十二指肠乳头以下;呕吐物呈咖啡色提示伴有消化道出血;呕吐物如粪水状,味臭通常为低位小肠梗阻所致。

2）排便：对急腹症病人应注意有无排便及性状、颜色。①胃肠道炎症病人常伴有腹泻或便后伴有里急后重。②消化道梗阻病人在腹痛发作后停止排气、排便。③消化道肿瘤病人可伴有血便。④上消化道出血粪便色泽深，呈柏油状黑色。⑤下消化道出血色泽鲜，依据其距肛缘的距离和滞留肠道的时间可呈紫色、暗红或鲜红。

3. 体征

（1）全身情况：病人的面容、精神状态、体位可有助于判断病情。①腹膜炎的病人面容痛苦，体位屈曲，不敢伸展。②腹腔出血病人面色苍白，呈贫血貌。③胆道梗阻病人伴有巩膜和皮肤黄染，皮肤有抓痕。

（2）腹部体征：

1）腹部外形：①肠梗阻时腹部膨隆，腹壁浅表静脉显现。②消化性溃疡穿孔时，腹部凹陷，呈舟状腹。③肠扭转时可见腹壁局部隆起伴肠型。

2）肠鸣音：①机械性肠梗阻时肠鸣音增加，音质高亢，常伴有气过水声。②麻痹性肠梗阻、急性腹膜炎、低钾血症时肠鸣音减弱或消失。③幽门梗阻或胃扩张时上腹部可闻振水声。

3）肝浊音界和移动性浊音：①急性胃扩张或腹膜炎时，叩诊呈鼓音。②胃肠穿孔时肝浊音界偏小或消失。③腹腔内有渗液或渗血时，移动性浊音阳性。

4）压痛与肌紧张：①固定、持续性的腹部压痛常是原发病灶所在，局限性腹壁压痛、反跳痛和肌紧张，表示病变局限，如急性阑尾炎起始阶段，病人主诉为脐周疼痛，但右下腹已有压痛。②全腹明显压痛、反跳痛与肌强直，常为空腔脏器穿孔所致的弥漫性腹膜炎，如胃十二指肠穿孔时，高度肌紧张表现为“板状腹”。③腹腔出血时，腹部反跳痛明显，但肌紧张程度可能较轻。

（3）直肠指检：是判断急腹症病因及病情变化的简便而有效的方法，急腹症病人均应直肠指检，检查时须明确直肠内有无占位，直肠腔外有无压迫性肿块。观察指套上粪便的性质和色泽有无染血或黏液。

（二）辅助检查

1. 实验室检查　血常规、尿常规、粪常规、血细胞比容、血清电解质、酮体及血清淀粉酶是最常做的急诊化验。白细胞计数和分类提示有无炎症。红细胞、血红蛋白和血细胞比容连续测定有助于判断出血速度。尿中大量红细胞提示泌尿系损伤或结石。尿胆红素阳性提示梗阻性黄疸。血、尿或腹腔穿刺液淀粉酶明显升高有助于急性胰腺炎的诊断。人绒毛膜促性腺激素（HCG）测定有助于异位妊娠的判断。严重急腹症病人肝、肾功能及电解质测定对判断水、电解质紊乱有重要的诊断价值。

2. 影像学检查

（1）超声：超声检查对于腹腔实质性器官损伤、破裂和占位的诊断以及结石类强回声病变诊断敏感，对腹腔内脓肿的诊断有一定的价值，也可用于腹腔积液和积血的定位和定量，并可协助进行腹腔定位穿刺引流。

（2）X线：可协助了解横膈高低，有无膈下游离气体，肠梗阻时腹部立位平片可以了解肠道气液平面和肠袢分布。卧位片可以了解肠腔扩张程度，借以判断梗阻部位和程度。腹部X线平片也可发现阳性结石，如泌尿系结石等。

（3）CT或磁共振：主要用于消化道系统急腹症，可以帮助了解病变的部位、性质、范围以及与周边脏器的关系。此外对泌尿科及妇产科的炎症、结石、肿瘤等诊断有意义。

（4）数字减影血管造影（DSA）：对血管方面的疾病，如血管血栓形成、血管畸形、血管瘤、消化道出血、腹部脏器外伤大出血等有极其重要的诊断价值。

3. 内镜　是消化道病变常用的诊断方法，主要包括纤维胃镜、十二指肠肠镜、结肠镜、腹腔镜等，对不明原因的消化道出血、外科急腹症有助于诊断。

4. 诊断性腹腔穿刺　对于诊断不明者，可进行腹腔诊断性穿刺。穿刺点通常选左侧或右侧的髂前上棘和脐连线中外1/3处。女性病人也可以选择经阴道后穹窿穿刺。如穿得脓性渗液可以明确腹膜炎诊断；如穿刺抽得不凝血可以断定有腹腔内脏器出血。肠梗阻病人不宜采用腹腔穿刺。

四、急救与护理措施

（一）紧急处理

1. 体位　一般采取半坐卧位，使腹腔渗液积聚在盆腔，便于局限、吸收或引流，且有利于呼吸、循环功能。合并休克者宜采取中凹卧位或平卧位，以保证全身重要脏器的血液供应。

2. 禁食与胃肠减压　对消化道穿孔、肠梗阻等病情较重者，必须严格禁食、禁水，以减少胃肠道内容物漏出或加重腹胀。禁食病人同时给予胃肠减压，保证有效引流。

3. 抗休克，纠正水、电解质及酸碱失衡　及早建立静脉通路，补充血容量，纠正水、电解质及酸碱紊乱。

4. 抗感染　宜采用广谱抗生素或抗生素联合应用，或选用抗生素。严格掌握药物的浓度、给药时间、配伍禁忌，注意观察疗效及不良反应。

5. 腹痛的处理　诊断不明者慎用吗啡、哌替啶类麻醉性镇痛剂，以免掩盖病情。对剧烈疼痛或烦躁不安者，如诊断已经明确，可酌情用哌替啶、苯巴比妥等药物。

6. 严密观察病情变化　监测生命体征，缺氧者给予氧疗，呼吸困难者早期机械通气辅助呼吸。保持引流管通畅，了解引流物性质和量的变化。

（二）内科急腹症的处理

明确诊断的内科急腹症，镇痛有利于病情恢复。根据疾病的不同可选用体液疗法、针刺疗法、吗啡类镇痛药物、抗生素、激素等药物对症治疗。

（三）外科急腹症的处理

明确诊断的外科急腹症，应及时选择适宜的手术治疗方法，并依据病情进行相应的术前准备。腹腔镜手术已经较为广泛地应用到腹腔探查和急腹症手术，如阑尾切除术、胆囊切除术、肠切除术等。

（四）妇科急腹症的处理

妇科常见急腹症有宫外孕、急性盆腔炎、蒂扭转、卵巢黄体破裂等，针对不同疾病可给予抗休克、维持水电解质平衡、抗生素等药物对症支持治疗，也可采用腹腔镜等手术治疗。

知识拓展

急腹症的腹腔镜诊治优势

　　腹腔镜与电子胃镜类似,是一种带有微型摄像头的器械,腹腔镜手术就是利用腹腔镜及其相关器械进行的手术。腹腔镜应用于诊断起源于 1911 年瑞典的 Jacobeus 及美国的 Bernheim,发展始于 1987 年的胆囊切除术后,从此,腹腔镜在外科的各个领域得到广泛发展,能够治疗的疾病也越来越多。经过几十年的发展,在腹部外科方面各种腹部手术都可以通过腹腔镜手术完成。急腹症由于其表现多样和治疗的紧迫性,在临床上仍有不典型病人难以明确诊断。腹腔镜对急腹症的诊断具有创伤小、腹内视野开阔、可全面探查的优点,其确诊率达到 90%~100%。目前的共识是常规手段无法诊断时,腹腔镜可作为诊断选择。除诊断外,2012 年最新欧洲内镜协会(EAES)指南中已建议在多种急腹症优先选择腹腔镜手术,其中包括急性胆囊炎、消化道溃疡穿孔、阑尾炎、妇科疾病等。

第二节　急性肝功能衰竭

一、概述

　　急性肝功能衰竭(acute hepatic failure, AHF)是指多种因素引起的,短期内出现肝功能急剧恶化,导致肝脏本身合成、解毒、排泄和生物转化等功能发生严重障碍或失代偿,从而表现为进行性神志改变和凝血功能障碍的综合征。其临床特点为黄疸迅速加深,进行性神志改变直到昏迷,并有出血倾向、肾衰竭、血清转氨酶升高、凝血酶原时间显著延长等。急性肝功能衰竭病情发展迅速,死亡率极高。多年来,各国学者对肝衰竭的定义、病因、分型等问题不断进行探索,根据国内外最新研究成果,2012 年中华医学会感染学分会肝衰竭与人工肝学组和重症肝病与人工肝学组推出了《肝衰竭诊疗指南》。根据病理组织学和病情发展速度,将肝衰竭分为四类:急性肝功能衰竭、亚急性肝功能衰竭、慢加急性(亚急性)肝衰竭和慢性肝衰竭。本节主要阐述除慢性肝衰竭以外的其他三型。

　　(一)急性肝功能衰竭(acute hepatic failure)

　　急性起病,无基础肝病史,2 周内出现 Ⅱ 度及以上肝性脑病为特征的肝衰竭临床表现。

　　(二)亚急性肝功能衰竭(subacute hepatic failure)

　　起病较急,无基础肝病史,2~26 周出现肝功能衰竭的临床表现。

　　(三)慢加急性(亚急性)肝衰竭(subacute hepatic failure)

　　在慢性肝病基础上,出现急性(通常在 4 周内)肝功能失代偿的临床表现。

二、病因与机制

（一）病因

急性肝功能衰竭病因复杂,主要包括病毒感染、药物性肝损害、中毒、代谢性疾病、肝脏缺血(表8-2-1)。不同地区病因不尽相同,查明原因有助于治疗的选择和预后的判断,在我国,肝炎病毒(主要是乙型肝炎病毒)是急性肝功能衰竭的最常见病因。

表 8-2-1　急性肝功能衰竭的病因

病因	内容
病毒	甲、乙、丙、丁、戊型肝炎病毒,疱疹病毒,巨细胞病毒等
药物	对乙酰氨基酚、抗结核病药物、抗代谢药物、抗肿瘤化疗药物、部分中草药物、抗风湿药物等
中毒	乙醇、有机磷、有毒蘑菇、生鱼胆等
其他	严重或持续感染、自身免疫性肝炎、妊娠期急性脂肪肝、代谢异常、缺血缺氧、肝移植、胆道疾病等

（二）发病机制

急性肝功能衰竭的发病机制非常复杂,多种因素相互作用和相互影响。一般认为主要是免疫性损伤和化学性损伤参与 AHF 的发病过程。免疫性损伤是由细胞因子、NO、补体所介导;化学性损伤是由有毒的代谢产物影响、线粒体与膜结构内离子的稳定性改变以及各种降解酶作用等机制所致。不同病因引起 AHF 的机制有所不同。

1. 肝炎病毒作用机制　肝炎病毒所致肝细胞损害除了病毒引起的直接细胞损害外,主要继发于其免疫作用。由单核巨噬细胞系统介导产生的 TNF-α、细胞因子与内毒素及病毒抗原发生反应均可引起肝坏死;肿瘤坏死因子为防止病毒复制,通过快速溶解病毒感染的肝细胞,从而可导致急性肝坏死。

2. 药物性肝损害　药物性肝损害分为中毒性和免疫性。中毒性肝损害常是药物或其代谢产物直接对肝脏的损害,与剂量有关。免疫性肝损害是药物作为半抗原造成的免疫反应,与药物剂量无关。

3. 毒蕈引起的肝损害　毒蕈含有两种肝毒素。①蕈毒素,其对肝细胞骨架如微丝和微管以及细胞膜均有毒性作用。②α- 蕈配糖体,其抑制肝细胞 RNA 聚合酶,抑制蛋白质合成,改变核仁的类型。

4. 其他病毒作用机制　单纯疱疹病毒、细小病毒、巨细胞病毒、EB 病毒等,除可引起肝细胞的直接变性坏死外,其诱发免疫机制的作用更为重要,与上述肝炎病毒的致病机制类似。

三、临床评估与判断

（一）病情评估

1. 诱因与前驱症状　急性肝功能衰竭的诱因包括饮酒、过度疲劳、感染、使用肝脏毒性药物等。起病可缓或急,可有或无前驱症状,常以腹胀、厌食、恶心、呕吐等消化系统症状开始,随后出现肝衰竭。

2. 临床特征　根据临床表现的严重程度,可分为早期、中期和晚期。

(1)早期:①极度乏力,并有明显厌食、呕吐和腹胀等严重消化道症状。②黄疸进行性加深(血清总胆红素(TBil)≥171μmol/L 或每日上升≥17.1μmol/L)。③有出血倾向,30%<血浆凝血酶原活动度(PTA)≤40%(或 1.5< 国际标准化比率(INR)≤1.9)。④未出现肝性脑病或其他并发症。

(2)中期:在早期表现基础上,病情进一步加重,出现以下两条之一者①出现Ⅱ度以下肝性脑病和/或明显腹水、感染。②出血倾向明显(出血点或淤斑),20%< 血浆凝血酶原活动度(PTA)≤30%(或 1.9< 国际标准化比率(INR)≤2.6)。

(3)晚期:在中期表现基础上,病情进一步加重,有严重出血倾向(注射部位淤斑等),血浆凝血酶原活动度(PTA)≤20%(或国际标准化比率(INR)≥2.6),并出现以下四条之一者①肝肾综合征;②上消化道大出血;③严重感染;④Ⅱ度以上肝性脑病。

3. 常见并发症

(1)脑水肿:临床表现为头痛、呕吐、嗜睡、视物模糊、血压升高、球结膜水肿,严重者两侧瞳孔大小不等,呼吸改变甚至骤停,视乳头水肿。

(2)肝性脑病:主要表现为高级神经中枢的功能紊乱(如性格改变、智力下降、行为失常、意识障碍等)以及运动和反射异常(如扑翼样震颤、肌痉挛、反射亢进和病理反射等),临床轻者可仅有轻微的智力减退,严重者出现意识障碍、行为失常和昏迷。

(3)感染:常见的感染有菌血症、上呼吸道感染、肺炎、腹膜炎、脑膜炎、膈下脓肿等。

(4)肾衰竭:AHF 合并肾衰竭占 43%,其中约半数为功能性肾衰竭,即由肾血管收缩引起肾血流量降低、肾皮质到髓质的分流、肾小球滤过率减少所致。临床表现为氮质血症、少尿或无尿、低血钠、低尿钠、低渗尿,而肾组织学正常。

(5)低血压:收缩压低于 80mmHg,常见于肝性脑病的严重病人,常提示预后不佳。

(6)其他:病人还可出现电解质与酸碱平衡紊乱、低血糖、急性腹膜炎、门脉高压、内毒素血症等。

(二)辅助检查

1. 实验室检查　转氨酶可增高,但发生弥漫的肝坏死时可不增高;血胆红素增高;血小板减少;白细胞增多;凝血酶原活动度、INR 异常;血肌酐和尿素氮可增高;血气分析电解质(钠、钾、镁等)紊乱伴酸碱失衡。

2. 影像学检查　腹部 B 超是急性肝功能衰竭的常规初筛影像学检查,有助于初步判断病人肝脏内部组织的结构变化、有无腹水等改变。CT 检查有助于确定观察肝脏的大小,有无肝萎缩,肝性脑病的病人头颅 CT 检查可发现脑水肿。

四、急救与护理措施

(一)紧急处理

1. 卧床休息,减少体力消耗,减轻肝脏负担。

2. 严密监测病人神志、生命体征、尿量、实验室指标等变化,维持血流动力学稳定,尽早发现肝性脑病的早期征象。

3. 保证机体的能量供应,肝性脑病病人避免蛋白的大量摄入,注意纠正水、电解质及酸碱平衡紊乱,对大量腹水的病人要适当控制钠的摄入。

4. 观察病人有无皮肤或黏膜等出血征象。病人出现呕血、便血或大便、呕吐物潜血阳性应按照消化道出血急救护理处理,推荐常规预防性使用 H_2 受体阻滞剂或质子泵抑制剂,对门静脉高压性出血病人,为降低门静脉压力,首选生长抑素类似药物。观察病人神志的变化,对于显著凝血障碍者,可给予新鲜血浆或凝血因子等补充,防止发生颅内出血等严重并发症。

（二）病因处理

1. 病毒性肝炎所致的肝衰竭,尤其是 HBV DNA 阳性的病人,建议立即使用核苷（酸）类药物抗病毒治疗,如拉米夫定、恩替卡韦、替比夫定等。

2. 药物性肝损伤所致的肝衰竭,应停用所有可疑的药物。

3. 确诊或疑似毒蕈中毒的病人,可考虑应用青霉素 G 和水飞蓟素。

4. 妊娠急性脂肪肝 /HELLP 综合征所致的肝衰竭建议立即终止妊娠,如果终止妊娠后病情仍继续进展,须考虑人工肝和肝移植治疗。

（三）其他治疗

肾上腺皮质激素的应用,促肝细胞生长治疗如促肝细胞生长素和前列腺素 E1（PEGI）脂质体等药物的应用,微生态调节治疗如肠道微生态调节剂、乳果糖或拉克替醇等药物的应用。

（四）并发症处理

1. 脑水肿　有颅内压增高者,积极给予脱水降颅压治疗,遵医嘱使用甘露醇及利尿剂时,注意严格控制速度,监测病人尿量及电解质变化。另外,急性肝功能衰竭病人使用低温疗法可减少能量消耗,防止或减轻脑水肿,降低颅内压。

2. 肝性脑病　去除诱因,限制蛋白饮食,减少氨的产生及重吸收。应用乳果糖或拉克替醇,口服或高位灌肠,可酸化肠道,促进氨的排出,调节微生态,减少肠源性毒素吸收,禁用碱性液（如肥皂水）灌肠。视病人的电解质和酸碱平衡情况酌情选用精氨酸、鸟氨酸 – 门冬氨酸等降氨药物。抽搐病人可酌情使用半衰期短的苯妥英钠或苯二氮䓬类镇静药物,但不推荐预防用药。兴奋、烦躁不安或抽搐者,注意安全保护,取出病人的义齿,加床档,必要时使用约束带,防止坠床及撞伤的发生。昏迷的病人注意保持呼吸道通畅,对Ⅲ度以上的肝性脑病建议气管插管。

3. 感染　推荐常规进行血液和其他体液的病原学检测,一般不推荐常规预防性使用抗菌药物。一旦出现感染,应首先根据经验选择抗菌药物,并及时根据培养及药敏试验结果调整用药,必要时使用强效或联合抗菌药物、激素等治疗,注意防范真菌二重感染。严格执行手卫生和无菌操作,加强口腔护理及肠道管理,预防医院感染发生。

4. 急性肾损伤及肝肾综合征　保证有效循环容量,积极纠正低血压,保证肾灌注,顽固性低血容量性低血压病人可使用系统性血管活性药物,但在有颅内高压的严重脑病病人中应谨慎使用;慎用或不用肾毒性药物;严密监测出入水量。对于已经发生的肾衰竭病人,持续血液滤过与间歇透析相比较血流动力学更稳定,更适合于脑水肿或低血压的病人。

（五）肝脏支持或替代治疗

1. 非生物性人工肝支持系统　已在临床广泛应用并被证明有一定疗效,常用方法有血浆置换、血液 / 血浆灌流、血液滤过、血浆胆红素吸附等。

2. 生物性人工肝支持系统　利用动物或人肝细胞经微载体、球形体、微囊凝胶滴等植入系统植入人的腹腔或脾脏，以取代人肝脏功能，但在临床应用中尚缺乏足够的经验及证据。

3. 肝移植　肝移植是治疗中晚期肝衰竭最有效的挽救性治疗手段，但对急性肝功能衰竭意义有限。

知识拓展

人工肝支持治疗

　　人工肝支持治疗是治疗肝衰竭有效的方法之一，其治疗机制是基于肝细胞的强大再生能力，通过一个体外的机械、理论和生物装置，清除各种有害物质，补充必需物质，改善内环境，暂时替代衰竭肝脏的部分功能，为肝细胞再生及肝功能恢复创造条件或等待机会进行肝移植。人工肝支持系统分为非生物型、生物型和混合型三种。人工肝支持系统治疗的并发症有出血、凝血、低血压、继发感染、过敏反应、低血钙、失衡综合征等。在临床实践中，我国学者创建了新一代个体化的非生物型人工肝支持系统：血浆置换（PE）、血浆置换联合持续血液滤过（PEF）、血浆滤过透析（PED）、血浆置换联合体外血浆吸附和血液滤过（PEAF）。上述技术针对不同病因、不同病情、不同分期的肝衰竭病人均有较显著疗效，统称为李氏人工肝系统（Li-ALS）。

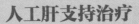

第三节　消化道出血

　　消化道出血（gastrointestinal bleeding）是消化系统常见病症。临床表现多为呕血、黑粪或血便，也可伴有贫血及血容量减少，甚至休克，严重者危及生命，轻者可无症状。其病因可因消化道本身的炎症、机械性损伤、血管病变、肿瘤等因素引起，也可因邻近器官的病变和全身性疾病累及消化道所致。位于 Treitz 韧带以上的消化道出血称为上消化道出血，Treitz 韧带以下的消化道出血称为下消化道出血。

一、上消化道出血

（一）概述

　　上消化道出血（upper gastrointestinal bleeding）包括食管、胃、十二指肠、胆、胰等部位的出血，以及胃、空肠吻合术后的空肠病变所致的出血。根据出血的病因分为非静脉曲张性出血和静脉曲张性出血两类，临床上大多数（80%~90%）急性上消化道出血是非静脉曲张性出血，其中最常见的病因包括胃十二指肠消化性溃疡（20%~50%）、胃十二指肠糜烂（8%~15%）、糜烂性食管炎（5%~15%）、贲门黏膜撕裂（8%~15%）。成年人急性上消化道出血每年发病率为 100/10 万 ~180/10 万，大多数急性上消化道出血病人，尤其是大量出血病人就诊多以呕血、黑便为主要临床表现，也可有头晕、乏力、晕厥等不典型症状，部分大量出血的病人也可出现发热、氮质血症等表现。

（二）病因与机制

常见的病因有消化性溃疡、食管胃底静脉曲张破裂、急性糜烂出血性胃炎、恶性肿瘤、合并凝血功能障碍、慢性肝病等。

1. 消化性溃疡出血　当溃疡累及较大血管、血管硬度较高或并发凝血功能障碍时，可在短时间内出现大量出血。

2. 食管胃底静脉曲张破裂　门静脉高压是导致曲张静脉出血的主要原因，是由曲张静脉壁张力超过一定限度后发生破裂造成，是上消化道出血致死率最高的病因，诱因多见于粗糙食物、胃酸侵蚀、腹内压增高及剧烈咳嗽等。

3. 急性糜烂出血性胃炎　由各种病因引起的、以胃黏膜多发性糜烂为特征的急性胃黏膜病变，常伴有胃黏膜出血，临床最常见一过性浅表溃疡形成。常见病因由药物、急性应激、乙醇等引起。

4. 恶性肿瘤出血　主要是上消化道肿瘤局部缺血坏死，或侵犯大血管所致。79% 肿瘤病人的首发症状表现为出血，其中 75% 在出血时已有转移病灶。

5. 合并凝血功能障碍　出血是急性上消化道出血死亡的独立危险因素。一般由抗凝药物、血液病以及可导致凝血机制障碍的疾病引起。

6. 慢性肝病出血　慢性肝病病人肝脏合成凝血因子、肝功能异常至维生素 K 依赖相关因子缺乏和代谢纤溶酶原的能力减弱，导致凝血功能障碍，引起的出血。

（三）临床评估与判断

1. 病情评估

（1）症状评估

1）呕血和黑便：是上消化道出血的特征性表现。出血部位在幽门以上者常伴有呕血，如果幽门以下的病变出血量大，速度快，血液也可返流入胃，引起恶心、呕吐而发生呕血，呕血多呈棕褐色咖啡渣样，如出血量大可为暗红色甚至鲜红色伴血块。上消化道大量出血后均有黑便，呈柏油样，黏稠而发亮。若出血量很大，血液在肠内推进快，粪便亦可呈暗红色或鲜红色。

2）失血性周围循环衰竭：急性大量失血由于循环血容量迅速减少而导致周围循环衰竭，表现为头晕、心悸、出汗、乏力，口干等症状，进一步加重可出现晕厥、肢体冷感、皮肤苍白、血压下降等，严重者呈休克状态。

3）氮质血症：血液蛋白在肠道内分解吸收，血中尿素氮浓度可暂时增高，称为肠源性氮质血症；出血致使循环衰竭，肾血流量下降而引起的肾前性功能不全所致的氮质血症；大量或长期失血，持久或严重的休克所致的肾小管坏死引起的肾性氮质血症。

4）发热：消化道大量出血后，部分病人在 24 小时内出现低热，体温多在 38.5℃ 以下，持续 3~5 天后降至正常，可能与分解产物吸收、体内蛋白破坏、循环衰竭致体温调节中枢不稳定有关。

（2）出血量的评估：成人每日消化道出血 >5ml，粪便潜血试验即出现阳性；每日出血量超过 50ml 可出现黑粪；胃内积血量 >250ml 可引起呕血。一次出血量 <400ml 时，因轻度血容量减少可由组织液及脾脏贮血所补充，多不引起全身症状。出血量 >400ml，可出现失血性周围循环衰竭，表现为头昏、心悸、乏力等症状。短时间内出血量 >1000ml，可出现肢体厥冷、皮肤苍白、血压下降等休克表现。但真实的出血量在临床上却难以确定,可将休克指数（心率/收缩压）作为判断出血量的重要指标。

（3）活动性出血的评估：①呕血或黑便次数增多,呕吐物由咖啡色转为鲜红色或排出的粪便由黑色干便转为稀便或暗红血便,或伴有肠鸣音活跃。②经快速输液输血,周围循环衰竭的表现未见明显改善,或虽暂时好转而又再恶化,中心静脉压仍有波动,稍稳定又再下降。③红细胞计数、血红蛋白与血细胞比容继续下降,网织红细胞计数持续增高。④补液与尿量足够的情况下,血尿素氮持续或再次增高。⑤胃管抽出物有较多新鲜血。

2. 辅助检查

（1）实验室检查：测定红细胞、白细胞和血小板计数,血红蛋白浓度、血细胞比容、肝功能、肾功能、电解质、凝血功能、粪便隐血等,有助于估计失血量及动态观察有无活动性出血,判断治疗效果及协助病因诊断。急性大量出血后均有失血性贫血,但在出血早期,血红蛋白浓度、红细胞计数与血细胞比容可无明显变化。急性出血病人为正细胞正色素性贫血,在出血后骨髓有明显代偿性增生,可暂时出现大细胞性贫血,慢性失血则呈小细胞低色素性贫血。出血 24 小时内网织红细胞即可见增高,出血停止后逐渐降至正常。

（2）内镜检查：是诊断上消化道出血病因、部位和出血情况的首选方法,出血后 24~48h 内进行急诊内镜检查,可以直接观察病灶的情况,有无活动性出血或评估再出血的危险性,明确出血的病因,同时对出血灶进行止血治疗。胶囊内镜对排除小肠病变有特殊价值。

（3）影像学检查：X 线钡剂造影有助于发现肠道憩室及较大的隆起或凹陷样肿瘤。腹部 CT 对于有腹部包块、肠梗阻征象的病人有一定的诊断价值。超声、CT 及 MRI 有助于了解肝、胆、胰病变,对诊断胆道出血具有重要意义。

（四）急救与护理措施

1. 紧急处理

（1）卧床休息,活动性出血期间禁食。

（2）判断病人的意识状态,意识障碍是急性失血严重程度的重要表现之一；观察病人脉搏、血压、毛细血管再充盈时间,判断病人的血流动力学是否稳定。对于出现意识障碍或循环衰竭的病人,应常规采取"OMI",即：吸氧（oxygen, O）、监护（monitoring, M）和建立静脉通路（intravenous, I）的处理。

（3）保持呼吸道通畅,避免呕血时引起窒息或误吸,观察病人的呼吸频率、呼吸节律是否正常,是否有呼吸窘迫的表现,是否有氧合不良等,必要时实施人工通气支持。

（4）容量复苏：常用的复苏液体包括生理盐水、平衡液、人工胶体和血液制品。通常主张先输入晶体液,在没有控制消化道出血的情况下,应早期使用血液制品。进行液体复苏及输血治疗需要达到以下目标：收缩压 90~120mmHg,脉搏 <100 次/分,尿量 >40ml/h,血 Na^+<140mmol/L,意识清楚或好转。

（5）限制性液体复苏：对于门脉高压食管静脉曲张破裂出血的病人,血容量的恢复要谨慎,过度输血或输液可能导致继续或再出血。在液体复苏过程中,要避免仅用生理盐水扩容,以免加重或加速腹水或其他血管外液体内的蓄积。

（6）血管活性药物的使用：在积极补液的前提下如果病人的血压仍然不能提升到正常水平,为了保证重要脏器的血液灌注,可以适当地选用血管活性药物,以改善重要脏器的血液灌注。

（7）完善相关检查：快速完善病人血常规、交叉配血试验等相关检查，以做好输血准备。存在以下情况时应考虑输血：收缩压 <90mmHg 或较基础收缩压下降 >30mmHg；血红蛋白 <70g/L；血细胞比容 <25%；心率 >120 次 / 分。

2. 药物治疗和护理　常用药物有：①抑酸药物：临床常用质子泵抑制剂和 H_2 受体拮抗剂抑制胃酸分泌，提高胃内的 pH 值。②生长抑素及其类似物：生长抑素能够减少内脏血流，降低门静脉压力，抑制胃酸和胃蛋白酶分泌，抑制胃肠道及胰腺肽类激素分泌等，是肝硬化急性食管胃底静脉曲张出血的首选药物之一，也被用于急性非静脉曲张出血的治疗。③促凝血治疗：对血小板缺乏病人，避免使用强化抗血小板治疗；对血友病病人，首先输入凝血因子，同时应用质子泵抑制剂；对凝血功能障碍病人，可输注新鲜冰冻血浆，给予氨甲环酸补充纤维蛋白原，必要时血栓弹力图监测引导下成分输血。④抗菌药物：肝硬化急性静脉曲张破裂出血者活动性出血时常存在胃黏膜和食管黏膜炎性水肿，预防性使用抗菌药物有助于止血，并可减少早期再出血及感染，提高生存率。⑤血管升压素及其类似药物：包括垂体后叶素、血管升压素、特利加压素等。

3. 局部止血治疗　常用方法有：①口服止血剂：消化性溃疡的出血是黏膜病变出血，采用血管收缩剂如去甲肾上腺素 8mg 加干冰盐水 100~200ml 分次口服，可使出血的小动脉强烈收缩而止血。②三腔二囊管压迫止血：是药物难以控制的大出血的急救措施，为内镜或介入手术止血创造条件。

4. 急诊内镜检查和治疗　内镜检查在上消化道出血的诊断、危险分层及治疗中有重要作用。急性上消化道出血的病人应尽快完成内镜检查，而且药物与内镜联合治疗是目前首选的治疗方式。常用治疗方法包括：激光光凝、高频电凝、微波、热探头、止血夹止血，局部药物喷洒和局部药物注射。

5. 介入治疗　急性大出血无法控制的病人应当及早考虑行介入治疗。选择性胃左动脉、胃十二指肠动脉、脾动脉或胰十二指肠动脉血管造影，针对造影剂外溢或病变部位经血管导管滴注血管升压素或去甲肾上腺素，使小动脉和毛细血管收缩，进而使出血停止。无效者可用明胶海绵栓塞。

知识拓展

上消化道出血介入治疗方法

　　介入治疗包括选择性血管造影及栓塞（TAE）、经颈静脉肝内门 – 体静脉支架分流术（TIPS）：主要适用于出血保守治疗（药物、内镜治疗等）效果不佳、外科手术后再发静脉曲张破裂出血或终末期肝病等待肝移植术期间静脉曲张破裂出血。其特点为：能在短期内显著降低门静脉压，与外科门 – 体分流术相比，TIPS 具有创伤小、成功率高、降低门静脉压力效果可靠、可控制分流道直径、能同时行断流术（栓塞静脉曲张）、并发症少等优点。TIPS 对急诊静脉曲张破裂出血的即刻止血成功率达 90%~99%，但远期（≥1 年）疗效不确定。

6. 外科手术治疗 经过以上多种治疗措施,病人出血仍不能控制,应及时进行外科手术干预。

（五）急救流程管理

中国医师协会急诊医师分会2015年发布《急性上消化道出血急诊诊治流程专家共识》,共识中推荐对急性上消化道出血病人进行评估、治疗和管理,明确了具体流程（图8-3-1）。

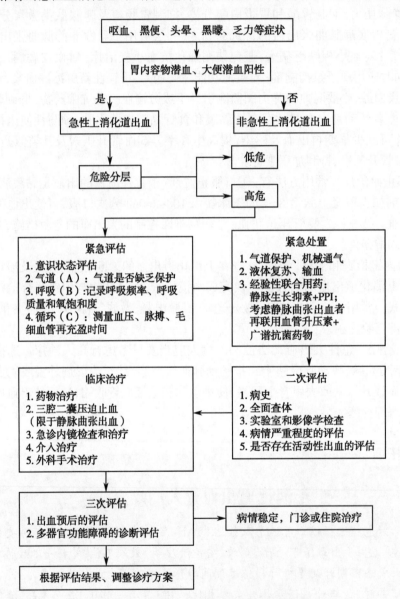

图 8-3-1 急性上消化道出血急诊诊治流程

二、下消化道出血

（一）概述

下消化道出血（lower gastrointestinal bleeding）是指 Treitz 韧带以下消化道的出血,包括

空肠、回肠、结肠以及直肠病变引起的出血,其临床表现以便血为主,轻者仅粪便潜血阳性或黑粪,出血量大则排出鲜血便,重者出现休克。

（二）病因与机制

下消化道出血常见病因有痔、肛裂、肛瘘等肛管疾病,其他病因有直肠疾病、结肠疾病和小肠疾病。如结核性直肠炎、非特异性直肠炎、息肉、血管畸形、急性出血性坏死性肠炎、肠套叠以及各种良恶性肿瘤等。

（三）临床评估与判断

1. 病情评估 下消化道出血的临床表现多为血便和暗红色大便,一般不伴呕血。一般来说,出血部位越高,则便血的颜色越暗;出血部位越低,则便血的颜色越鲜红,或表现为鲜血。同时还取决于出血的速度和数量,如出血速度快和出血数量大,血液在消化道内停留的时间短,即使出血部位较高,便血也可能呈鲜红色。同时由于循环血量迅速减少而导致周围循环衰竭,表现为头昏、心慌、乏力、肢体冷感、心率加快等,严重者呈休克状态。

出血量的评估和活动性出血的评估详见上消化道出血。

2. 辅助检查

（1）实验室检查:包括血尿便常规、大便隐血、肝肾功能及凝血功能等。

（2）内镜检查:根据原发病及出血部位不同,选择小肠镜、结肠镜以明确病因及出血部位。多主张在出血后24~48h内进行检查。胶囊内镜检查对小肠病变诊断阳性率在60%~70%左右,是目前小肠出血的一线检查方法,该检查在出血活动期或静止期均可进行。

（四）急救与护理措施

1. 紧急处理

（1）小量出血主要是针对原发疾病的治疗;急性大量出血时建立静脉通道,积极抗休克补充血容量。

（2）严密监测病人生命体征,如心率、血压、呼吸、尿量及神志变化;观察黑便情况;定期复查血红蛋白浓度、红细胞计数等。

2. 病因处理 根据病因不同采取不同的止血措施。

（1）肠息肉及痔疮:前者多在内镜下切除,后者可通过局部药物治疗,注射硬化剂及结扎疗法止血。

（2）血管畸形:小肠、结肠黏膜下静脉和黏膜毛细血管发育不良出血常可自行停止,但再出血率高,可达50%。内镜下高频电凝或氩离子凝固器烧灼治疗可使黏膜下层小血管残端凝固,是肠血管发育不良的简便、经济和有效方法,适用于病灶较局限的病人。此外,凝血酶保留灌肠有时对左半结肠出血有效。

（3）各种病因的动脉性出血:急诊结肠镜检查如能发现出血病灶,可在内镜下止血。对内镜不能止血的病灶,可行肠系膜上、下动脉血管介入栓塞治疗。生长抑素或奥曲肽静脉滴注有一定作用,可与各种微创手术联合使用。

（4）炎症及免疫性病变:较为常见,如重型溃疡性结肠炎、Crohn病、过敏性紫癜等,常用药物有糖皮质激素、生长抑素或奥曲肽、5-氨基水杨酸类等药物。

3. 手术治疗 不明原因反复大量出血,经内科保守治疗仍出血不止,无论出血病变是否确诊,均需进行紧急手术治疗。

第四节 肠 梗 阻

一、概述

肠梗阻（intestinal obstruction）是肠内容物不能正常运行、顺利通过肠道，是常见的外科急腹症之一。肠梗阻发病后，不但在肠管形态上和功能上发生改变，还可导致一系列全身性病理改变，严重时可危及病人的生命。粘连性肠梗阻是肠梗阻最常见的类型，其发生率约占肠梗阻的 40%~60%；肠扭转是肠梗阻中病情凶险，发展迅速的一类；肠套叠以小儿最多见，其中以 2 岁以下者居多，婴儿肠梗阻占首位。

二、病因与机制

（一）按梗阻原因分类

1. 机械性肠梗阻　是各种原因导致的肠腔缩窄、肠内容物通过障碍，临床上最为多见。主要原因包括：①肠外因素，如粘连、疝嵌顿、肿瘤压迫等。②肠壁因素，如肠套叠、肠扭转等。③肠腔内因素，如蛔虫梗阻、粪块堵塞等。

2. 动力性肠梗阻　分为麻痹性肠梗阻及痉挛性肠梗阻两类，是由于神经抑制或毒素刺激以致肠壁肌运动紊乱，使肠蠕动消失或肠管痉挛，以致肠内容物无法正常通行，而本身无器质性肠腔狭窄。

3. 血运性肠梗阻　由于肠系膜血管栓塞或血栓形成，使肠管血运障碍，肠蠕动丧失，肠内容物停止运行。

（二）按肠壁血运有无障碍分类

1. 单纯性肠梗阻　仅有肠内容物通过受阻，而无肠管血运障碍。

2. 绞窄性肠梗阻　因肠系膜血管或肠壁小血管受压、血管腔栓塞或血栓形成而使肠段急性缺血，引起肠坏死、穿孔。

（三）其他分类

根据梗阻部位可分为高位、低位、闭袢性肠梗阻；根据梗阻程度可分为完全性和不完全性肠梗阻；按梗阻发展过程可分为急性和慢性肠梗阻。

三、临床评估与判断

（一）病情评估

1. 症状

（1）腹痛：肠梗阻发生时，由于梗阻部位以上强烈蠕动，即发生腹痛，多为阵发性绞痛性质，疼痛多在腹中部，也可偏于梗阻所在部位。在腹痛的同时伴有高亢的肠鸣音。如果腹痛的间歇期不断缩短，以致成为剧烈的持续性腹痛，则应该警惕绞窄性肠梗阻的存在。

（2）呕吐：早期呕吐为反射性，吐出物为食物或胃液。高位梗阻的呕吐出现较早，呕吐较频繁，吐出物主要为胃十二指肠内容物。低位小肠梗阻的呕吐出现较晚，初为胃内容物，后期的呕吐物为积蓄在肠内并经发酵、腐败呈粪样的肠内容物,呕吐物呈棕褐色或血性,应警惕肠管血运障碍。麻痹性肠梗阻时,呕吐多呈溢出性。

（3）腹胀:多为腹痛的伴随症状,其程度与梗阻部位有关。高位肠梗阻腹胀不明显;低位肠梗阻及麻痹性肠梗阻腹胀显著,遍及全腹;腹部隆起不均匀对称,是肠扭转等闭袢性肠梗阻的特点。

（4）排气排便停止:完全性肠梗阻发生后,肠内容物不能通过梗阻部位,梗阻以下的肠管处于空虚状态,病人多不再排气排便。但梗阻早期,尤其是高位肠梗阻,可因梗阻以下肠内尚残存的粪便和气体,仍可自行或在灌肠后排出,不能因此而排除肠梗阻的存在。某些绞窄性肠梗阻,如肠套叠、肠系膜血管栓塞或血栓形成,则可出现出血性黏液样粪便。

2. 体征

（1）腹部外形:机械性肠梗阻常可见肠型和蠕动波。不对称的腹胀可见于肠扭转;均匀腹胀多见于麻痹性肠梗阻。

（2）压痛与反跳痛:单纯性肠梗阻可有轻度压痛,但无腹膜刺激征;绞窄性肠梗阻可有固定压痛和腹膜刺激征。

（3）移动性浊音:绞窄性肠梗阻可出现移动性浊音阳性。

（4）肠鸣音:机械性肠梗阻肠鸣音亢进,有气过水声或金属音;麻痹性肠梗阻肠鸣音减弱或消失。

（二）辅助检查

1. 实验室检查　由于失水和血液浓缩,白细胞计数、血红蛋白、血细胞比容和尿比重都可增高。监测血气分析、电解质、尿素氮、肌酐的变化,了解酸碱失衡、电解质紊乱和肾功能的状况。绞窄性肠梗阻多有白细胞计数和中性粒细胞比例显著升高。呕吐物和粪便检查,有大量红细胞或隐血阳性,应考虑肠管有血运障碍。

2. X线　X线是首选检查方法,通常发病4~6h可以见到肠管胀气扩张、肠内出现高低不等的气液平面、肠管活动受限等。回肠扩张的肠袢多,可见阶梯状的液平面;空肠梗阻时空肠黏膜环状皱襞可显示鱼骨刺状;闭袢性肠梗阻显示结肠袋形。

知识拓展

绞窄性肠梗阻的诊疗规范

判断标准:

1. 腹痛发作急剧,呕吐出现早且剧烈,肠鸣音可不亢进。
2. 病情发展迅速,早期出现休克,抗休克治疗后改善不明显。
3. 有明显腹膜刺激征,体温上升,脉率增快,白细胞计数增高。
4. 腹胀不对称,腹部有局部隆起或触及有压痛的肿块。
5. 呕吐物、胃肠减压、肛门排除物为血性,腹穿抽出血性液。
6. 经积极非手术治疗无明显改善。
7. 腹部平片见孤立、突出的胀大肠袢。

抢救措施：急诊手术探查。如有肠坏死行肠切除肠吻合术。注意纠正水电解质紊乱和酸碱失衡、控制感染等。

抢救成功标准：坏死组织切除，腹痛、发热等症状缓解，感染控制，生命体征平稳。

四、急救与护理措施

（一）紧急处理

1. 严密观察生命体征，吸氧，取半卧位，减轻腹肌紧张有利于病人呼吸。

2. 禁食、胃肠减压　目的是减少胃肠道积留的气体、液体，减轻肠腔膨胀，有利于肠壁血液循环的恢复，减少肠壁水肿；使某些部分梗阻的肠袢因肠壁肿胀而继发的完全性梗阻得以缓解，也可使某些扭曲不重的肠袢得以复位。胃肠减压期间应保持减压管通畅和减压装置有效的负压，注意引流液的颜色、性质和量并正确记录，如发现血性液体，应考虑绞窄性肠梗阻的可能。

3. 解痉镇痛　在确定无肠绞窄后，可应用阿托品、654-2 等抗胆碱类药物，以解除胃肠道平滑肌的痉挛，抑制胃肠道腺体的分泌，缓解腹痛。未确定是否存在肠绞窄时，禁用吗啡类镇痛药，以免掩盖病情。

4. 纠正水、电解质紊乱和酸碱失衡　补液量和种类取决于病人病情，包括呕吐次数、量及呕吐物的性质、缺水体征，血液浓缩程度，尿排出量和比重，电解质和二氧化碳结合力监测结果。

5. 抗感染　应用抗生素对于防治细菌感染，从而减少毒素的产生都有一定作用。一般单纯性肠梗阻可不应用，但对单纯性肠梗阻晚期，特别是绞窄性肠梗阻以及手术治疗的病人，应该使用。

（二）手术治疗

该方式是治疗肠梗阻的一个重要措施，目的是解除梗阻、去除病因，手术的方式可根据病人的情况与梗阻的部位、病因加以选择。

1. 单纯性解除梗阻手术　如粘连松解术、肠切开去除肠石、蛔虫等，肠套叠或肠扭转复位术等。

2. 肠段切除术　对肠管肿瘤、炎症性狭窄，或局部肠袢已经失活坏死，则应作肠切除。对于绞窄性肠梗阻，应争取在肠坏死前解除梗阻，恢复肠管血液循环。

3. 肠短路吻合术　当梗阻的部位切除有困难，为解除梗阻，可分离梗阻部远近端肠管作短路吻合。

4. 肠造口或肠外置术　肠梗阻部位的病变复杂或病人情况很差，不允许行复杂的手术，可以用这类术式解除梗阻，即在梗阻近端肠管作肠造口术以减压，解除因肠管高度膨胀而带来的生理紊乱。

第五节　急性胰腺炎

一、概述

急性胰腺炎（acute pancreatitis, AP）是多种病因引起的胰酶激活，继以胰腺局部炎症反应为主要特征，病情较重者可发生全身炎症反应综合征（systemic inflammatory response syndrome, SIRS），并可伴有器官功能障碍的疾病。临床以急性上腹痛及血淀粉酶或脂肪酶升高为特点。多数病人病情轻，预后好；少数病人可伴多器官功能障碍及胰腺局部并发症，死亡率高。

根据疾病严重程度分为轻症急性胰腺炎（mild acute pancreatitis, MAP）、中重症急性胰腺炎（moderately severe acute pancreatitis, MSAP）、重症急性胰腺炎（severe acute pancreatitis, SAP）。

二、病因与机制

急性胰腺炎有多种致病危险因素，国内以胆道疾病为主，如胆石症及胆道感染等，其他病因有酒精、胰管阻塞、十二指肠疾病、手术与创伤、代谢障碍、药物、感染及全身炎症反应等。

各种致病因素导致胰管内高压，腺泡细胞内 Ca^{2+} 水平显著上升，溶酶体在腺泡细胞内提前激活酶原，大量活化的胰酶消化胰腺自身：①损伤腺泡细胞，激活炎症反应的枢纽分子 NF-κB，它的下游系列炎症介质如肿瘤坏死因子 α、白介素 -1、花生四烯酸代谢产物（前列腺素、血小板活化因子）、活性氧等均可增加血管通透性，导致大量炎性渗出。②胰腺微循环障碍使胰腺出血、坏死。炎症过程中参与众多因素可以正反馈方式相互作用，使炎症逐级放大，当超过机体的抗炎能力时，炎症向全身扩展，出现多器官炎性损伤及功能障碍。

三、临床评估与判断

（一）病情评估

1. 诱因多为进食油腻食物、饱餐、过量饮酒等。

2. 症状

（1）腹痛：是 AP 的主要表现和首发症状，为急性发作的持续性剧烈疼痛，多位于左上腹，常向左肩及左腰背部放射。胆源性腹痛始发于右上腹，逐渐向左侧转移。

（2）腹胀：与腹痛同时存在，是腹腔神经丛受刺激产生肠麻痹的结果，早期为反射性，继发感染后则由腹膜后的炎症刺激所致。严重的腹内压增高可导致腹腔间隔室综合征。

（3）恶心、呕吐：早期出现，呕吐剧烈而频繁，呕吐物为胃十二指肠内容物，呕吐后腹痛不缓解。

（4）发热和黄疸：早期可有中度发热，38℃左右；胰腺坏死伴感染时，高热为主要症状之一，合并胆道感染时常伴寒战、高热。结石嵌顿或胰头肿大压迫胆总管可引起黄疸，程度一般较轻。

（5）休克：早期以低血容量休克为主，后期合并感染性休克。

3. 体征

临床症状轻者仅表现为腹部轻压痛，重者可出现腹膜刺激征、腹水，移动性浊音多为阳性，肠鸣音减弱或消失。偶见腰肋部皮下瘀斑征（Grey-Turner 征）或脐周皮下瘀斑征（Cullen 征）。腰部因液体积聚或假性囊肿形成可触及肿块。

4. 严重程度评估

（1）MAP 占 AP 的大多数，不伴有器官功能衰竭及局部或全身并发症，通常在 1~2 周内恢复，病死率低。

（2）MSAP 伴有一过性（≤48h）的器官功能障碍。早期病死率低，后期如坏死组织合并感染，病死率增高。

（3）SAP 约占 AP 的 5%~10%，伴有持续（>48h）的器官功能衰竭。SAP 早期病死率高，如后期合并感染则病死率更高。器官功能衰竭的诊断标准依据改良 Marshall 评分系统（表 8-5-1），任何器官评分≥2 分可定义存在器官功能衰竭。

表 8-5-1 改良 Marshall 评分系统

器官和系统	评分				
	0	1	2	3	4
呼吸（PaO_2/FiO_2）	>400	301~400	201~300	101~200	≤101
肾脏					
血肌酐，μmol/L	≤134	134~169	170~310	311~439	>439
血肌酐，mg/dL	≤1.4	1.4~1.8	1.9~3.6	3.6~4.9	>4.9
心血管（收缩压，mmHg）	>90	<90,输液有应答	<90,输液无应答	<90, pH<7.3	<90, pH<7.2

注：①FiO_2：吸入氧气浓度，按照空气（21%）、纯氧 2L/min（25%）、纯氧 4L/min（30%）、纯氧 6~8L/min（40%）、纯氧 9~10L/min（50%）换算。②既往有慢性肾功能衰竭病人的评分依据基线肾功能进一步恶化的程度而定，对于基线血肌酐 134μmol/L 或 1.4mg/dL 者尚无正式修订方案。③未使用正性肌力药物，1mmHg=0.133kPa

5. 并发症

（1）全身并发症：AP 病程进展过程中可引发全身性并发症，包括 SIRS、脓毒症（sepsis）、多器官功能障碍综合征（multiple organ dysfunction syndrome, MODS）、多器官功能衰竭（multiple organ failure, MOF）及腹腔间隔室综合征（abdominal compartment syndrome, ACS）。

（2）局部并发症：①急性胰周液体积聚（acute peripancreatic fluid collection, APFC）发生于病程早期，表现为混合有液体和坏死组织的积聚，坏死物包括胰腺实质或胰周组织的坏死。②包裹性坏死（walled-off necrosis, WON）是一种包含胰腺和/或胰周坏死组织且具有界限清晰炎症包膜的囊实性结构，多发生于 AP 起病 4 周后。③胰腺假性囊肿（pancreatic pseudocyst）有完整非上皮性包膜包裹的液体积聚，起病 4 周后假性囊肿的包膜逐渐形成。

（二）辅助检查

1. 实验室检查

（1）淀粉酶和脂肪酶：血清淀粉酶在发病 2~12 小时开始升高，24 小时达高峰，持续

4~5 日；尿淀粉酶在发病 24 小时后开始升高，48 小时达高峰，持续 1~2 周，下降较缓慢。血清脂肪酶于起病后 24~72 小时开始升高，持续 7~10 天。血清淀粉酶和 / 或脂肪酶活性至少高于正常上限 3 倍才具有诊断价值，淀粉酶值越高诊断正确率越大。但血清淀粉酶、脂肪酶的高低与病情程度无确切关联，部分病人的两种胰酶可不升高。

（2）其他：白细胞增高提示有炎症或感染，发病 72 小时后 C- 反应蛋白（CRP）>150mg/L 提示胰腺组织坏死，动态监测血糖、电解质、血气分析、肾功能、肝功能、凝血功能等指标变化。

2. 影像学检查　腹部超声是急性胰腺炎的常规初筛影像学检查，可发现胰腺肿大和胰周液体积聚。腹部 CT 平扫有助于确定有无胰腺炎，胰周炎性改变及胸、腹腔积液。增强 CT 有助于确定胰腺坏死程度，在胰腺弥漫性肿大的背景上若出现质地不均、液化和蜂窝状低密度区，则可诊断为胰腺坏死。

四、急救与护理措施

（一）紧急处理

1. 休息与体位　绝对卧床休息，保证睡眠，促进体力恢复。腹痛时协助病人取前倾坐位或屈膝侧卧位，以缓解疼痛。剧痛而辗转不安者防止坠床。

2. 禁食与胃肠减压　以减少胰液对胰腺及周围组织的刺激，禁食期间有口渴时可含漱或湿润口唇，并做好口腔护理。

3. 监测　严密监测病人生命体征和实验室检查结果，动态观察腹部体征和肠鸣音改变，记录 24 小时尿量和出入量变化。

4. 液体复苏、维持水电解质平衡　液体复苏、维持水电解质平衡是早期治疗的重点，由于 SIRS 引起毛细血管渗漏综合征（capillary leak syndrome，CLS），导致血液成分大量渗出，造成血容量丢失与血液浓缩。复苏液首选乳酸林格液，对于需要快速复苏的病人可适量选用代血浆制剂。扩容治疗需避免液体复苏不足或过度。

5. 药物治疗和护理

（1）抑制胰腺外分泌和胰酶抑制剂的应用：生长抑素及其类似物（奥曲肽）可通过直接抑制胰腺外分泌而发挥作用，对于预防内镜逆行胰胆管造影术（ERCP）后胰腺炎也有积极作用。H_2 受体拮抗剂或质子泵抑制剂可通过抑制胃酸分泌而间接抑制胰腺分泌，还可预防应激性溃疡的发生。蛋白酶抑制剂（乌司他丁、加贝酯）能够广泛抑制与 AP 进展相关的胰蛋白酶、弹性蛋白酶、磷脂酶 A 等的释放和活性，还可稳定溶酶体膜，改善胰腺微循环，减少 AP 并发症，主张早期应用。

（2）抗菌药物以及解痉、镇痛药物的应用：对于非胆源性 AP 不推荐预防使用抗菌药物。对于胆源性 MAP 或伴有感染的 MSAP 和 SAP 应常规使用抗菌药物。菌血症或脓毒血症应根据药敏结果调整抗菌药物，要由广谱抗菌药物过度至窄谱抗菌药物，要足量、足疗程使用。疼痛剧烈时在严密观察病情下可注射盐酸哌替啶（杜冷丁）。不推荐应用吗啡或胆碱能受体拮抗剂，如阿托品、消旋山莨菪碱（654-2）等。

6. 营养支持　肠功能恢复前，可酌情选用肠外营养。密切观察腹部体征和排便情况，监测肠鸣音的变化，及早给予促肠道动力药物，待病人胃肠动力能够耐受，及早（发病 48 小时内）实施肠内营养。

（二）病因处理

1. 对胆总管结石性梗阻、急性化脓性胆管炎、胆源性败血症等诱发胆源性急性胰腺炎应尽早行经内镜或手术治疗。外科治疗主要针对胰腺局部并发症继发感染或产生压迫症状，如消化道梗阻、胆道梗阻等，以及胰瘘、消化道瘘、假性动脉瘤破裂出血等其他并发症。

2. 高血脂症性急性胰腺炎可以采用小剂量低分子肝素和胰岛素，或血脂吸附和血浆置换快速降脂；高血钙性胰腺炎需行降钙治疗。

（三）并发症处理

1. 全身并发症的处理

（1）SIRS：发生 SIRS 时应早期应用乌司他丁或糖皮质激素，肾脏替代疗法（continuous renal replacement therapy，CRRT）能很好地清除血液中的介质，同时调节体液、电解质平衡，因而推荐早期用于 AP 并发的 SIRS，并有逐渐取代腹腔灌洗治疗的趋势。

（2）呼吸功能障碍：轻症病人可予鼻导管或面罩吸氧，使动脉血氧饱和度 >95%，动态监测血气分析结果，必要时应用机械通气。

（3）肾功能障碍：早期预防急性肾功能衰竭主要是容量复苏等支持治疗，稳定血流动力学；治疗急性肾功能衰竭主要采用连续肾脏替代疗法。

（4）ACS 的治疗：MSAP 或 SAP 病人可合并 ACS，当腹内压（intra~abdominal pressure，IAP）>20mmHg 时常伴有新发器官功能衰竭，因而成为 MSAP 或 SAP 死亡的重要原因之一。ACS 的治疗原则是及时采用有效的措施缓解腹内压，包括胃肠道减压及导泻、镇痛镇静、使用肌松剂及床边血滤减轻组织水肿，B 超或 CT 引导下腹腔内与腹膜后引流减轻腹腔压力。不建议在 AP 早期将 ACS 作为开腹手术的指征。

知识拓展

腹内压监测

腹内压（intra-abdominal pressure，IAP）是指隐藏在腹腔内的压力，临床上有很多因素可以导致腹内压升高，持续腹内压升高 ≥12mmHg 称为腹腔高压（intra-abdominal hypertension，IAH），继续升高持续 >20mmHg，伴或不伴腹腔灌注压 <60mmHg，同时合并单个或多个器官衰竭称为腹腔间室综合征（abdominal compartment syndrome，ACS），通常危及病人生命。膀胱压与腹内压有很好的相关性，且其技术操作简单、创伤小、可重复操作性强、监测结果准确等优点，目前已成为腹压监测的金标准。测量方法：病人平卧，以腋中线耻骨联合作为 0 点，排空膀胱后，通过导尿管向膀胱内滴入 50ml 生理盐水，测得平衡时水柱高度即为 IAP。

2. 局部并发症的处理

（1）APFC 和 ANC：无症状者无需手术治疗；症状明显，出现胃肠道压迫症状，影响肠内营养或进食，或继发感染者，可在 B 超或 CT 引导下行 PCD 治疗，感染或压迫症状不缓解需进一步手术处理。

（2）WON：无菌性 WON，原则上不手术治疗，随访观察；发生感染时，可行 PCD 或手术治疗。

（3）胰腺假性囊肿：继发感染者治疗与 WON 相同，无症状，不作处理，随访观察，若体积增大出现压迫症状则需外科治疗。

（四）中药治疗

可以使用中医中药治疗促进胃肠功能恢复及胰腺炎症的吸收，包括理气攻下的中药内服、外敷或灌肠等。

（芦良花）

第九章 肾脏管理

学习目标

完成本内容学习后,学生将能:

1. 复述急性肾衰竭的概念;肾动脉梗塞的病因;泌尿系统结石形成的危险因素

2. 列出急性肾衰竭的病因;肾动脉梗塞的急救方法;泌尿系统结石非手术治疗的要点

3. 描述急性肾衰竭的评估要点;泌尿系统结石的急救措施;泌尿系统结石非手术治疗的要点;泌尿系统结石肾绞痛的处置

4. 应用急性肾衰竭的急救措施;肾动脉梗塞的护理措施;泌尿系统结石经皮肾镜碎石术的护理措施

第一节 急性肾衰竭

一、概述

急性肾衰竭(acute renal failure,ARF)是指由肾脏本身或肾外原因引起的急性肾实质损害,肾单位丧失调节功能、肾小球滤过功能降低,使肾功能短期内进行性下降,不能维持体液、电解质平衡和排泄代谢产物,导致内环境紊乱,而出现少尿或无尿、氮质血症、高血钾和代谢性酸中毒等尿毒症表现。ARF 依据尿量多少分为少尿型和非少尿型急性肾功能衰竭,广义上又分为肾前性、肾性和肾后性三大类。肾前性 ARF 又称肾前性氮质血症,系由各种病因引起血容量不足和循环衰竭,使肾脏血流减少而导致肾功能损害,若及时纠正血容量不足和循环衰竭则可使肾功能改善。肾后性 ARF 是由于急性尿路梗阻造成肾功能损害,及时解除梗阻,肾功能有可能很快恢复。肾性急性肾功能衰竭是肾实质病变所致肾功能损害,主要是由于肾脏缺血和中毒两个原因引起,是狭义上的急性肾功能衰竭,该病发病急,进展快。

知识拓展

急性肾损伤

急性肾损伤(acute kidney injury,AKI)是一种常见临床急症,以肾功能迅速下降为临床特点,最终导致急性肾衰竭,甚至引起其他器官衰竭。急性肾损伤(acute kidney injury, AKI）广泛分布于临床各个科室，是急、重、复杂病例的常见并发症，院内病死率高，医疗资源消耗大，且存活者远期病死率和慢性肾脏病发生率均显著升高。2012年3月，改善全球肾脏病预后组织（Kidney Disease Improving Global Outcomes, KDIGO）发表急性肾损伤指南，诊断标准是：48小时内血清肌酐水平升高≥0.3mg/dL（≥26.5μmol/L）或超过基础值的1.5倍及以上，且明确或经推断上述情况发生在7天之内；或持续6小时尿量<0.5ml/（kg·h）。国际肾脏病学会于2013年提出"至2025年，死亡AKF病人中无一未经合理治疗"，号召全球肾脏科医生高度重视AKI/AKF（AKF, acute kidney failure），倡议在全球特别是发展中国家大力开展相关工作，力争到2025年，所有AKF病人均能得到合理的诊断与治疗。

二、病因与机制

（一）病因

急性肾衰竭可在许多致病条件下发生，通常分为肾前性、肾实质性、肾后性。

1. **肾前性衰竭**　是指肾脏血液灌流不足，导致肾小球滤过率下降，一旦补足血容量，肾功能立即恢复，肾脏无结构损坏，但如果治疗不及时，可发展为缺血性急性肾小管坏死，即使改善肾脏灌注，也不能逆转。常见的原因有：

（1）急性血容量不足：主要为细胞外液丢失，如呕吐、腹泻、烧伤、过度利尿、大出血等。

（2）心排血量减少：常见于充血性心力衰竭、急性心肌梗死、严重快速性心律失常、心脏压塞、手术后低心排血量综合征、急性肺栓塞等。

（3）周围血管扩张：见于感染性休克、过敏性休克、麻醉或使用降压药。

（4）肾血管阻力增加：见于应用血管收缩药、前列腺素抑制剂等。

2. **肾实质性衰竭**　是指由原发性或继发性肾内血管、肾小球、间质及肾小管病变引起的肾衰竭。主要原因有：

（1）急性肾小管病变：常见于急性肾缺血、急性肾毒性损害（常见有药物、化学毒素、生物毒素、造影剂及内源性毒素，如异型输血、挤压伤、创伤引起的血红蛋白、肌红蛋白沉积肾小管）。

（2）急性肾小球病变：各种原因引起的急性肾小球肾炎、急进性肾炎、恶性小动脉性肾硬化症及肾皮质坏死。

（3）肾血管病变：恶性或急进性高血压、肾动脉梗塞或血栓形成。

（4）急性间质性肾炎：常见的原因有药物性、感染性及代谢性引起。

3. **肾后性衰竭**　是指排尿器官（输尿管、膀胱和尿道）梗阻引起的少尿或无尿。主要原因有：

（1）尿路梗阻：尿道损伤及炎症水肿、狭窄、膀胱肿瘤、前列腺肥大。

（2）双侧输尿管梗阻：结石、血块阻塞、腹膜后纤维化。

（二）发病机制

急性肾衰竭的发病机制有多个学说。不同发病原因引起的急性肾衰竭，其发病机制亦各不相同，下面主要介绍急性肾小管坏死引起的急性肾衰竭发病机制。

1. 血流动力学改变学说 肾脏作为血液过滤的管道,当肾动脉血管痉挛、肾灌注降低、滤过受损,使肾血流量减少和肾血管阻力增加,导致急性肾小管坏死,引起 ARF。

2. 渗漏学说 肾小管上皮细胞损伤坏死脱落,沉积堵塞肾小管,并且肾小管管壁失去完整性,屏障作用减弱,加上肾小管周围血浆胶体渗透压的回吸收作用,致使肾小管液体(原尿)向管周血管反渗,引起肾间质水肿,压迫肾单位,加重肾缺血,使肾小球滤过率降低,导致 ARF。

3. 肾小管堵塞学说 肾小管上皮细胞由于毒性损伤坏死脱落和内源性毒素(如肌红蛋白、血红蛋白、尿酸和钙等)阻塞肾小管,引起囊内压升高,肾小球滤过停止导致 ARF。

三、临床评估与诊断

(一)病情评估

常见的临床表现可因发病原因不同而异,仔细询问病史、辨别致病因素、评价容量状态具有重要意义。

1. 少尿(或无尿)期 少尿(或无尿)期是病程中最危险的阶段,主要特点是尿量显著减少并伴有水、电解质和酸碱平衡失调。一般为 7~14 天,有时可长达 1 个月。此期越长,病情越严重。

(1)尿量减少:尿量骤减或逐渐减少,出现少尿或无尿。

(2)水中毒:体内水分大量积蓄,致使细胞外液和细胞内液间隙均扩大,引起高血压、肺水肿、脑水肿、心力衰竭和软组织水肿等。可出现恶心、呕吐、头晕、心悸、呼吸困难、水肿、嗜睡以及昏迷等症状。由于颅内压升高,病人感到头痛、易激动、肌肉抽搐,可有癫痫发作。因液体不能排出,血液循环容量增加,致使心力衰竭,表现为脉压增大、血压升高。

(3)电解质紊乱

1)高钾血症:主要是由肾脏排泄功能障碍及大量钾离子从细胞内转移到细胞外液所致。一般血钾每日增高 0.3~0.5mmol/L,且血清钾增高是病人第一周内死亡的主要原因。病人可出现周身无力、肌张力低下、手足感觉异常、口唇和肢体麻木、神志恍惚、烦躁、嗜睡等一系列神经系统症状。可有腱反射减退或消失、心跳减慢。影响心脏时可出现心律失常,甚至心搏骤停。最初心电图变化表现为 Q-T 间期缩短及 T 波高尖;若血钾升高至 6.5mmol/L 以上,可出现 QRS 间期延长、PR 间期增宽、P 波降低。如不紧急处理则引起心肌纤颤或心搏骤停的可能。

2)低钠血症:一般血清钠浓度在 135mmol/L 以下,甚至低于 125mmol/L。低血钠可分为稀释性和缺钠性低钠血症两种类型,临床上应注意区别。

3)高镁血症:在急性肾功能衰竭时,血镁与血钾呈平行改变,因此当有高钾血症时必然有高镁血症。高镁血症引起神经肌肉传导障碍,可出现低血压、呼吸抑制、麻木、肌力减弱、昏迷甚至心脏停搏。

4)低钙血症与高磷血症:低钙血症因骨溶解实验室检查多降低不明显,但病人会出现手足搐搦。磷酸盐的排泄受到影响,形成高磷血症。高磷血症本身并不产生症状,但可影响血中钙离子的浓度,使之更趋下降。

(4)代谢性酸中毒:是 ARF 少尿期的主要病理生理改变之一。突出的表现为呼吸深而快,呼气带有酮味,面部潮红,并可出现胸闷、气急、乏力、嗜睡及神志不清或昏迷,严重时血压下降,心律失常,甚至发生心脏停搏。

（5）出血倾向：原因有血小板质量下降、多种凝血因子减少和毛细血管脆性增加等。常有皮下、口腔黏膜、牙龈及胃肠道出血等的临床表现。

2. 多尿期　尿量增至 400ml 以上时,预示多尿期开始。尿量不断增加,可达 3000ml 以上,一般历时 14 天。在开始的第一周内因肾小管功能尚未完全恢复,氮质血症还可能会恶化,尿量虽有所增加,但血尿素氮、肌酐和血钾继续上升,仍属于少尿期的继续。当肾功能逐渐恢复,尿量大幅度增加后,可出现低钾血症、低钠血症、低钙血症、低镁血症和脱水现象。此时仍处于氮质血症和水、电解质失衡状态。由于体质虚弱,极易发生感染,如肺部感染、尿路感染等,仍有一定的危险性。

3. 恢复期　多尿期后进入恢复期,须数月方能恢复正常。由于严重消耗及营养失调,病人仍极其衰弱、消瘦、贫血、乏力。肾小管功能恢复较慢,血中尿素氮含量逐渐恢复正常,只有少数可遗留永久性肾功能损害。

对于非少尿型急性肾衰竭,血肌酐升高幅度较小,临床表现亦轻,进展缓慢,感染发生率低,且较少出现严重的水、电解质紊乱及酸碱平衡失调、胃肠道出血和神经系统症状,若能得到及时诊断和正确处理,预后相对较好,若治疗不及时,也可转化为少尿型急性肾衰竭。

（二）辅助检查

1. 尿液检查　肾前性急性肾衰竭尿液浓缩,尿比重和渗透压升高；肾性急性肾衰竭尿比重多在 1.010~1.014 之间。镜下可有管型、红细胞和白细胞等。

2. 血液检查　血常规检查可有轻中度贫血；肾功能检查可有血肌酐和尿素氮升高；血生化检查可有高钾血症,血钠正常或偏低,血磷升高,血钙降低；血气分析血 pH 值常低于 7.35,碳酸氢根浓度多低于 20mmol/L,甚至低于 13.5mmol/L。

3. 影像学检查　主要用于诊断肾后性急性肾衰竭,泌尿系 B 超、X 线平片和 CT 有助于发现病因。

4. 肾穿刺活检　对于难以明确病因的肾性急性肾衰竭,如肾小球肾炎、溶血性尿毒症综合征等可做肾脏穿刺活检。

四、急救与护理措施

应尽早明确诊断,及时纠正可逆性病因是恢复肾功能的关键,维持水、电解质和酸碱平衡,预防和治疗并发症保障病人度过急性肾衰竭的危险期。

（一）急救措施

1. 纠正可逆病因　急性肾衰竭首先要纠正可逆的病因,对肾前性肾衰竭者,扩容、补充血容量、控制心力衰竭有助于改善肾血流和肾功能；解除尿路梗阻有利于肾后性肾衰竭的缓解；停用影响肾脏血流灌注或肾毒性的药物。

2. 维持体液平衡　少尿期严格计算 24h 出入量,严格控制液体的摄入。每日出量等于前一天液体排出量（包括尿、粪便、呕吐物、创口渗出液、引流液、透析超滤量）加上 500ml（为不显性失水减去代谢内生水）,入量包括输入体内液体量、饮水及食物中所含水分。多尿期补充液量应比出量少 500~1000ml。每日测量病人体重。

3. 纠正电解质和酸碱失衡

（1）高钾血症　是少尿期最主要的死亡原因。应严格控制钾的摄入，减少导致高钾血症的各种因素，如限制含钾食物、不输入库存血、控制感染、纠正酸中毒、及时清除机体坏死组织等。当发生高钾血症时应立即采取措施，包括：①对抗钾离子对心肌的毒性作用：静脉注射 10% 葡萄糖酸钙 10~20ml；②促进钾离子由细胞外转移至细胞内：10% 葡萄糖 500ml 加入胰岛素 10U 中静脉滴注；③静脉滴注 5% 碳酸氢钠 100~250ml；④增加钾离子排出：口服钠型离子交换树脂 20~50g 加 30% 山梨醇 20~50ml，每日 3~4 次；⑤减少钾的摄入：尽量避免食用含钾丰富的食物，如香蕉、梨、萝卜、榨菜等；必要时血液透析治疗。

（2）代谢性酸中毒：一般情况下酸中毒可通过呼吸代偿。在血浆碳酸氢根低于 15mmol/L 时才应用碳酸氢盐治疗。可静脉滴注 5% 碳酸氢钠 100~250ml，严重时血液透析治疗。

4. 营养支持治疗　限制蛋白质的摄入，少于每日 0.5g/Kg。透析时应适当增加蛋白质的补充，以动物蛋白为主。碳水化合物的摄入量应不少于每日 100g。限制饮食中钾、钠的含量，避免高钾血症以及水、钠潴留。危重病人及早给予胃肠内营养或静脉高营养治疗。

5. 血液净化　目前主张早期预防性透析，尽早清除体内代谢产物，预防和治疗水、电解质、酸碱失衡，降低病死率，改善预后，提高生活质量。

（1）适应证：急性肾衰竭合并下列情况时应进行透析：血钾大于 6.5mmol/L；血肌酐大于 442μmol/L，血尿素氮大于 28.6mmol/L；严重代谢性酸中毒，其他治疗无效；急性肺水肿；高分解代谢状态，无尿 2 天或少尿 4 天以上者。

（2）方法：①血液透析：通过血泵将血液输送至透析装置。透析器内半透膜将血液与透析液分离，根据血液与透析液间浓度梯度以及溶质通过膜的扩散渗透原理进行溶质与溶液交换，以达到去除水分和某些代谢产物的目的。经透析的血液回输入病人体内。其优点是能快速地清除过多的水分、电解质和代谢产物。缺点是需要建立血管通路，抗凝治疗会加重出血倾向，并对血流动力学有影响，适用于高分解代谢的急性肾衰竭，病情危重、心功能尚稳定，不宜行腹膜透析者；②腹膜透析：通过腹腔内置管和注入透析液，以腹膜作为透析膜，清除体内积聚的水、电解质和代谢产物。腹膜透析适用于非高分解代谢型 ARF，有心血管功能异常，建立血管通路有困难、全身肝素化有禁忌者及老年病人；③连续性肾脏替代治疗（continuous renal replacement therapy, CRRT）采用每天 24h 或接近 24h 的一种长时间，连续的体外血液净化疗法以替代受损的肾功能。其优点是血流动力学稳定性好，能快速移除水分。血流动力学不稳定时更适用于这类方法，如感染和多脏器功能衰竭时。缺点是需动脉通道以及持续应用抗凝剂等。

（二）护理措施

1. 卧床休息　以减轻肾脏负担，昏迷病人应定时翻身，每 2h 翻身一次。

2. 饮食护理　给予高热量、低蛋白饮食。限制饮食中钾、钠的含量，以避免高钾血症及水潴留。危重病人禁食，给予胃肠内营养或完全胃肠外营养。

3. 心理护理　清醒病人做好安慰工作，减轻病人焦虑及恐惧情绪。

4. 病情观察

（1）生命体征：严密观察呼吸、心率、心律、血压、体温和神志变化，及早发现 ARF 早期并发症，如肺水肿、代谢性酸中毒、电解质平衡失调和感染等。

（2）尿液的观察：ARF 最显著的特征是尿的变化。应严密观察尿的量、色、性质，每 h 记录尿量，定时测尿比重，肾衰竭病人尿比重固定在 1.015 以下，是肾脏丧失浓缩功能所致。尿液外观多浑浊，尿色深，有时呈酱油色，尿沉渣中含红细胞、白细胞、小管上皮细胞或管型。

（3）电解质的观察：每日监测电解质情况，密切观察有无高钾血症和心电图变化，血钾高于 8mmol/L 可发生心律失常、心搏骤停而死亡。因此，应将血钾控制在 6.0mmol/L 以下。

（4）肾功能的观察：定时监测血肌酐和尿素氮变化，一般血肌酐每日升高 44.2~88.4μmol/L，血尿素氮每日升高 3.6~10.7mmol/L，病程长、高分解代谢者肌酐、尿素氮可更高。

（5）合并症的观察：ARF 病人抵抗力差，以泌尿系感染多见，其次为肺部感染及败血症。应注意病人的体温、血常规及白细胞数量变化。

第二节　肾动脉梗塞

一、概述

肾动脉梗塞（renal artery embolism，RAE）是指肾动脉主干或较大分支由于血管壁因素或血液因素导致肾动脉腔内发生血栓形成或被血栓栓塞，引起肾组织缺血及梗死。持续性腰腹部疼痛是肾动脉栓塞最典型的临床表现。虽然尸检肾梗死的检出率高达 1.4%，但在急诊病人中肾梗死患病率仅为 0.007%，漏诊率极高。尽早治疗肾动脉梗塞病人的预后仍相对较好，半数以上病人肾功能可恢复到原先水平，即使出现肾功能不全，病人也较少需要血液透析治疗。

二、病因与机制

造成急性肾动脉梗塞最常见病因和危险因素是心源性血栓栓塞，血栓可来源于心脏内如心房纤颤、瓣膜病、附壁血栓、感染性心内膜炎等；也可来源于心脏外，如脂肪栓子、肿瘤栓子等；其它少见因素包括镰状细胞贫血、易栓症、免疫系统疾病、可卡因滥用、创伤和介入操作等。肾动脉血栓形成引起的肾梗塞较少见，占 10% 左右，常见原因有肾动脉硬化、肾动脉纤维肌肉发育不良、肾动脉瘤等。

三、临床评估与诊断

（一）病情评估

无明显诱因突然出现剧烈的腰腹痛，疼痛呈持续性，伴发热、恶心、呕吐病人。肾区轻中度叩击痛（或肋脊角压痛），对急性肾动脉栓塞的诊断有重要意义。

（二）辅助检查

急性肾动脉栓塞实验室检查无特异性指标，主要有尿蛋白阳性，白细胞计数及谷草转氨酶、乳酸脱氢酶、肌酸激酶同工酶、三磷酸鸟苷、血肌酐、血尿素氮等生化指标升高。血 LDH 是诊断肾动脉栓塞较为灵敏的指标，但无特异性。CT 是诊断急性肾动脉栓塞的重要手段，

CT 平扫多无阳性征象,但可以排除泌尿系结石;增强 CT 典型表现为肾实质低密度无强化区,约 50% 急性肾动脉栓塞病人可出现相对特异性表现"皮质环征"。

四、急救与护理措施

(一)手术治疗

手术治疗有严格适应证,若肾动脉栓塞病人全部肾实质受累,如继发于双侧栓塞或一侧肾动脉主干栓塞,可行外科手术切除。

(二)肾动脉梗塞的标准化治疗

肾动脉梗塞的标准化治疗包括抗凝治疗和溶栓治疗等。标准抗凝治疗包括静脉使用肝素和口服华法令等,有利于预防梗塞事件的进一步发生。溶栓治疗包括全身性溶栓和肾动脉内溶栓。与全身性溶栓相比,采用肾动脉内溶栓治疗的病人,全身出血风险更低。目前关于肾动脉梗塞的溶栓治疗时机仍待商榷。

(三)介入治疗

介入治疗包括肾动脉置管溶栓和肾动脉抽吸溶栓。肾动脉置管溶栓相对创伤小,局部用药且针对性强,对栓塞面积较大者缺乏特异性。可作为选择性血管腔内注射溶栓前后的治疗。介入治疗首先要进行肾动脉造影,它能准确显示肾动脉狭窄和肾动脉栓塞部位、范围、程度及侧支循环形成情况,是诊断肾动脉狭窄的"金指标"。诊断明确后行肾动脉置管溶栓,选择性血管腔内注射溶栓药物可溶解大部分血栓,且具有可重复性;尿激酶或链激酶局部动脉腔内注入比静脉注射的溶栓效果明显,尤其是对局灶性肾动脉栓塞病人,可提高疗效,降低溶栓药物使用量。

> **知识拓展**
>
> ## 肾动脉栓塞置管溶栓治疗
>
> 　　肾动脉置管溶栓治疗急性肾动脉栓塞是先于 DSA 导引下置管,给予尿激酶 10 万U 溶于生理盐水 50ml、并由微量注射泵以 5ml/h 泵入,同时给予全身低分子肝素抗凝治疗,维持 72h 后再行肾动脉 DSA 评估。

(四)护理措施

1. 病情观察　观察病人心率、血压情况,密切观察病人的肌酐、尿素氮及尿量、颜色的变化,记录 24h 尿量,应用溶栓抗凝药物后动态检查镜下血尿、肉眼血尿,观察是否出现少尿、无尿等症状,鼓励病人多饮水,增加尿量,如有血尿及时通知医师遵医嘱使用止血药,并延长卧床时间直至肉眼血尿消失。

2. 腰腹痛的观察　了解腰腹痛部位及有无压痛、反跳痛放射痛及肌紧张,同时观察病人的面色,有无出冷汗等。遵医嘱合理使用止痛药物。

3. 抗凝药物观察　治疗过程中应注意监测凝血功能,观察有无出血等并发症。对有可能发生出血倾向的部位应每日观察,如口腔黏膜、牙龈、皮肤有无出血点,有无血尿及消化道出血,注射部位有无淤血,尽可能避免创伤出血。治疗过程中护士还要掌握抗凝、溶栓的监测指标,以便更好地配合医生进行治疗,根据凝血功能的监测结果随时调整药物剂量。服用华法林期间,还应嘱病人避免食用影响华法林药效食物,如芹菜、大蒜、洋葱、菠萝等。

4. 饮食护理　进食清淡易消化软食,避免生、冷、刺激性食物。服药期间尽可能减少食用含维生素 K 较多的食物,因其可降低华法林的疗效。

5. 心理护理　肾动脉栓塞发病急,持续腹痛、血尿容易给病人带来濒死感,特别是大面积栓塞者濒死感更明显,如病人对肾动脉栓塞知识缺乏了解,易产生焦虑、恐惧情绪,对预后感到失望,医护人员应耐心细致地讲解与本病有关的知识及治疗方法,使病人情绪稳定,配合治疗。

第三节　泌尿系统结石

泌尿系统结石又称尿石症,是泌尿系统最常见的疾病之一。是多种病理因素相互作用引起的泌尿系统内任何部位的结石病,包括肾结石、输尿管结石、膀胱及尿道结石。

一、概述

泌尿系统结石因生活习惯、地理位置和种族的不同,患病率为 1%~15%,发病率为 0.04%~0.40%。泌尿系统结石是一种终身性疾病,复发率很高,10 年复发率约为 50%。结石的好发年龄为 30~50 岁,男女之比为 2:1~3:1。肾脏和膀胱是结石最易发生的部位,但在病因、发病年龄以及结石成分上有很大的差别。在我国,南方比北方更为多见,夏季的发生率明显高于其他季节。结石由晶体和基质组成。晶体是结石的主体成分,约占结石干重的 97%,基质约占 3%,是一种类似尿黏蛋白的物质。草酸钙结石最常见,磷酸盐、尿酸盐、碳酸盐次之,胱氨酸结石罕见。

二、病因与机制

(一)结石形成的危险因素

影响结石形成的因素很多,年龄、性别、种族、遗传、环境因素、饮食习惯和职业对结石的形成影响很大。身体的代谢异常、尿路梗阻、感染、异物和药物的作用是结石形成的常见原因。

1. 代谢异常

(1)形成尿结石的物质排出增加,尿液中钙、草酸、尿酸或胱氨酸排出量增加。如长期卧床、甲状旁腺功能亢进者尿钙增加,痛风病人尿酸排出增多等。

(2)尿 pH 值改变,在碱性尿中易形成磷酸镁铵及磷酸盐沉淀;在酸性尿中易形成尿酸和胱氨酸结晶。

(3)尿中抑制晶体形成和具体的物质减少,如枸橼酸、焦磷酸盐、酸性黏多糖、镁等。

(4)尿量减少,使盐类和有机物质的浓度增高。

2. 局部因素　尿路梗阻、感染和尿路存在异物均是诱发结石形成的局部因素,梗阻导致感染和结石形成,而结石本身也是尿路异物,加重梗阻和感染的程度。

3. 药物相关因素　药物引起的结石占 1%~2%。包括两类：一类是尿液浓度高而溶解度比较低的药物，如氨苯蝶啶。另一类药物为能够诱发结石形成的药物，如乙酰唑胺、维生素 D、维生素 C 和皮质激素等。

（二）病理生理

尿路结石在肾和膀胱内形成，绝大多数输尿管结石和尿道结石是结石排出过程中停留该处所致。输尿管有三个生理狭窄处，即肾盂输尿管连接处、输尿管跨过髂血管处、输尿管膀胱壁段。结石沿输尿管行径移动，常停留或嵌顿于三个生理狭窄处，并以输尿管下 1/3 处最多见。尿路结石可引起泌尿道直接损伤、梗阻、感染或恶性变，所有这些病理生理改变与结石部位、大小、数目、继发炎症和梗阻程度有关。

三、临床评估与诊断

肾结石和输尿管结石为上尿路结石，主要症状是疼痛和血尿。其程度与结石部位、大小、活动与否及有无损伤、感染、梗阻有关。膀胱结石和尿道结石为下尿路结石。原发性膀胱结石，多发生于男孩，与营养不良和低蛋白饮食有关，其发生率在我国已明显降低。继发性膀胱结石多见于良性前列腺增生、膀胱憩室、神经源性膀胱、异物或肾、输尿管结石排入膀胱。尿道结石见于男性，绝大多数来自肾和膀胱。有尿道狭窄、尿道憩室及异物存在时亦可致尿道结石。多数尿道结石位于前尿道。本文主要以肾结石急症为主要介绍内容。

（一）病情评估

肾结石临床表现多样。常见症状主要为腰痛和血尿，部分病人可以排出结石，此外还可以出现发热、无尿、肾积水、肾功能不全等表现。

1. 疼痛　是肾结石的主要症状，约 75% 肾结石病人有腰痛。结石较大、在肾盂中移动度较小时，多为钝痛或隐痛。结石较小、在肾盂内移动度大阻塞输尿管时，易引起肾绞痛。肾绞痛是一种突然发生的严重疼痛，从腰部开始沿输尿管向下放射至膀胱，疼痛呈阵发性，一般持续数分钟，亦可长达数小时，并伴有恶性、呕吐，严重者呈虚脱状态。

2. 血尿　多发生在疼痛之后，有时是唯一的症状。血尿一般轻微，表现为镜下血尿，少数为肉眼血尿。在绞痛发作期间，血尿的出现是肾绞痛与其他各种急腹症相鉴别的重要佐证。

3. 排石或无尿　少数病人可能发觉自行排出细小结石，俗称尿砂，是尿石症的有力证据。

4. 脓尿　结石合并感染时，可出现脓尿及膀胱刺激症状；感染严重时，可出现高热、寒战和剧烈腰痛等症状。

（二）辅助检查

1. 实验室检查　尿常规检查可见镜下血尿，有时可见较多白细胞或结晶。若考虑病人的尿路结石与代谢状态有关时，应测定血及尿的钙、磷、尿酸、草酸等。

2. 腹部 X 线平片　是诊断泌尿系统结石的基本检查方法。可以了解含钙结石的大小、部位、结石物理形状等信息。

3. 静脉肾盂造影　明确诊断、鉴别尿路结石、钙化斑和盆腔静脉石及了解肾脏解剖和功能异常，在腹部 X 线平片的基础上静脉肾盂造影十分必要。静脉肾盂造影还可以确定肾积水的程度、肾实质的残存情况、肾脏功能损害程度及有无尿路畸形。

4. 逆行性尿路造影　逆行性尿路造影是静脉肾盂造影的补充,主要用于对静脉肾盂造影剂过敏者,可清楚显示结石梗阻部位和输尿管、肾盂肾盏解剖异常。逆行性尿路造影给病人造成一定痛苦,并可能引起逆行感染,不宜常规采用。

5. 超声检查　超声检查具有无创伤性、可重复性、方便、准确性高等优点,已成为常规检查项目,可显示泌尿系统结石大小、部位、肾积水情况、肾实质有无变薄及尿路畸形。一般情况下,临床症状、尿液检查、B超、腹部X线平片即可基本明确泌尿系统结石的诊断。

6. CT检查　能够发现X线平片不显影的结石。

7. 内镜检查　包括肾镜、输尿管镜和膀胱镜检查。通常用于平片未显示的结石,排泄性尿路造影有充盈缺损而不能确诊时,借助内镜可明确诊断和进行治疗。

四、急救与护理措施

(一)肾绞痛的处理

肾绞痛是泌尿外科的常见急症,需紧急处理,治疗主要以药物解痉止痛为主,药物治疗效果不佳时可考虑外科治疗措施。

1. 药物止痛解痉　非甾体类镇痛抗炎药是治疗肾绞痛的首选药物,能够通过阻断前列腺素相关疼痛通路、减轻输尿管水肿和松弛输尿管收缩而发挥作用。常用药物有双氯芬酸钠、吲哚美辛、布洛芬等。可联合使用α受体阻滞剂、阿托品、654-2等解痉药。非甾体类镇痛抗炎药治疗效果不佳时可以使用强痛定、哌替啶、曲马多等镇痛药,阿片类镇痛药。

2. 抗菌药物　可使用喹诺酮类或头孢二代等抗菌药物。

3. 疼痛观察与护理　密切观察病人疼痛的部位、性质、程度、伴随症状、有无生命体征的变化。发作期病人应卧床休息,指导病人采用分散注意力、深呼吸等非药物性方法缓解疼痛,不能缓解时,遵医嘱应用镇痛药物。

(二)非手术治疗

适用于肾结石直径<1cm、横径<0.5cm、表面光滑、无明显梗阻和感染症状者。

1. 对症治疗　解痉、镇痛、补液、抗感染、中药治疗等。

2. 排石治疗　结石直径<1cm、肾功能好,无合并感染,病程短,能活动的病人。

3. 溶石治疗　服用药物,大量饮水,调节尿液pH值,控制饮食种类等方法。适合于尿酸盐及胱氨酸结石。

(三)手术治疗

随着腔内泌尿外科及体外冲击波碎石术的快速发展,绝大多数肾结石不再需要开放手术。结石直径≥2cm,有尿路梗阻或感染存在,经非手术疗法不能解除痛苦,对肾功能有威胁或已造成损害的上尿路结石应该用手术治疗。根据不同病情选用体外冲击波碎石术(extracorporeal shock wave lithotripsy, ESWL)、经皮肾镜碎石术(percutaneous nephrolithotomy, PCNL)、肾盂切开取石术,肾实质切开取石术,肾部分切除术,肾切除术,肾造口术和体外肾切开取石术等。

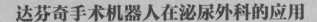

知识拓展

达芬奇手术机器人在泌尿外科的应用

1985年最早的手术机器人"美洲狮560"出现并被用于脑外科手术。2000年da Vinci机器人系统被美国FDA批准使用,为目前世界上仅有的、可以正式在腹腔手术中使用的机器人手术系统。目前,最先进的是第三代达芬奇手术机器人系统,该系统可配备双人操作台、术中荧光显影技术、单孔设备、术中冲洗器、术中组织切割器、术中超声辅助定位、达芬奇手术模拟训练等。由于具备的高清放大、稳定操作、高度灵活等特点,现已能完成泌尿外科所有的腹腔镜手术,如根治性前列腺切除术、根治性或单纯肾切除术、肾部分切除术、肾盂成形术等。手术早期术后出血仍是最主要的并发症,因此术后的观察护理十分重要。

(四)护理措施

1. 保持尿路通畅和促进正常排尿

(1)多饮水、多活动:鼓励非手术治疗病人大量饮水,在病情允许的条件下,适当做跳跃或其他体育运动,以促进结石排出。ESWL后以及手术治疗后病人均可出现血尿,嘱病人多饮水,以免形成血块堵塞尿路。

(2)体位:结石位于中肾盏、肾盂、输尿管上段者,碎石后取头高脚低位,上半身抬高;结石位于肾下盏者碎石后取头低位。左肾结石取右侧卧位,右肾结石取左侧卧位,同时叩击肾区,利于碎石由肾盏进入输尿管。巨大肾结石碎石后可因短时间大量碎石突然充填输尿管而发生堵塞,引起"石街"和继发感染,严重者引起肾功能改变;因此,碎石后应采取患侧卧位,以利结石随尿液逐渐排出。非开放性手术的病人经内镜钳夹碎石后,也应适当变换体位,增加排石。

(3)观察排石效果:观察尿液内是否有结石排出,每次排尿于玻璃瓶或金属盆内,可见到或听到结石的排出。用纱布过滤尿液,收集结石碎渣作成分分析;定期拍摄腹部平片观察结石排出情况。

2. 并发症观察、预防与护理

(1)血尿:观察尿液变化,遵医嘱应用止血药物。肾实质切开者,应卧床2周减少出血机会。

(2)感染:密切观察生命体征变化,尿液颜色和形状及尿液检查。鼓励病人多饮水。做好伤口及引流管护理,保持引流通畅。有感染者遵医嘱应用抗菌药物控制感染。

3. 体外冲击波碎石术(ESWL)的护理

(1)术前护理:①心理护理:向病人及家属解释ESWL的方法、碎石效果及配合要求,解除病人的顾虑;②术前准备:术前3日忌食产气食物,术前1日口服缓泻药,术日晨禁食;教病人练习手术配合体位、固定体位,以确保碎石定位的准确性;术晨行泌尿系统X线平片检查,了解结石是否移位或排出,复查后用平车接送病人,以免结石因活动再次移位。

(2)术后护理:①一般护理:术后卧位休息6小时,嘱病人多饮水,增加尿量。采取有效的运动与体位,观察碎石排出的情况。②并发症观察与护理:血尿:碎石术后多数病人出现短暂性肉眼血尿,一般无须处理。③发热:感染性结石病人往往引起发热,遵医嘱应用抗生素,高热者采用降温措施。④疼痛:结石碎片或颗粒排出可引起肾绞痛,应给予解痉止痛等处理。⑤"石街"形成:是 ESWL 常见且较严重的并发症之一。ESWL 后过多碎石积聚输尿管内,可引起"石街";病人腰痛或不适,可继发感染和脏器损伤等,需立即经输尿管镜取石或碎石。

4. 经皮肾镜碎石术(PCNL)的护理

(1)术前护理:①心理护理:向病人及家属解释 PCNL 的方法与优点,术中的配合要求及注意事项,解除病人的焦虑,利于更好的配合手术;②术前准备:协助做好术前检查,观察病人的凝血功能是否正常,若病人近期服用阿司匹林、华法林等抗凝药物,应嘱病人停药,待凝血功能正常后再行碎石术。术前做好结石位或俯卧位训练,提高病人耐受性。术前备皮、配血,术前晚清洁肠道。

(2)术后护理:①病情观察:观察病人生命体征、尿液颜色和性状;②肾造瘘管护理:妥善固定,向病人及家属解释置管的目的及妥善保护好引流管的重要性,告知病人翻身、活动时勿牵拉造瘘管,以防造瘘管脱出。引流管的位置不得高于肾造瘘口,以防止引流液逆行造成感染,保持引流通畅;观察管道有无压迫、折叠现象。引流液观察:观察引流液的颜色、性状和量,并做好记录。拔管:术后 3~5 天,引流尿液转清、体温恢复正常,可考虑拔管。拔管前先夹闭 24~48 小时观察有无排尿困难、腰腹痛、发热等反应。拔管后 3~4 天,应督促病人每 2~4 小时排尿一次,以免膀胱过度充盈;③双"J"管护理:碎石术后于输尿管内放置双"J"管,可起到内引流、内支架的作用,还可扩张输尿管,有助于小结石的排出,防止输尿管内"石街"形成。术后指导病人尽早取半卧位,多饮水,勤排尿,勿使膀胱过度充盈引起尿液反流;鼓励病人早期下床活动,避免剧烈活动、过度弯腰、突然下蹲等,防止活动不当引起双"J"管滑脱或上下移位。双"J"管一般留置 4~6 周,经 B 超或腹部摄片复查确定无结石残留后,膀胱镜下取出双"J"管;④并发症的观察与护理:PCNL 术后早期,肾造瘘管引流液为血性,一般 1~3 日内颜色转清,不需处理。若术后短时间内造瘘管引出大量鲜红色血性液体,须警惕大出血。若有出血应安慰病人,卧床休息,及时汇报医生。遵医嘱应用止血药物、抗生素等。可夹闭造瘘管 1~4 小时,使肾盂内压力增高,达到止血目的。若出血停止,病人生命体征平稳,重新开放肾造瘘管。观察感染情况,术后密切观察病人体温变化;遵医嘱应用抗生素;嘱病人多饮水;保持引流管通畅,留置尿管者应清洁尿道口与会阴部;肾造瘘口应定时更换敷料,保持皮肤清洁、干燥。

(席淑华)

第十章 休克管理

学习目标

完成本内容学习后,学生将能:
1. 复述各种休克的概念
2. 列出各种休克的特征性临床表现
3. 描述各种休克的发病机制、特殊血流动力学监测项目
4. 应用各种休克的急救及护理措施

休克(shock)是机体有效循环血容量减少、组织灌注不足,细胞代谢紊乱和功能受损的病理过程,是一个由多种病因引起的综合征。休克是急诊科常见的急危重症,如救治不及时,其死亡率极高。休克的分类有多种方法,按照病因分类,可分为失血性休克、心源性休克、过敏性休克、感染性休克、神经性休克等。另外,按照心排出量与外周阻力变化的血流动力学特点,又可以把休克分类为低排高阻型休克、低排低阻型休克、高排低阻型休克等三类。也有简明实用的,把休克分为心源性休克、低容量性休克、梗阻性休克和分布性休克等四类。本章节结合各类休克诊治指南和前沿知识特点,讲述急诊科常见的低血容量性休克、心源性休克和严重脓毒血症与感染性休克。

第一节 低血容量性休克

一、概述

低血容量性休克(hypovolemic shock)是指因大量出血或体液丢失,导致有效循环血量降低引起的临床综合征。是急诊临床常见的休克类型。由大血管破裂或脏器出血引起的称为失血性休克;由各种创伤或大手术引起的同时具有失血和血浆丢失的称为创伤性休克。

二、病因与发病机制

常见病因包括肝脾破裂出血(极少数肝癌病人以肝破裂出血为首发症状急诊就诊)、创伤性失血、消化道出血、宫外孕、大血管破裂、门静脉高压症引起的食管 – 胃底静脉曲张破裂出血、大咯血、严重烧伤、呕吐、腹泻、脱水、利尿等。发病机制是循环血量的丢失,使机体有效循环血量减少,导致静脉血回流不足,心排血量减少,组织灌注不足。肺循环灌注不足使肺气体交换障碍,导致氧输送下降,从而加重组织细胞缺氧。因此血流动力学表现为血压下

降,中心静脉压、肺动脉嵌压和心输出量降低,但代偿性体循环阻力升高,即"三低一高"。

三、临床评估与判断

(一)病情评估

1. **休克代偿期** 休克代偿期(compensatory stage of shock)即休克早期,也称为缺血性缺氧期(ischemic anoxia phase)。由于机体对有效循环血容量减少的早期有相应的代偿能力,病人的中枢神经系统兴奋性提高,交感－肾上腺髓质系统兴奋,儿茶酚胺大量释放入血等,启动一系列代偿机制以维持血压稳定和重要器官的血液灌流。临床表现为:神志清楚、痛苦表情、精神紧张、兴奋或烦躁不安、口渴、面色苍白、四肢温度正常或发冷、心率增快、脉搏100次/分以下,尚有力,收缩压正常或轻度增高、舒张压增高脉压缩小、呼吸增快、尿量正常或轻度减少。估计失血量在20%(800ml)以下。此期如果及时正确处理,则休克可以得到纠正,否则,病人病情继续加重,进入休克进展期。

2. **休克进展期** 休克进展期(progressive stage of shock)即休克中期,又称为淤血性缺氧期(stagnant hypoxic stage)、休克失代偿期(decompensatory stage of shock),为休克早期病人因微血管持续痉挛、组织长期缺氧未得到有效纠正发展而来。此期的临床特点是机体有效循环血容量进一步下降,微循环广泛扩张,"只进不出",微循环由缺血性转变为淤血,休克进入失代偿期。临床表现为:病人神志清楚,由兴奋转为抑制,表情淡漠、出冷汗、很口渴、口唇及四肢肢端发绀、四肢厥冷、脉搏细速100~120次/分、收缩压下降,90~70mmHg,脉压小,尿量减少。估计失血量20%~40%(800~1600ml)。此期如果处理正确,休克仍是可逆的。否则,进一步恶化进入休克难治期。

3. **休克难治期** 休克难治期(refractory stage of shock)即休克晚期,又称为不可逆休克期(irreversible stage of shock)。此期的临床特点是微循环出现不灌不流,血流停滞,甚至出现毛细血管无复流现象,即在输血补液后,虽然血压可以一度回升,但微循环灌流量无明显改善。组织细胞缺血缺氧进一步加重。此期休克治疗十分困难,甚至不可逆导致死亡。临床表现为:意识模糊甚至昏迷,非常口渴,也可能无主诉,面色显著苍白,四肢肢端青紫,厥冷,脉搏细速而弱或摸不清,收缩压在70mmHg以下或测不到,尿少或无尿,估计失血量在40%(1600ml)以上。成人低血容量性休克按照分期有不同的临床表现和程度(表10-1-1)。

表 10-1-1 成人低血容量性休克的临床表现和程度

分期	程度	神志	口渴	皮肤色泽	皮肤温度	脉搏	血压	尿量	估计失血量
休克前期	轻度	清楚紧张痛苦表情	口渴	开始苍白	正常发凉	100次/分以下	收缩压正常或稍升高,舒张压增高,脉压缩小	正常	20%以下(800ml以下)
休克进展期	中度	清楚表情淡漠	很口渴	苍白	发冷	100~120次/分	收缩压为90~70mmHg,脉压小	尿少	20%~40%(800~1600ml)
休克难治期	重度	意识模糊甚至昏迷	非常口渴	显著苍白肢端青紫	厥冷	细速且弱或摸不清	收缩压70mmHg以下或测不到	尿少或无尿	40%以上(1600ml以上)

（二）辅助检查

临床上根据失血性休克的常见病因,合理选择辅助检查项目,为明确病因及后续治疗方案提供有力的参考依据。

1. 诊断性腹腔穿刺　对怀疑有腹腔脏器出血者,腹腔穿刺是最直接的辅助诊断方法,可抽出不凝血。一旦腹腔抽出不凝血,应积极准备剖腹探查手术。

2. 超声　创伤引起的低血容量性休克,可通过超声检查胸腹部,查看有无胸腹腔积液、心包积液,以及预测积液量,从而估计失血量。同时,可以查看损伤脏器,如有无肝脾破裂、肠系膜动静脉破裂等。

3. X 线　对怀疑有创伤性骨折者,通过 X 线检查可明确骨折部位及骨折类型和程度,结合临床表现也可估计其出血量。

4. 胸腹部增强 CT　对诊断性腹腔穿刺和超声检查均不能查找出病因者,可以做胸腹部增强 CT,查找受损脏器或部位以及损伤程度。

四、急救与护理措施

（一）紧急处理

1. 给予吸氧、持续心电和生命体征监测和建立两条以上静脉通道。

2. 对创伤性休克有外在伤口出血者,给予包扎加压止血;开放性四肢损伤存在威胁生命的大出血,在外科手术前推荐辅助使用止血带。

3. 体位,采取头和躯干抬高 20°~30°、下肢抬高 15°~20°,以增加回心血量。

4. 抽血,备血（根据估计出血量准备备血量）、血常规、凝血象、肝肾功、电解质等。

5. 镇痛,对创伤、烧伤后疼痛刺激严重者需适当给予镇痛镇静剂,可给予曲马多注射液 50~100mg 或杜冷丁注射液 50~100mg 肌肉注射。因剧烈的疼痛刺激通过神经反射引起周围血管扩张,血压下降,有效循环血量减少而加重休克。

（二）充分容量复苏

1. 容量复苏策略　传统的容量复苏策略是尽早尽快充分补充血容量,以恢复有效血容量并使血压恢复到正常水平,以保障组织器官的血流灌注,从而阻止休克进一步发展。但近年越来越多的研究发现,充分的容量复苏对于活动性出血的病人,血压的回升可使机体保护性血管痉挛解除,血栓移位,加重出血,并且快速容量复苏会稀释血液,使机体携氧能力下降,同时凝血机制障碍也会加重出血。因此,近年来主张限制性容量复苏,也叫延迟复苏。容量复苏的方案是小容量高晶体 – 高胶体渗透压混合液（hyertonic–hyperoncotic solution, HHS）,由于其输液量较少,仅需 2~4ml/kg。其对创伤失血性休克早期复苏具有作用早、速度快、维持血压平稳且用量少等优点。

2. 容量复苏液体选择　包括晶体液和胶体液,二者合理使用。

（1）晶体液:晶体液可补充细胞外液及组织间液,在较快时间内提升血压,但在血管内维持时间短、留存量少,仅有 25% 留存于血管内,其扩容效果没有胶体液好,因此不作为单一的容量复苏液体。是最常用的复苏液体之一。常用的晶体液有林格注射液、乳酸钠林格注射液、0.9% 氯化钠溶液、复方电解质注射液。

（2）胶体液:由于胶体液在体内不再重新分布,因此,其比晶体液扩容效果更快、更持久,维持或扩充血容量、增加心输出量的效果和持续时间较晶体液更好。胶体液包括人工胶体液和天然胶体液。人工胶体液有右旋糖酐、明胶制品和氟碳代血浆等。氟碳代血浆是一种能携带氧、无毒且 24 小时内自动排出体外的血液替代品。天然胶体溶液包括全血、血浆、新鲜冰冻血浆、白蛋白等。现在主张成分输血。一般情况下,维持血红蛋白浓度在 100g/L、HCT 在 30% 为好。如果血红蛋白大于 100g/L 不必输血,低于 70g/L 可输入浓缩红细胞,在 70~100g/L 时,根据病人一般情况、机体代偿能力来决定是否输入红细胞,如果急性失血量超过总量的 30% 可输入全血。

（3）高晶体 – 高胶体渗透溶液（HHS）:7.5% 的氯化钠 –10% 羟乙基淀粉或右旋糖酐 2~4ml/kg 输入,可迅速提高血浆渗透压、有效循环血容量迅速增加、有效预防血栓脱落和再出血,从而降低病人后期的死亡率。

（三）控制出血

如果存在活动性出血,难以维持血容量稳定,应立即积极采取止血措施。如,创伤性皮肤裂伤出血应积极清创缝合,肝脾破裂出血、急性活动性上消化道出血应积极做好手术准备。

（四）血管活性药物使用

如果通过积极补充血容量仍不能改善血流动力学情况,平均动脉压仍低于 65mmHg 者,可考虑使用血管活性药物,根据血流动力学监测情况调节血管活性药物用量。

（五）预防感染

创伤性休克或大手术后继发休克者,应使用抗生素预防感染。

（六）护理措施

1. 病情观察 严密观察病情变化,观察病人神志、皮肤色泽及温度、体表血管充盈度、口渴情况,每 30~60 分钟记录一次。如果病人神志清楚,对外界刺激反应正常,表示病人循环血容量基本足够,反之,如果病人表情淡漠、甚至出现昏迷,则休克加重。病人四肢温暖、皮肤干燥、轻压指甲时局部暂时呈苍白,但松压后色泽迅速转为正常,表明末梢循环已经恢复,休克好转,反之,休克仍存在或加重。

2. 监测生命体征 监测病人血压、心率及脉搏搏动情况,每 15~30 分钟监测一次并记录。血压逐渐上升恢复正常,心率由快减慢低于 100 次 / 分、脉搏搏动由细弱有力,表明休克好转,反之,休克仍存在或加重。

3. 尿量 对于休克病人,建议最好予以保留导尿,每小时观察记录一次。尿量是反映肾血流灌注情况的有效指标。尿量 <25ml/h、比重增加者表明仍存在肾供血不足,休克未纠正。尿量 >30ml/h,表明休克已得到纠正。

4. 保暖 中重度休克病人,有发冷或四肢厥冷表现,应注意保暖,尤其在冬季和外出转运时。

5. 转运 病人需做辅助检查或护送入院者,转运前需准确评估病情,把握转运指征,合理准备转运物资、药物及设备,合理安排转运医务人员,保障转运途中安全,转运至目的地做好交接工作。

第二节　心源性休克

一、概述

心源性休克（cardiogenic shock）是指在血容量充足的情况下，心排出量降低和循环灌注减少，从而导致组织低氧血症的临床综合征。流行病学显示，心源性休克的发生与老龄、女性、既往心绞痛史、卒中史以及外周血管疾病密切相关。心源性休克的预后差，目前的研究显示短期院内死亡率在各年龄阶段仍高达 50%~60%。因此，早期识别、早期精准治疗尤其重要。

二、病因及发病机制

（一）病因

不同的心脏异常均能引起心源性休克，如急性冠脉综合征、心肌和 / 或心包疾病、心脏瓣膜疾病、先天性心脏疾病（发生于儿童或成人期的），或者心脏的机械性损伤如室间隔破裂、乳头肌破裂、游离壁破裂和心脏压塞。主要病因是急性冠脉综合征的并发症，最常见于急性心肌梗死（AMI），因广泛的心肌损伤、坏死导致左心室功能衰竭，占 79%。

（二）发病机制

左心室功能衰竭使每搏出量和心排出量降低，进而引起低血压和心动过速，使冠状动脉血供减少；同时左心室舒张压升高也降低冠状动脉血供，室壁压升高也会增加心肌氧耗。以上所有这些因素进一步加剧心肌缺血性损伤。而左心室功能衰竭时机体代偿兴奋交感神经和体液潴留，此代偿也增加心脏前负荷，增加心肌的氧耗和后负荷而加剧心源性休克，周而复始，逐渐形成恶性循环。

三、临床评估与判断

（一）病情评估

由于心源性休克最主要的病因是急性心肌梗死，所以病情评估参考本书急性冠脉综合征章节（第六章第一节），同时病人伴有休克表现，如烦躁不安或神志淡漠甚至昏迷、面色苍白或发绀、大汗淋漓、四肢冰冷甚至出现花斑、心率增快、脉搏细速、血压下降、尿量减少甚至无尿等。

（二）辅助检查

参考本书急性冠状动脉综合征章节（第六章第一节）。

四、急救与护理措施

（一）紧急处理

参考本书急性冠状动脉综合征章节（第六章第一节）。

（二）药物治疗和护理

在治疗心源性休克的同时，应积极寻找病因，针对病因进行治疗。本章节重点讲述药物治疗。药物治疗是治疗心源性休克的关键措施，药物包括正性肌力药和升压药，用药剂量的原则是以尽可能低的剂量支持生命组织灌注,同时限制不利的不良反应。小剂量多种药物联合使用比大剂量药物单独使用效果更好。正性肌力药和升压药的使用指征是:显著左心室功能不全继发休克;机械性并发症继发休克,如重度急性二尖瓣关闭不全,室间隔穿孔。

1. 多巴胺　治疗心源性休克的一线药物,初始剂量 5ug/(kg·min),并迅速加量至达到预期血压。根据血流动力学监测情况调整用量,避免剂量超过 15ug/(kg·min)。可联合二线药物,如去甲肾上腺素。

2. 多巴酚丁胺　治疗心源性休克的二线药物,尤其适用于 SVR、PVR(外周血管阻力)升高时。初始剂量 2~5ug/(kg·min),根据血流动力学监测情况调整用量,避免剂量超过 15ug/(kg·min)。

3. 去甲肾上腺素　治疗心源性休克的二线药物,用于多巴胺剂量 ≥10ug(kg·min)仍无效时,可作为一线药物,尤其适用于严重低血压(收缩压 <79mmHg)。初始剂量 0.01ug/(kg·min),根据血流动力学监测情况调整用量,避免剂量超过 3ug/(kg·min)。

4. 肾上腺素　外科一线或二线常规用药,试验证实与去甲肾上腺素相比较具有负性作用。初始剂量 0.01ug/(kg·min),根据血流动力学监测情况调整用量,避免剂量超过 1ug/kg·min。

5. 血管加压素　可用于儿茶酚胺敏感性降低的较长期休克,可提高儿茶酚胺敏感性。初始剂量 0.01IU/min,根据血流动力学监测情况调整用量,避免剂量超过 0.10IU/min。

6. 左西孟旦　初始剂量 6~12ug/kg 静脉推注,随后以 0.05~0.2ug/(kg·min)静滴 24 小时,根据血流动力学监测情况调整用量。

以上血管活性药物对外周静脉血管刺激性大,易导致静脉炎的发生,一旦发生药物外渗(extravasation),未及时发现处理,严重者可发生组织坏死。因此,使用血管活性药物最好建立中心静脉通道。使用过程中,剂量配置准确,严密监测血流动力学变化,动态调节药物剂量。如果是通过外周静脉使用血管活性药物,清醒病人应重视其主诉,如果病人诉用药局部有胀痛,应及时更换静脉通道,同时密切观察用药局部皮肤情况,尤其对神志不清病人,及时发现药物外渗及静脉炎的发生,及时处理。

（三）其他治疗

如镇静,心律失常的治疗,再灌注治疗,抗凝与抗血小板治疗,代谢异常如高血糖、代谢性酸中毒的治疗,机械通气(提供充分的氧合)治疗等参考相关章节内容。

（四）监测

休克的监测项目较多,以下血流动力学监测技术在各类休克中均可应用。本章节重点讲述有创动脉血压(IBP)、中心静脉压(CVP)、肺毛细血管楔压(PCWP)、脉搏指数连续心输出量监测(PICCO)。

1. 有创动脉血压(IBP)　与无创动脉血压(NBP)比较,NBP 在休克状态下受加压、减压、放气、袖带松紧度的影响可能会提供不可靠的、较高的血压值,并且无法持续显示血压瞬间变化;相比之下 IBP 测得的数据更为准确,并且可更准确、直观、动态的反映病人的低血压状态和变化趋势。对于休克早期行液体复苏的病人应积极行有创动脉血压监测。使用 IBP 时,应注意传感器的位置(右心房水平,即腋中线与第四肋间交叉点)、病人的体位、压力套装的质量、压力套装里面的气泡等。IBP 穿刺部位依次为:足背动脉、桡动脉、股动脉、肱动脉。

2. 中心静脉压(CVP)　CVP 代表了右心房或者胸腔段腔静脉内压力的变化,可反映全身血容量与右心功能之间的关系。CVP 的正常值为 5~10cmH_2O。当 CVP<5cmH_2O 时,表示

血容量不足；当高于 15cmH$_2$O 时，则提示心功能不全、静脉血管床过度收缩或肺循环阻力增高；当 CVP 超过 20cmH$_2$O 时，则表示存在充血性心力衰竭。补液时需注意中心静脉压情况（表 10-2-1）。

表 10-2-1 中心静脉压与补液的关系

中心静脉压	血压	原因	处理原则
低	低	血容量严重不足	充分补液
低	正常	血容量不足	适当补液
高	低	心功能不全或	给强心药物
		血容量相对过多	纠正酸中毒
			舒张血管
高	正常	容量血管过度收缩	舒张血管
正常	低	心功能不全或血容量不足	补液试验[*]

[*] 补液试验：取等渗盐水 250ml，于 5~10 分钟内经静脉滴入。如血压升高而中心静脉压不变，提示血容量不足；如血压不变而中心静脉压升高 3~5cmH$_2$O，则提示心功能不全

3. 肺毛细血管楔压（PCWP） 应用 Swan-Ganz 漂浮导管技术可测得肺动脉压（PAP）和肺毛细血管楔压（PCWP），它们可反映肺静脉、左心房和左心室的功能状态。PAP 的正常值为 10~22mmHg，PCWP 的正常值为 6~15mmHg，与左心房的压力接近。PCWP 低于正常值反映血容量不足（较 CVP 敏感），临床上应充分补液；PCWP 增高反映左心房的压力增高，即使 CVP 正常，也应该限制输液量以免发生或加重肺水肿。

4. 脉搏指数连续心输出量监测（PICCO） 脉搏指数连续心输出量监测（pulse-induced contour cardiac output，PICCO）是一种较新的微创血流动力学监测技术，采用热稀释法可测得单次的心排出量，并通过动脉压力波型曲线分析技术测得连续的心排出量（PICCO）。临床上使用的 PICCO 监测仪（Pulsion，Germany）只需置 1 根特殊的动脉导管和 1 根中心静脉导管即可。PICCO 可监测下列参数：CI（心脏指数）、每次心脏搏动的心输出量（PCCO）及指数（PCCI）、血管外肺水（EVLW）及指数（ELWI）、心功能指数（cardiac function index，CFI）、动脉压（AP）、心率（HR）、每搏量（SV）及指数（SVI）、每搏量变化（SVV）、外周血管阻力（SVR）及指数（SVRI）、胸内容量指数（ITBI）、全舒张末容量指数（GEDI）、肺血管通透性指数（PVPI）、左心室收缩指数（dPmax）。PICCO 常见参数的正常值（表 10-2-2）。

表 10-2-2 PICCO 常见参数的正常值

参数	正常值	单位	参数	正常值	单位
CI	3.5~5.5	L/min/m^2	SVV	≤10	%
PCCI	3.0~5.0	L/min/m^2	SVRI	1200~2000	dyn.s.cm-5.m^2
ELWI	3.0~7.0	ml/kg	ITBI	850~1000	ml/m^2
PVPI	1~3		GEDI	680~800	ml/m^2
CFI	4.5~6.5	l/min	dPmax	1200~2000	mmHg/s
SVI	40~60	ml/m^2			

PICCO 监测的临床意义：CI 低于 2.50L/min/m^2 时可出现心衰,低于 1.8L/min/m^2 并伴有微循环障碍时为心源性休克；ELWI 大于高值为肺水过多,将出现肺水肿；PVPI 反映右心室后负荷大小；ITBI 小于低值为前负荷不足,大于高值为前负荷过重；GEDI 小于低值为前负荷不足,大于高值为前负荷过重；SVV 反映液体复苏的反应性；SVRI 反映左心室后负荷大小,体循环中小动脉病变,或因神经体液等因素所致的血管收缩与舒张状态,均可影响结果；dPmax 反映心肌收缩力。

第三节 严重脓毒症与感染性休克

脓毒症是感染引起宿主反应失调导致的危及生命的器官功能障碍。全球每年数百万人患脓毒症且死亡人数超过患病人数的四分之一。在发病的前几小时内早期识别和恰当处理可改善脓毒症预后。

一、严重脓毒症

（一）概述

脓毒症（sepsis）是由明确或可疑的感染引起的全身炎症反应综合征（systemic inflammatory response syndrome,SIRS）。严重脓毒症（severe sepsis）是指脓毒症引起组织低灌注或器官功能障碍,如低血压、乳酸性酸中毒、少尿或急性意识障碍等。严重脓毒症的发病率随着人口的老年化和侵入性操作的增加和肿瘤发病率的上升而不断上升,在全球每年新增加数百万的脓毒症病人中,有 1/4 的病人死亡,死亡率同多发伤及急性心肌梗死相当。因此,及早识别早期脓毒症、及早治疗是降低严重脓毒症病人死亡率的重要措施。

（二）病因及发病机制

1. 病因 包括感染因素和非感染因素。感染因素是引起严重脓毒症的主要病因,常见的致病菌是革兰氏阴性杆菌、金黄色葡萄球菌、肠球菌、真菌。如急性腹膜炎、胆道感染、绞窄性肠梗阻及泌尿系统感染等。但是约有 30% 的严重脓毒症病人无法找到原发的感染灶。少部分病人是由非感染因素引起的严重脓毒症,如恶性肿瘤、严重创伤、外科大手术、慢性肝肾病变、糖尿病等。

2. 发病机制 机体受到严重损伤后,其应激反应造成肠道粘膜屏障作用破坏、肠道菌群失调、机体免疫功能下降,引起机体炎症反应过度、炎症反应失控、免疫功能紊乱、肠道内细菌移位、凝血功能障碍、神经－内分泌－免疫系统调节紊乱、内皮细胞受损及血管通透性增加、机体代谢紊乱导致高代谢和营养不良等一系列反应。

（三）临床评估与判断

1. 病情评估

（1）病史：了解病人发病病史、临床表现、病原学检查及影像学检查等来评估病人是否存在感染、炎症、低氧血症、低灌注等原发病及诱因。

（2）脓毒症诊断标准：明确或可疑的感染,具备以下临床特点,即可诊断脓毒症（表 10-3-1）。

表 10-3-1　脓毒症诊断标准

指标	临床特点
一般临床特征	发热（体温 >38.3℃）；低体温（体温 <36℃）；心率 >90 次 / 分，或大于不同年龄正常值的 2 个标准差；气促；精神状态的改变；明显水肿或液体正平衡（24h 超过 20ml/kg）；高血糖（血糖 >7.7mmol/L）且无糖尿病史
炎症反应指标	白细胞增多（白细胞计数 >12×10⁹/L）；白细胞减少（白细胞计数 <4×10⁹/L）；白细胞计数正常但幼稚白细胞总数超过 10%；血浆 C- 反应蛋白大于正常值的 2 个标准差；血浆降钙素原大于正常值的 2 个标准差
血流动力学变量	低血压（收缩压 <90mmHg，平均动脉压 <70mmHg 或成人收缩压下降超过 40mmHg 或低于年龄段正常值的 2 个标准差）
器官功能障碍指标	动脉低氧血症（氧合指数 <300mmHg）；急性少尿（即使给予足够的液体复苏，尿量仍然 <0.5ml·kg⁻¹·h⁻¹ 且至少持续 2h 以上）；血肌酐上升 >44.2umol/L；凝血功能异常（国际标准化比值 >1.5 或活化部分凝血活酶时间 >60s）；肠梗阻（肠鸣音消失）；血小板减少（血小板计数 <100×10⁹/L）；高胆红素血症（血浆总胆红素 >70umol/L）
组织灌注指标	高乳酸血症（>1mmol/L）；毛细血管再灌注能力降低或瘀斑形成

（3）严重脓毒症诊断标准：严重脓毒症是由脓毒症伴由其导致的器官功能障碍和（或）组织灌注不足（以下任意一项，表 10-3-2）。

表 10-3-2　严重脓毒症诊断标准

严重脓毒症是由脓毒症伴由其导致的器官功能障碍和 / 或组织灌注不足（以下任意一项）
①脓毒症所致低血压 ②乳酸水平超过实验室检测正常水平上线 ③即使给予足够的液体复苏，尿量仍 <0.5ml·kg⁻¹·h⁻¹ 且至少 2 小时 ④非肺炎所致的急性肺损伤且 $PaO_2/FiO_2<250mmHg$ ⑤肺炎所致急性肺损伤且 $PaO_2/FiO_2<200mmHg$ ⑥血肌酐水平 >176.8umol/L（2.0mg/dl） ⑦胆红素 >34.2umol/L（2mg/dl） ⑧血小板计数 <100×10⁹/L ⑨凝血障碍（国际标准化比值 >1.5）

2. 实验室检查

（1）外周血检查：血常规、凝血象、肝肾功、血糖（或指血糖）。

（2）动脉血检查：血气分析、乳酸水平。

（四）急救与护理措施

1. 紧急处理

（1）给予吸氧、持续心电和生命体征监测和建立两条以上静脉通道。

（2）采集外周静脉血：检查血常规、凝血谱、肝肾功能、电解质、降钙素原等。

（3）采集动脉血：检查血气分析、血乳酸水平。

2. 液体复苏

（1）初始复苏：对严重脓毒症导致组织低灌注（经过最初的液体冲击后持续低血压或血乳酸≥4mmol/L）的病人采取早期目标导向的液体复苏。在进行初始复苏的最初6小时内，下面复苏目标可作为规范化治疗的一部分：①中心静脉压8~12mmHg；②平均动脉压（MAP）≥65mmHg；③尿量≥0.5ml·kg^{-1}·h^{-1}；④上腔静脉血氧饱和度或混合静脉血氧饱和度≥0.70或0.65。

（2）复苏液体种类：推荐晶体液作为严重脓毒症的首选复苏液体，因晶体液和胶体液的复苏效果无显著差异性。常用晶体液为生理盐水、乳酸林格液。也可考虑使用白蛋白，但不推荐使用羟乙基淀粉作为严重脓毒症的复苏液体。

（3）血制品的使用：对无组织灌注不足，且无心肌缺血、重度低氧血症或急性出血的病人，可在血红蛋白<70g/L时输注红细胞，使血红蛋白维持在目标值70~90g/L。

3. 抗感染治疗　推荐初始经验性抗感染治疗方案，采用覆盖所有可能致病菌（细菌和/或真菌），且在疑似感染源组织内能达到有效浓度的单药或多药联合治疗。病原学诊断明确感染的细菌和/或真菌，再针对性治疗。

4. 机械通气　对脓毒症诱发急性呼吸窘迫综合征（acute respiratory distress syndrome，ARDS）病人进行机械通气时设定小潮气量（6ml/kg），可以改善病人住院病死率和减少呼吸机相关肺损伤。并且测量ARDS病人的机械通气平台压，平台压的初始上限设定为30cmH$_2$O以达到肺保护的目的。在机械通气期间，可对病人使用程序化镇静，这样既可达到镇静目标，又减少镇静剂的用量，可以缩短ICU住院时间，并且可以降低病死率。

5. 控制血糖　对伴有高血糖（连续两次血糖>10mmol/L）的严重脓毒症病人，应控制血糖<10mmol/L，并建议采用规范化血糖管理方案。

6. 其它

（1）对于严重脓毒症病人，使用H2受体拮抗剂（H2RA）或质子泵抑制剂（PPI）可预防有出血危险因素的应激性溃疡的发生，从而减少上消化道出血的发生率。

（2）另外脓毒症导致凝血功能紊乱，导致血小板内皮细胞的黏附聚集从而使血液凝固，血栓形成，而抗凝血系统功能减弱，因此建议在无禁忌证的情况下，对严重脓毒症病人应使用肝素进行深静脉血栓的预防。

（3）对于低灌注导致的高乳酸血症病人，当pH值≥7.15时，不建议使用碳酸氢钠来改善血流动力学或减少血管活性药物的使用。

7. 护理措施

（1）病情观察：严密观察病情变化，观察病人神志和镇静水平以及时发现病人意识障碍和镇静剂的副作用；观察皮肤色泽及温度，皮肤粘膜有无瘀点淤斑形成，穿刺点或伤口有无渗血等出凝血功能情况；观察病人有无恶心呕吐、腹胀及肠鸣音减弱等胃肠功能紊乱的表现；观察病人机械通气的效果，有无人机拮抗等；观察病人心电监护或心电图的变化，及早发现有无心律失常的发生。

（2）监测生命体征：监测病人体温、脉搏、呼吸、血压及脉搏血氧饱和度等情况，每30~60分钟监测一次并记录。当病人体温>38.3℃或<36℃时，心率>90次/分，收缩压<90mmHg，平均动脉压<70mmHg等，说明严重脓毒症未得到纠正。当呼吸增快或脉搏血氧饱和度下降

（<90%）警惕呼吸衰竭或 ARDS 的发生。

（3）尿量：监测尿量的变化，每小时记录一次，及时发现少尿、无尿等肾灌注不足和肾功能不全的表现。

（4）保暖：对体温不升病人采取保暖措施，尤其是冬季和外出检查时。

（5）监测血常规、凝血象、血胆红素、尿素氮、肌酐、血糖、血浆降钙素原、动脉血气分析、动脉血乳酸水平的变化，为严重脓毒症是好转或恶化提供客观的实验室依据。

二、感染性休克

（一）概述

感染性休克（septic shock）也称脓毒性休克，是指脓毒症伴由此所致的低血压，虽经液体治疗后仍无法逆转者。是严重脓毒症的一种临床类型，临床治疗较困难的一种休克。

（二）病因及发病机制

常见病因分为感染性和非感染性因素（见严重脓毒症）。感染性休克是分布性休克的主要类型，其发病的基本机制是血管收缩舒张功能异常，毛细血管通透性增加、液体渗漏等因素导致循环血量绝对减少，但血液分布异常才是导致休克的根本因素。感染性休克的血流动力学特点为：①病理性动脉系统扩张，体循环阻力下降；②心输出量增加，原因是感染性休克时心脏后负荷下降，血儿茶酚胺水平增高和高代谢状态所致；③肺循环阻力增加，多表现为轻度至中度的肺动脉高压，造成右心后负荷的增加，影响右心室功能。其原因可能是由于感染性休克时肺循环与体循环的血管反应性的不同；④循环高流量与组织缺氧，感染性休克时的心输出量的正常或增高提示循环高流量状态的存在。同时伴有组织缺氧，如血乳酸水平增加、酸中毒等。

（三）临床评估与判断

1. 病情评估

（1）病史：同严重脓毒症。

（2）临床表现：感染性休克因是脓毒症伴随由其导致的休克，除脓毒症的临床表现外，其特殊的临床表现因其血流动力学有高动力型和低动力型两种，故临床表现也分为暖休克和冷休克两种（表 10-3-3）。临床上冷休克较多见。

表 10-3-3　感染性休克的临床表现

临床表现	暖休克（高动力型）	冷休克（低动力型）
神志	清醒	躁动、淡漠或嗜睡
皮肤色泽	淡红或潮红	苍白、发绀或花斑样发绀
皮肤温度	比较温暖、干燥	湿冷或冷汗
毛细血管充盈时间	1~2 秒	延长
脉搏	慢、搏动清楚	细速
脉压	>30	<30
尿量（每小时）	<25ml	>30ml

2. 实验室检查:同严重脓毒症。

(四)急救与护理措施

1. 急救和护理措施 主要急救和护理措施同严重脓毒症。治疗原则首先是在休克未纠正前,应着重治疗休克,同时治疗感染;在休克纠正后,则应着重治疗感染。为了更精确地指导补充液体和血管活性药物的使用,需使用血流动力学监测技术(见心源性休克)。

2. 药物治疗和护理 感染性休克经补充血容量和纠正酸中毒而休克未见好转时,应采用血管活性药物纠正休克。

(1)去甲肾上腺素:作为首选药物,去甲肾上腺素通过收缩血管而升高 MAP,与多巴胺相比,去甲肾上腺素对心率和心脏每搏量(SV)的影响较小,却能更有效地改善感染性休克的低血压状态,并且并发室性或室上性心律失常的发生率明显低于多巴胺。初始剂量为 0.01ug/(kg·min),最高剂量不超过 3.0ug/(kg·min),根据血流动力学监测情况合理调节剂量。

(2)肾上腺素:当需要使用更多的缩血管药物来维持足够的血压时,可加用或替代去甲肾上腺素。使用肾上腺素和去甲肾上腺素两者在使 MAP 以及其他血流动力学指标达标和病死率都无差别,因此建议肾上腺素作为去甲肾上腺素的首选替代药物。初始剂量为 0.01ug/(kg·min),最高剂量不超过 1.0ug/(kg·min),根据血流动力学监测情况合理调节剂量。

(3)血管加压素:脓毒性休克早期,血管加压素水平升高,随着休克的进展,血管加压素在 24~48 小时内会降至正常水平,称之为血管加压素相对缺乏,因为血压降低时,机体内血管加压素水平应该升高。所以,血管加压素(极量 0.03U/min)可以用于其他升压药物治疗无效的脓毒性休克病人,以提高 MAP 或减少去甲肾上腺素的用量。根据血流动力学监测情况合理调节剂量。

(4)多巴胺:多巴胺通过提高脓毒性休克病人的 SV 和心率从而提高 MAP 和 CO,可能对心功能低下的病人更有效,但与去甲肾上腺素比较,其有更高的心律失常发生率,因此,多巴胺仅对快速性心律失常风险发生低或心动过缓的病人,可以作为去甲肾上腺素的替代用于血管升压。但不推荐将低剂量多巴胺作为肾脏保护药物,因比较低剂量多巴胺和安慰剂的作用时发现,无论是主要疗效指标(血清肌酐峰值、RRT 需求、尿量)还是次要疗效指标(病人生存率、ICU 治疗时间、住院时间、心律失常等)均无差异。初始剂量为 5ug/(kg·min),最高剂量不超过 15ug/(kg·min),根据血流动力学监测情况合理调节剂量。

用药注意事项参考本书心源性休克(第十章第二节)。

(古满平)

第十一章　创伤管理

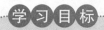

完成本内容学习后,学生将能:
1. 复述创伤、多发伤的定义
2. 列出 3 种创伤评分方法
3. 描述多发伤急救管理流程
4. 应用创伤评估方法对多发伤病人进行评估
5. 应用急救与护理措施对严重颅脑损伤、不稳定性骨盆骨折病人进行早期救治与护理

　　在全球,创伤已成为现代社会个体致伤、致残、致死和生活质量低下,以及导致家庭伤害的第一大危害因素。创伤伤害也是发达国家死亡、住院发病率和致残的主要原因之一。在中国,创伤也已一跃成为死亡的第 5 位原因,是 44 岁以下居民的第 1 位死因。

　　欧美发达国家现均已形成了高效和完善的创伤预警、分检及救治体系,并拥有各自独立的创伤数据库和团队。在我国,道路交通事故和高空坠落是当今和平时期引发创伤的最主要原因,由其造成的死亡率远高于西方发达国家,因此,提高院前急救水平和规范院内救治流程是降低创伤死亡率的关键,积极开展创伤救治与预防是急救医学和急救护理学的重要任务。

　　20 世纪 80 年代开始,北美国家逐步建立了创伤分级救治体系,成立创伤中心和创伤团队。根据伤情将病人转运到相应级别的创伤中心,通过创伤中心区域的创伤相关系统的开发与创伤护理流程的改善降低了 15%~50% 严重创伤病人的死亡率。国内虽然尚未形成统一的创伤救治体系和团队模式,但医院逐步开始引进创伤的培训和教育计划,如院前创伤生命支持(pre-hospital trauma life support, PHTLS),高级创伤生命支持(advanced trauma life support, ATLS)等,提高了严重创伤的救治水平。部分医院借鉴国外的经验和模式,根据国内现有的人力资源情况也开始筹建创伤团队,建立创伤数据库,在一定程度上推动了我国创伤事业的发展。

第一节　概　　述

　　创伤(trauma)的含义可分为广义和狭义两种。广义的创伤,也称为损伤(injury),是指人体受外界某些物理性(如机械性、高热、电击等)、化学性(如强酸、强碱、农药及毒剂等)

或生物性（虫、蛇、犬等动物咬蜇）致伤因素作用后所出现的组织结构的破坏和/或功能障碍。狭义的创伤是指机械性致伤因素作用于机体，造成组织结构完整性的破坏和/或功能障碍。严重创伤是指危及生命或肢体的创伤，常为多部位、多脏器的多发伤，病情危重，伤情变化迅速，死亡率高。

目前认为创伤的死亡具有 3 个高峰时间段：第 1 死亡高峰为伤后数分钟内，约占死亡人数的 50%，往往死于现场，死亡原因多为心脏破裂、大出血、严重的脑或脑干损伤及脊柱损伤等。第 2 死亡高峰在伤后数分钟到数小时后内，约占死亡人数的 30%，多数死于急诊室，死因主要为颅内血肿、血气胸、肝脾破裂、骨盆骨折伴大出血等。第 3 死亡高峰在伤后数天至数周，约占死亡人数的 20%，这个阶段基本上在重症监护室，死因主要为严重感染和多器官功能不全。

第 2 死亡高峰受院前急救和医院急诊科救治的影响较大，该阶段的救治水平和速度将直接关系到病人的生死存亡，若抢救及时，部分可免于死亡。因此，London 等提出伤后1 小时是挽救生命、减少致残的"黄金时间"。近年来，又提出"新黄金时间"，是指重度创伤病人从院外转运至急诊科，到出现生理极限之前的这段时间，其终极目标是缩短创伤至手术时间或被送到 ICU 的时间，实现"早期确定性救治"。因此，充分发挥急救医疗服务体系（emergency medical service system，EMSS）的作用尤为重要。创伤结局除取决于创伤的严重程度外，还与院前复苏效果、院内手术时机与方式的选择和后续治疗是否恰当等密切相关。

一、创伤分类

创伤所涉及的范围很广，可累及各种组织和器官，部位可遍及全身，可以从不同角度对创伤进行分类。

（一）根据致伤因素分类

根据致伤因素，创伤可分为刺伤、坠落伤、火器伤、冷武器伤、挤压伤、挫伤、烧伤、冻伤、化学伤、放射损伤及多种因素所致的复合伤等。

（二）根据损伤类型分类

根据伤后皮肤或黏膜是否有伤口，创伤可分为开放性和闭合性创伤。

1. 开放性创伤　是指皮肤或黏膜表面有伤口，伤口与外界相交通。常见如擦伤、撕裂伤、切割伤、砍伤、刺伤、贯通伤、盲管伤（只有入口没有出口）、反跳伤（入口和出口在同一个点上）、切线伤（致伤物沿体表切线方向擦过所致的沟槽状损伤）、开放性骨折、火器伤等。

2. 闭合性创伤　是指皮肤或黏膜表面完整，无伤口。常见如挫伤、扭伤、挤压伤、震荡伤、关节脱位或半脱位、闭合性骨折、闭合性内脏伤等。

（三）根据损伤部位分类

从损伤部位看，创伤可分为颅脑伤、颌面颈部伤、胸部伤、腹部伤、骨盆部伤、脊柱脊髓伤、上肢伤、下肢伤、多发伤等。

（四）根据受伤组织与器官的多少分类

根据受伤组织与器官的多少，创伤可分为单发伤、多发伤。

二、创伤机制

创伤机制是指能量从外界转移到人体上造成损伤的过程。损伤的程度取决于外界能量类型(钝性、穿透性、热力等)、传递的速度和传递到人体的部位。能量是导致物理损伤的最主要因素,而产生能量的来源多种多样,包括机械能量、热力学能量、化学能量、电力学能量和放射学能量等(表11-1-1)。其中机械能量是在车辆、摩托车碰撞事故、坠落和穿刺伤中最常见的因素,其创伤机制是指任何移动的物体源将其动力学能量转移到了受害者身上,机体对此外界转移的能量做出了反应。如果此能量超越了机体本身的承受能力,必将对身体产生不同类型的组织伤害。

表 11-1-1 能量来源和损伤机制

能量成分	损伤机制	能量成分	损伤机制
机械能量	车辆碰撞	电力学能量	闪电
	摩托车碰撞		暴露于(的)电线、插座、插头
	火器伤、高处坠落、暴力	放射学能量	光线(太阳光)
热力学能量	热、蒸汽、火		声波(爆炸)
化学能量	植物和动物毒素		电磁波(X线暴露)
	化学物质		放射性排放(核泄漏)

此外还可以根据不同的致伤因素和损伤类型划分其创伤机制:

1. 闭合性损伤 交通伤、殴打和坠落一般会引起闭合性损伤,很多因素能够加重或减轻闭合性损伤的程度。比如车祸伤时,创伤病人的严重程度取决于个体在车祸发生时车辆内的位置,碰撞时的速度,刹车的距离,车辆的类型,碰撞点的位置,道路或高速上是否有缓冲带以及是否及时采用安全制动系统等。

2. 爆炸伤 虽然爆炸伤一般常见于军事行动及恐怖袭击,但其仍然广泛存在于各个不同的领域。也发生于工厂中(仓库等)或有爆炸条件的环境中(如烟花爆竹、军事、恐怖主义)。爆炸是某种物质或材料当被引爆时,快速地覆盖于周围气体中。爆炸伤是指由于大量气体的压缩,对暴露于爆炸所产生的压力区域中的个体引起的伤害。爆炸伤的特征是往往伴随爆炸冲击波,释放出大量的压力和热能。

3. 坠落及跳落伤 从一定高度坠落或跳落时,病人会以足部或头部降落着地,被称之为轴向负荷,其能量是从机体着落点传递到中轴骨骼上。四肢远端及脊柱的骨折往往与个体足部首先着地有关。头部及颈椎损伤则是由于头部首先着地引起的,如在泳池跳水等所致损伤。

当病人是高处坠落或跳落伤时,其受伤机制和严重程度需要考虑以下因素:①病人的年龄;②坠落或跳落的高度;③着陆的地面类型;④病人之前的状况;⑤环境状况;⑥撞击点的解剖位置;⑦着地那一刻的能量。坠落伤是所有创伤性死亡的主要原因。坠落伤中最常见的骨折部位分别为椎骨、骨盆、股骨、胫腓骨、踝部、双上肢和双手。

4. 烧伤 由热力、化学、电力或放射等能量传递热量所引起的损伤,往往表现为细胞蛋白凝血功能的异常。

5. 刀伤　刀伤可以由点状或锋利的物体通过向前推进的力刺入、划过或掉落造成。刀刺伤组织受损的程度取决于物体的长度,造成伤害时的力度以及进入的角度。如果是狭窄的点状物(如冰锥)可以导致微观组织损伤,其损伤局限于它点状一端的路径;如果物体是锋利且扁平(如匕首),将会磨损并碾压组织伤口;如果是钝物(如斧头),伤口上会有更大面积的组织破坏,造成开放性损伤的同时也造成了一定程度的闭合性损伤。

三、创伤后的病理生理变化

创伤发生后,在致伤因子作用下,为维持自身内环境的稳定,机体迅速产生各种局部和全身性防御反应。

(一)局部反应

创伤的局部反应主要表现为局部炎症反应,即局部红、肿、热、痛。其轻重程度与致伤因素的种类、作用时间、组织损害程度和性质以及污染轻重和是否有异物存留等有关。对多发伤,因局部组织细胞损伤较重,多存在组织破坏及细胞严重变性坏死,加之伤口常有污染、异物存留,局部微循环障碍、缺血缺氧及各种炎性介质和细胞因子释放而造成的继发性损伤,从而使局部炎症反应更为严重,血管通透性及渗出更加明显,炎症细胞浸润更为显著,炎症持续时间可能更长,对全身的影响将更大。一般情况下,局部反应在伤后 3~5 日后趋于消退,炎症反应被抑制。

(二)全身反应

严重创伤可以通过炎症介质及细胞因子网络,使局部损伤影响到全身,即致伤因素作用于人体后引起的一系列神经内分泌活动增强,继而引发全身炎症反应综合征(systemic inflammatory response syndrome, SIRS),由此产生各种功能和代谢改变,是一种非特异性全身性应激反应。

1. 神经内分泌系统变化　伤后机体的应激反应首先表现为神经内分泌系统的改变。创伤应激反应是机体在伤后对有害刺激所作出的维护机体内环境稳定的综合反应或防御反应,最终目的是保证重要脏器的有效灌注,但这种自我代偿能力有限。其诱发因素包括休克、组织损伤、器官功能不全、创伤并发症、精神与疼痛刺激等。

2. 代谢变化　创伤应激反应也通过神经内分泌系统,引起肾上腺皮质激素、儿茶酚胺、胰高血糖素、肿瘤坏死因子、白细胞介素及生长激素等分泌增加,介导创伤代谢反应,表现为多发伤病人早期氧摄取、氧输送都明显增加,使机体处于高分解代谢、高能量消耗状态,一般持续 14~21 天。创伤后能量代谢可增加 50%~100%,甚至更高。伤后葡萄糖异生增加,糖原分解加快,胰岛素分泌抑制加上胰岛素抵抗,导致血糖升高。脂肪分解加速,创伤早期由糖原提供能量,此后主要由脂肪、蛋白质提供能量。伤后早期蛋白质分解代谢增加,产生负氮平衡,至 10 天左右进入蛋白质合成期,开始正氮平衡。

3. 免疫功能变化　严重多发伤可引起机体免疫功能紊乱,表现为免疫功能抑制,导致机体对感染的易感性增加,易发生脓毒败血症或过度的炎症反应损害引起 SIRS,两者是创伤最常见和最严重的并发症,也是创伤后期病人主要死因。创伤后可通过污染的伤口、肠道细菌移位和侵入性导管等多个途径使感染率上升。

4. 体温变化　创伤后发热是炎性介质作用于下丘脑体温中枢所致。若体温中枢直接受损,则可发生中枢性高热或体温过低。在创伤性休克时,体温可表现过低;创伤后 3~5 天内可因大量的坏死组织产生吸收热,一般体温在 38.5℃ 以下;而合并感染时体温则会明显升高。

5. 多器官功能不全(multiple organ dysfunction syndrome, MODS) 创伤容易诱发 MODS,其机制是创伤直接损害内皮细胞的结构及功能、缺血和再灌注损伤、激活炎症细胞和体液因子,引起过度的应激和炎症反应,削弱或破坏机体的局部屏障和全身防御系统,导致感染或脓毒症。

四、创伤评分系统

创伤严重程度评分(Trauma scaling),简称创伤评分,是将病人的生理指标、解剖指标和诊断名称等作为参数并予以量化和权重处理,再经数学计算得出分值,以显示病人全面伤情严重程度及预后的多种方案的总称。目前已建立的创伤评分系统,按其适用范围和目的可分为院前评分和院内评分两大类,前者着重于病人的去向和现场处理;后者着重于指导治疗、估计病人的预后和评估救治质量。本处仅介绍其中常用的几种创伤评分法。

1. 修正创伤评分(revised trauma score, RTS) 可用于院前,是目前较常采用又简便的创伤严重度评分。评分由收缩压(systolic blood pressure, SBP)、呼吸频率(respiratory rate, RR)和格拉斯哥昏迷评分(GCS)三项指标构成,各赋予一定分值(表 11-1-2)。RTS 分为两个版本,其一是用于现场指导分类,称为 Triage~RTS(T~RTS), T~RTS=GCS+SBP+RR。RTS 分值范围为 0~12 分,>11 分诊断为轻伤,RTS<11 为重伤,RTS 评分愈低伤情愈重。其二是在此基础上再将 GCS 分值、SBP 和 RR 分别配以一个权重系数,其 RTS 值 = $0.9368 \times GCS + 0.732 \times SBP + 0.2908 \times RR$,又称之为 MTOS~RTS,能更反映生理功能紊乱,可用于创伤结局预测。

表 11-1-2 修正创伤评分表(RTS)

呼吸频率(次 / 分)	收缩压(mmHg)	GCS 分值	分值
10~29	>89	13~15	4
>29	76~89	9~12	3
6~9	50~75	6~8	2
1~5	<50	4~5	1
0	0	3	0

2. CRAMS 计分法 是比较常见的院前创伤评分系统,其评定范围包括循环(circulation, C)、呼吸(respiration, R)、腹部(abdomen, A)、活动(motor, M)和语言(speech, S)五个方面,"CRAMS 评分法"按轻、中、重度异常分别赋值 2、1 和 0 分,其总分值为五个项目相加的总和。后经 Clemmer TP 等对其进行了修正(表 11-1-3),使其准确度得到了提高。CRAMS 分值越低,死亡率越高:分值≥7 分属轻伤,死亡率为 0.15%,≤6 分为重伤,死亡率为 62%。在欧美等国家,根据创伤救治水平划分为三级创伤中心,级别越高,中心救治水平越高。评分≤4 分的重伤病人需要被送往 I 级创伤中心,其生存率明显增加。

表 11-1-3　修正后的 CRAMS 评分

项目	记 分		
	2	1	0
循环	毛细血管充盈正常和 SBP≥100mmHg	毛细血管充盈迟缓或 SBP≤100mmHg	无毛细血管充盈或 SBP≤85mmHg
呼吸	正常	费力、浅或 RR>3 次/分	无自主呼吸
胸腹	均无腹痛	胸或腹有压痛	连枷、板状腹或深的胸腹穿透伤
运动	正常（遵指令动作）	只对疼痛刺激有反应	无反应
语言	正常（对答切题）	言语错乱、语无伦次	发音听不懂或不能发音

3. 简明损伤分级法（abbreviated injury scale，AIS）　AIS 计分形式为"××××××.×"。小数点前的 6 位数为损伤的诊断编码，小数点后的 1 位数为伤情评分（有效值 1~6 分，如果还包括损伤定位和损伤原因编码的话，其完整编码是 15 位（图 11-1-1）。左 1 表示身体区域，用 1~9 分别代表头部（颅和脑），面部（包括眼和耳），颈部，胸部，腹部及盆腔脏器，脊柱（颈、胸、腰），上肢，下肢、骨盆和臀部，体表（皮肤）和热损伤及其他损伤。左 2 代表解剖类型，用 1~6 分别代表全区域、血管、神经、器官（包括肌肉或韧带）、骨骼及头部、意识丧失（loss of consciousness，LOC）。左起 3、4 位数代表具体解剖结构或在体表损伤时表示具体的损伤性质，该区各个器官按照英文名词的第一个字母排序，序号为 02~99。左起 5、6 位数表示某一具体部位和解剖结构的损伤类型、性质或程度（按轻重顺序），从 02 开始，用 2 位数字顺序编排以表示具体的损伤，同一器官或部位，数字越大代表伤势越重。左起第 7 位（即小数点后面一位）则 AIS1 为轻度伤；AIS2 为中度伤；AIS3 为较严重伤；AIS4 为严重伤；AIS5 为危重伤；AIS6 为极重伤。而器官或部位不明确或资料不详的损伤编码为 AIS9。

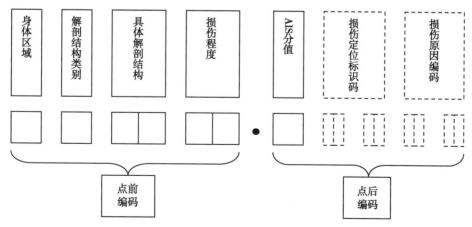

图 11-1-1　AIS 编码格式

4. 损伤严重度评分（injury severity score，ISS）　ISS 是以解剖损伤为基础的相对客观和容易计算的方法，适用于多部位、多发伤和复合伤者的伤情评估。其评分方法把人体分为六个区域(表11-1-4),并进行编码,选择其中损伤最严重的3个区域,计算出每一区域之最高AIS值的平方,其值相加即为ISS值。ISS的有效范围为1~75分,ISS分值越高,则创伤越严重,死亡率越高。一般将ISS为16分时作为重伤的解剖标准,其死亡率约10%;ISS<16分,定为轻伤,死亡率较低。16~25分为重伤,>25分为严重伤。如某伤者头部有2处伤,伤情为1、2。胸部有两处伤,伤情为2、3。腹部有3处伤,伤情为1、3、4。那么,ISS即全身3处最严重创伤的AIS编码数的平方值相加,即 $2^2+3^2+4^2=29$。但ISS不能反映病人的生理变化、年龄、伤前健康状况对损伤程度和预后的影响。

表11-1-4　ISS的区域编码

编码	ISS身体区域	所包括的具体损伤范围
1	头部或颈部	包括脑或颈椎损伤、颅骨或颈椎骨折、窒息归入头部
2	面部	口、眼、鼻、耳和颌面骨骼
3	胸部	胸腔内脏、横膈、胸廓、胸椎以及溺水
4	腹部或盆腔内脏器	腹腔内脏、腰椎
5	肢体或骨盆	四肢、骨盆、肩胛带的损伤
6	体表	任何部位体表的裂伤、挫伤、擦伤和烧伤,体温过低或高压电击伤

注:ISS所分区域不必与AIS的区域相一致

第二节　多发性创伤

一、概述

多发性创伤(multiple injuries),简称多发伤,系指同一致伤因素作用下,人体同时或相继有两个或两个以上的解剖部位的损伤,其中至少一处损伤危及生命。根据我国首届全国多发伤学术会议建议,多发伤是指单一因素造成两个或两个以上解剖部位(根据AIS~90版所指的9个部位)的损伤,其严重程度视ISS值而定,凡ISS>16者定为严重多发伤。

多发伤需要与以下概念相区别:①多处伤:是指同一解剖部位或脏器发生两处或两处以上的创伤。②复合伤:是指两种以上的致伤因素同时或相继作用于人体所造成的损伤。可发生于战时或平时,如原子弹爆炸产生物理、化学、高温、放射等因子所引起的创伤。

二、病因与机制

(一)高风险机制

多发伤的病因多种多样,可为钝性损害和锐器伤。平时多发伤以交通事故最常见,其次是高处坠落,还有挤压伤、刀伤、塌方等,其发生率占全部创伤的1%~1.8%。战时多发伤的发生率为4.8%~18%,有时甚至高达70%。

(二)临床特点

多发伤不是各部位创伤的简单叠加,而是伤情彼此掩盖、有互相作用的综合征。其主要临床特点如下:

1. 死亡率高 多发伤常伴有严重生理紊乱和病理变化,机体对这些严重紊乱代偿能力小,且涉及多部位、多脏器,每一部位的伤情重,创伤反应强烈持久,以致很快出现多器官功能不全或衰竭。因此,创伤早期病死率高。多发伤受伤部位越多,死亡率越高。据统计:多发伤,有两处、三处、四处和五处伤者,其死亡率分别为49.3%、58.3%、60.4%和71.4%,头、胸、腹多发伤占84.4%,颅脑伤伴休克者死亡率达90%。

2. 休克发生率高 因多发伤损伤范围广,往往失血量大,休克发生率高且出现早,以低血容量性休克最常见,尤其是胸腹联合伤,为67%;后期常为感染性休克。通常多发伤休克发生率不低于50%,且多为中、重度休克。有时低血容量性休克与心源性休克同时存在(由严重心、胸外伤所致)。

3. 严重低氧血症发生率高 多发伤早期低氧血症发生率可高达90%,尤其是颅脑伤、胸部伤伴有休克或昏迷者,PaO_2可降至30~40mmHg。严重创伤可直接导致或继发急性肺损伤,甚至急性呼吸窘迫综合征(ARDS)。低氧血症可加重组织器官损伤和多系统器官功能障碍。部分病人缺氧表现不明显,仅有烦躁不安,容易漏诊,如此时给予强止痛剂,很容易导致呼吸停止。

4. 容易发生漏诊和误诊 多发伤受伤部位多,如果未能按多发伤抢救常规进行伤情判断和分类很易造成漏诊。多数情况下多发伤是闭合伤与开放伤同时存在,易使一些经验不足的救护人员将注意力集中在开放性外伤或易于察觉的伤情上,而忽视了隐蔽的甚至更严重的创伤。多部位多系统的创伤同时存在,加之有些病人由于耐受力很强或有意识障碍,容易造成救护人员的忽略,或某些损伤的早期表现不明显而未被引起重视,从而发生漏诊或误诊。

5. 感染发生率高 开放性损伤、消化道破裂或呼吸道等闭合性损伤一般都有污染,如污染严重,处理不及时或不当,加上免疫力低下,很容易发生局部感染及肺部感染,重者迅速扩散为脓毒血症等全身感染。特别是对创伤部位较深且污染较重者,还应注意合并厌氧菌感染可能。

6. 多器官功能障碍发生率高 多发伤不仅原发的各部位损伤严重,而且由于创伤时多伴有组织的严重损伤,存在大量的坏死组织,可造成机体严重而持续的炎症反应,加之休克、应激、免疫功能紊乱及全身因素的作用,极易引起急性肾衰竭、ARDS、心力衰竭甚至是多脏器功能衰竭。衰竭的脏器数目越多,死亡率越高。据统计,一个、两个、三个脏器衰竭死亡率分别为25%、50%、75%,四个及以上的脏器衰竭无一生存。

7. 伤情复杂,处理矛盾多,治疗困难 因多发伤所累及的脏器或深部组织的严重程度不同,有时两个部位的创伤都很严重,均需要立即处理,就会出现确定救治顺序的困难。如处理不当,需优先处理的创伤没有获得优先处理,将有可能造成病情加重甚至死亡。

8. 并发症发生率高 应激性溃疡、凝血功能障碍和脂肪栓塞综合征等并发症发生率也明显增高。

三、临床评估与判断

快速标准地进行创伤评估并了解创伤护理的知识和技能是急诊护士必须具备的基本能力。高级创伤生命支持(advanced trauma life support,ATLS)中创伤初始评估分为两个阶段,即初级评估(primary assessment)和进一步评估(secondary assessment)。

（一）初级评估

初级评估的目的是：①确认是否存在致命性损伤并需要处理。②明确潜在的损伤。③判定处理病人的优先次序。④根据评估实施恰当的救护，以降低死亡率及伤残率，改善预后。

初级评估包括 ABCDE，即气道及颈椎保护（airway with simultaneous cervical spine protection，A）、呼吸（breathing，B）、循环（circulation，C）、神经系统（disability，D）及暴露与环境控制（exposure and environmental controls，E）。

1. 气道及颈椎保护

（1）气道评估：对于神志清醒（格拉斯哥评分≤8分），伴有颌面部及颈部损伤的病人，应特别重视评估其气道有无不畅或阻塞。其次观察颌面部、口腔情况，如口腔内有无舌阻塞（堵塞）、呕吐物、血液、食物或脱落牙齿、口腔软组织水肿等。

（2）保护颈椎：很多创伤机制都有可能让伤者存在脊髓损伤的危险，亦可在事故发生后转运或现场初次处理过程中受到二次伤害。因此，在气道管理的同时评估和保护脊髓尤为重要。评估时让病人仰卧位，移除其头部物品，如帽子、头盔等，保持身体轴向稳定，并固定颈椎位置，严禁让病人自己活动。置颈托（没有使用者）或检查已置颈托是否合适。

2. 呼吸　一旦气道是安全的，即开始评估病人的呼吸。暴露病人的胸部，观察有无自主呼吸、胸廓起伏、呼吸频率和形态、使用辅助呼吸肌、是否胸式呼吸、皮肤颜色、胸廓软组织及骨骼的完整性、双侧呼吸音情况，同时查看是否存在气管移位、颈静脉怒张、胸廓塌陷、反常呼吸等。

3. 循环　通过触摸大动脉搏动判定脉搏强度（正常、微弱、强烈）和频率（正常、慢、快）、测量血压、观察是否有明显的外出血、皮肤颜色和温度、毛细血管再充盈情况判断病人的循环状态。

4. 神经系统　主要评价伤者的意识水平、瞳孔大小和对光反应、有无偏瘫或截瘫等。①用 AVPU 法快速判断清醒程度，即 A：清醒；V：对语言刺激有反应；P：对疼痛刺激有反应；U：对疼痛刺激无反应。②检查手指和脚趾对感觉和活动表现。③评估瞳孔的大小、形状及对光反射。若病人清醒程度欠佳或有肢体瘫痪，可在进一步评估中进行详细的检查。

5. 暴露与环境控制　将伤者完全暴露以便无遗漏地全面检查伤情，特别是枪伤、腹部及骨盆的创伤可以引起严重的失血性休克，同时一些开放性的骨折也有可能因为暴露不充分而被忽视。暴露检查时应注意：①小心安全地为病人脱掉衣服和鞋袜，但切记所有衣物将可能作为司法证据，需要妥善保存，并且应注意保护创伤团队成员自身的安全。②如果病人在受伤时曾暴露于污染或有害的环境中，需要对病人进行必要的去洗消清洁处理。③暴露过程中要注意为病人保温，避免过低体温引发心律失常、凝血障碍、昏迷和心输出量降低等。

（二）进一步评估

在了解损伤机制并完成初级评估及其维持生命的干预措施后，可开始进行进一步评估，即从头到脚的评估（head-to-toe assessment），评估过程中始终保持颈椎固定。

1. 头面部评估　观察及触摸头面部、口、鼻、耳是否有裂伤、撕裂伤、挫伤、穿刺伤，是否有出血、膨隆或血肿、淤青、疼痛或肌紧张、骨擦音，是否有外来物或穿刺异物，观察是否有鼻部溢液或出血，触诊鼻中隔位置，观察瞳孔大小、形状、活动、对光反应，判断视力及听力。

2. 颈部评估　让团队成员1人固定颈部，另1人移去前部颈托，观察及触诊颈部，查看气管是否居中,颈部是否有肿胀、皮下气肿、压痛及出血,评估结束后放回前部颈托。

3. 胸部评估　观察胸廓呼吸运动是否对称,胸部是否有外伤、出血、压痛,胸部挤压实验是否阳性,是否存在捻发音及皮下气肿,是否有外来物或穿刺异物,同时听诊两侧呼吸音是否对称存在、消失、降低或异常(啰音、干啰音、哮鸣音、噼啪音),听诊心音并叩诊胸部判断是否存在过清音及浊音。

4. 腹部评估　观察腹部整体形状、轮廓,是否有外伤、出血、异物等,听诊肠鸣音,顺时针触诊腹部四象限查看是否存在腹部紧张、压痛及反跳痛、包块或液波震颤,叩诊是否存在移动性浊音。注意评估腹痛和腹胀、腹膜炎的范围与程度。

5. 骨盆及外生殖器评估　观察及触诊骨盆及外部生殖器,查看是否有外伤、出血、失禁、异物、骨擦音。观察尿道口是否有出血,轻柔地触诊骨盆(挤压和分离试验),若明确骨盆骨折(Pelvic fracture)勿行该试验。骨盆骨折本身易致低血压、失血性休克,伴有腹内脏器损伤、膀胱破裂、尿道、直肠损伤等更加重了休克,评估时应加以重视。

6. 四肢评估　观察及触诊四肢及各关节形状、轮廓并与对侧进行比较,查看是否有肿胀、畸形、压痛、出血、异物,判断四肢肌力、活动度及其神经血管情况,触诊双侧股动脉、腘窝动脉、足背动脉、肱动脉及桡动脉。

7. 检查后背部　三名医护人员使用轴线翻身的方法,翻身过程中避免将病人翻至已知可见损伤侧,以防加重病人的疼痛及对受伤侧肢体造成二次损伤。查看后背部,双侧季肋区及臀部、大腿后部是否有裂伤、擦伤、撕裂伤、挫伤、水肿及疤痕等;触诊脊椎、后背部是否有畸形、肿胀、压痛。

（三）重点评估内容

在初级评估及进一步评估中,需要重点关注是否存在危及生命的情况:①严重颅脑损伤;②张力性气胸与大量血胸;③连枷胸与反常呼吸;④外伤性主动脉破裂;⑤腹部内脏器官破裂出血;⑥血流动力学不稳定性骨盆骨折及股骨骨折。

四、急救与护理措施

多发伤病情一般都比较危重,其处理是否及时和正确直接关系到病人的生命和功能恢复。因此,必须十分重视创伤的早期救治与护理。

（一）救治原则和程序

面对创伤病人的处理需要遵循时间原则,分秒必争。评估处理病人时遵循先顺序原则,保障气道、呼吸、循环的安全,ABCDE 一旦有问题就应给予立刻处理,进行针对性快速判断,决定后续去向。

整个过程中可以按 VIPCO 程序进行抢救:①V(ventilation):保持呼吸道通畅、通气和充分给氧;②I(infusion):迅速建立静脉通路,保证输液、输血、扩充血容量及细胞外液等抗休克治疗。对已有休克症状病人迅速建立多个静脉通道,开始液体复苏;③P(pulsation):监测心泵功能,监测心电和血压等。如发现心搏呼吸骤停者,应立即心肺复苏。多发伤病人除低血容量休克外,亦要考虑到心源性休克,特别是伴有胸部外伤的多发伤,可因气胸、心肌挫伤、心包填塞、心肌梗死或冠状动脉气栓而导致心脏衰竭。有些病人低血容量休克和心源性休克可同时存在。针对病因给予胸腔闭式引流、心包穿刺以及控制输液量或应用血管活性药等措施;④C(control bleeding):控制出血;⑤O(operation):急诊手术治疗。严重多发伤手术处理是创伤治疗中的决定性措施,而且手术控制出血是最有效的复苏措施。危重病人应抢在伤后的黄金时间(伤后1小时)内尽早手术治疗。由于严重创伤病人的特点与时效性要求,临床工作中往往对救治人员和团队有较高的要求。

> **知识拓展**
>
> # 创 伤 团 队
>
> 　　为了最大限度地提升救治效率,提高救治水平,欧美国家通过创伤体系的建立以及创伤团队的培养,极大地推动了创伤救治水平,降低了15%~50%严重创伤的病死率。在美国,医院如果符合美国外科医师协会制定的创伤中心标准并通过委员会现场审核,根据其特定功能的不同,以不同的级别来进行标识。I级为最高级,是指创伤病人能够在该创伤中心获取完整的创伤专科医疗和护理,包括急诊急救、创伤手术、重症监护、神经外科、骨科、麻醉科、放射科以及高度复杂的外科手术和诊断设备。但在国内,虽然尚未形成统一的创伤救治体系和创伤团队模式,但近年来也在不断地探索和建立适合我国国情的创伤基地与救治体系,尤其在国际上率先提出"以综合医院为核心的闭环式区域性创伤救治体系",即以一个政府主辖区(100万~300万人口)作为体系建设的区域单位,协调院前和院内救治联络;以当地一家大型三级医院为创伤救治中心,以区域内五六家二级医院为创伤救治点,形成闭环式区域性创伤分检、转运救治流程,最短时间内将病人转运至相应医院。

（二）护理措施

1. 现场救护

（1）尽快脱离危险环境:尽快将病人脱离危险环境,排除可能继续造成伤害的原因。如将病人从倒塌的建筑物或战场中抢救出来,转移到通风、安全、防雨的地方进行急救。

（2）保护脊柱脊髓:对已经存在严重脊柱骨折、脊髓损伤或怀疑有脊柱损伤者应立即予以制动,颈托固定,保证有效气体交换,避免脊柱及脊髓继发性损伤而造成瘫痪。在不影响急救的前提下,救护人员要协助病人,将其置于舒适安全的体位(平卧位头偏向一侧或屈膝侧卧位)。

（3）注意保暖:对已经低体温或伴有明显出血、休克的病人要积极采取被动加温(毛毯、棉絮、隔绝材料等覆盖)的方法。

（4）保存好离断肢体:病人离断的肢体应先用无菌敷料或干净布包好后置于无菌或洁净的无漏孔塑料袋内,扎紧袋口,再放入注满冰水混合液的塑料袋内低温(0℃~4℃)保存,以减慢组织的变性和防止细菌繁殖,冷藏时防止冰水浸入离断创面,切忌将离断肢体浸泡在任何液体中。离断肢体应随同病人一起送往医院,以备再植手术。

（5）伤口处理:保护伤口,减少污染,压迫止血,固定骨折。不要随意去除伤口内异物或血凝块;创面中有外露的骨折断端、肌肉、内脏,严禁现场回纳入伤口;脑组织脱出时,应先在伤口周围加垫圈保护脑组织,不可加压包扎。

2. 转运途中救护　根据病人伤情轻重缓急有计划地进行转运,危重病人可望存活者首先转送。决定病人转运的基本条件是在搬动及运送途中,确保病人不会因此而危及生命或使病情急剧恶化。

3. 院内救护 经现场急救被送到医院急诊科后,分诊护士应立即确定分诊分级,开通绿色通道,对病人进行创伤评估,迅速采取针对性的措施进行救治,配合医生明确诊断,尽快手术。在评估和处理严重多发伤病人时,应特别注意遵守标准的预防措施,如穿保护衣、戴手套、眼镜、面罩等。

(1)创伤气道的建立:低氧血症和失血是创伤病人早期死亡的最常见原因。气道损伤或梗阻与创伤病人低氧血症的发生密切相关。在创伤救治中,应注意保持气道通畅,确保有效的氧供。若气道已出现局部或全面阻塞,则在保护病人颈椎的同时开放气道,并清除口中异物或呕吐物,但要尽量避免刺激呕吐。

(2)循环支持、控制出血:大部分多发伤病人都存在不同程度的休克,尤其当病人已经出现血压偏低,应尽快进行液体复苏以恢复有效血容量。迅速用 16~18G 留置针建立 2 条及以上静脉通路,常选用肘前静脉(如肘正中静脉或贵要静脉)、颈外静脉,注意不要在受伤肢体的远端选择静脉通路,以避免补充的液体进入损伤区内。常用的复苏液体可分为晶体液、胶体液和晶胶混合液,晶体液又分为等渗液和高渗液。积极的液休复苏疗法是多发伤早期救治的关键环节,但对于胸腹部活动性内出血尚未得到控制的病人,则不主张快速提升血压至正常水平,即所谓的“限制性液体复苏”策略。限制性液体复苏亦称低血压性液体复苏或延迟液体复苏,是指机体处于有活动性出血的创伤失血性休克时,通过限制液体输注速度和输液量,使血压维持在相对较低的水平(即允许性低血压),直至彻底止血。

此外,需要控制外部出血,加压包扎伤口敷料。对大血管损伤经压迫止血后应迅速做好手术止血的准备。尽快备血及输血,补充有效循环血量。遵医嘱留置导尿,观察每小时尿量。若病人出现创伤性心搏或呼吸骤停,立刻进行心肺复苏术,并尽快找出原因,如多发肋骨骨折或胸骨骨折,张力性气胸或大出血,必要时协助进行开胸手术。若发现心包压塞,协助进行心包穿刺。

(3)保温和复温:低体温、弥漫性血管内凝血(disseminated intravascular coagulation,DIC)、酸中毒是导致严重创伤病人死亡的三大主要原因,而其中低体温又在很大程度上将导致或加重 DIC 和酸中毒的发生,是创伤病人一个重要的损伤机制,往往会增加其死亡率。对已经低体温或高风险病人除进行被动复温外,应积极采取被动复温及主动复温相结合的综合性复温方法,帮助病人恢复到正常体温。

(4)监测生命体征,关注辅助检查:获取病人的血压、脉搏、呼吸频率、氧饱和度和体温参数,同时配合医生进行诊断性操作或辅助检查,如描记心电图、监测血氧饱和度、抽血化验、配血、育龄妇女妊娠试验等。必要时,可置胃管以预防呕吐、减轻对肺部压力,协助超声及放射影像检查等。

(5)注重人性化关怀:无论病人是否清醒,护士在评估过程中均应注重病人疼痛评估及内心感受。疼痛是创伤征兆的一部分,如处理不当会引发心率加快、浅表血管收缩、面部肌肉收缩、恶心、呕吐等。应注意昏迷的病人仍可能感到疼痛;受伤和检查过程可导致疼痛。护士应观察病人的体征、面部表情、流泪等情况,及时发现病人不适及不安情绪。鼓励家属陪同病人,共同参与创伤病人救治及知情同意,评估及了解家庭成员的需求和愿望。

（6）防治感染：遵循无菌操作原则，按医嘱使用抗菌药物。开放性创伤需加用破伤风抗毒素血清治疗。

（7）支持治疗：主要是维持水、电解质和酸碱平衡，保护重要脏器功能，并给予营养支持。

（8）协助治疗：配合医生对各脏器损伤的治疗。

（9）信息沟通：协助创伤团队中辅助科室人员、会诊人员沟通与联系，与指挥者及时沟通，参与并监测严重多发伤病人转运过程。

4. 严重危及生命的创伤救治与护理

（1）气管或支气管破裂

1）临床症状与意义：严重的钝伤会造成气管或支气管破裂，破裂后空气会散布在颈部、胸部、背部形成皮下气肿。临床可表现为呼吸困难、声音嘶哑、咳血、皮下气肿、呼吸音变小或消失，通过 X 线及气管镜检查可确诊。

2）即刻救护措施：严密监测生命体征，评估病人气道及呼吸情况，给予适当的氧气支持，随时准备气管切开，立即进行术前准备及备血，争取尽早手术治疗。

（2）严重颅脑损伤

1）临床症状与意义：常伴有颅内出血、血肿形成、脑组织水肿等，容易出现颅内压增高表现以及昏迷、瞳孔散大和生命体征急剧变化，最终因呼吸衰竭而至呼吸停止，血压下降，心脏停搏，严重威胁生命。

2）即刻救护措施：护士应严密观察病人意识改变，生命体征变化，保持呼吸道通畅，防止误吸；若发现病人发生脑疝，遵医嘱快速静脉滴注高渗降颅压药物，根据病情迅速完成开颅术前准备，尽快手术去除病因，必要时给予高级气道支持维持病人生命体征，病因无法去除时选用姑息性手术，以降低颅内高压和抢救脑疝。

（3）肺压缩 90% 以上的液气胸、张力性气胸

1）临床症状与意义：胸腔内压力持续升高，对呼吸、循环的影响大，若未及时有效处理，可迅速危及生命。表现为严重呼吸困难、胸痛、气管移位、颈静脉怒张、低血压及紫绀等。

2）即刻救护措施：吸氧，休息，密切观察病人生命体征，协助医生做好紧急胸腔穿刺抽气或胸腔闭式引流的准备和配合工作，加强闭式引流的护理，保证有效的引流，必要时行外科手术治疗。

（4）大量血胸

1）临床症状与意义：大量血胸（超过 1000ml），尤其是急性失血，可以出现面色苍白、脉搏细速、呼吸急促、血压逐步下降等低血容量休克症状，如不及时处理，可迅速危机生命。

2）即刻救护措施：立即放置胸管并给予静脉液体复苏及大剂量输血；若胸管引流量 >1500ml 或 200ml/h 则需要立即安排急诊开胸手术，并密切关注有无出现心包压塞。

（5）连枷胸

1）临床症状与意义：可导致严重的肺通气、换气功能障碍，引起或加重休克，常合并有肺挫伤，而且又是诱发急性呼吸窘迫综合征的重要因素，随时有生命危险。表现为严重呼吸困难、反常呼吸、胸痛、发绀、低氧血症等。

2）即刻救护措施：卧床，严密监测生命体征，有效镇痛，胸部固定，消除反常呼吸，补充血容量，纠正休克，防治感染，必要时行急诊开胸手术。

（6）外伤性主动脉破裂

1）临床症状与意义：情况危急，一旦破裂，立即危及生命。若病人伴随胸痛、气管偏向右侧、低血压、纵隔腔变宽等，应高度怀疑主动脉损伤或破裂。

2）即刻救护措施：一旦确诊，病人绝对卧床，严密监测生命体征，保持静脉通路顺畅，控制血压，尽快完善术前检查、备血等，安排急诊手术。

（7）腹部内脏器官破裂出血

1）临床症状与意义：实质性脏器如肝、脾、肾、胰等或大血管损伤主要临床表现为腹腔内（或腹膜后）出血，病人病情可迅速进展，发生低血容量性休克及或感染性休克、多脏器功能衰竭甚至致死；肝脾包膜下破裂若未引起充分重视，病情亦可迅速进展，危及生命。

2）即刻救护措施：立即禁食禁饮，不随便搬动病人，严密观察生命体征及腹部体征变化，慎用止痛药，抗休克、抗感染治疗外，做好紧急手术前准备。对所有有明显出血倾向的病人，在伤后三小时内遵医嘱尽早使用止血药。

（8）血流动力学不稳定性骨盆骨折

1）临床症状与意义：是各种高能量损伤导致死亡的主要原因之一，由钝性外力导致，合并有低血压（收缩压≤90mmHg），需要大量输血（伤后6小时内需输注4~6单位或以上的浓缩红细胞）或明显碱缺失（≤6mmol/L）。病死率高达40%~65%，早期快速有效处理非常重要。

2）即刻救护措施：开放2路以上18G静脉通路，早期损伤控制，止血、止痛、备血，启动液体复苏和大剂量输血协议，在大量快速输血、输液的条件下，如病人出现不能解释的低血压，即应高度警惕胸、腹、腹膜后有大出血的可能，一旦明确胸腔、腹腔内存在活动性出血，应创造条件尽快行手术探查止血。对于低体温积极复温。骨盆固定，根据情况行腹膜外填塞或外固定术，密切观察下肢皮温、动脉搏动等，若怀疑动脉性出血，应早期血管造影及栓塞治疗。

五、急救流程管理

多发伤病人到达急诊室后，预检护士开通绿色通道，安置病人于复苏区，主管护士现场确认值班医生到场，并且立即电话通知当日最高级急诊医生；提醒全体成员做好标准预防。主管医生和护士进行标准创伤评估。初步评估包括气道同时颈椎保护、呼吸、循环、主要神经功能评估、暴露与环境控制，并始终确保气道、呼吸及循环的优先等级和安全，同时协助控制出血；进一步评估为：完善各类诊断相关检查和检验，舒适度的评估包括疼痛等，病史采集包括院前损伤机制、受伤情况、生命体征、院前治疗和病人一般情况；循环护士负责静脉通道的建立，抽取血标本，液体复苏。记录护士完善护理病历书写并对有特殊要求的相应措施做时间提醒。在团队指挥者（最高级急诊医生）到场后，汇报病人创伤机制、时间、评估结果及现有措施，协助指挥者进行整个创伤团队的救治与护理，协调多学科会诊，联系输血、手术、住院等。在整个救治过程中，护士主要承担共同评估、给药、与其他部门沟通联络、记录等工作，不同的医疗机构与部门可以根据自己的人力资源配备情况提前对当班护士进行角色分配，熟悉角色内容，便于团队内部以及与医生团队共同合作进行救治与护理。

<h1 style="text-align:center">第三节　头面部创伤</h1>

一、概述

头面部创伤（head and maxillofacial injury）包括颅脑损伤和颌面部损伤。颅脑损伤是指各种外界暴力作用于头部所造成的损伤。平时多见闭合性损伤和少数锐器、火器所致的开放性损伤，战时则主要为开放性火器伤。颅脑外伤分为颅伤和脑伤两部分。颅伤包括头皮伤和颅骨骨折（文末彩图 11-3-1）；脑伤是指脑组织的损伤，包括原发性（文末彩图 11-3-2）和继发性（图 11-3-3）两类。两者既可单独发生、又可同时并存，通常被统称为颅脑外伤（或称头部外伤）。颅脑损伤的发生与发展取决于两个基本条件：致伤的因素（如暴力的大小、方向、速度等）和头部组织受到暴力后，所发生的病理生理变化及病理改变。

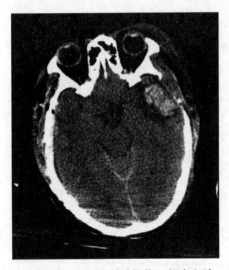

图 11-3-3　继发性脑损伤 – 颅内血肿

颅脑损伤是常见的严重创伤，发生率占全身各部位伤的 10%~20%，最常见于三个年龄段：出生 ~4 岁；15~19 岁；65 岁以上。在救治颌面部创伤的病人时，需注意可能伴发其他部位的损伤，甚至危及生命。颌面部血液循环丰富，伤后出血较多，易形成血肿，局部组织反应快而重，水肿或血肿可因压迫，而导致呼吸不畅，甚至窒息。颌面部损伤时，常伴有牙损伤。飞溅的牙碎片，由于其附着的结石和细菌，可引起局部组织创面的感染。颌骨骨折线上的龋坏牙有时可导致骨断端感染，影响骨折愈合。创伤发生后，大多伴有面部畸形。另外，由于口腔颌面部腔窦多，且存在大量细菌，如与创面相通，则易发生感染。因此，对于此类病人，应及时做好全面的评估，并迅速采取有效措施。

二、病因与机制

导致颅脑损伤最常见的损伤原因有机动车相关的交通事故、坠落伤（尤其是老人和儿童）、运动相关损伤以及一些袭击暴力事件等，火器伤不多见。创伤机制中居首位的是坠落伤，交通伤占第二位，但交通伤导致的死亡率居所有颅脑损伤之首。

颌面部损伤发生率为 34%，而在各类交通事故中，其发生率高达 80%。发生颌面部损伤最常见的损伤原因包括机动车相关交通事故、亲密伴侣暴力、运动相关损伤、贯穿伤和坠落伤。

三、临床评估与判断

快速标准地进行创伤评估，判断气道是否通畅；评估呼吸形态及频率，及早发现脑疝等严重威胁生命的急症。若病人有出血，关注出血部位，评估失血量；判断病人的意识状态,并关注瞳孔变化。对于颅脑外伤的准确判断比较困难,尤其是脑伤,后果往往又非常严重。事实上,头面部外伤的准确判断,必须是在持续观察以及反复相关检查中动态完成的。

（一）病情判断

颅脑损伤往往表现为意识障碍、头痛、恶心、呕吐、癫痫发作、肢体瘫痪、感觉障碍、失语及偏盲等。意识和瞳孔的改变是颅脑损伤病人最重要的临床症状和体征,应给予高度重视。在病史的采集中受伤史是判断伤情的重要依据,询问受伤史时应包括:①受伤时间;②受伤原因;③外力大小;④着力部位与方式;⑤受伤当时和伤后的表现;⑥处理过程与既往史。

对急性颅脑损伤病人的体格检查,也要根据损伤程度、伤情急缓、意识状态和能否配合检查等具体情况进行。关于颅脑外伤轻重的判断:目前国内外较通用的方法,是格拉斯哥昏迷计分法（GCS）（表11-3-1）,其分数越高,意识状态越佳。

表 11-3-1　格拉斯哥评分表

行为与反应	表现	评分
睁眼反应 （eye opening）	自然反应（spontaneous）	E_4
	呼吸会睁眼（to verbal command）	E_3
	刺疼刺激会睁眼（to pain）	E_2
	对于刺激无反应（none）	E_1
肢体运动 （motor response）	可依指令动作（follow commands）	M_6
	施予刺激时,可定位出疼痛位置（localizes）	M_5
	对疼痛刺激有反应,肢体会回缩（withdraws）	M_4
	对疼痛刺激有反应,肢体会弯曲（abnormal flexion）	M_3
	对疼痛刺激有反应,肢体会伸直（abnormal extension）	M_2
	无任何反应（none）	M_1
语言反应 （verbal response）	说话有条理（oriented）	V_5
	答非所问（confused conversation）	V_4
	用词不当（inappropriate words）	V_3
	语音含混（incomprehensible sounds）	V_2
	无任何反应（none）	V_1

注:1. 轻型颅脑损伤昏迷时间在30分钟内,生命体征无明显改变,GCS评分13~15分。

2. 中型颅脑损伤昏迷时间在12小时以内,神经系统体征有轻度异常和生命体征改变,GCS评分9~12分。

3. 重型颅脑损伤深度昏迷或昏迷时间超过12小时,呈进行性加重或清醒后短期出现再昏迷,有明显的神经系统阳性体征和生命体征的改变。GCS评分5~8分。

4. 特重型颅脑损伤伤后深度昏迷伴去大脑强直,双侧瞳孔散大,生命体征严重紊乱,已有晚期脑疝。常伴有其他脏器的损伤、休克等。GCS评分3~4分。

对伤后迅速出现一侧或双侧瞳孔散大的病人,情况紧急,可简要检查:①气道、呼吸、循环;②意识障碍程度;③瞳孔变化;④头部损伤的部位和情况;⑤眼、耳、鼻有无出血和流出液体;⑥有无偏瘫;⑦有无胸、腹脏器损伤及四肢、脊柱和骨盆骨折;⑧有无病理反射。通过上述重点扼要的检查,可对伤情做出比较正确的判断,并迅速采取措施。

颌面部外伤由于软组织肿胀及颌骨骨折错位均可引起面部的不对称,面神经损伤也可以引起两侧面部表情运动的不对称,特别需注意是否合并阻塞呼吸道不畅,大出血等危及生命情况。

颈椎损伤、头面部损伤时应注意评估呼吸,对于神志清楚的病人,应及时询问肢体感觉,评估肢体活动情况,嘱病人避免头部不正确移动;神志不清者,则应高度怀疑颈椎受伤,及时按照颈椎损伤处置。一般青紫肿胀部位可能是颌骨骨折所在位置,牙咬合错乱也常是颌骨骨折的重要体征。肿胀部位若按压有捻发音,则表示有皮下气肿。

(二)辅助检查

CT 扫描检查是诊断颅脑损伤及颌面部损伤的最迅速、准确的检查方法。对颅内血肿、脑挫裂伤、脑水肿、脑肿胀、上下颌骨骨折等诊断最准确。脑血管造影能提高颅内血肿的诊断正确率,但为有创的检查,受不同医疗机构条件限制。单纯的颌面部骨折也可采取颌面部 X 线检查确诊。

四、急救与护理措施

(一)常规处理

1. 保持呼吸道通畅　及时清除口鼻腔分泌物,注意口腔内有无活动的牙齿、义齿,如有应取出。由于严重颌面部创伤引起的窒息,以组织移位及异物堵塞较多见,应迅速纠正病人体位,清除异物,若 GCS≤8 分,立即气管插管。

2. 维持正常呼吸功能　给予氧气吸入,维持血氧饱和度≥95%,若已建立有效的人工气道,须防止换气过度,除非出现脑疝指征。

3. 伤口的处置　头面部损伤有严重出血时,可用压迫法止血、盖上消毒纱布后加压包扎;包扎不宜过紧,以免加重局部组织的损伤。有脑组织膨出者,须用消毒碗碟覆盖后包扎;头皮撕脱伤,创口可用消毒纱布加压包扎止血,妥善保存撕脱的头皮。颌面部出血可用手指压迫出血部位供应动脉的近心端;如创面较大或止血后仍有较多渗血可采用交叉十字绷带包扎止血。

4. 迅速建立静脉通路　快速建立静脉通路,保证抢救药物及血液制品的及时输注,避免低血压,降低严重头面部损伤病人的死亡率。

5. 脱水治疗　适用于病情较重的脑挫裂伤,有头痛、呕吐等颅内压增高情况,CT 显示合并脑水肿以及手术治疗前后使用,常用药物为甘露醇、速尿及清蛋白等。

(二)对症处理

1. 脑脊液漏　如有血性液体从耳、口、鼻中流出,可能是颅底骨折造成了脑脊液外漏。安置病人取侧卧位,并将头部垫高 15°~30°,观察脑脊液流量,如需插胃管,避免从鼻腔进入。躁动病人用约束带进行保护性约束,以防坠床。

2. 脑疝　若病人出现频繁呕吐,两侧瞳孔不等大,呼吸浅慢或不规则,并出现四肢肌张力增加等严重脑疝的症状,应迅速给予 20% 甘露醇 250ml 静脉快速滴注(20~30 分钟内滴完），脱水降低颅内压,准备手术。

3. 开放性脑损伤 病人原则上尽早清创缝合,使之成为闭合性脑损伤。清创由浅而深逐层进行,彻底清除骨片、头发等异物。

4. 手术治疗 颅内血肿或重度脑挫裂伤合并脑水肿引起的颅内压增高和脑疝,或颅内血肿引起的局灶性损害,考虑手术治疗（开颅血肿清除术、去骨瓣减压术、钻孔探查术、脑室或钻孔引流术）。

5. 窒息 若颌面部损伤病人出现呼吸困难,很可能发生了窒息。阻塞性梗塞常见于异物梗阻咽喉部、组织移位、肿胀血肿等原因;吸入性窒息,常见于昏迷病人的误吸。一旦病人发生窒息,应立即用手或器械或吸引器,清除口、鼻腔及咽喉部异物;将后坠的舌牵出,并将病人头偏向一侧;悬吊下坠的上颌骨骨块;建立高级气道,必要时气管切开。

第四节 脊柱创伤

一、概述

脊柱创伤（spinal trauma）,多指脊柱受到直接或间接暴力所致的脊柱骨、关节及相关韧带伤,常伴有脊髓和脊神经损伤。其中,脊柱骨折的发生率占全身各部分骨折的 5%~7%,在约有 20% 的脊柱损伤中又伴有脊髓损伤。脊柱脊髓损伤的病人,其后果极为严重,致残率高,甚至因并发症而死亡,是最严重的创伤性疾病之一。

根据脊柱本身的连续性是否遭受完全的破坏,可以把脊柱损伤分为部分损伤和完全损伤。临床上部分损伤又可以根据脊柱的稳定性是否受累分为稳定性骨折和不稳定性骨折。按影像学脊柱损伤分为压缩骨折、爆裂骨折、骨折脱位、Chance 骨折。

脊髓损伤可分为完全性脊髓损伤、不完全性损伤、脊髓震荡、中央综合征、脊髓半切综合征、前脊髓损伤、后脊髓损伤、无骨折脱位脊髓损伤、神经根损伤等。

二、病因与机制

任何能够引起脊柱过度屈曲、伸展、旋转或侧屈的暴力,都可造成脊柱损伤。病人在受伤前的姿势、损伤发生时体位的变化、暴力的大小、作用方向和速度,与脊柱损伤部位和程度有密切关系。

脊柱损伤最常见的原因为屈曲损伤、后伸损伤、垂直压缩损伤、侧屈损伤、旋转损伤、剪力性损伤。在 44 岁以下脊柱损伤的人群中由于机动车相关交通事故引起的创伤占到41.3%;在高空坠落时足部或臀部着地,上半身的体重加冲力,造成脊柱过度屈曲,或者高空坠落的重物直接砸落在人体的头部或肩背部,也可引起脊柱过度屈曲,坠落伤在大于 45 岁人群中 27% 的病人会发生脊柱的损伤;除此之外,暴力及运动相关损伤中各有 15% 和 8% 的几率引起脊柱损伤,若该类人群既往伴有血管畸形、脊柱肿瘤、感染以及椎关节僵硬等病史,尤其对于极限运动,大大增加了 15~30 岁男性脊柱损伤的发生率。肌肉拉力拉伤也可导致脊柱损伤,尤其以腰椎及颈椎多见,常见于腰部或颈部突然侧弯或前屈时,引起撕裂性骨折,容易漏诊。对于高龄病人或伴有脊柱椎体肿瘤或骨质疏松时,病理性骨折也较为多见,需注意与外伤性骨折相鉴别。

三、诊断程序

（一）病情判断

1. 严密观察气道、呼吸、循环情况,高风险病人颈部需固定、制动。

2. 查看脊柱局部软组织是否存在疼痛、肿胀,腰背部肌肉痉挛,局部后突畸形、压痛或者活动受限等一般脊柱外伤后症状。

3. 四肢感觉、活动度及肌力状况。若病人有不全或完全瘫痪的,提示合并脊髓和神经根损伤。颈 1~2 或枕颈段骨折脱位可引起高位颈髓伤,病人死亡或引起四肢瘫痪及因并发症发生意外。颈 3 以下部位颈髓损伤为下位颈髓伤,胸部呼吸肌多受累。胸段或腰段脊髓伤以完全性损伤多见。脊髓损伤后平面以下的感觉(包括痛觉、触觉、温度觉及本体觉)减弱或消失;运动功能障碍,表现为脊髓节段以下的软瘫,反射消失;括约肌功能障碍,缺乏排便控制,急性尿潴留,阴茎异常勃起;严重的脊柱脊髓损伤可有发热反应甚至神经性休克表现。

（二）辅助检查

在无加重或引起脊髓伤危险时,可拍摄 X 线正侧位片帮助诊断,若骨折片进入椎管内,CT 扫描可以清晰显示骨折的部位及其移位的方向和范围,也可行 CT 椎管内重建,从而判断椎管形态。MRI 对脊柱完整性的判定可以得到更清晰的解剖图像,便于对脊髓受伤程度的观察及脊髓休克的判断和对比。

四、急救与护理措施

（一）常规处理

1. 维持气道、呼吸通畅,给予氧气吸入,处理休克。

2. 凡是怀疑有脊柱损伤者,均应一律按脊柱骨折处理,做好颈部的固定并制动;避免二次伤害。凡是戴有头盔者,需按照移除头盔标准步骤,由两到三名专业人员移除后再颈部制动。

3. 迅速建立静脉通路,保证药物按医嘱及时正确输注,伴有出血的伤员,应予以止血包扎。

4. 评估病人四肢感觉活动、腱反射及足踝部肌力等,初步确定损伤部位和损伤严重程度以及是否合并脊髓损伤。首先处理危及生命的合并伤。

5. 翻身转运时,使用标准的手法,妥善固定,以免增加脊柱的不稳定性。

6. 预防和治疗并发症,尤其应注意肺部感染、泌尿系感染、压疮及静脉血栓。

（二）对症处理

1. 开放气道 如果病人无法自主维持有效气道,立即开放高级气道,开放气道时用下颌突出法并固定颈部。

2. 骨折脱位 单纯性骨折脱位,按骨折脱位一般原则予以复位、固定即可,注意避免引起脊髓损伤。

3. 药物 合并脊髓损伤者可静脉内使用激素和利尿脱水剂。

4. 手术 重度不稳定骨折或骨折脱位,需要立即切开复位行内固定术。

5. 其他 对于高危脊髓损伤者,特别注意全身支持疗法。

第五节 胸 部 创 伤

一、概述

胸部创伤（thoracic injury）目前,在我国大城市,约占全部外伤的 10%,可分为闭合性损伤和开放性损伤（图 11-5-1）,无论是钝性还是穿透性胸部外伤都是创伤病人致残率和死亡率最高的一个原因。闭合性损伤,胸部无伤口,多由于挤压、冲撞或钝器伤所致,可累及胸壁软组织、骨质结构、胸膜和胸腔内重要脏器,如心脏、肺、大血管、气管、支气管和食管。轻者可致单纯肋骨骨折或胸壁软组织挫伤,严重者可伴有胸腔内器官或血管的损伤,引起气胸、血胸、纵隔气（血）肿、膈肌破裂。开放性损伤多见于战时,多由刀、锥、火器伤等。凡致伤物穿通胸膜腔或纵隔,则称为穿透伤;而损伤未累及胸膜腔、纵隔者,则为非穿透伤。依据伤道的情况可分为贯通伤、盲管伤和切线伤三种。贯通伤大多伴有严重的内脏损伤,盲管伤多有异物存留。

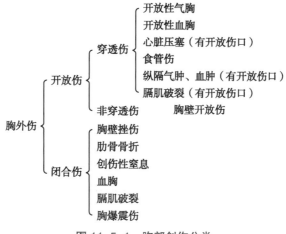

图 11-5-1 胸部创伤分类

常见的胸部外伤有以下几种:

（一）肋骨骨折

指一根肋骨同时有两处或两处以上骨折,称多处骨折;相邻的几根肋骨同时骨折,为多根肋骨骨折。严重的胸部挤压伤时,常会导致多根多处肋骨骨折。多根多处肋骨骨折时,部分肋骨的前后端失去支持,使该部分的胸壁软化,出现反常呼吸运动,即吸气时,软化区的胸壁内陷,而不随同其余胸廓向外扩展;呼气时则相反,软化区向外膨出,称为连枷胸。

（二）胸骨骨折

指在外力作用下,胸壁遭受猛烈撞击或受到挤压而造成的或是钝器直接打击造成的损伤。常见的合并伤有双侧多发性肋骨骨折、肺挫伤、心脏大血管破裂、心肌挫伤、气管及支气管破裂等。

（三）外伤性气胸

外伤性气胸分为闭合性气胸、开放性气胸、张力性气胸三种。

1. 闭合性气胸　是指当肺泡破裂、肺裂伤或胸壁穿透伤后，少量气体逸入胸膜腔，肺或胸壁的伤口自然闭合后，不再有气体进入胸膜腔，其开放性损伤的深度可限于表面皮肤、皮下层、肌肉层或胸膜外。

2. 开放性气胸　是指外伤穿透胸壁，使胸壁有部分缺损或胸壁遗留伤口，胸膜腔与外界持续相通，空气随呼吸自由出入胸膜腔。

3. 张力性气胸　多发生在肺挫伤、支气管损伤或胸壁穿透伤等情况。开放的裂口与胸膜腔相通，并形成单向活瓣，吸气时活瓣开放，空气进入胸膜腔，呼气时活瓣关闭，气体不能排出，胸膜腔内气体不断增加，压力逐渐增高，形成张力性气胸。

（四）外伤性血胸

即为胸膜腔内积存血液。常见于胸壁损伤与胸膜腔相通或胸内器官损伤。胸腔积血量少于 500ml，为少量血胸；积血量在 500~1500ml 为中量血胸；积血量超过 1500ml，为大量血胸。

（五）肺挫伤

较为常见的肺实质损伤，多为迅猛钝性伤所致，引起肺实质出血及水肿。

（六）膈肌破裂

多数为交通伤造成，以左侧膈肌破裂较为多见，破裂口较大时，腹内脏器可嵌入胸腔，形成创伤性膈疝。

（七）心脏、大血管损伤

胸部穿透性和钝性伤均可导致心脏及大血管损伤。以右心室最多见，凡胸、上腹、腋窝及后背部的穿透伤均需高度警惕心脏损伤的发生，常导致致命性大出血。大血管损伤以主动脉降部最为常见，若发生在心包内会引起心包填塞，在心包外引起致命性大出血。

胸部和胸廓的创伤可以根据是否威胁生命进行分类（表 11-5-1）。

表 11-5-1　胸部创伤危险分类

分类	临床表现
立即威胁生命的胸部创伤	张力性气胸、心包填塞、开放性气胸、大量血胸、连枷胸
潜在威胁生命的胸部创伤	主动脉损伤、钝性心脏创伤（心脏挫伤）、肺挫伤、气管/支气管破裂、膈肌破裂、食道断裂
无生命威胁的胸部外伤	简单单纯气胸、肋骨骨折、胸骨骨折、锁骨骨折、肩胛骨骨折

二、病因与机制

胸部创伤是由于外部力量作用于胸壁所致。最常见的胸部创伤是由机动车相关交通事故引起，此外，暴力事件、坠落伤、爆炸伤以及行人与电动车相撞事故也是引起胸部外伤的原因，引起以下三方面的损伤及功能紊乱。

（一）骨质结构损伤

其致伤因素为直接暴力或间接暴力。直接暴力即暴力直接作用于骨质结构上，引起该处的骨折。此时，骨折的断端多向内凹陷而损伤肋间血管内、胸膜、肺，会继发产生血胸、气胸或血气胸。直接暴力引起的损伤范围与作用力的大小和时间长短有关,直接暴力的加速和衰减频率及作用力的接触面积密切相关。间接暴力大多是胸部遭受前后方向严重的挤压,致使骨质结构损伤,如肋骨中段或肋骨角处折断,骨折端向外戳破胸壁。

(二)呼吸功能紊乱

胸壁损伤和胸部损伤均可造成通气功能紊乱,浮动的胸壁也影响肺正常膨胀,尤其是存在肺挫伤的情况下,能累及一叶或一侧全肺;当胸内积血或积气,伴有急性呼吸窘迫综合征和肺不张或气管、支气管损伤时,会造成换气功能障碍甚至窒息,且常合并胸内脏器严重损伤,这是胸部外伤最常见的致死原因之一。

(三)循环功能紊乱

胸部创伤引起的失血,造成循环血量减少,甚至失血性休克。心脏本身的伤害也会直接降低心功能,若伴有心包内出血则心包腔内压力增高,使心脏静脉回心血量减少,心搏量降低。同时,呼吸功能的紊乱也可造成呼吸衰竭和酸中毒,导致心功能抑制或心律失常。

三、临床评估与判断

(一)病情判断

1. 评估气道、呼吸　胸部创伤均可出现不同程度的呼吸困难,如:肋骨骨折、胸骨骨折、外伤性气(血)胸、肺挫伤、气管及支气管损伤、食管损伤、膈肌破裂、心脏及大血管损伤等均可引起呼吸困难。监测呼吸频率,是否存在反常呼吸,观察有无发绀等缺氧症状。大量气胸时,处理有胸闷、气促、胸痛、呼吸困难外,听诊呼吸音减弱或消失,胸壁饱满,叩诊呈鼓音。

中等量以上血胸者,伴有伤侧呼吸运动减弱,局部叩诊呈实音,呼吸音减弱,气管可向健侧移位。膈肌破裂时,患侧下胸部叩诊呈浊音或浊鼓音相间,听诊呼吸音减弱或消失,胸部听诊闻及肠鸣音,有时可发现心脏及气管向健侧移位。

2. 评估循环系统　监测血压,评估是否有休克现象、颈静脉怒张,听诊心音是否遥远。大量失血(开放性损伤及外伤性血胸)以及胸膜和肺的损伤而引起的呼吸和循环紊乱可造成休克。心脏损伤或心脏填塞所致的心排出量下降亦可引起休克。

3. 咯血　胸部创伤后出现咯血,提示肺或支气管有损伤。

4. 创伤性窒息　胸廓弹性较好的儿童和青少年,表现为头部、颈部、胸部及上肢范围的皮下组织、口腔粘膜、眼结膜出现出血性淤点或淤斑,常伴有多根肋骨骨折、气胸或血胸,可伴有胸闷、呼吸困难、痰中带血,需考虑创伤性窒息。

5. 局部软组织损伤　胸壁局部软组织损伤均可引起疼痛,但对呼吸和循环无明显影响。

6. 皮下气肿　当肺、支气管裂伤时,空气扩展到胸部皮下,尤其是在高压性气胸时,会形成广泛皮下气肿。

(二)辅助检查

对胸部创伤的病人,及时正确地认识最直接威胁生命的紧急情况与损伤部位,尽早诊断至关重要,以下列举了常见的胸创伤的伤情评估及其辅助检查情况(表11-5-2)。

表 11-5-2　主要胸部创伤的伤情评估与辅助检查

胸创伤	临床表现	辅助检查
张力性气胸	呼吸困难,患侧胸部饱满,气管偏向健侧,听诊呼吸音减轻,颈静脉怒张	胸片
开放性气胸	胸壁伤口带有气流冲击声	胸片
心脏填塞	心前区伤口,或有弹道、刀伤口	心脏 B 超、中心静脉压测定
肋骨骨折	局部压痛、挤压痛、反常呼吸可能	胸片
气胸	叩诊过清音,呼吸音减低	胸片
血胸	叩诊呈浊音	胸片
膈肌破裂	叩诊呈浊音或鼓音	口服不透光物质后胸片 CT 检查
支气管破裂	纵隔气肿,气胸或张力性气胸 胸腔闭式引流后肺仍不张	支气管镜检查 胸部 CT
主动脉破裂	假性主动脉缩窄综合征可能 上纵隔压迫综合征可能 心脏收缩期杂音可能	食管造影 主动脉造影 胸部 CT 或胸片
心脏挫伤	心前区软组织挫伤 胸闷严重者,可引起血流动力学变化	心电图 心肌酶谱

四、急救与护理措施

（一）常规处理

胸部创伤的早期救治原则在于及早纠正呼吸和循环功能的紊乱。

1. 改善呼吸功能　重度胸部损伤,并伴有胸腔积气、积血的病人,应迅速抽出或引流,解除其对于肺等器官组织的压迫;呼吸困难者,清除呼吸道分泌物后,予以氧气吸入,必要时行气管插管或气管切开术;恢复胸壁的正常形态和运动,做外牵引或加压包扎固定。

2. 开放静脉通路、补液、抗休克　当有低血容量休克时,应迅速补充血容量,对于严重胸部外伤,应做中心静脉压测定,指导容量的补充。

3. 一般轻症的胸部损伤　只需要镇痛和固定胸廓。胸部伤口,及时给予无菌敷料包扎覆盖。

（二）对症处置

1. 呼吸道梗阻　立即清除口鼻腔分泌物,及时解除呼吸道梗阻,否则数分钟可导致伤员死亡。必要时,放置口咽通气管,或行气管插管、气管切开术,以保持呼吸道通畅。

2. 连枷胸　可用棉垫或沙袋压迫在反常呼吸的胸壁软化处,再以绷带缠绕胸部包扎固定,以消除反常呼吸,减轻反常运动。如果合并存在气胸或血胸,有条件实施胸腔闭式引流。

3. 张力性气胸　可在短时间内导致病人死亡,一旦明确,应立即行紧急胸腔排气减压。其方法为用 14~16G，3~6cm（儿童：18 或 20G 针头）粗针头从伤侧前胸壁锁骨中线第二肋间插入，实施胸膜腔排气减压，以缓解缺氧。有条件的情况下，尽早实施胸腔闭式引流。

4. 开放性气胸　明显的开放伤口，用凡士林纱布、纱布垫、三角巾等，在病人深呼气末覆盖伤口，再以无菌敷料和棉垫加压包扎，将其转变为闭合性气胸。封闭伤口时，注意不要往伤口内填塞小块纱布或是衣物，避免感染和胸腔内异物残留。

5. 血胸　快速补充血容量，及时纠正休克。有条件者行胸腔闭式引流，最佳引流位置是腋中线和腋后线之间的第 6~8 肋间。

6. 心肌破裂及心包填塞　若短时间内心包腔内积血 150~200ml，便足以形成致命性的心脏压塞。其典型表现为（Beck 氏三联征）：颈静脉怒张、动脉压下降、心音遥远。可行剑突下穿刺，暂时缓解心脏压迫，有条件可行剑突下开窗引流，同时注意及时补充血容量。

7. 其他　若病人明确心脏大血管损伤，严重肺裂伤或气管、支气管损伤，胸腔内进行性出血，食管破裂，胸腹部联合伤，胸壁大块缺损或胸内存留较大异物等情况，需立即急诊手术。

第六节　腹　部　创　伤

一、概述

腹部创伤（abdominal injury）是指腹部在外力的作用下，导致组织、器官结构遭到破坏或其功能发生障碍，是一种常见的外科急症，包括腹壁的损伤和腹腔脏器的损伤，如肝、脾、胰腺、十二指肠等脏器的损伤。

腹部创伤在平时各种损伤中，占 0.4%~2.0%，战伤中占 5%~50%。腹部创伤常与多发性骨折、创伤性休克、脊柱损伤等伴随发生，早期伤情可较隐匿，症状体征不明显，必须进行严密检查评估和监测。大多数腹部创伤因涉及内脏而伤情严重，病死率可高达 10%~40%，是各类创伤导致死亡的第三大致死因素。如伴有腹腔实质性脏器损伤或大血管损伤，可因大出血而导致死亡；如为空腔脏器损伤破裂时，可因发生严重的腹腔感染而威胁生命。

腹部创伤可按照损伤后腹壁的完整性和腹腔脏器损伤情况进行分类。

（一）根据损伤后腹壁的完整性划分

1. 开放性腹部损伤　指有体表皮肤破损，多系利器或火器损伤所致。开放伤根据致伤因素和特点分为高速伤和低速伤。高速伤多由于高速飞行的枪弹所致，低速伤多系刀刃刺伤、低速枪弹或弹片伤。开放性损伤根据腹膜的完整性是否受到破坏分为腹壁穿透伤和非穿透伤。根据创口的性质和特点分为盲管伤和贯通伤。

2. 闭合性腹部损伤　是指受伤处的皮肤无破损，损伤的范围可仅局限于腹壁，也可能伴有内脏的损伤。暴力的强度、硬度、速度以及作用方向、内脏的解剖特点、功能状态以及是否有病理改变等因素在一定程度上，决定了腹部创伤的范围、严重程度以及是否涉及内脏和涉及什么内脏等。例如肝脏、脾脏的组织结构较脆弱、位置固定、血液供应丰富,因而在遭受暴力打击之后,相比其他内脏而言,更容易破裂。闭合性损伤无体表创口,因而较容易被忽视,一旦延误治疗时机,常导致严重的后果,在伤情评估时更应引起重视。

（二）根据腹腔脏器损伤情况划分

1. 单纯腹壁伤　创伤仅仅累及腹壁各层,未伤及腹腔内脏器组织,如腹壁血肿。常见于腹壁利器刺伤、打击伤。

2. 腹腔脏器伤　分为实质性脏器伤、肠系膜脏器伤和空腔脏器伤。实质性脏器伤,常引起腹腔内出血,如肝脏、脾脏;空腔脏器伤则易引起严重的腹腔感染,如胃肠道破裂。

3. 血管损伤　常合并内脏和其他器官损伤,容易引起大出血,尤其是伤及下腔静脉、腹主动脉等大血管时,可致失血性休克,严重时危及生命。

二、病因与机制

腹部创伤在突发的灾害或事故中较为常见,多由于暴力作用引起,如交通事故、地震、矿难中,由于挤压、撞击等原因导致腹部直接或间接遭受创伤;咳嗽、举重等,可引起肌肉的撕伤或断裂,而致腹壁损伤;枪弹、利器等引起的撕裂伤或穿透性损伤。

腹膜血管、淋巴管丰富,同时含有大量的活性细胞,腹膜腔面积大,几乎与人体表面积相当。当腹腔损伤时,引起的炎症反应严重,液体丢失量大,可引起严重的水电解质、酸碱平衡失调。若伴有腹内实质性脏器的破裂、出血,也可以引起空腔脏器的穿孔,除了腹腔内炎症改变产生炎性反应综合征,大量有效血容量的丢失也会加重水电解质及酸碱平衡,甚至出现创伤失血性休克。

此外,损伤所致胃肠的缺失、缺氧以及本身肠道免疫功能的改变,可导致胃肠粘膜屏障功能的减弱,肠道菌群的失调,肠道细菌及内毒素的移位,进一步增加腹腔内压力,出现腹膜腔间隔室综合征,最终导致多脏器功能不全或衰竭。

三、临床评估与判断

（一）病情判断

1. 气道、呼吸、循环的评估　初步判断有无潜在出血可能。

2. 快速评估病人意识水平　充分暴露后根据受伤过程和进一步从头到脚评估判断是否存在腹部损伤。

3. 是否有合并内脏损伤　腹部损害无论是开放伤还是闭合伤,首先应确定有无内脏的损伤,再分析脏器损伤的性质、部位、严重程度。

4. 腹腔内出血和腹膜炎　腹痛、压痛、反跳痛、肌紧张、肠鸣音减轻或消失是最常见的症状和体征。多数病人由于临床症状较为典型,要确定内脏损伤并不困难,但对于少数早期就诊,腹内脏器损伤的体征上不明显者,进行持续的生命体征监测、病情观察就十分必要。

当有以下任一情况时,应考虑有腹内脏器损伤:①早期出现休克征象者(尤其是出血性休克);②有持续性甚至进行性腹部剧烈疼痛伴恶心、呕吐和腹胀等症状;③明显的腹膜刺激征者;④有移动性浊音、肝浊音界消失和肠鸣音减弱或消失者;⑤有呕血、尿血或便血者;

⑥直肠指诊在直肠前壁有触痛、波动或指套有血迹者;⑦有气腹表现者。

5. 判断是否存在多发性损伤 如腹内某一脏器有多处破裂;腹腔内有一个以上的脏器受到损伤;腹部以外受损累及腹内脏器。无论哪一种情况,应注意避免漏诊。

（二）辅助检查

1. 实验室检查 血常规、尿常规、血生化、血尿淀粉酶等均可协助诊断。

2. 诊断性腹腔穿刺及腹腔灌洗 诊断性腹腔穿刺阳性率可达90%以上,故对诊断腹腔内脏有无损伤和哪一类脏器的损伤有很大帮助。但在严重腹胀或怀疑有广泛腹腔粘连的情况应慎重。若诊断性腹腔穿刺阴性而又高度怀疑腹内有严重损伤,可采取诊断性腹腔灌洗术进一步检查。

3. 腹部超声 主要用于肝、胆、胰、脾、肾的损伤,对腹腔内及周围积液量的检查具有重要临床价值。

4. X线 腹部平片可以观察到膈下积气,某些脏器的大小、形态和位置的改变。

5. CT检查 CT检查可确定脏器损伤的部位、范围与周围器官的关系,准确率达90%以上,目前主要用于实质性脏器损伤的诊断,腹腔内发现游离气体可作为空腔脏器损伤的依据。

6. MRI检查 对血管伤和某些特殊部位的损伤,如膈肌破裂和十二指肠壁间血肿有较高的诊断价值。

7. 腹腔镜检查 近几年来腹腔镜逐渐应用于腹腔损伤的早期诊断,确诊率高达99%,可直接观察到损伤脏器的确切部位和损伤程度,判断出血的来源。

四、急救与护理措施

（一）常规处理

1. 呼吸支持是减低急腹症病人死亡率的一个有效途径。严密监测,特别是对腹部进行动态观察和检查,对腹腔内压力动态监测。

2. 腹部创伤常为多个脏器的损伤,休克发生的几率较高,死亡率为20%~30%。因此,经迅速评估后,不应随意搬动病人,取仰卧位,屈曲下肢,以防止腹腔脏器受压而脱出,合并有休克的病人可采取中凹卧位。

3. 建立静脉通路,加强补液。急腹症病人有大量液体存在于第三间隙而不能参加循环,致使有效循环明显减少,必须重视液体输注。

4. 病人禁食,必要时胃肠减压以减轻胃肠胀气,改善胃肠供血,减少肠坏死的机会,同时改善肺通气功能,减少肺部并发症的发生。

5. 有腹膜炎时,选用疗效最佳的抗生素,选用联合或广谱抗生素,尽可能留取细菌标本,选用对致病菌敏感的抗菌素为佳。

（二）对症处理

1. 休克 快速输注等张晶体液、积极补充血容量,有条件输注加温液体,防止低体温和酸中毒,尽快查明休克原因,采取及时有效的措施控制出血。但是腹部创伤病人液体复苏现在仍然存在很多争议,所以清晰明确的液体输注方案是很重要的,目前认为将收缩压维持在90mmHg左右满足重要脏器灌注即可。

2. 伤口处置 当肠管从腹壁伤口脱出时,用大块无菌敷料覆盖,一般不应将肠管送回腹腔,避免加重腹腔的污染。如果脱出的肠管有绞窄可能,可以将伤口扩大,将内脏送回腹腔,防止肠坏死。

3. 手术治疗　若病人存在①腹痛和腹膜刺激征有进行性加重和范围扩大;②肠鸣音逐渐减轻甚至消失;③全身情况不断恶化;④膈下有游离气体;⑤红细胞计数及血细胞比容进行性下降;⑥生命体征逐渐不稳定;⑦腹穿抽出气体、不凝血液、胆汁或胃肠内容物;⑧胃肠出血;⑨积极抗休克病情不见好转或继续恶化的情况,需积极考虑手术治疗。

4. 腹腔间隔室综合征　腹腔间隔室综合征是腹腔压力出现稳定升高并且>20mmHg(伴或不伴有腹腔灌注压≤60mmHg),同时合并有新的器官功能障碍和衰竭。该类病人需要早期复苏,抑制胃肠道分泌,胃管、空肠管及肛管减压,保护胃肠粘膜屏障和肠道正常菌群的重建。若仍无法控制,则需开腹减压、腹膜腔引流或经腹腔镜减压等手术治疗。

5. 损伤控制　外科对腹部严重损伤的病人,尤其是出血及休克的病人(往往同时伴有低温、酸中毒、凝血功能障碍),提出了保温、控制出血、防止污染及暂时性关闭腹腔的手术原则,提高病人救治存活率。

第七节　肌肉及骨骼创伤

一、概述

软组织损伤通常是指除了骨骼以外的皮肤、肌肉、肌腱、韧带、血管和神经的损伤,是最为常见的损伤类型。其中肌肉及肌腱损伤又是其重要组成部分。

（一）肌肉损伤

1. 挤压伤　由于机体经长时间压迫或遭受较大的暴力(如:房屋坍塌),造成广泛出血、血栓形成、组织坏死及严重的炎症反应。表现为肢体肿胀,严重者会因大量失血,组织崩解产物吸收而导致急性肾功能衰竭。

2. 切割伤　伤口边缘相对较整齐,损伤程度与切口的大小、深度一致。

3. 撕脱伤　表现为肌肉组织撕脱,由较大的暴力损伤所致。

（二）肌腱损伤

1. 完全断裂　表现为活动受限或肌力减弱。闭合性损伤者表现为断端空虚,肌肉回缩处肿块形成。

2. 不完全断裂　远端肢体活动仍存在,常见于刺伤和切割伤,需充分暴露伤口才能看到肌腱的损伤程度。

（三）骨折

是指骨质的连续性发生完全或不完全中断。多发生在暴力直接作用的部位。根据疾病防治与控制中心数据显示,接近53%的住院创伤病人是因为骨折。对身体骨骼产生的创伤会引起人们的疼痛并限制了其正常生活的能力,在一些特殊病例中可能还会威胁生命或者引起肢端残疾。

骨折中特别需要强调的是骨盆骨折,当骨盆发生创伤时,可能会引起相应的血管、神经、消化系统、生殖系统等重要器官的损伤,尤其是血流动力学不稳定的骨盆骨折死亡率较高,需要高度重视。

此外,肢(指)体离断伤和挤压伤往往同时伴有肌肉及骨骼的创伤。较大的肢体离断,往往都会出现一系列的全身表现,由出血和剧烈疼痛引起休克。在肢体受到严重挤压时,造成大范围的横纹肌溶解,产生以低血容量性休克、肌红蛋白尿、代谢性酸中毒、高钾血症、氮质血症等急性肾功能衰竭的症状,称之为挤压综合征,又称为横纹肌溶解症。

四肢的骨折主要有以下几种分类:

1. 骨折是否和外界相通

(1)开放性骨折:骨折附近的皮肤和黏膜破裂,骨折处和外界相通。

(2)闭合性骨折:骨折处皮肤或黏膜完整,不与外界相通。

2. 骨折程度

(1)完全性骨折:骨的完整性或连续性全部中断,管状骨骨折后形成远、近两个或两个以上的骨折段。

(2)不完全性骨折:骨的完整性或连续性仅有部分中断。

3. 骨折的形态

(1)横形、斜形及螺旋形骨折:多发生在骨干部。

(2)粉碎性骨折:骨碎裂成两块以上。骨折呈"T"型或"Y"型时,又称"T"型骨折或"Y"型骨折。

(3)嵌入骨折:发生在长管骨干骺端皮质骨和松质骨交界处,骨折后皮质骨嵌插入松质骨内。

(4)压缩骨折:松质骨因压缩而变形。

(5)青枝骨折:大多发生在小儿,骨质部分断裂,骨膜及部分骨质未断。

(6)撕脱性骨折:剧烈活动时造成肌肉的收缩,与肌腱相连的骨的突起和粗隆部的一部分或者全部的骨质分离。

(7)凹陷骨折:如颅骨因外力作用使之发生部分凹陷。

(8)星状骨折:多因暴力直接着力于骨面所致。

(9)骨骺分离:通过骨骺的骨折,骨骺的断面可带有数量不等的骨组织。

(10)裂纹骨折:如长骨干或颅骨伤后可有骨折线,但未通过全部骨质。

4. 骨折稳定程度

(1)稳定性骨折:骨折复位后经适当的外固定不易发生再移位。如:青枝骨折。

(2)不稳定性骨折:骨折复位后易于发生再移位。如:粉碎性骨折。

5. 骨折段移位

(1)侧方移位:远侧骨折端移向侧方。

(2)成角移位:两骨折段的轴线交叉成角,以顶角的方向称为向前、向后、向内或向外成角。

(3)旋转移位:骨折段围绕骨的纵轴而旋转。

(4)分离移位:骨折段在同一纵轴上互相分离。

(5)缩短移位:骨折段互相重叠或嵌插,骨长度因而缩短。

二、病因与机制

肌肉骨骼的创伤可以看成一个独立的创伤体系，也可以结合其他系统综合来看。如结合蓄意因素，在发生虐待、袭击暴力事件时；或结合偶然因素，如坠落伤。

其共同的创伤机制包括：在机动车相关交通事故中或高处坠落过程中是出于加速还是减速的过程；另外还有运动及家庭活动相关创伤机制。其中坠落伤是老年病人发生肌肉骨骼创伤的一个重要因素，它往往造成他们的骨盆骨折或下肢远端骨折。还有一些特殊创伤机制导致了特殊部位的损伤，如坠落或着地时双脚触地所引起的跟骨骨折，其向上冲击力传导作用于脊柱和脚踝可能引起相应的损伤。

（一）肌肉组织的损伤

造成肢体创伤的任何原因都可以造成肢体肌肉、血管不同类型和不同程度的损伤。如：战时的火器伤、交通事故、灾难事故的钝性损伤、电击伤、切割伤等。

（二）骨折

常见于交通运输、体育运动、军事训练时的意外事故，还常见于战伤。骨盆骨折则主要由压砸、轧辗或高处坠落等损伤所致，也可由剧烈肌肉收缩而发生撕脱骨折、多为闭合性损伤。

（三）肢（指）体离断

最主要的致伤因素有锐器致伤，如玻璃、刀等利器的切割；钝器挤压，如汽车轮、机床挤压等；旋转的机器、皮带轮所致的撕裂；高速旋转的圆盘电锯。

（四）挤压伤

多由于自然灾害、工业意外、房屋倒塌、战争等引起。病人可能长时间被困或肢体受压。对于意识不清的病人来说，不当体位或自身重量也可导致挤压综合征。当肢体遭受一股剧烈而短暂的压力后，如肢体被重型车辆碾过，也会发生挤压伤和挤压综合征。

三、临床评估与判断

（一）病情判断

1. 评估气道，判断气道是否有分泌物及异物，保持气道通畅。

2. 评估呼吸频率及呼吸形态。

3. 评估出血情况，测量生命体征，判断是否存在休克。严重创伤、血管损伤引起的大出血或合并重要器官的损伤；评估皮肤是否苍白，皮温情况，以此来帮助判断输液情况。

4. 快速判断病人的意识水平，初步判断创伤的形式、部位及严重程度。

5. 受伤部位肿胀、畸形、疼痛，伴或不伴有功能和感觉障碍时都应考虑有肌肉及骨骼损伤。

6. 若病人有受压等高风险机制，且局部表现为疼痛、肢体末端苍白、皮肤感觉异常、肢体瘫痪、脉搏消失，高度怀疑骨筋膜室综合征。

（二）辅助检查

1. X 线检查可确定骨折的类型和移位。

2. CT 检查在复杂骨折或深部位置的损伤，如髋关节、骨盆、脊柱的骨折脱位，判断骨折破坏程度等诊断中有优势，且可三维重建。MRI 适用于软组织的病理变化，对明确脊柱骨折合并脊髓损伤情况、韧带损伤及骨关节软骨损伤等具有独特优势。

四、急救与护理措施

（一）常规处理

1. 骨折处理中，复位能够恢复之前正常的解剖关系、对位，一般有闭合复位和切开复位两种。

2. 骨折固定有外固定和内固定两种。外固定常有石膏、夹板、外固定器等；内固定则采用金属或可降解材料，将切开复位的骨折固定在适当位置。固定需牢固，松紧适度，避免再移位，不增加再损伤，便于转运。确保受伤端上下关节处也固定妥当。

3. 肌肉及骨骼损伤往往都伴有不同程度的疼痛，运用合适的止痛药止痛也是非常重要的。

4. 抬高伤侧肢体；运用冰袋，但切忌直接接触皮肤；移除一些阻断血流的物件，如太紧的衣服、戒指、珠宝、鞋袜等都可以减轻水肿。

（二）对症处理

1. 止血包扎 对于有出血的病人，及时止血包扎控制出血来源。断肢的近端有活动性出血，应立即加压包扎；如局部加压包扎仍不能止血，可应用加压止血带；对于较大的动脉断端出血，不易采用局部加压或止血带时，可使用止血钳。

2. 休克 对于休克病人，保证两路以上 18G 静脉通路，液体复苏与输注血制品，及时补充血容量。

3. 骨筋膜室综合征 及时恢复血液供应，避免发生大面积的肌坏死。一旦确诊立即切开筋膜减压。早期彻底切开筋膜减压是防止肌肉和神经发生缺血性坏死的唯一有效方法。切不可等到出现缺血性肌挛缩再行切开。切开的皮肤一般多因张力过大而不能缝合，可用凡士林纱布松松填塞，外用无菌敷料包好，待消肿后行延期缝合，或应用游离皮片移植闭合伤口。局部切开减压后，血循环获得改善，大量坏死组织的毒素进入血液循环，应积极防治失水、酸中毒、高血钾症、肾衰竭、心律不齐、休克等严重并发症，必要时还得行截肢术以抢救生命。

4. 离断肢（指）体 不完全离断的肢（指）体，应使用夹板制动，避免转运途中的二次损伤。如为完全离断的肢体远端，应用无菌敷料或用清洁的布料、毛巾等包裹，保存在 0~4℃ 干燥环境中，切忌用盐水直接浸泡。

5. 挤压伤 尽快解除肢体的压迫，做好受伤肢体的制动，减少组织分解毒素的吸收及减轻疼痛。禁止按摩与热敷受伤肢体，以免加重组织缺氧并避免抬高伤肢。积极扩容补液，抗休克治疗并碱化尿液。对已经出现肿胀、发硬、发冷、血液循环受阻的严重伤肢，可考虑立即进行筋膜切开术，避免肌肉继续发生坏死或缓解局部受压的严重程度。如果伤肢压迫时间过长，保留肢体的希望极小或无法接受补液治疗时，可考虑对伤肢使用加压止血带，待充分补液和严密监测后，再开放止血带或进行截肢，以防止在病人救出后血容量的骤减和毒物吸收入循环而发生突然的死亡。

<h1 style="text-align:center">第八节　烧　　伤</h1>

一、概述

烧伤（burn）泛指各种热力（包括热液，如水、汤、油等，蒸汽、高温气体、火焰、炽热金属或塑料液体和固体，如钢水、钢锭或高温塑料等）、光源、化学腐蚀剂、放射线等因素所致的，始于皮肤、由表及里的一种损伤。通常，烧伤多指单纯因热力，如火焰、热液、热蒸汽、热金属物体等所致的组织损伤。烧伤的严重程度与烧伤的面积、深度、部位、原因、病人年龄及体质状况、有无合并伤等因素相关。烧伤的临床过程大致分为四期：体液渗出期、急性感染期、创面修复期、康复期。烧伤后 48 小时之内，由于大量的血浆成分外渗，造成血容量减少。大面积深度烧伤导致机体有效循环血容量不足，而致使病人的全身组织细胞缺血、缺氧，诱发休克。休克是危重烧伤病人抢救过程中的第一难关，是大面积烧伤病人首要的死亡原因。

严重烧伤休克所致组织损害的另一个重要原因是休克复苏所造成的再灌注损伤。组织细胞在灌注后会产生大量的氧自由基，造成组织细胞广泛的过氧化或氧应激损伤。对于烧伤休克防治时必须做到尽可能消除或减轻其对机体的有害影响。包括及时、快速、充分地补液，保证组织的氧供，使心排量等各项血流动力学指标迅速恢复至生理水平；迅速恢复肠道血供，减轻肠道粘膜损伤；重视消除氧自由基。

严重烧伤可以破坏肠道屏障，促使肠道内的细菌、毒素穿过肠壁侵入肠外组织，如血液、肝、脾、肠系膜淋巴结等器官，在一定条件下激发全身的炎症反应，导致外源性脓毒症、多系统器官衰竭，甚至造成死亡。细菌和内毒素的易位是由多种原因促成的，目前尚无特效措施制止其发生，通常需要良好的复苏、抗氧自由基药物的应用、早期胃肠道喂养等综合防治。

二、病因与机制

烧伤是一种常见的损伤，因热水或热蒸汽所致的热灼伤，脱离热源后热力作用消失，烧伤程度停止。而黏稠的热液类所致的热灼伤，因其附着使热力继续渗透，而使烧伤程度加深。

强酸、强碱类所致的化学烧伤，强碱类的氧化和渗透性，致使皮肤蛋白溶解，皮下脂肪发生皂化反应，烧伤程度逐渐加深；而强酸类的还原作用，引起皮肤蛋白凝固，不出现水泡而形成焦痂。

因电流、高压电击、雷电击伤所致的电烧伤，皮肤上多见有两处电击伤口，即入口、出口。这类外观上的轻伤往往掩盖了严重的深部组织穿透性损害。严重电击伤因肌损伤而产生肌红蛋白尿，还可引起短暂或永久性的神经病变或迟发型损伤，需密切关注。

另外，森林火灾、易燃易爆物品的燃烧爆炸、公共场所的意外事故火灾等均可导致群体烧伤的发生。战争时发生的烧伤通常表现为复合性损伤。

三、临床评估与判断

临床评估与病情判断如下：

1. 评估气道　注意鼻咽部及口咽部是否有成煤烟状、碳化的痰液及发红的粘膜,气道及面部毛发是否有烧灼痕迹,特别是从面部及颈部烧伤的水肿情况来判断,是否有吸入性损伤。

2. 评估呼吸情况　听诊呼吸音,判断呼吸频率、形态,观察吸气时胸部扩张情况。如果呼吸频率过快,则提示有肺损伤、休克、疼痛、代谢亢进等可能。胸部环形焦痂,会有限制肺膨胀的可能。

3. 监测生命体征　触诊评估外周脉搏,尽早判断是否合并血管损伤及出血。

4. 评估意识　呼叫、提问,判断病人的意识水平。

5. 评估四肢及其循环　触诊四肢,评估感知功能以及神经血管损害;感觉皮温,评估外周灌注状态。

6. 烧伤面积和深度的判断　正确估计烧伤面积和深度,是判断伤情和治疗烧伤的重要依据。

（1）烧伤面积的估算:烧伤面积是指皮肤烧伤区域占全身体表面积的百分比。目前我国常用的烧伤面积计算方法有手掌法、中国新九分法、十分法。①手掌法,是将伤者本人一侧的手掌五指并拢的掌面,约为体表面积的1%来估算,五指自然分开约为自身体表面积的1.25%。此法常用于评估小面积烧伤。②中国新九分法,是将人体各个部位分别定为若干个9%（表11-8-1）,主要适用于较大面积烧伤的成人。头、面、颈部各占约3%,即为9%,双上肢包括双手、双前臂、双上臂各占约5%、6%、7%,即为2×9%,躯干包括前躯干、后躯干及会阴部各占约13%、13%、1%,即为3×9%,双下肢包括双臀、双大腿、双小腿和双足约占5%、21%、13%、7%,即为46%,也就是5×9%+1%,共为11×9%+1%=100%,便于记忆。12岁以下的儿童因头部面积较大而双下肢面积相对较小,其体表面积计算的方法与成人有所不同。其体表面积可按下列方法计算:头面部体表面积（%）=9%+（12-年龄）%,双下肢体表面积（%）=46%-（12-年龄）%。③十分法,头部的体表面积（%）=10%×1（1个10%）,双上肢的体表面积（%）=10%×2（2个10%）,躯干部的体表面积（%）=10%×3（3个10%）,双下肢的体表面积（%）=10%×4（4个10%）。

表 11-8-1　中国新九分法

部位	成人体表（%）	占儿童体表（%）
头部	发部 $_3$ 面部 $_3$ 颈部 $_3$ 共9	9+（12-年龄）
双上肢	双上臂 $_7$ 双前臂 $_6$ 双手 $_5$ 共18,为2×9	2×9
躯干	躯干前 $_{13}$ 躯干后 $_{13}$ 会阴 $_1$ 共27,为3×9	3×9
双下肢	双臀 $_5$ 双大腿 $_{21}$ 双小腿 $_{13}$ 双足 $_7$ 共46,为5×9+1	5×9+1-（12-年龄）

目前,我们通常将手掌法和中国新九分法结合运用。例如,小面积的烧伤以手掌法为主,大面积烧伤以中国新九分法为主;或者以中国新九分法计算出某部位烧伤面积,减去该烧伤部位的正常皮肤面积（以手掌法测得）即为烧伤面积。计算烧伤面积时应注意Ⅰ度烧伤不应计算在内,并且总面积后要分别注明浅Ⅱ度、深Ⅱ度及Ⅲ度烧伤各自的面积。

（2）烧伤深度的估计：目前尚无准确的测量仪器以及较为理想的客观指标，需要通过综合多方面的临床表现来进行判断。①三度四分法，即将烧伤分为Ⅰ度、浅Ⅱ度、深Ⅱ度、Ⅲ度。将Ⅰ度、浅Ⅱ度烧伤统称为浅度烧伤；深Ⅱ度和Ⅲ度烧伤称为深度烧伤（表11-8-2）。②四度五分法，即将烧伤分为Ⅰ度、浅Ⅱ度、深Ⅱ度、Ⅲ度、Ⅳ度（表11-8-3）。③其他测定方法：溴酚蓝染色法、金霉素荧光法、创面温度测定法、红外线照相法、电针测定法、电针脉冲测定法、病理活检诊断。

表 11-8-2 烧伤三度四分法

烧伤程度	特点及特征
Ⅰ度烧伤	一般仅伤及表皮浅层，表面红斑状、干燥、微肿发红，有烧灼感，无水疱，皮温略高
浅Ⅱ度烧伤	深达真皮层，局部出现水疱局部红肿明显，有大小不等水疱形成，内含黄色或淡黄色血浆样液体或蛋白凝固的胶冻物。水疱皮破裂后，创面潮湿、红润，有剧痛或感觉过敏，局部皮温增高
深Ⅱ度烧伤	有拔毛痛，水疱小而扁薄，皮温稍低，去除坏死痂皮后，创面呈浅红或红白相间，质地稍韧，或可见网状栓塞血管，表面渗液少
Ⅲ度烧伤	伤及皮肤全层，甚至达皮下、肌肉、骨骼。由于损伤程度不同，局部外观呈蜡白、黄褐、焦黄或炭化。创面无水疱、无渗液、干燥、发凉、针刺无感觉、拔毛不痛，触之硬如皮革，痂下可显树枝状栓塞的血管

表 11-8-3 烧伤的四度五分法

烧伤程度	特点及特征
Ⅰ度烧伤	病变最轻，一般为表皮角质层、透明层、颗粒层的损伤
浅Ⅱ度烧伤	包括整个表皮，直到生发层，或真皮乳突层的损伤。上皮的再生有赖于残存的生发层及皮肤的附件，如毛囊等的上皮增殖
深Ⅱ度烧伤	包括乳头层以下的真皮损伤，但仍残留部分真皮。深Ⅱ度烧伤的临床变异较多。浅的接近浅Ⅱ度，深的临界Ⅲ度。由于真皮残存，仍可再生上皮，不必植皮，创面可自行愈合
Ⅲ度烧伤	是指全层皮肤的损伤，表皮、真皮及其附件全部被毁
Ⅳ度烧伤	深及肌肉甚至骨骼、内脏器官等。早期，Ⅳ度烧伤往往被烧损而未脱落的皮肤所覆盖，临床上不易鉴别。由于皮肤及附件全部被烧毁，创面已无上皮再生的来源，创面修复必须行植皮及皮瓣移植修复，严重者须行截肢手术

（3）烧伤严重程度的分类：烧伤面积和深度，特别是烧伤的深度，是判断烧伤严重程度的重要指标。目前我国常用下列分度法：①轻度烧伤：Ⅱ度烧伤面积9%以下；②中度烧伤：Ⅱ度烧伤面积10%~29%或Ⅲ度烧伤面积不足10%；③重度烧伤：Ⅱ度烧伤面积30%~49%，或Ⅲ度烧伤面积10%~19%，或Ⅱ度烧伤与Ⅲ度烧伤面积虽不足上述百分比，但有以下情况之一者，仍属重度烧伤范围：全身情况严重或有休克者；有复合伤或合并伤如严重创伤，化学中毒等；中、重度吸入性损伤；婴儿头面部烧伤超过5%；④特重烧伤：烧伤总面积50%以上，或Ⅲ度烧伤20%以上，或已有严重并发症。

除此之外,目前还较多地应用"小面积"、"大面积"和"特大面积"等来表示烧伤的严重程度。小面积烧伤相当于上述的轻度烧伤;中面积烧伤相当于中、重度烧伤;大面积烧伤相当于特重烧伤;特大面积烧伤是指烧伤总面积在 80% 以上,或Ⅲ度烧伤面积在 50% 以上的伤者。

四、急救与护理措施

正确有效的早期处置可以减轻烧伤的损伤程度,降低并发症的发生率和死亡率,也是烧伤病人到达医院的后续治疗基础。

（一）常规处理

1. 脱离或终止致伤因素,保证环境安全　创面用冷水冲洗,降低创面的组织代谢,减少渗出。水温越低,效果越好,至少应在 15℃ 以下,持续时间一般少于 15 分钟（注意冷水冲洗的水温与时间应结合季节、室温、烧伤面积、病人体质等）。冷疗对于中、小面积Ⅱ度烧伤,尤其是肢体烧伤时实施方便,注意抬高烧伤的肢体;头面部等特殊部位则以冷水湿敷;<10%的创面,予无菌冷盐水敷料湿敷;>10% 的创面,用无菌大单覆盖,并注意保暖。

2. 保持呼吸道通畅及维持气体交换　若有呼吸衰竭或严重吸入性损伤行高级气道予以呼吸支持。

3. 早期补液　开放两路以上的 18G 静脉通路。休克期复苏的关键是迅速恢复血容量。20 世纪 50 年代开始,国外出现了如 Evans 公式、Blook 公式、胶体公式等补液公式。国内常用的公式为上海公式、重庆公式,都属于胶体和晶体并重的公式。一般胶体晶体的调整系数采用 1.5 来计算。伤后第一个 24 小时每 1% 烧伤面积、每千克体重成人补胶体和电解质液 1.5ml（小儿 1.8~2.0ml）,另加每日水分需要量为 2000ml（小儿按年龄或体重计算）。

4. 镇静止痛　烧伤病人多有不同程度的疼痛和躁动,应适当的镇静止痛。对于轻度烧伤病人,可口服或肌肉注射止痛药。大面积烧伤病人,由于伤后体液渗出、组织水肿,肌肉注射药物吸收较差,多将药物稀释后静脉给药,必要时可使用吗啡等,注意呼吸抑制的发生。

5. 烧伤创面处理　根据创面应用合适的辅料覆盖,防止水分蒸发,减轻创面疼痛。

6. 感染控制　早期切痂并消毒创面,及时使用有效抗生素。

（二）对症处理

1. 吸入性损伤　火焰烧伤常伴有呼吸道受烟雾、热力等损伤,应特别注意保持呼吸道通畅。烧伤病人死亡的原因之一就是吸入性损伤,烟雾损伤及其他的炎症反应严重影响了烧伤病人的气体交换,早期诊断和处理吸入性损伤非常重要。除给予吸氧或高级气道支持外,部分还需在纤维支气管镜下清除痰痂。使用呼吸机时也应尽可能避免气压伤,对于普通机械通气无效时可给予高频震荡通气,切实改善通气和氧合。

2. 复合伤　无论何种原因的烧伤均可合并其他外伤,如严重车祸、爆炸事故在烧伤同时会合并有骨折、脑外伤、气胸或腹腔脏器的损伤等,均应按外伤急救原则作相应的紧急处理。

3. 切痂　随着焦痂下水肿加重,可能引起静脉回流障碍,最终影响动脉血供,表现为肢体远端麻木、疼痛及毛细血管充盈试验阳性,当组织压 >40mmHg,需床边切痂术。此外,胸部烧伤病人如因焦痂紧缩而影响呼吸时,也应行切痂术。

4. 化学烧伤 立即用水冲洗,注意冲洗时不要流向未烧伤区域,碱或酸烧伤时应先擦干后再冲洗,如沥青、柏油灼伤的创面,需先冷却局部创面,再给予油类去除表面附着物;因碱烧伤可引起液化性坏死并进一步侵入深层组织,故对碱性烧伤,急诊清创时要通过 PH 检测掌握清创程度,以防止正常组织的进一步损伤。

5. 电击伤 电击伤因损伤部位大多在深部而具有特殊性。单凭皮肤表面判断容易低估病情。严重电击伤时复苏需注意肾功能的保护,使用甘露醇并结合碳酸氢钠碱化尿液,防止肌红蛋白在肾小管的积沉。电击伤病人肢体也需做仔细检查,了解有无血管损伤,必要时行筋膜切开减压或探查、清创。

（金静芬 王 飒）

第十二章　危象管理

学习目标

完成本内容学习后，学生将能：

1. 复述各类危象的定义及特点
2. 列出各类危象的临床表现、辅助检查
3. 描述各类危象的病因及发病机制
4. 应用各类危象的紧急处理措施

第一节　肾上腺危象

一、概述

肾上腺危象（adrenal crisis，AC）是一种严重威胁病人生命的内分泌急症，又称急性肾上腺皮质功能减退或 Addison 危象，是指机体在严重感染、创伤、外科手术、严重精神创伤、分娩、大量出汗、呕吐、停用糖皮质激素等生理性或病理性应激情况下，肾上腺皮质激素分泌绝对或相对不足而引起急性肾上腺皮质功能衰竭的临床综合征。临床主要表现为严重低血压或低血容量休克、急腹症、呕吐、高热或低体温、低血糖发作等。病人有时会被误诊为急腹症而行手术治疗或延误诊断，最终进展至昏迷，甚至死亡。

知识拓展

肾上腺皮质激素

肾上腺皮质激素是肾上腺皮质所分泌的激素的总称，属甾体类化合物。可分为三类：①盐皮质激素（mineralocorticoids），由球状带分泌，有醛固酮（aldosterone）和去氧皮质酮（desoxycortone，desoxycorticosterone）等。②糖皮质激素（glucocorticoids），由束状带合成和分泌，有氢化可的松（hydrocortisone）和可的松（cortisone）等，其分泌和生成受促皮质素（ACTH）调节。③性激素，由网状带所分泌。通常所指肾上腺皮质激素，不包括性激素。临床常用的皮质激素是指糖皮质激素。①糖皮质激素。以皮质醇的活性最强，具有调节糖、蛋白质和脂肪代谢的功能，可影响葡萄糖的合成和利用、脂肪的动员及蛋白质合成。糖皮质激素与胰岛素的效应正好相反。两种激素的相对立的作用保证了糖代谢的衡定态。糖皮质激素的合成和分泌受垂体分泌的促肾上腺皮质激素（ACTH）所刺激而加速。血液中糖皮质激素水平的升高又反过来抑制促肾上腺皮质激素的产生，形成反馈关系。②盐皮质激素。维持体内正常水盐代谢不可缺少的激素，其中以醛固酮的生理效应最强。极微量醛固酮便可产生明显的生理效应。

二、病因与机制

（一）病因

（1）肾上腺急性损伤导致的肾上腺皮质激素分泌的急性减少。

（2）原发或继发性慢性肾上腺皮质功能不全，病人可因各种应急状态的出现或治疗不当而诱发肾上腺危象的发生。

（3）继发性肾上腺功能不全是下丘脑－垂体疾病所致。

（4）其他引起肾上腺皮质萎缩或类固醇合成缺陷的疾病：如自体免疫性肾上腺炎、遗传性类固醇合成缺陷等。

（5）肾上腺手术。

（二）发病机制

肾上腺皮质激素是维持人体生命所必需的内分泌激素，正常人在严重应激情况下皮质醇的分泌较基础水平增加 10 倍，达到 300mg/24h 以上，但当肾上腺急性损伤或功能不足的应激状态下，肾上腺皮质激素不仅没有相应增加，反而更显示严重不足，这样势必导致一系列的病理变化：当盐皮质激素不足时，肾小管回收 Na^+ 不足，引起脱水、丢钠，继而 K^+、H^+ 潴留；糖皮质激素不足时，除糖原异生减弱导致低血糖外，也可出现盐皮质激素对水盐的类似作用，进而使血容量不断的减少，引起血压下降或休克，终致危象出现。总的来说，肾上腺皮质的球状带、束状带及网状带分别产生类固醇、皮质醇和部分雄激素、雌激素，因此肾上腺危象的临床表现，实际上主要是这 3 种内分泌激素缺乏引起的临床症候群。危象则为之功能衰竭的集中表现。

三、临床评估与判断

（一）病情评估

肾上腺危象一般来说来势凶猛，若不及时抢救，常在 24~48 小时内死亡。

（1）全身症状：突发高热，可达 40℃以上，呼吸困难或体温不升；明显脱水、少尿、无尿及急性肾衰竭；或有淋巴结肿大。

（2）消化系统：厌食、恶心、呕吐、腹痛、腹泻、体重减轻、胃酸、胃液分泌下降，但腹部检查无肌紧张和反跳痛。

（3）神经系统：极度软弱、烦躁、骚动不安转为淡漠、嗜睡、终致昏迷。

（4）循环系统：皮肤黏膜发绀、湿冷、血压下降，甚至出现顽固性休克，心动过速，心率可 >160 次 / 分，心律失常；原有肾上腺功能低下者，更易出现休克，最早发病后 4 小时即刻发生。

（5）电解质紊乱：可出现低血钠、高血钾。

（二）辅助检查

1. 实验室检查　①皮质醇水平：目前认为随机皮质醇水平低于 20~25μg/dl 即可诊断。过去一直认为应激时皮质醇水平应超过 20mg/dl，这一水平是基于健康人对超剂量的 ACTH（250μg）和胰岛素引起的低血糖反应。最近认为应激时皮质醇超过 25μg/dl 已足够，这一阈值的提出是观察到在危重病人，平均皮质醇水平 45μg/dl，只有不足 10% 的病人皮质醇水平低于 25μg/dl；②ACTH 试验：目前有两种 ACTH 刺激试验：大剂量 ACTH 刺激试验在 ICU 诊断肾上腺功能不全时经常应用，这一试验使循环中 ACTH 水平增加到 60 000pg/ml，远高于基础情况下（100pg/ml）对肾上腺皮质的刺激，所以大剂量试验缺乏敏感性。小剂量（1μg）ACTH 刺激试验更类似于应激时下丘脑 – 垂体 – 肾上腺的反应，但在危重病阶段可能会出现 ACTH 的肾上腺抵抗和靶器官对皮质醇的抵抗，且缺少试验结果的支持。

2. 腹部 X 线检查　对于继发于结核及真菌感染的肾上腺危象可见到局部钙化。

3. 肾上腺超声　可以看到肾上腺结构改变，为临床提供诊断依据。

4. 腹部 CT 扫描　可以见到由于结核或肿瘤浸润而导致的肾上腺增大；肾上腺缩小的病人见于先天性肾上腺萎缩、自身免疫病相关性肾上腺炎或进展期的肾上腺结核。此外，CT 可以对肾上腺出血、血栓进行诊断。

（三）判断标准

对于出现难以解释的低血压、休克以及相应胃肠和神经系统症状，伴有或不伴有发热的病人都应立即考虑肾上腺危象并开始治疗。对于有慢性肾上腺皮质功能减退病史的病人，当有感染、劳累、创伤、手术、分娩以及容量缺乏等应激状态或应用 ACTH、利福平、苯妥英钠等药物时，出现低血压、胃肠症状、神志改变和发热等症状时应考虑为肾上腺危象。

四、急救与护理措施

（一）紧急处理

1. 保持气道通畅、维持呼吸，采取仰卧位，防止体位性低血压发生。

2. 建立静脉通路，必要时给予中心静脉插管输液。

3. 采血测定血常规、电解质、肝肾功、血糖及血 ACTH。

4. 遵医嘱立即给予静脉应用皮质激素并补充盐水。

（二）药物治疗及护理

1. 补充糖皮质激素　对于怀疑肾上腺危象而未明确诊断的病例考虑给予应用地塞米松以减少对 ACTH 刺激试验的影响，已经完成 ACTH 刺激实验的病人，应给予氢化可的松，给药时溶媒采用生理盐水或 5% 葡萄糖盐水，避免使用低张盐，以免加重低钠血症。首次应用时一般即刻给予静脉注射氢化可的松 100mg，以后每 6 小时给予 100mg，24 小时总量 400mg，重症病人可以加量至 600mg，常在 12 小时后病情好转。第 2 天、第 3 天减量至 300mg，分次静滴。随病情好转继续减量，每日剂量 200mg。继而每日给药 100mg、50mg。呕吐腹泻停止后给予口服药物序贯治疗。

2. 补充盐皮质激素　如用氢化可的松琥珀酸钠酯或氢化可的松后，收缩压不能回升至 100mmHg，或者有低血钠症，则可同时肌注醋酸去氧皮质酮（DOCA）1~3mg，每 12 小时

1次。盐皮质激素补充过程中应注意水钠潴留问题。

3. 高血钾的治疗　一般无需特殊处理,在给予皮质激素和扩容后,可恢复正常。但当血钾 >6.5mmol/L 时,易发生心律失常甚至心搏骤停,应积极处理,可给予 5% 碳酸氢钠 100ml 静滴,每 2~4 小时一次,直至心律失常和高血钾的心电图的特征消失。肾上腺危象时,高血钾常见,但总体上体内缺钾,随着脱水的纠正,血钾有时可迅速下降,在治疗过程中应密切观察,视血钾浓度和肾功能的改善酌情补充。

（三）预防和治疗低血糖

治疗期间在应用皮质激素的同时需给予足量的葡萄糖。临床密切监测血糖变化,防止发生低血糖。

（四）处理诱因、预防措施

在抢救期间应同时积极处理诱因,如感染、劳累、创伤、手术、分娩以及容量缺乏等。合并感染时应清除病灶,选用有效、适量的抗生素。对于有发生肾上腺危象的高危病人存在应激状态时应预防性地补充皮质激素,并避免使用有可能诱发肾上腺危象的药物,较大应激时可以给予氢化可的松,200~300mg/d。指导长期使用激素的病人规律用药,不可随便减量停药。

第二节　高血糖危象

一、概述

高血糖危象（hyperglycemia crisis）包括糖尿病酮症酸中毒（diabetic ketoacidosis, DKA）和高血糖高渗状态（hyperglycemic hyperosmolarity, HHS）,是糖尿病严重的急性代谢并发症,两者的共同特点是血糖水平急剧的显著增高。高血糖危象病情危重,可能导致休克、昏迷甚至死亡,特别是高血糖高渗状态死亡率更高。对这些危象需要进行紧急、反复的临床和实验室检查、评估,并迅速纠正水、电解质和酸碱平衡紊乱,控制血糖,消除诱因。糖尿病酮症酸中毒的特征为胰岛素绝对缺乏,血糖水平急剧升高,糖、蛋白质、脂肪三大代谢紊乱,主要包括三种生化改变:高糖血症、高酮体血症、代谢性酸中毒。高血糖高渗状态以高血糖、高血浆渗透压、脱水为特点,常伴有不同程度意识障碍甚至昏迷。

> **知识拓展**
>
> ### 高血糖危象的流行病学特点
>
> 高血糖危象包括 DKA 和 HHS,是糖尿病的两种重要的急性并发症,在 1 型和 2 型糖尿病中均可发生。据国外报道,英国和瑞典 1 型糖尿病病人 DKA 的年发病率分别为 13.6/1000 例和 14.9/1000 例病人。美国罹患 DKA 病人的住院率在过去 10 年内上升了 30.0%。英国和美国成人 DKA 病死率低于 1.0%,但在老年和严重疾病病人中可高达

5.0%。糖尿病住院病人中约 1.0% 会并发 HHS，且其病死率高达 10.0% 左右，>75 岁的老年人为 10.0%，>85 岁者为 35.0%。

DKA 也是儿童和青少年糖尿病病人的主要死因之一。发展中国家的 DKA 和 HHS 的发生率及病死率更是居高不下，有报道称肯尼亚住院糖尿病病人 DKA 的发生率为 8.0%，而病死率高达 30.0%，发展中国家 HHS 的病死率也高达 5.0%~20.0%。

二、病因与机制

（一）病因

高血糖危象的主要病因有胰岛素治疗不当和感染，其他病因包括急性胰腺炎、心肌梗死、脑血管意外，诱发高血糖危象的药物包括糖皮质激素、噻嗪类利尿剂、拟交感神经药物及第二代抗精神病药。新发 1 型或 2 型糖尿病在胰岛素治疗中断后常可引起 DKA。因一些疾病而限制水摄入及卧床，且渴感反应的减弱常会引起严重脱水和 HHS。1 型糖尿病由精神疾病或饮食紊乱导致的 DKA 占 DKA 发生率的 20.0%。少有报道称 DKA 可为肢端肥大症、肾上腺疾病（如嗜铬细胞瘤和库欣综合征）的临床表现之一。

（二）发病机制

DKA 时，由于胰岛素作用明显减弱和升糖激素作用增强，共同使脂肪组织分解为游离脂肪酸而释放血液循环，并在肝脏氧化分解产生酮体，包括 β- 羟丁酸、乙酰乙酸和丙酮，从而造成酮血症及代谢性酸中毒。许多研究表明，高血糖病人发生高血糖危象时常伴有一系列细胞因子（如肿瘤坏死因子、白细胞介素、C 反应蛋白、活性氧、脂质过氧化和纤溶酶原激活抑制剂 1）的增加，当 DKA 及 HHS 纠正后这些炎性介质逐步恢复正常。HHS 可能由于血浆胰岛素相对不足，虽不能使胰岛素敏感组织有效利用葡萄糖，却足能抑制脂肪组织分解，不产生酮体，但目前相关研究证据尚不充分。发生 HHS 的部分病人并无昏迷，部分病人可伴酮症。DKA 和 HHS 均能造成尿糖增高引发渗透性利尿，从而使机体脱水，失钠、钾及其他电解质成分。

三、临床评估与判断

（一）病情评估

1. DKA 和 HHS 的临床表现　多尿、多饮、多食、体重减轻、呕吐、腹痛（仅 DKA）、脱水、虚弱无力、意识模糊，最终陷入昏迷。

2. 体格检查　有皮肤弹性差、Kussmaul 呼吸（DKA）、心动过速、低血压、精神改变，最终昏迷（更常见于 HHS）。HHS 还可表现为局灶神经症状（偏盲和偏瘫）及占位性表现（局灶性或广泛性）。

3. 腹痛　DKA 病人常见（>50%）症状为恶心、呕吐和弥漫性腹痛，但 HHS 病人罕见。所以对腹痛病人需认真分析，因为腹痛既可是 DKA 的结果，也可是 DKA 的诱因（尤其在年轻病人）。若脱水和代谢性酸中毒纠正后，腹痛仍不缓解，则需进一步检查。

4. 失水　与 DKA 相比，HHS 失水更为严重、神经精神症状更为突出。

（二）实验室检查

DKA 和 HHS 主要诊断标准不同（表 12-2-1）。对于考虑 DKA 或 HHS 的病人,首要的实验室检查应包括:血糖、尿素氮/肌酐、血清酮体、电解质（可计算阴离子间隙）、渗透压、尿常规、尿酮体、血气分析、血常规。若怀疑合并感染还应进行血、尿和咽部的细菌培养。糖化血红蛋白检测有助于判断近期病情控制情况。

表 12-2-1 DKA 和 HHS 主要诊断标准

指标	DKA			HHS
	轻度	中度	重度	
血糖（mmol/L）	>13.9	>13.9	>13.9	>33.3
动脉血 pH 值	7.25~7.30	7.00~7.25	<7.00	>7.30
血清 HCO_3^-（mmol/L）	15~18	10~15	<10	>18
尿酮 [a]	阳性	阳性	阳性	微量
血酮 [a]	阳性	阳性	阳性	微量
血浆有效渗透压 [b]	可变的	可变的	可变的	>320mmol/L
阴离子间隙 [c]	>10	>10	>12	<12
精神状态	清醒	清醒/嗜睡	木僵/昏迷	木僵/昏迷

注:[a] 硝普盐反应方法;[b] 血浆有效渗透压的计算公式:$2 \times ([Na^+] + [K^+])$（mmoL/L）+ 血糖(mmo/L);[c] 阴离子间隙的计算公式:$[Na^+] - [CL^- + HCO_3^-]$（mmoL/L）

（三）判断标准

临床上对原因不明的恶心、呕吐、酸中毒、失水、休克、昏迷的病人,尤其是呼吸有酮味（烂苹果味）、血压低而尿量多者,不论有无糖尿病病史,均应想到本病的可能。应立即检测末梢血糖、血酮、尿糖、尿酮,同时抽血查血糖、血酮（β-羟丁酸）、尿素氮、肌酐、电解质、血气分析等以肯定或排除本病。

四、急救与护理措施

（一）紧急处理

1. 加强临床护理观察 ①严密监测生命体征,给予心电监护仪监测,并严密观察神志、瞳孔变化,及时做好记录。②尿量的观察,高血糖危象病人严重缺水血液浓缩,血浆渗透压升高,尿量减少,颜色深,甚至短期内可无尿,随时做好记录,准确记录出入液量。③皮肤黏膜观察,由于不同程度的脱水,病人大多皮肤干燥、缺乏弹性,无唾液,眼窝凹陷,应做好记录。④严密监测血糖、电解质变化情况,治疗开始每小时测血糖 1 次,每 4 小时测血钾、钠、尿素氮 1 次,并计算渗透压。

2. 补液 补液是治疗的首要措施,合理安排补液首先选择条件好的静脉,使用静脉留置针,建立两条静脉通路,一条为静脉补液,另一条使用微量泵注射调节胰岛素用量。补液量按脱水程度估计,补液速度根据中心静脉压测量结果而定,一般采取先快后慢的原则,第 1 天输入补液量的 2/3,其余在 24~72 小时输入,开始输注等渗盐水,血糖降至 13.9mmol/L 时输注 5% 葡萄糖注射液,以避免低血糖危险。

3. 小剂量胰岛素治疗　采用微量注射泵来控制胰岛素输入速度,开始输入速度为 0.1U/(kg·h)(4~6U/h),使用每小时测血糖 1 次,当血糖降至 16.7mmol/L 时改为 0.05U/(kg·h),并同时给予 5% 葡萄糖注射液,病人的血浆渗透压恢复正常、精神症状消失、病人恢复正常进餐时,可以改为胰岛素皮下注射治疗方案。

4. 补充电解质　为了预防低血钾,当血钾 <5.5mmol/L、尿量适当即可开始补钾,可静脉补钾,亦可自胃管内补钾。补钾量以血钾、肾功能、尿量而定,24 小时补钾总量 3~8g。如果 pH 值 >7.1,不必对酸中毒进行干预,可通过控制血糖来纠正,如果 pH 值 ≤7.1 则可给予碳酸氢钠,及时测定 pH 及 HCO_3^-,以调整 pH 值 >7.1。

（二）防治诱因及处理

HHS 最常见的诱因是感染,尤其是 2 型糖尿病病人伴急性全身严重感染,应该在补液、胰岛素治疗的同时,积极抗感染治疗。

（三）并发症的急救与护理

1. 低血糖　输注胰岛素最常见的并发症为低血糖。因 DKA 治疗过程中病人常不会表现出虚弱出汗、紧张、饥饿及心动过速等低血糖表现,必须每 1~2 小时监测血糖以防止低血糖的发生。

2. 低血钾　低血钾是 DKA 治疗中常见的电解质紊乱。为防止低钾血症的发生,应严密观察血钾的改变,当血钾降至 5.2mmol/L 后,确有足够尿量（>40ml/h）前提下,应开始补钾。

3. 高氯性代谢性酸中毒　DKA 治疗期间限制氯离子用量可减轻高氯性代谢性酸中毒程度,但应谨记,氯离子升高呈自限性,且与有害的临床表现不相关。

4. 脑水肿　脑水肿是 DKA 病人非常少见但可致命的合并症。对于易发脑水肿的高渗病人要逐渐补充所丢失的盐及水分（渗透压下降速度 >3mmol/(L·h)）,当 DKA 病人血糖降至 11.1mmol/L 及 HHS 病人血糖达到 16.7mmol/L 时,要增加葡萄糖输注。对 HHS 病人,血糖水平应保持在 13.9~16.7mmol/L,直至高渗状态、神经症状得到改善、病人临床状态稳定。

5. 血栓形成　低分子量肝素可预防血栓形成。

第三节　低血糖危象

一、概述

低血糖危象（hypoglycemia crisis）是指静脉血浆中葡萄糖浓度小于正常值导致的临床综合征,病因非常多,发病机制比较复杂。当成人血糖水平 <2.8mmo/L 时,可认为是血糖降低,但是否出现症状,根据个人体质差异有所不同。当血糖降低的时候,可导致交感神经过度兴奋与中枢神经异常,此种现象称之为低血糖危象。

二、病因与机制

（一）病因

低血糖危象是多种原因所致的临床综合征,最常见的是糖尿病治疗不当。（1）器质性疾病引起的低血糖危象:胰岛素功能亢进性、胰岛素自身免疫综合征、严重肝病等;(2)功能性低血糖危象:消化功能异常、严重营养吸收不良等;(3)反应性低血糖危象:迷走神经兴奋性增高导致胰岛素分泌增多所致。

(二)发病机制

人体内维持血糖正常有赖于消化道、肝肾及内分泌腺体等多器官功能的协调一致。人体通过神经体液调节机制来维持血糖的稳定,当血糖下降时,重要的反应是体内胰岛素分泌减少,胰岛素的反调节激素如肾上腺素、胰升糖素、皮质醇分泌增加,肝糖原产生增加,糖利用减少,以保持血糖的稳定。其主要生理意义在于保证对脑细胞的功能,脑细胞所需的能量几乎完全直接来自血糖,而且本身没有糖原储备。当血糖降至≤2.8mmol/L时,一方面引起交感神经兴奋,大量儿茶酚胺释放,另一方面由于能量供应不足使大脑皮质功能抑制,皮质下功能异常,即表现为中枢神经低血糖症状和交感神经兴奋两组症状。

三、临床评估与判断

(一)病情评估

1. 自主神经过度兴奋:出汗、恶心、温热感、焦虑、颤抖、心悸以及可能有饥饿感和感觉异常。

2. 中枢神经系统:随着低血糖时间的延长和加重,表现为大汗、头痛、头晕、视力模糊、瞳孔散大、精细动作障碍、行为异常和嗜睡,严重者可出现癫痫发作、意识障碍,甚至昏迷。

在可控条件下血糖水平降至3.33mmol/L左右或以下时,出现自主神经症状,降至2.78mmol/L左右或以下时,出现中枢神经症状。然而低血糖症状远比低血糖本身常见,许多人有低血糖但是没有低血糖症状,也有许多人血糖浓度正常却出现低血糖症状。

(二)辅助检查

1. 常规血糖测定,血糖<2.8mmol/L为轻度低血糖,血糖<2.2mmol/L为中度低血糖,血糖<1.1mmol/L为重度低血糖。血胰岛素与C肽测定可帮助鉴别低血糖的原因。

2. 72小时饥饿试验是诊断低血糖危象的标准方法。

知识拓展

72小时饥饿试验

病人仅饮用不含热量及咖啡因的饮料,在出现低血糖症状时及其后每4~6小时测定血糖,如果血糖降至3.3mmol/L以下,则每1~2小时测定一次,低血糖发生时间应同时检测血清胰岛素,C肽和胰岛素原以区别内源性和外源性低血糖,如果实验过程中病人无症状,且血糖保持正常,则在72小时后终止禁食;如果出现低血糖症状且血糖水平2.5mmol/L,应立即停止试验。

(三)判断标准

可依据Whipple三联征确定低血糖危象:①低血糖症状;②发作时血糖低于2.8mmol/L;

③供糖后低血糖症状迅速缓解。

当病人以自主神经兴奋症状为主时,易于识别该症。当以中枢神经症状为主易误被认为神经症、精神病、脑血管意外、癫痫等,应通过病史、体格检查、血糖测定等全面分析。低血糖昏迷应注意与高血糖危象鉴别。

四、急救与护理措施

（一）紧急处理

1. 紧急复苏　病人发生昏迷、呼吸衰竭、心率加快立即采取相应的复苏措施。立即抽血行血糖测定和其他相关检查。

2. 升高血糖　意识清醒者可饮用果汁、蔗糖水或葡萄糖溶液,进食糖果或其他食物或咀嚼葡萄糖片。意识障碍者给予 50% 葡萄糖注射液 50~100ml 静脉推注,忌经口喂食,因其可导致呼吸窒息而死亡。意识转清后又陷入昏迷者,应静脉推注 5%~10% 葡萄糖注射液,直至病情稳定,意识半小时仍不恢复者,应考虑有脑水肿,给予 20% 甘露醇 200ml 静脉脱水治疗。

3. 药物治疗　必要时采用抑制胰岛素分泌的药物治疗,如肌内或皮下注射胰升糖素。

4. 去除病因　积极治疗原发病。

（二）病人血糖水平变化监测

每 15~20min 测定 1 次病人血糖水平,若病人血糖水平未见恢复,给予浓度 10% 或 50% 的葡萄糖静脉滴注。

（三）吸氧

给予病人低流量吸氧治疗, 1~2L/min。

（四）昏迷、抽搐病人的护理

对于昏迷病人来说,需对病人意识迷糊、嗜睡等症状予以观察,以便给予进一步的处理;对于抽搐病人来说,需适当给予镇静剂治疗,并注意保护病人,以免出现外伤。

（五）心理护理

对病人情绪进行安抚,给予耐心的疏导、鼓励,以此提高病人信心,保证病人得到有效救治。

第四节　高血压危象

一、概述

高血压危象（hypertensive crisi, HS）是发生在高血压或症状性高血压过程中的一种特殊的临床危象,是指在高血压病程中,由于某些诱因导致外周小动脉发生短暂性强烈收缩,使血压急剧升高,伴有重要器官功能障碍或不可逆的损害。高血压在我国属于常见的心血管疾病,病人人数约占总人数的 13.6%。高血压危象具有发病急、病情发展快的特点,对病人进行静脉用药不仅可以对剂量进行准确的控制,而且起效快,降压效果好。在高血压危象病人发病之后的 0.5~1 小时之内及时进行降压处理非常关键,如未采取急救措施,则会发生较为严重的并发症。

二、病因与机制

（一）病因

是指原发性或继发性高血压，在病程中由于各种因素如情绪失控、过度劳累、寒冷刺激、精神创伤、嗜铬细胞瘤阵发性高血压发作等影响下，全身小动脉发生强烈的痉挛，而使血压急剧上升，影响重要器官血液供应而产生的危急症状。

（二）发病机制

在各种发病诱因影响下，血液循环或局部血管收缩（血管紧张素Ⅱ或去甲肾上腺素）增多，引起血管反应性增加，小动脉血管发生强烈收缩；或由于血管舒张因子（前列腺素或缓激肽）减少，胆碱能张力降低；钠潴留或容量负荷过重等因素作用于肾脏产生"压力性利尿"，以及由此诱发的低血容量进一步刺激血管收缩素释放，形成恶性循环，导致强烈的外周阻力血管收缩，促使血压进一步迅速升高；相继出现的血管内皮损伤和纤维蛋白样坏死诱发血小板和纤维蛋白积存，使血管失去自我调节能力。

三、临床评估与判断

（一）病情评估

1. 血压　血压突然升高，收缩压 >200mmHg，甚至 >260mmHg；舒张压 >130mmHg。

2. 眼底视网膜病变　眼底视网膜出血、渗出和 / 或视乳头水肿。必要时可散瞳检查。新发的出血、渗出、视神经乳头水肿情况存在则提示高血压急症。

3. 神经系统　表现烦躁不安、口干、多汗、头痛、嗜睡、抽搐、昏迷。注意评估意识状态、有无脑膜刺激征、视野改变及局部病理性体征等。

4. 循环系统　心脏增大，可出现急性左心衰竭，甚至引起急性肺水肿，病人出现呼吸困难，肺部听诊可发现有无肺水肿。心脏检查可发现心脏扩大、颈静脉怒张、双肺底湿啰音、病理性第三心音或奔马律。

5. 肾脏　有少尿、氮质血症、急性肾衰竭表现。腹部听诊可发现肾动脉狭窄导致的杂音。

（二）实验室检查

1. 血常规检查　红细胞压积和有无贫血。

2. 血清学检查　肾功能损害指标，如肌酐、尿素氮升高，注意有无血糖升高，有无血电解质改变（皮质醇增多症可有低钾血症）。心肌损伤标志物、脑钠肽（BNP 或 pro—BNP）。

3. 尿常规检查　有无白细胞、蛋白尿和血尿。

（三）影像学检查

1. 心电图　寻找心肌缺血、心肌梗死、心室肥厚的证据，若存在 PR 间期延长或其他传导异常，应慎用 β 受体阻滞剂。

2. 胸部 X 线　观察有无充血性心衰、肺水肿征象，注意心脏、主动脉形态。

3. 头颅 CT　严重高血压伴意识改变（如颅内出血）、严重头痛（蛛网膜下腔出血）病人，有行头颅 CT 检查指征。必要时需要行头颅磁共振（MRI）检查以资鉴别。

（四）判断标准

多数病人有原发性或继发性高血压病史。血压显著升高，常以舒张压升高更明显，多

>130mmHg,眼底检查视网膜出血、渗出及视神经乳头水肿。伴或不伴有不同程度心、脑、肾功障碍症状体征及实验室检查异常表现,可考虑诊断高血压危象。

四、急救与护理措施

（一）紧急处理

1. 绝对卧床休息,加强安全防护,对烦躁不安者用约束带束缚。清醒病人给予平卧位,头部垫上软枕头,稍后仰。昏迷病人头偏向一侧,有呕吐物应及时清除,以防窒息。给予持续低流量氧气吸入,持续心电监护。

2. 保持呼吸道通畅,舌根后坠的病人应用舌钳将舌头拉出,并放入口咽通气管,必要时行气管插管。呼吸道分泌物增多者,给予吸痰,每次吸痰时间不宜超过15秒,给予低流量持续吸氧。

3. 快速建立多通道静脉输液通路,硝普纳适用于高血压危象,是强效血管扩张药,扩张周围血管使血压下降,起效快、易调节、作用时间快以保证及时输入抢救药物。滴注降压药物时,严格按给药剂量,调节滴速,防止血压骤降。

4. 头部置冰帽或冰枕,以降低脑部温度,减少脑细胞的耗氧量,达到减轻脑水肿的目的。

5. 病情观察 ①血压观察:最初48小时内血压降低幅度,舒张压不低于100mmHg,收缩压不低于160mmHg,血压降到初步治疗目标后应维持数天,在以后1~2周内,再酌情将血压逐步降到正常;②并发症观察:如发现血压急剧增高,伴有剧烈头痛、头晕、恶心、呕吐、气促、面色潮红、视力模糊、肺水肿等,立即通知医生,准备快速降压药物。③观察用药的不良反应:使用利尿剂应观察尿量变化,注意对电解质的监测;甘露醇应在20分钟内滴完,防止药液渗漏出血管外;β受体阻滞剂可引起心动过缓、支气管痉挛及心肌收缩力减弱;钙通道阻滞剂可出现头晕、头痛及反射性心动过速;血管紧张素转换酶抑制剂可引起干咳、头晕、乏力。

知识拓展

硝普钠用药的注意事项

①因其增加颅内压,不宜应于高血压脑病或脑血管意外病人。②对有心力衰竭及冠心病病人,由于其能够显著减少后负荷,而减少冠状动脉血流,对此类病人应注意。③由于硝普纳对光敏感,在用药过程应避光操作,以防药物的降解。④由于药物强效,静滴过快过多可引发严重低血压性休克及心脑肾血流灌注不足,应使用微量泵静滴以精确调节输入量,以防血压波动。⑤硝普钠在体内代谢产物是硫氰酸盐,其毒性反应表现头痛、恶心、呕吐、面色潮红、烦躁不安、肌肉抽搐、甚至昏迷。

（二）防治诱因及处理

高血压危象病情稳定后寻找血压异常升高的可纠正原因或诱因是预防再次复发的关键。其中,对于有高血压病史的病人,随意减药、停药和其他诱发因素未得到很好控制都会诱发高血压危象；提高高血压病人的知晓率、治疗率和控制率，可有效预防高血压急症的发生。此外，对于高血压急症病人，应定期评估靶器官，及早发现靶器官损害，并采取相关有效干预措施，避免靶器官进行性损害。

（三）并发症的急救与护理

1. 高血压脑病 积极给予降压治疗，同时配合脱水降颅压，防止抽搐。但降压速度过快可致脑灌注不足损害脑组织，故建议在最初1小时内舒张压降低幅度应 <25% 或 >100mmHg。常用药物为尼卡地平、拉贝洛尔等。

2. 脑梗死 脑梗死急性期血压升高通常不需要特殊处理，在发病后数天内血压会自然下降。国内一般主张收缩压 >200mmHg 或舒张压 >110mmHg 时，才予降压治疗，但降压速度应慢，降压在 15% 以内，常用药物为卡普利、拉贝洛尔等，应避免速效降压药和舌下含服钙离子阻滞剂。血压过低者应升压治疗，以维持脑灌注压。

3. 脑出血 当血压 >200/110mmHg 时，应采取降压治疗，使血压维持在略高于发病前水平。在急性期血压不宜降得过低，否则会影响脑血流，使血肿周围脑组织缺血。可应用尼莫地平、呋塞米等，但需注意降压过快可能会导致病人的病死率增高。

4. 急性左心衰 治疗时应尽快减轻心脏前、后负荷。首选硝普钠静脉滴注，联合吸氧、吗啡、利尿等治疗。

5. 急性冠脉综合征 降低血压可以改善或阻止疾病的进展。可选择硝酸甘油或地尔硫草静脉滴注。血压控制目标是疼痛消失，舒张压 <100mmHg。

（席淑华）

第十三章 中毒与环境管理

学习目标

完成本内容学习后,学生将能:

1. 复述常见急性中毒、食物中毒、溺水、热射病的临床表现
2. 列出常见急性中毒的病因、毒物代谢、吸收及排出的方式
3. 描述常见急性中毒、食物中毒、溺水、热射病的护理评估要点及常见急性中毒、食物中毒、溺水、热射病的急救措施
4. 应用急性中毒、食物中毒、溺水、热射病病人的救急护理

第一节 环 境 因 素

人类所处的生活环境中,存在一些危害身心健康的因素,如物理、化学和生物有因素等。本篇讨论几种常见的环境因素所致的疾病。

一、放射／有害物质暴露

（一）概述

自然环境中存在着天然放射性物质和人工辐射源(人工制造的核能利用设施、核反应堆和辐照装置等)。在放射性核素蜕变和核反应过程中产生的高速运动粒子和电磁辐射与物质相互作用,能引起被穿透的物质直接或间接的电离,称为电离辐射。电离辐射作用于人体时,由于射线的贯穿作用和电离作用,通过能量吸收转移使生物分子结构破坏的原发作用和生成的自由基等活性产物引起的继发作用造成机体代谢障碍和组织细胞形态功能损害所致的疾病称为放射病(radiation sickness)。

（二）病因与机制

γ 射线、X 射线和中子为强贯穿力电离辐射,大剂量照射人体是导致急性放射病的病因,放射病主要发生在核武器爆炸、核电反应堆失控、核燃料加工和处理事故中。临床上以 γ 射线、X 射线做全身照射时可造成医源性放射病。这些电离辐射作用于人体,一方面导致分子结构改变和生物活性丧失,另一方面会产生自由基作用于生物分子,造成细胞损伤。

（三）临床评估与判断

1. 评估放射病史 评估病人的辐射剂量、照射方式、辐射剂量分布情况。

2. 评估病情类型 急性放射病可以分为骨髓性、肠型和脑型三种类型。

（1）骨髓性急性放射病:受照射的辐射剂量在 100~1000cGy,基本病理改变为骨髓造血

组织损伤,临床主要表现为白细胞减少、感染和出血。在核辐射事故病例中,以骨髓性急性放射病居多,经积极治疗预后较好,是核事故应急救治的重点。

（2）肠型急性放射病:受照射的辐射剂量在 1000~5000cGy,基本病理改变为肠粘膜坏死脱落。照射后半小时即出现频繁呕吐、腹泻、腹痛和水、电解质紊乱。由于顽固的腹泻、呕吐,病人出现严重脱水、酸中毒、尿闭和微循环障碍,并于 2~3 周因循环衰竭休克死亡。

（3）脑型急性放射病:受照射的辐射剂量在 5000cGy 以上辐射剂量,基本病理改变为脑组织损伤,病情发展快,病情短。主要表现为意识障碍和站立不稳、步态蹒跚、头部摇摆、左右摇晃等共济失调,以及肌张力增加、肢体震颤等中枢神经系统功能障碍的症状。多在 1~3 日内发生昏迷、循环衰竭、休克而死亡。

（四）急救与护理措施

1. 放射性核素可以经由呼吸道、消化道、皮肤和伤口进入人体导致内污染,因此,如果发现有可能导致放射性核素内污染的情况,按以下原则处理:

（1）尽快脱离污染现场;

（2）尽快清除初始污染部位的污染,阻止人体放射性核素的吸收:对污染放射性核素的体表、鼻咽腔进行及时、正确的洗消;对伤口要用大量生理盐水冲洗,必要时尽早清创;进行经口含漱、机械或药品催吐,必要时用温水或者生理盐水洗胃;

（3）加速排出体内的放射性核素。

2. 如果出现急性放射病症状,应按以下原则处理:

（1）给予早期防辐射药物应用,如雌三醇和尼尔雌醇等;

（2）给予对症综合治疗,如抗感染、防止出血等,并且应针对急性放射病不同类型病情和临床特点,尽早采取合理的积极治疗措施。轻度骨髓型急性放射病一般不需要特殊治疗,宜住院观察 3 个月左右,加强营养和对症治疗。中、重度和极重度骨髓型急性放射病是主要的治疗对象,应收入具有严格防感染隔离措施（如层流洁净）病房,以保护和促进造血功能恢复为主。

二、食物中毒

（一）概述

食物中毒是由于进食被细菌或毒素污染的食物而引起的急性感染中毒性疾病。临床上可分为胃肠型与神经型两大类。

（二）病因与机制

胃肠型食物中毒潜伏期短,集体发病,以急性胃肠炎为主要表现,多发生于夏秋季。许多细菌能引起食物中毒,其中以沙门菌属、副溶血性弧菌、大肠埃希菌及金黄色葡萄球菌等较常见。神经性食物中毒又称肉毒中毒,是由于进食含有肉毒杆菌外毒素的食物而引起的中毒性疾病,在我国主要发生在新疆等地。

（三）临床评估与判断

1. 胃肠型食物中毒潜伏期短,常于进食后数小时内发病,主要表现为腹痛、呕吐、腹泻等胃肠炎症状。一般起病较急,先有腹部不适,继而出现上、中腹部疼痛,可呈持续性或阵发性绞痛,可出现恶心、呕吐,呕吐物多为进食的食物。腹泻轻重不一,可从每日数次至数十次,多为黄色稀便、水样便或黏液便。查体时可有上、中腹部轻度压痛,肠鸣音亢进等。

2. 肉毒中毒潜伏期大多数为 12~36 小时,起病突然,以神经系统症状如眼肌、咽肌瘫痪为主要特征,病人表现为先有全身乏力、软弱、头疼、头晕或眩晕,继而出现视物模糊、复视、瞳孔散大、眼肌瘫痪等,严重者可出现吞咽、咀嚼困难,甚至呼吸困难等,如不及时抢救,病死率较高。

（四）急救与护理措施

1. 维持生命体征　肉毒中毒者可因呼吸中枢麻痹而危及生命,因此对于肉毒中毒者应加强呼吸道管理,及时清理呼吸道分泌物;呼吸困难者给予氧气吸入,必要时早期进行气管切开,呼吸机辅助呼吸。

2. 胃肠型食物中毒　如腹泻频繁、脱水严重,应积极补充液体、电解质、进行抗体休克治疗。

3. 加强对症治疗　胃肠型食物中毒者如呕吐、腹痛明显,可给予阿托品 0.5mg 或山莨菪碱 10mg 皮下注射,必要时可选用有效抗生素治疗。

4. 肉毒中毒者　早期给予多价抗毒血清,在起病 24 小时内或肌肉瘫痪前使用效果最佳。

5. 补充足够的营养及水分　胃肠型食物中毒者早期给予易消化的流质或半流质饮食,呕吐频繁这可暂时禁食,肉毒中毒者如吞咽困难应早期给予鼻饲饮食。

三、溺水

（一）概述

溺水（drowning）又称淹溺,是指人淹没于水或者其他液体中,呼吸道及肺泡被水、泥沙、杂草等杂质填塞或因受到强烈刺激,使喉头、气管反射性痉挛造成窒息,导致肺通气和换气功能障碍。从水中救起后暂时性窒息,尚有大动脉搏动者称为近乎淹溺（near drowning）,淹溺后窒息合并心脏停搏者称为溺死（down）。淹溺是意外死亡的常见原因之一。在我国,淹溺是伤害致死的第三位原因。约 90% 的淹溺者发生于淡水,其中 50% 发生在游泳池。

（二）病因与机制

1. 病因

（1）意外事故

1）如失足落水。

2）游泳过程中,时间过长致体力耗竭或因冷刺激发生肢体抽搐,或被植物缠身,或被动物咬伤等原因造成溺水。

3）游泳入水前过量饮酒、口服镇静药及患有心肺脑及癫痫等违规游泳造成淹溺。

4）跳水、潜水意外造成淹溺。

（2）灾难事故　如翻船、潜水及交通事故、落水等导致的溺水。

（3）自杀或谋杀　跳水自尽或被他人谋害溺水。

2. 发病机制　人淹没于水中后,本能地出现反射性屏气和挣扎,避免水进入呼吸道。不久,由于缺氧不能坚持屏气而被迫深呼吸,从而有大量水及其他物质进入呼吸道以及肺内,导致肺水肿,阻碍肺的气体交换,引起机体缺氧和二氧化碳潴留。脑组织对缺氧极为敏感,可以导致脑血管渗透性增加,使脑细胞变性、肿胀,发生脑水肿。可分为两类,包括①干性淹溺（dry drowning）:人入水后,因受强烈刺激引起喉痉挛导致窒息,呼吸道和肺泡很少或无水吸入,占淹溺者 10%~25%;②湿性淹溺(wet drowning):人入水后喉部肌肉松弛,吸入大量水分充塞呼吸道和肺泡,发生窒息,水大量进入呼吸道数秒后神志消失,发生呼吸停止和心室颤动,占淹溺者 75%~90%。

（三）临床评估与判断

1. 淹溺史　向淹溺者的陪同人员或目击者详细了解淹溺发生的时间、地点和水源情况以及现场施救情况,以利于指导现场救护。

2. 病情判断　根据溺水持续时间、吸入水量、器官损害的程度及个体差异等不同情况,可出现不同程度的表现。

（1）轻症:神志清醒,面色苍白,口唇青紫,恐惧,可有头痛、胸痛、咳嗽及视觉障碍,但呼吸心跳存在。

（2）重症:口鼻充满泡沫、污物或外溢血性泡沫,眼结膜充血,颜面肿胀,皮肤苍白,四肢厥冷,剧烈咳嗽、咳粉红色泡沫痰,呼吸困难,发绀,呼吸浅表或不规则,脉搏细弱,上腹部膨胀感等。

（3）危重症:溺水者意识丧失,或伴有抽搐,严重者可出现呼吸停止、心脏停搏。

（四）急救与护理措施

欧洲复苏协会提出了淹溺生存链的概念,它包括五个关键的环节:预防、识别、提供漂浮物、脱离水面、现场急救。

1. 淹溺的预防　有关部门应根据水源地情况制定有针对性的淹溺预防措施,包括安置醒目的安全标识或警告牌,救生员要经过专业培训。应对所有人群进行淹溺预防的宣传教育。

2. 第一目击者救援　淹溺时,第一目击者在早期营救和复苏中发挥关键作用。但第一目击者也常常在尝试营救中受伤或死亡,特别是冲浪、急流以及水塘、海边等自然水域。非专业救生人员尽量不要实施下水营救。当发生淹溺事件,第一目击者应立刻启动现场救援程序。首先应呼叫周围群众的援助,有条件应尽快通知附近的专业水上救生人员或 110 消防人员。同时应尽快拨打 120 急救电话。第一目击者在专业救援到来之前,可向遇溺者投递竹竿、衣物、绳索、漂浮物等。

3. 专业人员水中救援　专业救生人员在进行水中救援时通常会先评估淹溺者存活的可能性。根据临床研究,如果淹没时间少于 10 分钟,那么淹溺者预后良好的可能性非常高,而如果淹没时间超过 25 分钟那么预后极差。现场营救应尽一切可能。一旦将病人救出,除非有明显的不可逆死亡证据(尸僵、腐烂、断头、尸斑等),均应立即复苏,并在能够保持按压质量的前提下尽量转送到急诊室进一步治疗。

4. 水中人工呼吸　对于呼吸停止者,尽早开始人工呼吸可增加复苏成功率。专业救生人员可在漂浮救援设施的支持下实施水中通气。不建议非专业救生人员在水中为淹溺者进行人工呼吸。

5. 岸边基础生命支持

（1）开放气道:由于淹溺病人的核心病理是缺氧,尽早开放气道和人工呼吸优先于胸外按压。大多数淹溺病人吸入的水分并不多,而且很快会进入到血液循环,没有必要清除气道中的水。基础生命支持应遵循 ABCD 顺序,即开放气道、人工通气、胸外按压、早期除颤。上岸后立即清理病人口鼻的泥沙和水草,用常规手法开放气道。开放气道后应尽快进行人工呼吸和胸外按压。

（2）人工通气：淹溺病人上岸后应首先开放气道，口鼻内的泥沙水草要及时清理。用5~10秒观察胸腹部是否有呼吸起伏，如没有呼吸或仅有濒死呼吸应尽快给予2~5次人工通气，每次吹气1秒，确保能看到胸廓有效的起伏运动。

（3）胸外按压：如果淹溺者对初次通气无反应，接下来应置其于硬平面上开始胸外按压，在水中按压通常由于深度不够而无效。成人按压与通气比遵循30：2。由于大多数淹溺者是在持续缺氧后导致心脏骤停的，因此实施单纯胸外按压的CPR（只按压不通气）并不能达到复苏目的，应予以避免。

（4）早期除颤：半自动体外除颤器（automated external defibrillator, AED）是否常规地配备在水上活动的场所一直存在争论。少量的研究显示淹溺病人上岸后心搏骤停的心律大多数是心室静止。但是一旦出现可电击心律，AED仍然可以迅速逆转病情。故2015年国际复苏指南、美国心脏协会指南及欧洲复苏指南仍然建议尽快使用AED。

6. 高级生命支持

（1）气道与呼吸：对尚有自主呼吸的淹溺者，最好采用带有储氧气囊的非再呼吸型面罩给予10~15L/min高流量吸氧。如果氧疗无效，淹溺者出现意识水平下降或发生心搏骤停，则考虑早期气管插管并给予正压通气。

（2）循环与除颤：大多数淹溺者会出现低血容量。此时需要快速开放静脉通道静脉输液纠正低血容量。淹溺病人心搏骤停后的心律通常是心室静止或无脉性电活动。发生心室纤维性颤动很少报道。但如果既往有冠心病史、使用过去甲肾上腺素或肾上腺素、或存在严重低体温的病人有可能出现心室纤维颤动。如果淹溺者处于心脏骤停，遵循高级生命支持标准流程抢救。如果淹溺者低体温，则按照目标体温管理流程进行处理。

（3）复苏后生命支持：危重病人一旦气管插管成功，应予妥善固定，及时吸引，维持气道通畅。根据临床情况给予保护性通气预防ARDS。放置胃管减压。常规检查胸片、心电图、血气分析等。大多数病人会发生代谢性酸中毒，此时应首先通过改变呼吸参数予以调节。早期积极对肺、循环系统、神经系统等进行评估和治疗。

四、热射病

（一）概述

中暑（heatillnes）是指高温或烈日暴晒等情况下，以体温调节中枢发生障碍、汗腺功能衰竭及水电解质代谢紊乱为特征的一组急性临床综合征，亦称急性热致疾病（acute heat illness）。正常人体在体温调节中枢的控制下，体内产热与散热处于平衡状态，使体温维持在37℃左右。当周围环境气温达到一定程度下，体内热调节不当时，使机体产热增加，散热不足，导致中暑高热发生。根据发病机制与临床表通常将中暑分为先兆中暑、轻症中暑和重症中暑。重症中暑又分为热痉挛（heat cramp）、热衰竭（heat exhaustion）和热射病（heatstroke或 sunstroke）。

热射病是由于人体受外界环境中热源作用和体内热量不能通过正常的生理性散热以达到热平衡，使体内热蓄积，引起体内温度升高。初起，可通过下丘脑体温调节中枢以加快心排血量和呼吸频率，皮肤血管扩张，出汗等提高散热效应。而后，体内热进一步蓄积，体温调节中枢失控，使心功能减退，心排血量减少，中枢静脉压升高，汗腺功能衰竭，体内热进一步蓄积，体温骤增。体温达到42℃以上可使蛋白质变性，超过50℃数分钟细胞即死亡。

（二）病因与机制

在烈日暴晒下，或在高温（气温高于35℃）环境中，从事长时间的工作、运动等，又无防晒、防暑措施，常易发生中暑。中暑发病原因可概括为三种因素，即机体产热过多、散热障碍和热适应能力下降。

1. 机体产热过多　孕妇及肥胖者产热增加。高温环境中进行强体力劳动者，如建筑工人、田间劳动的农民以及残疾竞技比赛的运动员等，由于劳动或活动强度大、时间长，机体产热增加，容易发生热量蓄积，如果没有足够的降温防暑措施，很容易发生中暑。

2. 机体散热障碍　高温、高湿、高辐射温度及低气压等环境因素，穿透气不良或紧身衣裤等均可导致散热障碍。

3. 机体热适应能力下降　环境变化时，机体仍能维持正常的生命运动。当机体的这种调节能力下降时，对热的适应能力下降，机体容易发生代谢紊乱而发生中暑。如心血管疾病、糖尿病、甲状腺功能亢进、先天性汗腺缺乏或广泛皮肤烧伤或损伤后；或服用阿托品等抑制汗腺分泌的药物，均可成为中暑的基础因素或诱因。中暑的常见诱因包括老年、体弱、营养不良、疲劳、饮酒、饥饿、失水、失盐、最近有过发热、穿紧身不透气衣裤、水土不服、甲状腺功能亢进、糖尿病、帕金森病、心血管病，广泛皮肤损害、先天性汗腺缺乏症、应用阿托品等。

（三）临床评估与判断

1. 病史　询问、观察突然发生高热的环境，包括环境温度、湿度与通风情况，劳动温度、持续时间、身体状况及个体适应力等。

2. 病情判断

（1）先兆中暑：在高温环境下工作劳动一定时间后，病人出现乏力、头晕、注意力不集中、眼花、耳鸣、四肢乏力、心悸胸闷、恶心等症状。体温正常或略升高。不超过38℃，如及时将病人转移到阴凉通风处安静休息，补充水分、钠盐，短时间内即可恢复。

（2）轻症中暑：轻症中暑在先兆中暑从基础上，体温升高超过38℃，表现面色潮红、胸闷、心率加快、皮肤灼热等症状，也可出现皮肤湿冷、面色苍白、脉搏细弱、血压下降等早期周围循环衰竭的表现。如及时有效处理，常常于数小时内恢复。

（3）重症中暑：是中暑情况最严重的一种，病人会出现高热晕厥、痉挛和昏迷症状。重症中暑可分为热痉挛、热衰竭、热射病。热射病：又称中暑高热。病人体温短时间内急剧升高，以"高热、无汗、意识障碍"为典型表现。早期受影响的器官依次为脑、肝、肾和心脏。临床上根据发病时病人所处的状态和发病机制分为劳力型热射病和非劳力型热射病。非劳力型热射病常发生在小孩、老年人和有基础疾病的人群，表现为皮肤干热和发红，84%~100%的病人无汗，直肠温度在41℃以上，最高可达46.5℃。劳力型热射病多在高温、湿度大和无风天气进行重体力劳动或剧烈体育运动时发病，多为平素健康的年轻人，由于机体产热过多、散热能力降低引起。严重者可出现休克、心力衰竭、肺水肿、脑水肿、急性肾衰竭、急性肝功能衰竭、DIC、多脏器功能衰竭，甚至死亡。热射病是中暑中最严重的类型，其死亡率与温度的上升有关，老年人和有基础疾病的病人病死率高于普通人群。

（四）急救与护理措施

热射病病情重，并发症多、预后差、死亡率高，故更须积极抢救。应该尽早治疗以防进一步损伤。

1. 气道和通气　维持开放气道和通气，检测动脉血气，通过鼻导管或者面罩给予供氧，氧流量 6~10L/min。

2. 降温

（1）物理降温：作为首要治疗方法，可把病人放置到通风良好的阴凉处或有空调的房间（室温在 20~25℃）。在病人身上洒水，扇风降温。也可将病人放在冰毯上，把冰块放置在腋窝、颈外侧、腹股沟。

（2）体内降温：如果病人体温不能迅速降低，或者对上述处理无反应，体温仍高于42℃，可用 4~10℃的糖盐水静脉注射或者灌肠。也可以采用胃管内灌注生理盐水降温。

（3）药物降温：应用氯丙嗪，病人如有寒战则使用苯二氮䓬控制颤抖，以防产热增加以及乳酸堆积。

（4）体温检测：降温时需要持续监测体温，避免低体温；并且观察有无寒战，如有寒战必须以药物控制，防止产热增加及乳酸堆积。

3. 改善周围循环衰竭　保持尿量，静脉滴注晶体液来维持血压和尿量，维持水电解质平衡。

4. 健康宣教　向病人及其家属进行防暑降温的知识和方法的宣传教育，使他们在今后的工作生活中懂得如何预防中暑及如何进行现场的自救和互救。

第二节　毒物因素

一、农药中毒

（一）概述

农药在广义上包括杀虫剂、杀菌剂、植物生长调节剂和除草剂，其中杀虫剂占 70% 以上，目前使用的杀虫剂常见的有有机磷酸酯类、氨基甲酸酯类等。

急性有机磷农药中毒（acute organophosphorus pesticides poisoning）在我国非常常见。发展中国家农村地区，有机磷农药自杀是一个非常严重的问题，每年可导致约 20 万人死亡。我国是农药大国，有机磷农药在农村广泛应用，因其容易获得、不易有效控制以及防护措施不力导致有机磷农药中毒成为中毒事件中最常见的一种。

有机磷农药是当今生产和使用最多的农药，品种多达百余种，大多属于剧毒或高毒类。其性质多呈油状或结晶状，色泽由淡黄色至棕色，稍有挥发性，有蒜味，除敌百虫外，一般难溶于水，易溶于多种有机溶剂，在碱性条件下易分解失效，但敌百虫遇碱会变为毒性更大的敌敌畏。

百草枯中毒是当前严重影响我国人民群众身体健康的中毒性疾病，目前尚无特效解毒药，具有很高的病死率。口服自杀是我国百草枯中毒的主要原因。尽管在毒理学分类上被列为中等毒性毒物，但由于具有很高的病死率，临床上应列为剧毒毒物。肺是百草枯中毒损伤的主要靶器官之一，它同时会造成严重的肝肾损害。百草枯中毒晚期则出现肺泡内和肺间质纤维化，称为"百草枯肺"，是急性呼吸窘迫综合征的一种变异形式。中毒性肺水肿和重症中毒性肺炎是百草枯中毒的主要死亡原因，肺纤维化是晚期死亡的主要原因。因此，积极控制中毒性肺水肿、治疗重症中毒性肺炎是抢救成功的关键之一。糖皮质激素及抗氧化剂是治疗中毒性肺水肿和中毒性肺炎的主要措施。

（二）病因与机制

急性中毒的临床表现与有机磷农药的种类、侵入途径、剂量等有密切关系。口眼中毒可在 10 分钟至 2 小时内出现症状，大剂量口服中毒者可在 5 分钟内出现症状，经皮肤吸收的一般在接触后 2~6 小时发病。一旦中毒症状出现后，病情可以迅速发展。有机磷急性中毒表现为三类综合征：

1. 毒蕈碱样症状（M 样作用）　这组症状出现最早，主要为副交感神经兴奋所致的平滑肌痉挛和腺体分泌增多。临床表现为瞳孔缩小、视物模糊、腺体（汗腺、唾液腺、呼吸道粘膜腺体等）分泌亢进、恶心、腹痛、肛门及膀胱括约肌松弛、大小便失禁及心血管抑制等。严重时出现肺水肿，表现为呼吸困难，双肺布满湿啰音，并伴血性泡沫痰。

2. 烟碱样症状（N 样作用）　病人皮肤血管收缩、面色苍白、心率增快、血压增高，早期可出现面部及四肢胸腹部肌束颤动，晚期出现肌阵挛或肌麻痹。可因呼吸肌麻痹而致死。

3. 中枢神经系统症状　由于脑内乙酰胆碱聚集，中枢神经系统细胞突触间冲动传导加快，引起中枢神经系统功能障碍。早期多表现为头晕、头痛、疲乏无力，进而出现烦躁不安、瞻望、抽搐和昏迷。

（三）临床评估与判断

1. 评估有机磷农药接触史或服毒史　如吸入中毒者，应了解接触的时间、空气中有机磷农药的浓度和有机磷农药的种类；服毒者应了解服毒的时间、服毒的量、有无呕吐等。

2. 评估神志及生命体征　有机磷农药中毒者病情重，病情变化快，应立即评估神志及生命体征，观察病人的意识状况，呼吸、循环情况，以便对症急救。

3. 评估临床症状并进行中毒分级评估　评估毒蕈碱样症状、烟碱样症状及中枢神经系统症状。有机磷中毒病人口腔、呼出气、呕吐物及体表有蒜臭味，瞳孔针尖样大小，大汗淋漓，腺体分泌增多，有肌纤维颤动和意识障碍等中毒表现。急性中毒分级以临床表现为主要依据，血液胆碱酯酶活性可作参考指标。具体中毒分级如下：

（1）轻度中毒：以毒蕈碱样症状为主，无肌纤维震颤等烟碱样症状。胆碱酯酶活力一般在 50%~70%。

（2）中度中毒：毒蕈碱样症状加重，出现肌纤维震颤等烟碱样症状。胆碱酯酶活力一般在 30%~50%。

（3）重度中毒：除毒蕈碱样症状、烟碱样症状外，具有肺水肿、昏迷、呼吸衰竭、脑水肿其中一种表现者，可以诊断为重度中毒。全血或者红细胞胆碱酯酶活力一般在 30% 以下。

血液胆碱酯酶活力测定是诊断有机磷农药中毒的特异性实验指标，对判断中毒程度、疗效和预后均极为重要。正常人的血液胆碱酯酶活力值为 100%，<70% 以下即有意义，但需注意的是血液胆碱酯酶活力活性下降程度并不与病情轻重完全平行。

（四）急救与护理措施

1. 确保生命体征　维持病人的呼吸循环功能，既是抢救中毒病人的首要措施，也是抗毒药物发挥疗效的基础。出现发绀或呼吸停止者，立即给予吸氧或气管插管，呼吸机辅助呼吸。循环衰竭者，立即进行心肺复苏。同时，用大号静脉留置针开放两条静脉通道，以保证抢救成功。

2. 清除未吸收毒物

（1）立即将病人撤离有毒环境。脱去染毒衣物，用清水、肥皂水或 2% 碳酸氢钠溶液彻底清洗染毒皮肤、毛发、指甲、趾甲。毒物侵入眼里时,用 2% 碳酸氢钠或生理盐水冲洗至少 10 分钟,然后滴入 1% 阿托品 1~2 滴。敌百虫中毒不能用碱性溶液冲洗,只能用清水冲洗。禁用热水冲洗或乙醇擦洗,以免使皮肤血管扩张,加速毒物吸收。

（2）对口服中毒者,应立即予以及时、有效的洗胃。毒物品种不明的,用清水或生理盐水洗胃为宜,敌百虫中毒者禁用 2% 碳酸氢钠溶液洗胃,1605、1059、乐果中毒者禁用 1∶10 000~1∶5000 的高锰酸钾溶液洗胃。洗胃液的温度以 30~35℃ 为宜。一般洗至出胃液颜色与人胃液颜色一致,且无蒜臭味为止。洗胃的原则为:持续减压,间断洗胃。首次洗胃量可达 30 000ml,1 小时后 10 000ml,以后每 1~2 小时 5000ml（以上均为洗胃机洗胃）,也可用 1000ml 生理盐水,每 1~2 小时 1 次,从胃管注入,再自然引流,在洗胃间期用胃肠减压持续减压,以引流含有毒物的胃液,直至病情好转后拔除胃管。如病人有喉头水肿或痉挛,无法插管时,可根据紧急程度采取手术切开胃进行彻底洗胃。

3. 应用特效解毒剂　有机磷农药中毒病情急、发展快,当确诊后应马上给予足够的胆碱酯酶复能剂和抗胆碱能药。用药原则为尽早用药、联合用药、首次足量、重复用药。

（1）胆碱酯酶复能剂:临床常用的胆碱酯酶复能剂有解磷定、氯磷定、双复磷定。在我国主要用解磷定和氯解磷定。美国通常用氯解磷定。欧洲一些国家多用双复磷定和双解磷定。氯磷定和双复磷定含肟量高,活化作用强,副作用小。双解磷定副作用较大。解磷定不但含肟量低,重活化作用弱,只能静脉给药,不能肌内注射,用量较大时,副作用较大,目前大多数国家早已不使用解磷定。如一时无药亦可用解磷定,可按氯磷定的 16 倍量给予,但不宜缓慢静脉滴注,应静脉注射或用少量液体稀释后快速滴注,以不抑制呼吸为度。

（2）阿托品:为抗胆碱药,是解救急性中毒的关键性药物。使用原则为早期、足量、反复给药。其作用机制为解除平滑肌痉挛,抑制腺体分泌,保持呼吸道通畅,消除和减轻毒蕈碱样症状和中枢神经系统症状。阿托品静脉注射后 1~4 分钟开始发挥作用,8 分钟达到高峰。阿托品化的临床表现为瞳孔较前散大、口干、皮肤干燥、颜面潮红、肺部湿啰音消失及心率加快。按照新观念,阿托品用到口干舌燥、无汗、肺部湿啰音消失即可,不必用到瞳孔散大、颜面潮红。如病人出现神志恍惚、高热等,提示阿托品过量,应酌情减量。阿托品化与阿托品中毒症状体征不同（表 13-2-1）。近年来提出新的治疗观念,主要是:①治本为主,标本兼治。所谓治本就是彻底洗胃和用复能剂尽快使胆碱酯酶复活。②以胆碱酯酶为依据,因症施治。根据胆碱酯酶活力使用抗胆碱能药物及复能剂,如有毒蕈碱样症状,用抗胆碱能药物;如胆碱酯酶活力 <50%,酌情使用复能剂。

表 13-2-1　阿托品化与阿托品中毒的主要区别

	阿托品化	阿托品中毒
神经系统	意识清楚或模糊	谵妄、躁动、幻觉、双手抓空、抽搐、昏迷
皮肤	颜面潮红、干燥	紫红、干燥
瞳孔	由小扩大后不再缩小	极度散大
体温	正常或轻度升高	高热 >40℃
心率	≤120 次 / 分,脉搏快而有力	心动过速,甚至有室颤发生

（3）新型抗胆碱药：目前应用于救治有机磷农药中毒的还有新型抗胆碱药如盐酸戊乙喹醚（长效托宁）。该药是新型的具有选择性的抗胆碱药，有较强的中枢和外周抗胆碱作用，有效量小，持续时间长，但毒副作用较小，不使心率增快。本药与胆碱酯酶复能剂合用，对严重有机磷农药中毒有显著疗效。

（4）解磷定注射液：解磷定注射液为抗胆碱药以及胆碱酯酶复能剂的复方制剂。主要用于有机磷农药中毒早期，对有机磷中毒有显著疗效。对毒蕈碱样症状、烟碱样症状和中枢神经系统症状有较好的对抗作用。对中毒的胆碱酯酶也有较强的复活作用。起效速度快，作用时间较持续，一般给药一到三次便可治愈。

4. 对症治疗　保持呼吸道通畅，及时清理呼吸道分泌物，吸氧。维持水、电解质和酸碱平衡，及时补充液体、电解质，纠正酸中毒。当病人出现肺水肿、脑水肿时，给予积极的处理。可以考虑输血，以补充胆碱酯酶。同时加强基础护理，尽量减少各种并发症。

5. 病情观察

（1）密切观察生命体征、瞳孔及意识的变化，尤其是呼吸的变化；做血气分析，如血氧分压 <50mmHg，应气管插管，使用呼吸机。

（2）注意要点：洗胃时应注意观察洗胃液及腹部情况，有无消化道出血、穿孔症状。

（3）药物副作用的观察：观察阿托品化的表现，注意与阿托品中毒的鉴别。

（4）胆碱酯酶活力的观察：首次给药 30~60 分钟后，测定血胆碱酯酶活力，如胆碱酯酶活力增加，继续观察；如下降，再次洗胃，重复给药，直至主要中毒症状基本消失。血胆碱酯酶活力保持在 50% 以上可以出院。

（5）迟发毒性作用的观察：急性有机磷中毒反跳，病人可以出现心律失常、呼吸衰竭，导致病人突然死亡，因此要延长观察时间，以防反跳。

（6）心理活动的观察及护理：发生有机磷中毒的主要原因之一是服毒自杀，当病人苏醒后常表现为悲伤、不言语、无声落泪等，因此，护理人员积极了解服毒原因，给予病人安慰、让家属陪伴，并做到不歧视病人，为病人保密。

二、气体中毒

（一）概述

刺激性气体多在工业、农业生产环境中遇到。亦可因意外事故危害周围人群。刺激性气体主要对呼吸道黏膜、眼及皮肤有直接刺激作用，呼吸道是有害气体侵入人体的主要途径。吸入后，轻者表现为上呼吸道刺激或支气管炎症状，重者产生中毒性肺炎或中毒性肺水肿。且可发展成为急性呼吸窘迫综合征（acute respiratoty distress syndrome，ARDS）。损害的严重程度主要取决于吸入气体的浓度以及暴露时间的长短。常见的刺激性气体有氨、氯气、光气、二氧化硫等。

（二）病因与机制

按刺激性气体的化学特性，可以分为两类。

1. 高水溶性刺激性气体　有氯气、氨气、二氧化硫等。这类毒物在水中的溶解度大，在眼和上呼吸道的潮湿组织表面很快溶解，形成酸或碱类物质，产生速发的强烈的刺激作用。临床表现主要为刺激症状，如大量吸入出现肺水肿时，常无潜伏期。

2. 低水溶性刺激性气体　如氮氧化物、光气、硫酸二甲酯等。因溶解度小对上呼吸道的刺激作用弱,气体吸入量就相对增多,且易进入呼吸道深部,因而引起中毒性肺炎、肺水肿的可能性大。发病有一定的潜伏期,潜伏期随吸入毒物的量、毒物浓度以及接触时间增加而缩短,但与溶解度成反比。

（三）临床评估与判断

1. 评估有毒气体接触史 评估接触的时间、引起中毒的毒物种类、毒物的浓度、毒物的性质等情况。

2. 临床症状评估

（1）中毒性呼吸道炎症:大多由高水溶性刺激性气体引起,吸入后立即出现粘膜刺激症状,临床表现有鼻炎、咽炎、声门水肿以及气管、支气管炎等呼吸道症状。

（2）中毒性肺炎:刺激性气体进入呼吸道深部达到肺泡易引起肺实质的炎症反应。主要表现为胸闷、胸痛、气急、剧咳、咯痰,有时痰中带有血丝。

（3）中毒性肺水肿及ARDS:刺激性气体吸入引起呼吸系统疾病中,以中毒性肺水肿以及ARDS为最严重。ARDS往往是由肺水肿发展而来,吸入水溶性较小的刺激性气体以后,当时粘膜刺激症状较轻,仅有呛咳、胸闷、恶心,阳性体征很少。仅咽部及眼结膜充血,偶尔闻及干啰音,脱离接触以后上述症状可明显减轻或基本消失。但经数小时或数十小时以后病情突然加重,出现胸闷,咳嗽加重,且有呼吸困难,发绀、烦躁、咯粉红色泡沫痰,两肺可闻及弥漫性湿啰音,部分病人呼吸困难呈进行性加剧,进而演变成为ARDS,如不及时抢救可因呼吸循环衰竭而危及生命。吸入水溶性大的刺激性气体以后,则立即出现明显的眼和上呼吸道粘膜刺激症状,随即出现肺水肿的症状和体征,进而可发展为ARDS。危重病人可并发喉头水肿,纵隔气肿、气胸、肺不张。

（四）急救与护理措施

1. 立即脱离刺激性气体环境。

2. 对酸性气体可用5%的碳酸氢钠溶液雾化吸入。碱性气体用3%硼酸溶液雾化吸入起到中和作用。

3. 氧疗。有气急、胸闷的症状时均应给予氧疗,发生ARDS时采用加压给氧或者给予呼气末正压呼吸。对于一氧化碳中毒的病人,立即给予鼻导管吸氧,如果有昏迷或者碳氧血红蛋白>25%,立即进行高压氧治疗,且高压氧最好在4小时内进行。

4. 保持呼吸道通畅。对于支气管痉挛或者支气管分泌物较多者,给予雾化吸入,对于喉头水肿、呼吸道灼伤并有呼吸困难者,尽早考虑气管切开。

5. 激素治疗。早期、大量、短期使用糖皮质激素。

6. 密切观察病情变化,给予对症支持处理,防治并发症。

三、氰化物中毒

（一）概述

氰化物可分为无机氰化物和有机氰化物两类。其毒性很大程度上决定于代谢过程中析出氰离子的速度和数量。某些无机氰化物,如氢氰酸、氰化钠、氰化钾。有机氰化物如乙腈、丙烯腈,均能在体内迅速析出氰离子,毒性大,属于高毒类。亚铁氰化物和铁氰化物在一般条件下是低毒的。但在加热或遇酸作用后能生成剧毒的氰化氢。苦杏仁、琵琶仁、桃仁、木薯、白果都含有氰化物,进食过量,可致中毒,甚至死亡。

（二）病因与机制

职业性氰化物中毒是通过呼吸道吸入和皮肤吸收引起的，生活性中毒以口服为主，口腔粘膜和胃肠道均能充分吸收。氰化物进入人体后析出氰离子，迅速与细胞线粒体内氧化型细胞色素氧化酶的三价铁结合，阻止了氧化酶中三价铁的还原，也就阻断了氧化过程中的电子传递，使组织细胞不能利用氧形成内窒息。

（三）临床评估与判断

1. 评估氰化物接触史或服毒史　如吸入中毒者，应了解接触的时间、空气中氰化物的浓度和氰化物的种类；服毒者应了解服毒的时间、服毒的量、有无呕吐等。

2. 评估神志及生命体征　氰化物中毒者病情重，病情变化快，应立即评估神志及生命体征，观察病人的意识状况、呼吸、循环情况，以便对症急救。

3. 评估临床症状　吸入高浓度氰化氢气体，或口服致死剂量的氰化钠、氰化钾后，可引起猝死。非猝死型病人呼出气和经口中毒病人呕吐物中有苦杏仁气味。根据中毒的轻重程度可分别表现为眼和上呼吸道刺激症状，进而出现呼吸困难，并有胸闷、头痛、心悸、心率增快、皮肤粘膜呈樱桃红色。经口中毒者还可有恶心、呕吐、腹泻等消化道症状，随即出现强直性和阵发性阵挛，甚至角弓反张，如不及时抢救病人昏迷加重，血压骤降，呼吸浅而不规则出现发绀、反射消失，很快呼吸先于心跳停止而死亡。

（四）急救与护理措施

1. 使病人迅速脱离中毒现场　氰化物的主要染毒途径包括皮肤、呼吸道和消化道。皮肤洗消是化学染毒早期处置的关键步骤。洗消应遵循"及时、彻底、有效"的原则。首先要脱去污染的衣物，尽早使用流动水进行周身冲洗，然后再根据伤情分类进行洗消；眼睛染毒时，应用洗眼器及时做彻底冲洗；口腔使用清水或者生理盐水反复漱口；无破溃的鼻腔和外耳道可用湿棉球反复擦拭干净；如属口服中毒应立即用氧化剂溶液。如5%的硫代硫酸钠，0.2%的高锰酸钾或者3%的过氧化氢洗胃。

2. 使用特效解毒剂　氰离子在体内易与三价铁结合，在硫氰酸酶参与下再同硫结合成毒性很低的硫氰酸盐，从尿排出。所以高铁血红蛋白形成剂和供硫剂的联合应用可达到解毒的目的。急性中毒时的治疗如下：

（1）立即应用亚硝酸异戊酯1~2支放在手帕中压碎，给病人吸入15~30秒，间隔2~3分钟再吸1支，直至静脉注射亚硝酸钠为止；

（2）立即用3%的亚硝酸钠10~15ml，加入25%的葡萄糖液20ml，静脉缓慢注射，不少于10分钟。注射时注意血压，如有休克症状，立即停止；

（3）紧接着用同一针头，以相同的速度注入50%硫代硫酸钠20~40ml。必要时在1小时后重复注射半量或者全量。轻度中毒者单用此药即可；

（4）4-二甲氨基苯酚和对氨基苯丙酮为高铁血红蛋白形成剂，轻症中毒口服，中度、重度中毒者肌注，毒副作用轻，应用本品时严禁再用亚硝酸类药品。

四、酒精中毒

（一）概述

急性酒精中毒（acute alcohol intoxication）是指由于短时间摄入大量乙醇（酒精）或含酒精饮料后出现的中枢神经系统功能紊乱状态，多表现为行为和意识异常，严重者损伤脏器功能,导致呼吸循环衰竭,进而危及生命。急性酒精中毒绝大多数是因过量饮酒造成的,婴儿应用大量酒精擦浴,因长时间暴露在酒精蒸气环境中也易造成中毒。酒精进入人体,吸收后迅速分布至全身各组织。口服酒精 5 分钟后,血中就出现酒精,约 1 小时血中浓度达高峰,16 小时排出。吸收的酒精几乎全部在体内分解,约 2% 由尿或呼气排出。酒精主要在肝代谢。其氧化代谢速度很慢,当肝功能受损时,氧化速度减慢,易发生蓄积而导致中毒。

（二）病因与机制

急性酒精中毒主要造成中枢神经系统、循环系统和呼吸系统功能紊乱。由于饮酒量不同临床症状出现的迟早也不相同,大致可分为:

1. 兴奋期　血中酒精含量在 40~100mg/dl,病人表现为欣快、多语、面红、吐词不清、情绪不稳,也有安静入睡者。

2. 共济失调期　血中酒精含量在 100~200mg/dl,病人可出现共济失调、动作笨拙、步态不稳、语无伦次。

3. 昏睡、昏迷期　血中酒精含量在 200~400mg/dl,病人意识不清、昏睡或昏迷、面色苍白或潮红、皮肤湿冷、口唇青紫、心动过速、呼吸缓慢、血压下降。严重时大小便失禁、抽搐、昏迷。当血中酒精含量达 400~500mg/dl 时,可抑制延髓呼吸中枢,最终因呼吸衰竭而死亡。

（三）临床评估与判断

1. 评估饮酒史。详细询问饮酒的时间、量、酒的种类及平常是否有饮酒的习惯。

2. 评估病人的意识情况、生命体征。特别应注意观察瞳孔大小。酗酒后可因误伤导致硬膜下血肿,病人出现双侧瞳孔不等大,但临床上常容易忽视,因此应特别注意。

3. 评估血中酒精含量。

4. 检查病人有无外伤,酒精中毒者常因神态异常、步态不稳而导致外伤,因此应全面查体,及早发现可能的外伤。

5. 病人神志清楚后,应再次全面询问病史,做体格检查。

6. 评估临床症状及中毒程度的临床分级。

（1）轻度（单纯性醉酒）:仅有情绪、语言兴奋状态的神经系统表现,如语无伦次,但不具备攻击行为,能行走,但有轻度运动不协调,嗜睡能被唤醒,简单对答基本正确,神经反射正常存在。

（2）中度:具备下列之一者为中度酒精中毒①处于昏睡或昏迷状态,或 Glasgow 昏迷评分在 5~8 分之间。②具有经语言或心理疏导不能缓解的躁狂或攻击行为。③意识不清伴神经反射减弱的严重共济失调状态。④具有错、幻觉或惊厥发作。⑤血液生化检测有以下代谢紊乱的表现之一者,如酸中毒、低血钾、低血糖。⑥在轻度中毒基础上并发脏器功能明显受损表现,如与酒精中毒有关的心律失常（频发期前收缩、心房颤动或心房扑动等）、心肌损伤表现（ST–T 异常、心肌酶学升高 2 倍以上）或上消化道出血、胰腺炎等。

（3）重度:具备下列之一者为重度酒精中毒:①处于昏迷状态,Glasgow 评分≤5 分。②出现微循环灌注不足表现,如脸色苍白、皮肤湿冷、口唇微紫、心搏加快、脉搏细弱或不能触及、血压代偿性升高或下降（低于 90/60mmHg,或收缩压较基础血压下降 30mmHg 以上）。昏迷伴有失代偿临床表现的休克也称为极重度。③出现代谢紊乱的严重表现,如酸中毒（pH≤7.2）、低血钾（血清钾≤2.5mmol/L）、低血糖（血糖≤2.5mmol/L）之一者。④出现重要脏器,如心、肝、肾、肺等急性功能不全表现。

（四）急救与护理措施

1. 保持呼吸道通畅 使病人处于头低左侧卧位,以防呕吐物吸入气道。单纯急性轻度酒精中毒不需治疗,居家观察即可。有肥胖、通气不良等基础疾病者要嘱其保暖,侧卧位防止呕吐、误吸等并发症,类双硫醒样反应严重者宜早期对症处理。呼吸抑制者,给予呼吸兴奋剂,必要时行气管插管,呼吸机辅助呼吸。

2. 清除未吸收的酒精 如病人在 1~2 小时内饮了大量酒,可用催吐或洗胃的方法,清除未吸收的酒精。由于酒精吸收迅速,催吐、洗胃和活性炭不适用于单纯酒精中毒病人。洗胃应评估病情,权衡利弊,建议仅限于以下情况之一者:①饮酒后 2 小时内无呕吐,评估病情随时可能恶化的昏迷病人;②同时存在或高度怀疑其他药物或毒物中毒;③已留置胃管特别是昏迷伴休克病人,胃管可用于人工洗胃。洗胃液一般用 1% 碳酸氢钠液或温开水;洗胃液不可过多,总量多不超过 2000~4000ml,胃内容物吸出干净即可;洗胃时注意每次大量不超 200ml,气道保护,防止呕吐。

3. 纳洛酮治疗 纳洛酮是阿片受体拮抗剂,能解除酒精中毒的中枢抑制,缩短昏迷时间,对昏迷和呼吸抑制的病人有兴奋呼吸和催醒作用。轻度中毒(兴奋期和共济失调期病人)给予 0.4~0.8mg 纳洛酮肌肉注射或加入 10% 葡萄糖 40ml 稀释后静脉注射;重度中毒(昏睡期者)给予 0.4~0.8mg,加入 10% 葡萄糖 40ml 静脉注射,1 小时后症状无改善者,可重复给予 0.4mg。

4. 镇静治疗 躁狂者可给予氯丙嗪 25mg 肌肉注射,或地西泮 10mg 稀释后缓慢注射。这些药物能与酒精起协同作用,对中枢神经系统产生抑制作用,使用时切忌过量。

5. 透析对重度昏迷或出现呼吸抑制者,可进行紧急透析治疗。

6. 对症治疗可静脉输注肌苷、葡醛内酯(肝太乐)、维生素 C 等药物。

7. 全面监护病人,防止意外。加强护理,减少并发症。

五、镇静催眠类药物中毒

（一）概述

安眠药是中枢神经系统抑制药物,具有镇静和催眠作用,小剂量可使人处于安静或嗜睡状态,但大剂量时可麻醉全身,包括延脑中枢,一次大剂量服用可引起中毒。安眠药种类较多,有巴比妥类、苯二氮䓬类等。近几年比较常见的是苯二氮䓬类中的安定中毒。

（二）病因与机制

1. 轻度中毒 嗜睡,但可唤醒,有判断力和定向力障碍。病人步态不稳,言语不清,眼球震颤。但各种反射存在,生命体征正常。

2. 中度中毒 浅昏迷,呼吸浅而慢,血压正常,腱反射消失。角膜反射、咽反射仍存在。

3. 重度中毒 深昏迷,出现呼吸、循环衰竭。呼吸浅、慢、不规则或呈潮式呼吸,可出现肺水肿,脉搏细数,血压下降,严重者发生休克。早期可能有四肢肌张力增强,腱反射亢进,病理反射阳性,后期全身肌肉弛缓,各种反射消失,可因呼吸中枢麻痹、休克或长期昏迷并发肺部感染而死亡。

（三）临床评估与判断

1. 评估中毒史 问清服用药物的名称、剂量、服用的时间以及是否经常服用此种药物。

2. 评估神经系统症状 判断意识障碍的程度,各种反射如角膜反射、对光反射、压眶反射、肌腱反射有无存在以及各种病理反射。

3. 评估呼吸系统症状 如呼吸频率、节律、深度及呼吸方式等。

4. 评估循环系统症状 评估心率、脉率、心律、血压情况,休克时应评估尿量。

（四）急救与护理措施

1. 保持呼吸道通畅 给予氧疗,呼吸困难者予以口咽管开放气道,呼吸抑制者行气管插管,呼吸机辅助呼吸,必要时行气管切开。

2. 稳定心血管系统 给予心电监测并开放静脉通路,心跳停止者立即进行胸外按压,休克者给予抗休克治疗。

3. 清除未被吸收的毒物 清醒者催吐,意识不清者给予洗胃。可应用活性炭及泻剂。活性炭在胃肠液中吸收过量药物,在肠液与血液中建立浓度差,以此驱动过量药物由血中弥散到肠液并由活性炭吸附。泻剂应选用硫酸钠,不用硫酸镁,因为镁离子能抑制中枢神经系统。

4. 排出已吸收的毒物 用碳酸氢钠碱化尿液可防止巴比妥类药物在肾小管重吸收而加快毒物的排出,使用利尿剂增加尿量也可增加药物的排泄。对昏迷时间较长、有并发症,且血药浓度过高的危重病人可用血液净化疗法。

5. 应用特殊拮抗药 氟马西尼是苯二氮䓬类的特殊拮抗药,能使病人迅速清醒,但作用时间短暂,根据病情需要可持续静脉滴注或间断用药。

6. 中枢兴奋剂应用 此类药物可兴奋呼吸,但对严重呼吸抑制者无效,也不能缩短昏迷的时间。

7. 对症治疗 保持水、电解质和酸碱平衡,并发肺炎时用抗生素治疗。经综合治疗48小时仍昏迷者,可用中枢兴奋剂如哌甲酯（利他林）,有抽搐者慎用。给予充足的易消化的食物,昏迷者早期给予鼻饲。加强基础护理,预防并发症。

（刘颖青）

第十四章 危急值管理

学习目标

完成本内容学习后,学生将能:
1. 复述危急值的概念
2. 列出 5 种常见检验危急值种类、意义和处理措施
3. 描述危急值处理流程
4. 能熟练应用危急值报告接受流程进行临床操作及记录

第一节 常见危急值的意义与处理

一、概述

危急值(critical values)是指对某些可能严重影响病人健康甚至导致病人死亡的异常检测结果(超异常结果)。

各医院危急值项目与界限应由医务部门组织相关临床科室、医技科室、护理部共同商讨确定,尤其是急诊科、重症医学科、麻醉科、心内科、呼吸科、肾内科、血液科和消化科等科室的医师,以适合自己医院的实际情况。2007 年起,国家卫生行政部门将危急值报告列入病人安全目标中,要求各级医疗机构根据其实际情况,制定适合本单位的危急值项目和危急值报告制度,对危急值报告项目实行严格质量控制并能提供咨询服务。2011 年原卫生部下发的《等级医院评审标准实施细则(2011 版)》也对危急值报告提出明确要求,且为核心条款。国际医疗机构认证联合委员会(Joint Commission International, JCI)一直将医护人员之间的有效交流,尤其是危急值报告列为国际病人安全目标之一,明确要求医院应制定危急值管理流程及规范的报告系统,以指导医护人员在紧急情况时及时申请及接收报告。原国家卫生计生委在病人安全目标中明确要求,须将"血钙、血钾、血糖、血气、白细胞计数、血小板计数、凝血酶原时间、活化部分凝血活酶时间"列为危急值项目。

二、危急值报告制度的意义

医学危急值一词的提出,强化了医护人员、临床检查科室人员对影响病人生命的异常检查结果的重视。当出现危急值并复查无误后,检验、检查人员必须第一时间与临床科室联系沟通,既增加医技与临床的沟通,也加强了临床实验室、医生与护士的沟通。标本留取好坏,直接决定检验结果的准确性。有些标本危急值的出现,是由于标本留取过程中存在的问题

造成的。因此临床实验室必须加强与护理部门的沟通,从而多方面、多渠道保证病人的医疗安全。

三、临床科室"危急值"的处理

(一)住院病人"危急值"处理

临床医护人员收到危急值报告后,本着"谁接收,谁负责"的原则,记录复述确认后应立即通知主管或值班医师并签字,同时在《临床科室接获危急值报告登记本》上记录检查日期、科室及床号、病案号、病人姓名、接获电话时间、查询报告时间、检查项目、危急值、标本是否正常、通知医生时间、通知何人、登记人、处理医生等项目。接收人还应负责跟踪落实并做好相应记录。主管或值班医师接收报告后,应立即通过信息系统查看检验、检查结果,并结合临床情况立即采取相应治疗措施,必要时向上级医师汇报。主管医师需 6 小时内在病程中记录接收到的危急值报告结果和诊治措施。

(二)门、急诊病人"危急值"的处理

门急诊护士接到门、急诊病人"危急值"报告电话后应立即通知门、急诊医生,并及时通知病人或病人家属到相应科室取报告并就诊。如为急诊抢救室或留观室病人则同住院病人危急值处理。一时无法通知病人时,及时向职能部门报告,职能部门接到报告后,应立即调取挂号信息查找通知病人。如仍无法查到病人应立即向院领导报告,并设法通过其他途径如公安、媒体等查找病人。门、急诊医师在接到报告后应立即采取相应的治疗措施,并及时在门急诊病历上记录。

四、危急值报告登记制度

危急值报告与接收均遵循"谁报告(接收),谁记录"原则。各临床科室、医技科室应分别建立检查(验)危急值报告登记本,对危急值处理的过程和相关信息做详细记录。危急值报告信息至少包含病人识别信息、危急值项目及危急值、报告时间(精确到分钟)、报告实验室、报告人与接收人全名,报告人与接收人均需完整记录危急值报告信息。

第二节 危急值管理

一、检验危急值

检验危急值是临床工作中最常遇到的危急值,虽然不同医院的具体标准数值因各种因素略有不同,但只要医院规定为危急值,护士接到报告后,即应按流程及时通知医生,在执业允许范围内给予必要(或紧急)的独立处置,以便及时减少或终止对病人的进一步损害。以下列举常见检验危急值项目和报告界限供参考(表 14-2-1)。

由于仪器设备、检测方法以及救治水平的差异,不同医院常根据实际情况建立相应的危急值评价、报告制度与处置程序。通常检验危急值报告流程为:当出现"危急值"时,检验科室人员应对危急值快速复核确认,立即电话或口头报告相关科室,并出具书面报告;临床医护人员应按照"谁接收,谁记录,谁通知"的原则复诵确认、准确记录,并立即报告主管医师。

表 14-2-1 常见检验危急值项目和报告界限

项目（单位）	低值	高值	备注
白细胞计数（10^9/L）	<2*	>30*	
血红蛋白（g/L）	<50*	>200*	新生儿低值 <90
血小板（10^9/L）	<31#	>999#	血液内科低值 <10
凝血酶原时间（S）	<8*	>30*	
部分活化凝血活酶时间（S）	<20*	>75*	
钾（mmol/L）	<2.8*	>6.2*	肾内科高值 >6.4
钠（mmol/L）	<120*	>160*	
钙（mmol/L）	<1.6*	>3.5*	
血糖（mmol/L）	<2.5*	>22.2*	内分泌科病人高值 >33.3
肌酐（μmol/L）		>650*	尿毒症和慢性肾功能衰竭病人高值 >1500
肌钙蛋白 I（μg/L）		>0.5*	
N 末端前脑钠肽（ng/L）		>1000*	
血气 pH	<7.2*	>7.55*	
血气 PaO_2（mmHg）	<45*	>7.55*	
血气 $PaCO_2$（mmHg）	<20*	>70*	

注：* 为 2011 年卫生部临床检验中心调查 600 家临床实验室的结果；# 为 2007 年 CAP 调查 163 家临床实验室的结果

若为门诊病人，立即通知门诊客户服务中心，非门诊时间联系医院总值班，由其联系开单医生，如联系不上，则通知该科室值班医生。开单医生或值班医生接到危急值报告后，通知病人并评估是否需要病人来院就诊或就近就诊。

（一）白细胞（white blood cell, WBC）

1. 临床意义

（1）<2×10^9/L：有引发严重、反复致命性感染的可能。

（2）>30×10^9/L：提示可能为白血病或其他血液系统恶性疾病。

2. 护理措施

（1）<2×10^9/L：给予病人保护性隔离，停用或禁用有骨髓抑制作用的药物，预防和控制感染，针对不同发病机制应用免疫抑制剂、促进骨髓造血药物等。

（2）>30×10^9/L：给予病人保护性隔离，防治感染和出血，进行外周血和骨髓穿刺检查以及流式细胞分析和分子生物学等检查以便进一步诊断。

（二）血红蛋白（hemoglobin, Hb）

1. 临床意义　常见于急性大量失血或严重贫血，随时有休克、多脏器功能障碍的可能。

2. 护理措施　记录出入量，密切观察活动性出血、溶血、心力衰竭等病情变化，急性失血时应予输血，但溶血性贫血及充血性心力衰竭病人，输血须慎重。

（三）血小板（platelet, PLT）

1. 临床意义　严重的自发性出血倾向，可导致颅内出血、消化道大出血等危及生命的并发症。

2. 护理措施　避免劳累、创伤及情绪激动,严格控制血压,若出血时间等于或长于 15 分钟,和 / 或已有出血,应立即给予增加血小板的治疗,同时查明导致血小板降低的原因,针对病因进行治疗。

（四）凝血酶原时间（prothrombin time,PT）

1. 临床意义

（1）<8 秒：血栓性疾病发生风险高,见于先天性凝血因子 V 增多、口服避孕药、高凝状态（DIC 早期、急性心肌梗死等）、血栓性疾病（脑血栓形成、急性血栓性静脉炎）、多发性骨髓瘤、洋地黄中毒、乙醚麻醉后等。

（2）>30 秒：见于先天性或继发性凝血因子缺乏或使用华法林,可有严重的出血倾向。

2. 护理措施

（1）<8 秒：去除病因,遵医嘱抗血小板、抗凝治疗。

（2）>30 秒：立即暂停应用华法林、肝素及其他抗血小板、抗凝药物,严密监测活动性出血征象,避免劳累及创伤,避免情绪激动,严格控制血压,遵医嘱调整用药,根据病因对症处理,必要时可输相应的凝血因子、冰冻血浆、血小板等。

（五）血清钾（kalemia,K）

1. 临床意义

（1）<2.8mmol/L：易于发生地高辛中毒、肌肉缺血性坏死和横纹肌溶解、麻痹性肠梗阻、定向力障碍、嗜睡甚至昏迷,随时可因心室颤动、室性心动过速等致命性快速性心律失常以及呼吸肌麻痹死亡。

（2）>6.2mmol/L：随时可出现呼吸肌麻痹、严重缓慢性心律失常或引起心室颤动和心搏骤停死亡。

2. 护理措施

（1）<2.8mmol/L：复查心电图,除颤监护仪床旁备用,即刻暂停排钾利尿剂,开通静脉通路,遵医嘱调整用药,予以补钾（口服、静脉、保留灌肠等途径）,纠正低镁血症,对造成低钾血症的病因积极处理。

（2）>6.2mmol/L：立即停止含钾药物及食物,复查心电图,床旁备用除颤监护仪,开通静脉通路,选择应用葡萄糖酸钙、碳酸氢钠、葡萄糖和胰岛素等药物,以及准备血液透析等治疗。

（六）血糖（glucose,Glu）

1. 临床意义

（1）<2.5mmol/L：低血糖严重并持续时,可出现意识模糊、昏迷,甚至导致死亡。

（2）>22.2mmol/L：①易于发生糖尿病酮症酸中毒,未及时、有效救治,可导致多脏器功能衰竭,甚至死亡。②易于发生高渗性糖尿病昏迷,未及时、有效救治,可致死亡。

2. 护理措施

（1）<2.5mmol/L：①立即暂停应用胰岛素,遵医嘱调整用药;②吸氧,昏迷病人保持呼吸道通畅,防误吸,开通静脉通路,抽血化验;③根据病情选择应用葡萄糖、胰高血糖素、糖皮质激素、甘露醇等。

（2）>22.2mmol/L：昏迷病人保持呼吸道通畅,开通 2 条以上静脉通路,记录出入量,控制血糖,补液并维持水电解质、酸碱平衡,去除诱因,治疗并发症。

（七）肌钙蛋白T（TNT）

1. 临床意义　TNT是诊断急性心肌梗死及心肌坏死敏感的标志物。

2. 护理措施　立即卧床休息,避免劳累,保持环境安静及大便通畅,吸氧,监测生命体征,复查心电图,针对急性冠脉综合征或心肌炎等实施药物治疗或必要时介入、手术治疗。

（八）血气pH

1. 临床意义

（1）血气pH<7.2:为严重失代偿性代谢性或呼吸性酸中毒;人可生存的最高酸度为pH6.9。

（2）血气pH>7.55:为严重失代偿性代谢性或呼吸性碱中毒;人可生存的最高碱度为pH7.7。

2. 护理措施

（1）血气pH<7.2:保持呼吸道通畅,床旁心电图分析,记录出入量,开通静脉通路,暂停可加重代谢性或呼吸性酸中毒药物,去除引起酸中毒的病因和诱因,遵医嘱应用药物,维持水电解质、酸碱平衡,遵医嘱抽取动脉血复查血气分析,必要时遵医嘱应用呼吸机辅助通气以纠正呼吸性酸中毒或血液透析治疗以纠正代谢性酸中毒。

（2）血气pH>7.55:床旁心电图分析,记录出入量,开通静脉通路,去除引起碱中毒的病因和诱因,遵医嘱应用药物,维持水电解质、酸碱平衡,遵医嘱抽取动脉血复查血气分析。

（九）血气PaO_2

1. 临床意义　PaO_2<45mmHg时,严重缺氧,随时可能出现呼吸、心搏骤停,死亡率高;PaO_2<20mmHg时,脑细胞不能再从血液中摄取氧,有氧代谢停止,生命难以维持。

2. 护理措施　PaO_2<45mmHg:保持呼吸道通畅,吸氧,防治误吸,协助病人排痰并留取痰液标本行细菌学培养及（或）病理学检查,必要时应用呼吸机辅助通气,心电监护,吸引器、抢救车、除颤监护仪床旁备用,去除低氧血症的病因及诱因,暂停可能加重缺氧的药物,遵医嘱应用抢救药物。

（十）血气$PaCO_2$

1. 临床意义

（1）血气$PaCO_2$<20mmHg:低碳酸血症使心输出量减少,氧运输障碍,氧离曲线左移,脑血流量减少,导致抽搐及颅内压下降。

（2）血气$PaCO_2$>70mmHg:呼吸抑制,颅内压增加,急性期病人可由嗜睡转入昏迷状态,常见于慢性阻塞性肺病Ⅱ型呼吸衰竭病人。

2. 护理措施

（1）血气$PaCO_2$<20mmHg:去除可能致代谢性酸中毒因素;癔症病人可选择性应用镇静/抗精神病药物、心理护理、减少二氧化碳呼出等。

（2）血气$PaCO_2$>70mmHg:保持呼吸道通畅,必要时应用无创/有创呼吸机辅助通气,遵医嘱应用解痉、平喘、化痰、抗感染药物或必要时辅助应用呼吸兴奋剂等。

二、影像危急值

影像学危急值通常包括超声心动图、胸腹部超声、妇产科超声、CT、MRI、等检查科室及检查项目危急值。影像学危急值的临床意义和护理措施,详见相关章节。以下列举放射科危急值项目(表 14-2-2)和超声科危急值项目(表 14-2-3)。

表 14-2-2　放射科危急值项目

系统或器官	危急值
中枢神经系统	1. 严重的颅脑血肿、挫裂伤、蛛网膜下腔出血的急性期; 2. 硬膜下 / 外血肿急性期; 3. 脑疝; 4. 颅脑 CT 或 MRI 扫描诊断为颅内急性大面积脑梗死(范围达到一个脑叶或全脑干范围或以上)
呼吸系统	1. 气管、支气管异物; 2. 肺栓塞、大范围肺动脉梗死
循环系统	1. 急性主动脉夹层动脉瘤破裂; 2. 心包填塞、纵隔摆动
消化系统	1. 食道异物; 2. 消化道穿孔、急性肠梗阻(包括肠套叠); 3. 急性坏死性胰腺炎; 4. 腹腔空腔脏器破裂; 5. 肠系膜动脉栓塞; 6. 外伤性膈疝

表 14-2-3　超声科危急值项目

系统	危急值
心脏超声	1. 大量心包积液,前壁前厚度大于等于 3cm,合并心包填塞; 2. 急性二尖瓣腱索断裂; 3. 心脏人工瓣膜急性机械故障或严重瓣周漏; 4. 急性心肌梗塞或外伤性致心脏破裂至心包填塞; 5. 主动脉夹层分离
腹部超声	1. 急诊外伤见腹腔积液,疑似肝脾胰肾等腹腔脏器破裂或血管破裂出血的危重病人; 2. 急性胆囊炎胆囊化脓并伴有急性穿孔的病人; 3. 肝肿瘤破裂; 4. 腹主动脉夹层动脉瘤; 5. 血管栓塞(动脉、静脉栓塞)
妇产科超声	1. 睾丸破裂、睾丸扭转; 2. 宫外孕破裂并腹腔内出血; 3. 胎盘早剥、边缘胎盘、帆状胎盘伴前置血管; 4. 卵巢囊肿蒂扭转; 5. 晚期妊娠出现羊水过少,羊水指数小于 3cm,胎儿心率大于 160 次 / 分或小于 120 次 / 分

三、其他危急值

（一）心电图危急值项目

心电图危急值是指可导致严重的血流动力学变化甚至危及病人生命的心电图改变。

1. 心肌梗死 异常 Q 波伴 ST 段呈弓背样抬高 0.1mv 以上，或胸痛伴新出现的异常 Q 波，ST 段抬高 0.1mv 以上（V1–V3 抬高 0.3mv 以上）。

2. 快速型心律失常 室性心动过速、心室扑动、心室颤动、尖端扭转型室性心动过速、多形性室性心动过速、频发多源性及 R on T 室性期前收缩、快速心房颤动伴心室预激。

3. 缓慢型心律失常 心动过缓平均心室率 <35 次 / 分、二度或三度房室传导阻滞；心房颤动伴长 R–R 间期 >3.0 秒；全心停博等。

（二）病理危急值项目

1. 恶性肿瘤出现切缘阳性（术中快速冰冻病理切片）。

2. 病理检查结果是临床医生未能估计到的恶性病变。

3. 常规切片诊断与冷冻切片诊断不一致。

（三）消化内镜检查危急值项目

1. 食管或胃底重度静脉曲张伴有活动性出血。

2. 巨大、深在溃疡（引起穿孔、出血）。

3. 内镜检查时发现试管异物卡在食管中段。

（封秀琴）

第十五章 特殊人群管理

学习目标

完成本内容学习后,学生将能:

1. 复述异位妊娠、产后出血、子痫的概述,儿童高热惊厥、急性呼吸困难、婴幼儿急性腹泻病因与机制,复述老年人的界定、跌倒概念

2. 列出输卵管妊娠、子痫、儿童高热惊厥、急性呼吸困难、婴幼儿急性腹泻的病情评估与判断

3. 列出子痫前期、子痫的分型及临床表现

4. 列出急诊老年就诊病人流行病学特点和临床特征

5. 描述输卵管妊娠、产后出血、儿童高热惊厥、急性呼吸困难、婴幼儿急性腹泻的急救与护理措施

6. 描述老年人跌倒危险因素中的室内及户外因素,老年人跌倒的预防措施

7. 应用临床评估与判断采取相应的急救和护理

8. 应用 Morse 跌倒评估量表进行跌倒危险因素的评定,能够联系实际案例谈谈如何预防老年人跌倒

第一节 孕产科人群

一、异位妊娠

(一)概述

异位妊娠(ectopic pregnancy)习称宫外孕(extrauterine pregnancy)是妇产科常见的急腹症,发病率约2%,是孕产妇死亡原因之一。正常妊娠时,受精卵着床于子宫体腔内膜。受精卵在子宫体腔以外着床发育,称为异位妊娠。异位妊娠依受精卵在子宫体腔内外种植部位不同而分为:输卵管妊娠、卵巢妊娠、腹腔妊娠、宫颈妊娠、阔韧带妊娠、剖宫产疤痕妊娠、宫角妊娠等。输卵管妊娠占异位妊娠的95%左右,其中壶腹部妊娠最多见,约占78%,其次峡部、伞部、间质部妊娠少见。本文主要阐述输卵管妊娠。

(二)病因与机制

输卵管炎症是输卵管妊娠的主要病因,可分为输卵管黏膜炎和输卵管周围炎。其他如输卵管发育不良或功能异常、输卵管妊娠史或手术史、受精卵游走、辅助生殖技术、避孕失败、子宫内膜异位症、放置宫内节育器等都可导致受精卵着床于输卵管。

输卵管妊娠时,由于输卵管管腔狭窄,管壁薄,蜕膜形成差,受精卵植入后,不能适应孕卵的生长发育,因此当输卵管妊娠发展到一定程度,可出现输卵管妊娠流产、输卵管妊娠破裂、陈旧性异位妊娠、继发性腹腔妊娠、持续性异位妊娠等情况。

（三）临床评估与判断

1. 病情评估

（1）症状:典型症状为停经后的腹痛和阴道流血。

1）停经:多有 6~8 周停经史。约 20%~30% 的病人可无停经史,把不规则阴道流血误认为月经,或由于月经过期仅数日而不认为是停经。

2）腹痛:是输卵管妊娠病人的主要症状,占 95%。输卵管妊娠未发生流产或破裂前,常表现为一侧下腹隐痛或酸胀感。当发生流产或破裂时,病人突感一侧下腹部撕裂样疼痛,常伴有恶心、呕吐。若血液局限于病变区,主要表现为下腹部疼痛,当血液积聚于直肠子宫陷凹时,可出现肛门坠胀感。随着血液由下腹部流向全腹,疼痛可由下腹部向全腹扩散,血液刺激膈肌,可引起肩胛部放射性疼痛及胸部疼痛。

3）阴道流血:占 60%~80%。常有不规则阴道流血,色暗红或深褐,量少呈点滴状,一般不超过月经量,少数病人阴道流血量较多,类似月经。阴道流血可伴有蜕膜管型或蜕膜碎片排出。

4）晕厥与休克:由于腹腔内急性出血及剧烈腹痛,轻者会出现晕厥,严重者出现失血性休克。出血量越多越快,症状出现越迅速越严重,但与阴道流血量不成正比。

（2）体征

1）腹部检查:病人下腹有明显的压痛及反跳痛,尤以患侧为著,但腹肌轻微紧张。部分病人下腹可触及包块。

2）盆腔检查:将病人宫颈轻轻上抬或左右摆动时引起剧烈疼痛,称为宫颈举痛或摇摆痛,此为输卵管妊娠的主要特征之一。

2. 辅助检查

（1）实验室检查:尿或血 HCG 测定对早期诊断异位妊娠至关重要。异位妊娠时,HCG 水平较宫内妊娠低。连续测定血 HCG,若倍增时间大于 7 日,异位妊娠可能性极大;倍增时间小于 1.4 日,异位妊娠可能性极小。输卵管妊娠时,血清孕酮水平偏低,如果其值 <5ng/ml,应考虑宫内妊娠流产或异位妊娠。

（2）超声诊断:其对异位妊娠的诊断必不可少,还有助于明确异位妊娠部位和大小。经阴道超声是诊断输卵管妊娠的首选方法。

（3）腹腔镜检查:可以在明确诊断的同时行镜下手术治疗。但对早期异位妊娠进行腹腔镜检查会出现 3%~4% 的假阴性结果。

（4）其他:阴道后穹窿穿刺是一种简单可靠地诊断方法,适用于疑有腹腔内出血的病人。诊断性刮宫适用于不能存活宫内妊娠的鉴别诊断和超声检查不能确定的妊娠部位者。

（四）急救与护理措施

1. 紧急处理

（1）通知手术室、血库和检验科做好准备。

（2）建立静脉通道,积极补充血容量,纠正休克,必要时给予输血治疗;按急诊手术迅速完善术前准备。

（3）药物治疗:主要适用于早期输卵管妊娠、要求保存生育能力的年轻病人,全身用药常为甲氨蝶呤,生命体征不稳定、异位妊娠破裂等病人禁用。

2. **手术治疗**　适用于:①生命体征不稳定或有腹腔内出血征象者;②诊断不明确者;③异位妊娠有进展者;④药物治疗禁忌证或无效者。手术治疗分为保守手术和根治手术。

(1)保守手术:适用于有生育要求的年轻病人,特别对输卵管已切除或有明显病变者。

(2)根治手术:适用于无生育要求的输卵管妊娠、内出血并发休克的急症病人。

知识拓展

输卵管妊娠治疗管理

2016 年 11 月,英国皇家妇产科医师学院(RCOG)联合早期妊娠协会(AEPU)共同发布了异位妊娠的诊断和管理指南。其中,针对输卵管妊娠的治疗管理推荐总结如下:

1. 腹腔镜手术优于开腹手术。

2. 在对侧输卵管健康的前提下,建议行输卵管切除术。

3. 有生育功能降低风险因素(既往异位妊娠、对侧输卵管损伤、腹部手术和盆腔炎性疾病)的病人,应考虑输卵管切开术。

4. 如果行输卵管切开术,应告知病人残留滋养组织持续存在的风险,需要对血清 β-HCG进行随访;告知病人有可能需要进一步治疗(甲氨蝶呤治疗或输卵管切除)的风险。

5. 部分输卵管异位妊娠病人适合用甲氨蝶呤治疗。但不适用于初次就诊病人,除非病人异位妊娠诊断明确且宫内妊娠已被排除。

6. 期待治疗适用于临床症状稳定、超声诊断明确且初始 β-HCG 水平小于 1500IU/L的病人。

二、产后出血

(一)概述

产后出血(postpartum hemorrhage,PPH)是目前我国孕产妇死亡的首位原因,其发生率占分娩总数的 2%~3%,其中 80% 以上发生在产后 2 小时之内。绝大多数产后出血所导致的孕产妇死亡是可避免或创造条件可避免的,其关键在于早期诊断和正确处理。

产后出血是指胎儿娩出后 24 小时内,阴道分娩者出血量≥500ml、剖宫产分娩者出血量≥1000ml;严重产后出血是指胎儿娩出后 24 小时内出血量≥1000ml;难治性产后出血是指经宫缩剂、持续性子宫按摩或按压等保守措施无法止血,需要外科手术、介入治疗甚至切除子宫的严重产后出血。重症产后出血是指出血速度 >150ml/min 或 3 小时内出血量超过总血容量的 50% 或 24 小时内出血量超过全身总血容量。诊断产后出血的关键在于对出血量有正确的测量和估计,错误低估将会丧失抢救时机。

(二)病因与机制

产后出血的主要原因有子宫收缩乏力、胎盘因素、产道损伤及凝血功能障碍等,产后出血既可以由以上单一因素所致,也可以由以上因素互相影响、互为因果并存,常见产后出血病因及机制如下(表 15-1-1)。

表 15-1-1 产后出血病因及机制

病因	对应的高危因素
子宫收缩乏力	
全身因素	产妇体质虚弱、合并慢性全身性疾病或精神过度紧张等
药物	过多使用镇静剂、麻醉剂或子宫收缩抑制剂等
产程因素	急产、产程延长或滞产、试产失败等
子宫因素	①子宫肌纤维过分伸展（如多胎妊娠、羊水过多、巨大胎儿等）。②子宫肌壁损伤（剖宫产史、肌瘤剔除术后、产次过多等）。③子宫病变（子宫肌瘤、子宫畸形、子宫肌纤维变性等）
胎盘因素	
胎盘异常	多次人工流产或分娩史、子宫手术史、前置胎盘
胎盘、胎膜残留	胎盘剥离、胎盘植入、多产、既往有胎盘粘连史
产道损伤	
软产道裂伤	阴道手术助产（如产钳助产、臀牵引术等）、巨大胎儿分娩、急产、软产道静脉曲张、外阴水肿、软产道组织弹性差而产力过强等
凝血功能障碍	
血液系统疾病	遗传性凝血功能疾病、血小板减少症
肝脏疾病	重症肝炎、妊娠期急性脂肪肝
产科 DIC	羊水栓塞、胎盘早剥、重度子痫前期及休克晚期

（三）临床评估与判断

1. 病情评估

（1）阴道流血：胎儿娩出后立即发生阴道流血、色鲜红，应考虑软产道裂伤；胎儿娩出后数分钟出现阴道流血，色暗红，应考虑胎盘因素；胎儿娩出后阴道流血较多，应考虑子宫收缩乏力或胎盘、胎膜残留；胎儿娩出后阴道持续流血，且血液不凝，应考虑凝血功能障碍；失血表现明显，伴阴道疼痛而阴道流血不多，应考虑隐匿性软产道损伤，如阴道血肿。

（2）低血压症状：病人可出现精神紧张、兴奋或烦躁不安、皮肤苍白、四肢厥冷、脉搏细速、脉压缩小、尿量减少等休克早期表现。

（3）产后出血量评估：常用的估计出血量方法包括①称重法或容积法；②监测生命体征、尿量和精神状态；③血红蛋白测定，血红蛋白每下降 10g/L，出血量为 400~500ml；④休克指数法（SI）：休克指数 = 脉率 / 收缩压（mmHg），休克指数与估计出血量情况如下（表 15-1-2）。

表 15-1-2 休克指数与估计出血量

休克指数	估计出血量（ml）	占总血容量的百分比（%）
<0.9	<500	<20
1.0	1000	20
1.5	1500	30
2.0	≥2500	≥50

2. 实验室检查　监测血常规、凝血时间、凝血酶原时间及纤维蛋白原测定等。

（四）急救与护理措施

1. 紧急处理

（1）通知血库和检验科做好准备。

（2）建立双静脉通道,积极补充血容量,纠正低血压休克,必要时给予输血治疗。

（3）监测出血量和生命体征;留置尿管,记录尿量;监测实验室指标动态变化。

2. 病因处理

（1）子宫收缩乏力

1）子宫按摩或压迫法:可采用经腹按摩或经腹经阴道联合按压,按摩时间以子宫恢复正常收缩并能保持收缩状态为止,应配合应用宫缩剂。

2）应用宫缩剂:缩宫素 10U 加于 0.9% 氯化钠注射液 500ml 中静脉滴注,必要时缩宫素 10U 直接宫体注射。缩宫素无效时,尽早使用前列腺素类药物。

3）手术治疗:①宫腔填塞术:不脱脂棉纱布条自宫底由内向外有序地填紧宫腔,压迫止血,24 小时后取出纱条,取出前使用宫缩剂,并给予抗生素预防感染。②子宫压缩缝合术:适用于子宫乏力性产后出血,在剖宫产时使用更方便。③结扎盆腔血管:经上述无效,出血不止,可经阴道结扎子宫动脉上行支。④髂内动脉或子宫动脉栓塞:行股动脉穿刺插入导管至髂内动脉或子宫动脉,注入明胶海绵颗粒栓塞动脉。⑤子宫切除术:适用于各种保守治疗方法无效时,应行子宫次全切除或子宫全切除术。

（2）胎盘因素:胎儿娩出后,若胎盘已剥离则应立即取出胎盘;若胎盘粘连,可试行徒手剥离胎盘后取出。若剥离困难疑胎盘植入,停止剥离,根据病人出血情况及胎盘剥离面积行保守治疗或子宫切除术。

（3）产道损伤:应彻底止血,按解剖层次逐层缝合裂伤。软产道血肿应切开血肿、清除积血、彻底止血缝合,必要时可放置引流条,同时注意补充血容量。

（4）凝血功能障碍:确诊为凝血功能障碍引起的产后出血应迅速补充相应的凝血因子如血小板、新鲜冰冻血浆、冷沉淀、纤维蛋白原等。若并发 DIC 应按 DIC 处理。

知识拓展

产后出血的预防

1. 加强产前保健　产前积极治疗基础疾病,充分认识产后出血的高危因素,高危孕妇尤其是凶险性前置胎盘、胎盘植入者应于分娩前转诊到有输血和抢救条件的医院分娩。

2. 积极处理第三产程　积极正确地处理第三产程能够有效降低产后出血量和产后出血的危险度,为常规推荐。

（1）预防性使用宫缩剂:是预防产后出血最重要的常规推荐措施,首选缩宫素。

（2）延迟钳夹脐带和控制性牵拉脐带:胎儿娩出后 1~3 分钟钳夹脐带对胎儿更有利,应常规推荐,仅在怀疑胎儿窒息而需要及时娩出并抢救的情况下才考虑娩出后立即钳夹并切断脐带。

（3）预防性子宫按摩:预防性使用宫缩剂后,不推荐常规进行预防性子宫按摩来预防产后出血。

（五）急救流程管理

2014年中华医学会妇产科学分会产科学组推出了《产后出血预防和处理指南（2014）》，规范和指导对产后出血的预防和处理。产后出血的处理可分为预警期、处理期和危重期，分别启动一级、二级和三级急救方案（图15-1-1）。

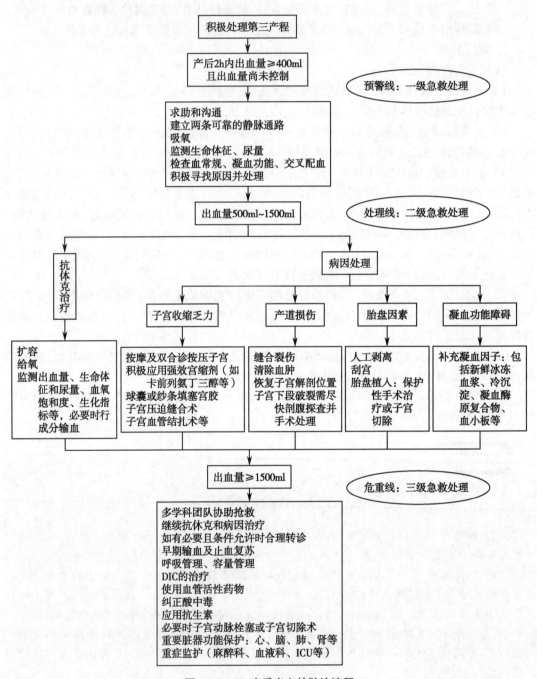

图 15-1-1　产后出血的防治流程

三、子痫

（一）概述

子痫（eclampsia）是妊娠期高血压疾病并发症之一。妊娠期高血压是指妊娠期间首次出现的血压高达或超过140/90mmHg,尿蛋白阴性或可疑阳性。子痫前期（preeclampsia）是指妊娠高血压病人出现尿蛋白≥0.3g/24h。子痫则是处于子痫前期的病人发生抽搐。子痫前期的病人可无任何预兆情况下迅速进展为子痫。子痫前期出现的血管痉挛、缺血和血栓形成可导致病人全身各器官损伤、胎盘梗死和胎盘剥离、胎儿早产和因缺氧而死亡。

（二）病因与机制

子痫是一种发生于妊娠期的血管痉挛疾病,发病原因与机制尚不清楚,可能是母体、胎盘、胎儿等众多因素作用的结果。子痫前期发病的相关机制包括:血管痉挛、炎性反应的激活、血管内皮的损伤等,其基本病理生理变化是全身小动脉痉挛、内皮细胞功能障碍及局部缺血,导致全身各系统靶器官血流灌注减少而引起子痫前期、子痫的各种不同临床征象,包括心血管、血液、肾脏、肝脏、脑和子宫胎盘灌注等。

（三）临床评估与判断

1. 病情评估

（1）子痫前期

1）轻度:妊娠20周后出现收缩压≥140mmHg和/或舒张压≥90mmHg伴尿蛋白≥0.3g/24h,或随机尿蛋白≥（+）。

2）重度:血压和尿蛋白持续升高,发生母体脏器功能不全或胎儿并发症。出现下述任一不良情况可诊断为重度子痫前期:①血压持续升高:收缩压≥160mmHg和/或舒张压≥110mmHg。②尿蛋白≥2.0g/24h或随机尿蛋白≥（++）。③持续性头痛或视觉障碍或其他脑神经症状。④持续性上腹部疼痛,肝包膜下血肿或肝破裂症状。⑤肝、肾脏功能异常:肝酶ALT或AST水平升高、少尿（24小时尿量<400ml或每小时尿量<17ml）或血肌酐>106μmmol/L。⑥低蛋白血症伴胸腔积液或腹腔积液。⑦血液系统异常:血小板呈持续性下降并低于100×10^9/L。⑧血管内溶血、贫血、黄疸或LDH升高。⑨心力衰竭、肺水肿。⑩胎儿生长受限或羊水过少。⑪早发型即妊娠34周以前发病。

（2）子痫:子痫前期基础上发生不能用其他原因解释的抽搐。

2. 辅助检查

（1）实验室检查:血尿常规、凝血功能、肾功能、电解质、动脉血气分析等。

（2）其他检查:①超声评估心、肝、肾等脏器及胸腹水情况;胎儿发育、脐动脉、子宫动脉等血流指数等。②头颅CT或MRI检查。③眼底检查。

（四）急救与护理措施

1. 紧急处理

（1）立即给予吸氧、保持呼吸道通畅,维持呼吸、循环功能稳定。

（2）卧床休息,持续心电、血压监护,密切观察生命体征、尿量等变化。

（3）避免声、光等刺激,预防坠地外伤、唇舌咬伤。

2. 控制抽搐 硫酸镁是治疗子痫及预防复发的首选药物。用药期间注意观察病人呼吸、尿量及跟腱反射,必要时监测镁离子浓度,备葡萄糖酸钙预防镁离子中毒。当病人存在硫酸镁应用禁忌或硫酸镁治疗无效时,可考虑应用地西泮、苯妥英钠或冬眠合剂控制抽搐。

知识拓展

硫酸镁使用的注意事项

　　血清镁离子的有效治疗浓度为 1.8~3.0mmol/L,超过 3.5mmol/L 即可出现中毒症状。使用硫酸镁的必备条件:①膝腱反射存在;②呼吸≥16 次 / 分;③尿量≥25ml/h(即≥600ml/d);④备有 10% 葡萄糖酸钙。

　　镁离子中毒时停用硫酸镁并缓慢(5~10 分钟)静脉推注 10% 葡萄糖酸钙 10ml。如病人同时合并肾功能不全、心肌病、重症肌无力等,则硫酸镁应慎用或减量使用。

　　控制子痫时,静脉用药:负荷剂量 2.5~5.0g,溶于 10% 葡萄糖溶液 20ml 静脉推注(15~20 分钟),或 5% 葡萄糖溶液 100ml 快速静脉滴注,继而 1~2g 静脉滴注维持。用药时间长短根据病情需要调整,一般每天静脉滴注 6~12 小时,24 小时总量不超过 25g。用药期间每天评估病情变化,决定是否继续用药。

---

　　3. 控制血压　降压治疗的目的是预防子痫、心脑血管意外和胎盘早剥等严重母胎并发症。当收缩压≥160mmHg 和 / 或舒张压≥110mmHg 时要积极降压,降压过程中力求下降平稳,不可波动过大,且血压不可低于 130/80mmHg,以保证子宫胎盘血流灌注。常用的口服降压药物有:拉贝洛尔、硝苯地平或硝苯地平缓释片等。

　　4. 纠正缺氧和酸中毒　根据病人病情选择合适的氧疗方式,监测二氧化碳结合力及尿素氮值,必要时给予适量 5% 碳酸氢钠纠正酸中毒。

　　5. 适时终止妊娠　一般抽搐控制后 2 小时可考虑终止妊娠。对于早发型子痫前期治疗效果好者,可适当延长孕周,但需严密监护孕妇和胎儿。

第二节　精神异常人群

　　精神异常是指由内外各种致病因素引起的大脑功能活动紊乱,导致认识、情感、意志和行为等精神活动产生不同程度的障碍。精神异常有多种表现形式,包括感知觉障碍,思维障碍,抑郁、躁狂等情感障碍和意志行为障碍等。精神异常是生物 – 心理 – 社会多方面因素相互作用的结果,很多疾病都会出现精神异常。

一、虐待与暴力

　　虐待是一个人以胁迫的方式控制另一个人的一种行为模式。虐待是一种行为,这种行为造成身体上的伤害和心理上的恐惧,它使别人不能做他想做的事,或以不情愿的方式去做事。

　　精神异常人群的暴力行为是指病人在精神症状支配或影响下,突然发生的冲动和攻击行为。它严重地威胁社会、家庭、医护人员及病人的人身安全。幻觉、敌意、猜疑是精神分裂症病人暴力行为发生的主要原因。精神分裂症病人受精神症状支配的因素,存在受被害妄想影响,伴有言语性幻听,特别是命令性幻听、幻视及非血统妄想。嫉妒妄想、关系妄想合并逻辑障碍伴命令性幻听。由于病人病情痛苦的经验,显示某人可怕,极可能遭到伤害,为了保护自己,因而先发制人;或是病人误认为某人的活动,是来监视或陷害自己的,或错看对方是坏人,从而进行攻击。病人意识模糊或错乱时,极易发生暴力行为的冲动型自伤、自杀行为。攻击的对象多为身边人群,如工作人员、亲人、熟人、陌生人、病友、医生和护士。在白天多见,夜间或清晨也极易发生。其场所在家庭中、公共场所(包括医院病区),发生时有他人在场。行使暴力的用具为徒手伤人、铁器、刀具、木棒、痰盂、酒具和餐具等。

灵活机智地运用心理护理是预防精神分裂症暴力行为发生的关键环节,医护人员要正确认识病人暴力行为是疾病的表现。做好心理沟通工作,视病人特点而采取相应的护理方法。严密观察病人病情动态变化,高度关注新入院病人,全面掌握病人思想活动和行为变化是预防暴力行为发生的重要环节。加强对病人精神症状的治疗及适当的约束保护是防范暴力行为发生的至关重要的环节。对有严重精神症状的病人应尽快严密控制。一旦病人发生暴力行为时,医护人员应保持镇静态度,耐心劝慰,不可直接与病人正面接触或与其争执。以减少其逆反心理,防止意外事件发生。对病区内危险物品要认真清除或严格管理。

二、自杀

自杀是指个体蓄意或自愿采取各种手段结束自己生命的行为,已成为全球性的重要公共卫生问题,自杀行为是心理冲突的结局之一,且已成为人类十大死因之一。服毒、缢死、高坠、溺死是最常见的四种自杀方式,其中服毒自杀占第一位,且女性多于男性。常用毒物均为苯二氮䓬类和有机磷杀虫剂类,这可能与自杀者对毒物的易获得性有关。每年至少有10倍于自杀死亡人数的自杀未遂者需要医疗救治。精神病病人往往受精神症状中幻觉、妄想的支配以及各种精神因素的影响,常常出现自杀的言语和行为。

对自杀者应及时清除毒物,应用解毒剂,血液灌流,镇静止惊,吸氧,保持呼吸道通畅;对溺水与自缢病人,倒水,割断绳子,立即做心肺复苏,脱水等治疗,正确综合急救措施,才能提高抢救成功率。

定期对本地区自杀病人院前急救、急诊抢救的流行病学特征进行分析,建立一个包括院前、医院急诊科、公安、消防、疾控中心等在内的完善的自杀病人信息监测系统,建立有关数据库,及时掌握本地区自杀病人的流行病学特征,对精神疾病病人和自杀未遂病人登记随访,这不仅对客观地评价自杀现况具有重要意义,更为重要的是合理安排院前急救和急诊抢救的人力和物力资源,以及时而高效救治自杀病人,降低其危害程度有积极的指导意义,同时对制定自杀的防范措施、策略也有一定的借鉴参考价值。

第三节 儿童人群

儿童并不是缩小版的成人。儿童和成年最大的区别是,儿童尚在生长发育的过程中,生理和病理变化有别于成年人。即使儿童患了和成年人同一疾病,其症状和疾病进展过程会完全不一致。孩子容易患病是生长发育过程中的自然现象,尤其是婴幼儿,出生半年后从母亲身体中获得的抗体基本消失,易得感染性疾病。而且不同年龄的儿童患病种类也有差别,如新生儿疾病常与先天畸形、遗传和围生期因素有关,婴幼儿疾病以感染性疾病占多数,年长儿以免疫性疾病居多等。儿科病人在临床表现方面具有明显的特殊性,主要表现在小年龄重症患儿对疾病的反应差,往往表现为体温不升、不哭、纳差、表情淡漠等一些非特异性表现,且无明显定位症状和体征。一旦患病容易出现全身性的症状,如婴儿患感冒,症状并不仅仅限于鼻、喉、气管等上呼吸道感染,还会引起腹泻等消化道症状,甚至还会引起脱水等全身症状。婴幼儿由于免疫功能不完善,感染容易扩散甚至发展成败血症、感染性休克,病情发展快,病程中变化多,易反复、易波动、易发生突然变化。因此医护人员和家长必须密切观察病情,随时注意病情的细微变化,不轻易放过任何可疑表现,早发现、早治疗是改善预后的重要保证。虽然小儿患病来势凶猛、变化多样,呈现危重症状,但如能及时加以恰当诊治,预后大多良好,恢复也较快,较少变为慢性或留下后遗症。本章节重点讨论部分儿童常见的急诊:高热惊厥、呼吸困难、婴幼儿腹泻。

一、儿童高热惊厥

(一)概述

高热惊厥又称热性惊厥,是小儿最常见的惊厥之一。一般发生在上呼吸道感染或其他感染性疾病初期,体温上升过程中大于 38℃以上出现惊厥,排除颅内感染和其他导致惊厥的器质性或代谢性异常,就可以诊断高热惊厥。发病年龄 6 月至 3 岁较多见,一般到 6 岁后由于大脑发育完善而惊厥缓解,绝大多数预后良好。根据 2011 年美国儿科学会(AAP)标准,热性惊厥为发热状态下(肛温≥38.5℃,腋温≥38℃)出现的惊厥发作,无中枢神经系统感染证据及导致惊厥的其他原因,既往也没有无热惊厥病史。

(二)病因与机制

高热惊厥的发病原因尚不完全清楚,与发病密切相关主要系脑发育未成熟、发热、遗传易感性三方面因素交互作用所致。神经发育不成熟,髓鞘形成的过程尚未完成,突触间联系不完善,神经冲动传导容易泛化。发热是惊厥的条件,感染是引起发热的原因,引起发热的常见病因包括急性上呼吸道感染、鼻炎、中耳炎、肺炎、急性胃肠炎、幼儿急疹、尿路感染以及个别非感染性的疾病等,病毒感染是主要原因。遗传因素是惊厥的倾向,本病具有明显的家族遗传倾向,常为多基因遗传或常染色体显性遗传伴不完全外显,同卵双胎同病率高于异卵双胎。热性惊厥发病的遗传相关机制涉及个人与家族易感性、炎症与免疫调节反应、神经元兴奋与抑制以及机体与病毒等病原体的相互作用。已报道多个基因和/或染色体异常与热性惊厥相关。

(三)临床评估与判断

1. 病情评估　惊厥发作通常出现在热程初起的 24 小时内,典型表现为突然意识丧失,头向后仰,面部、四肢肌肉呈强直性或阵挛性抽搐,眼球固定、上翻或斜视,口吐白沫,牙关紧闭,面色青紫。部分患儿有大小便失禁,严重者出现颈项强直、角弓反张。发作大多在数秒钟或几分钟内自行停止,严重者可持续数十分钟或反复发作,抽搐停止后多入睡。热性惊厥(FS)一般分为单纯型和复杂型(表 15-3-1),单纯性占 70%~80%,表现为全面性发作,24 小时内无复发,无异常神经系统体征。复杂性占 20%~30%,发作持续时间长或为局灶性发作,

24 小时内有反复发作,发作后可有神经系统异常表现。热性惊厥持续状态(FSE)是指热性惊厥发作时间 >30 分钟,或反复发作、发作间期意识未恢复达 30 分钟及以上。

表 15-3-1　热性惊厥的分类

特点	单纯型(必须符合所有标准)	复杂型(符合以下一项或多项)
惊厥持续时间	短(<15 分钟),自限性	长(>15 分钟)
惊厥类型	全面强直 - 阵挛发作	局灶性发作
惊厥频率	24 小时内仅 1 次	1 次发热性疾病中反复发作
起病前神经系统异常	无	有
惊厥发作后病理性异常	无	有(偏瘫或嗜睡)

2. 实验室检查　目前认为腰椎穿刺、影像学检查及脑电图均不推荐为 FS 的常规检查,脑电图异常并不能可靠地预测 FS 的复发或以后发生癫痫的风险,具体可根据患儿年龄、病史、症状、体征、伴随情况等病情选择必要的辅助检查(表 15-3-2)。

表 15-3-2　热性惊厥患儿发作后检查评估证据与推荐

临床评估和检查	诊断作用	风险与成本分析	利益或风险评估	证据等级	推荐级别
常规实验室检查					
血电解质(钙、磷、镁)、血糖、血气分析、白细胞计数、尿常规	白细胞计数评估细菌感染风险,生化、尿常规检查鉴别相关病因	有创检查,有一定检查成本	有益	B	推荐
腰穿穿刺检查					
(1)任何具有脑膜刺激征或病理征阳性	细菌性颅内感染若未得到有效及时治疗可致命	有创检查,有一定检查成本	有益	B	强烈推荐
(2)6~12 月未接种流感疫苗、肺炎链球菌疫苗或预防接种史不详	细菌性病因没有得到及时有效处理可致命或存远期后遗症	同上	有益	D	推荐
(3)已使用抗生素治疗,特别是小于 18 月龄	抗生素治疗可掩盖脑膜炎症状	同上	有益	D	推荐
脑电图检查					
(1)神经系统发育正常的 SFS 者	发作后脑电图痫样放电对癫痫预测价值低	有一定检查成本易引起家长焦虑	无益	B	不推荐

续表

临床评估和检查	诊断作用	风险与成本分析	利益或风险评估	证据等级	推荐级别
（2）局灶性发作者	伴脑电图局灶性放电与继发癫痫存在相关性	有一定检查成本	有益	B	推荐
神经影像检查 CT 或 MRI					
（1）SFS 患儿	无	成本高，CT 有辐射，MRI 需镇静	无益	B	不推荐
（2）CFS 和 / 或 FSE 患儿	明显结构异常	同上	有益	B	强烈推荐

注：本表参考美国儿科学会 2011 年热性惊厥临床实践指南修改；MRI：磁共振成像，SFS：单纯性热性惊厥，CFS：复杂性热性惊厥，FSE：热性惊厥持续状态；证据等级定义：B 为随机对照试验研究或存在轻微局限性的诊断试验，D 为专家意见、病例报告

知识拓展

复发风险的评估

热性惊厥首次发作的复发率为 30%~40%，多在发病后 1 年内复发；≥2 次发作后的复发率为 50%。复发的危险因素：（1）起始年龄小（<18 月龄）；（2）发作前发热时间短（<1 小时）；（3）一级亲属中有热性惊厥史；（4）低热时出现发作。无任何上述危险因素者 2 年复发率为 14%，具备 1 项危险因素者复发率 >20%，2 项危险因素者复发率 >30%，3 项危险因素者 >60%，4 项危险因素的复发率 >70%。年龄越小，复发风险越高，小于 1 岁的热性惊厥患儿有 50% 的复发可能，而首发年龄大于 3 岁者复发率降至 20%。FSE 与单纯性热性惊厥相比，其再发为 FSE 的风险明显增高，表明长时程热性惊厥发作后易再次发生惊厥持续状态。头颅 MRI 异常者复发风险增高 3.4 倍。

（四）急救与护理措施

1. 急性发作期的急救

（1）保持气道通畅：就地抢救，立即松解患儿衣扣，去枕平卧，头偏向一侧，及时清除呼吸道分泌物及口腔呕吐物，保持呼吸道通畅。

（2）病情观察：密切观察呼吸、循环、神经系统症状和体征，监测体温。记录惊厥发作持续时间，给予心肺监护，血氧饱和度监测。

（3）氧气治疗：根据患儿的面色、血氧饱和度和 / 或血气分析等临床情况选择合适的氧气治疗方式，如鼻导管、面罩，部分惊厥持续时间长，保持气道通畅困难的患儿需进行无创辅助通气或气管插管机械通气。

（4）抗惊厥治疗：大多数单纯性热性惊厥呈短暂的单次发作，持续时间一般 1~3 分钟，不必急于止惊药物治疗。若惊厥发作持续 >5 分钟，则需要尽快使用药物止惊。静脉注射地

西泮简单快速、安全有效,是一线止惊剂,每次剂量为 0.15~0.2mg/kg,最大量每次 10mg,可重复;如难以立即建立静脉通路,咪达唑仑肌肉注射剂量每次为 0.15~0.3mg/kg,或 10% 水合氯醛灌肠每次剂量 0.5~1mg/kg。对于 FSE 的病例,需要静脉用药积极止惊,并密切监护发作后状态。

（5）降温处理:高热患儿应及时采取退热措施,首选对乙酰氨基酚 10~15mg/kg,或布洛芬 5~15mg/kg。

（6）对因治疗:尽快建立静脉通路,保持患儿血糖、水、电解质稳定,采集血标本,尽早对因止惊。

2. 护理措施

（1）病情评估:评估患儿气道、呼吸、循环、体温、意识状态,尤其注意脉搏、血压、呼吸的频率、节律、形态和深浅度;评估惊厥持续时间、部位（全身性或局限性）、发作次数;观察瞳孔变化及肢体运动,有无神经系统阳性体征等。

（2）并发症观察:①若惊厥持续时间长、频繁发作,出现头痛呕吐、瞳孔双侧不等大,或忽大忽小,呼吸节律不规则,应警惕有无脑水肿、颅内压增高的表现;②如发现患儿收缩压升高、脉率减慢、呼吸慢而不规则、双侧瞳孔扩大,则提示急性重症颅内压增高,应警惕脑疝的发生,及时遵医嘱采取利尿脱水降颅内压措施;③如有呼吸浅表不规则、抽泣样呼吸,提示中枢性呼吸衰竭,采取人工辅助通气。

（3）安全护理

1）保持气道通畅:必要时放置口咽通气管,以保持气道通畅,并防止舌咬伤。牙关紧闭时勿强行张开牙齿,避免损伤口腔黏膜。应用大剂量止惊药物的患儿,气道分泌物增多,应及时清理呼吸道,防止窒息。

2）防止意外伤害:床边设置防护床档,给予患儿适当约束,防止坠床。切勿用力强行牵拉或按压患儿肢体,以免骨折或脱臼。

3）防止皮肤损伤:对可能发生皮肤损伤的患儿应将纱布或棉球放在患儿的手心或腋下,防止皮肤摩擦受损。

4）体位:抽搐发作时,立即将患儿平卧,头偏向一侧。合并颅内高压时需抬高床头 15°~30°,保持中线位。有脑疝发生时,宜选择平卧位。

（4）用药安全

1）止惊药物应用:静脉推注过快可出现呼吸循环抑制,小婴儿尤为明显,需稀释后缓慢静脉推注,速度不超过 1mg/min;丙戊酸钠首次静脉推注时,不超过 1.5~3mg/（kg·min）;苯巴比妥静脉推注不超过 1mg/（kg·min）,最大量 30mg/min。

2）静脉通路安全:使用甘露醇、甘油果糖、钙剂时应避免药物外渗,确保静脉通畅。

3）维持体液平衡:准确记录 24 小时出入量情况,一般总液量控制在 60~80ml/（kg·d）,匀速输液,避免脑水肿发生。

（5）心理护理:由于抢救时分秒必争,家长对疾病的认识不足会产生焦虑恐惧情绪,因此在抢救过程中医务人员需保持镇定,动作轻柔,操作敏捷,态度温和,言词婉转,稳定家长情绪。

（6）健康教育

1）介绍相关知识:根据患儿及家长的接受能力选择适当的方式向他们讲解热性惊厥的

有关知识。让家长明白惊厥经急救停止发作以后,还应继续彻底的进行病因治疗,以防止惊厥复发。

2)指导家长掌握惊厥发作时的应对措施:如发作时要就地抢救,平卧头偏向一侧,保持周围环境安静、安全,不能摇晃或抱着患儿往医院跑,以免加重惊厥,造成机体损伤。在发作缓解后迅速将患儿送往医院查明原因,防止再发作。

3)体温控制:教会家长体温观察和正确的测温方法,指导家长使用安全的物理降温治疗如:降热贴、温水浴等,根据医嘱正确使用退烧药。

（五）急救流程管理

热性惊厥急性期的处理可参照流程（图 15-3-1）。

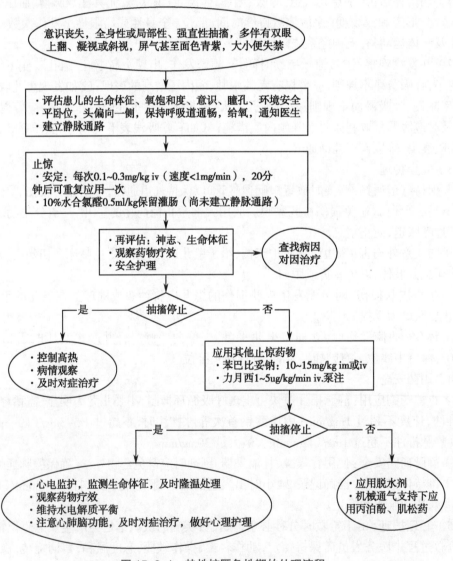

图 15-3-1 热性惊厥急性期的处理流程

二、儿童急性呼吸困难

（一）概述

呼吸困难是指病患主观上感到空气不足，呼吸费力，客观上表现为呼吸用力、辅助呼吸肌做功，出现呼吸频率、节律、幅度改变等呼吸窘迫的表现。严重时出现低氧、高碳酸血症致急性呼吸衰竭。急性呼吸困难是指病程 3 周以内的呼吸困难。呼吸困难是儿童常见的危重症，有多种原因引起，常危及生命，早期识别、恰当处置可降低病死率。

> **知识拓展**
>
> ## 呼吸困难患儿的诊断标准
>
> 主观感觉呼吸费力，客观表现为呼吸肌参与呼吸运动，呼吸频率增快[婴儿（1~12 个月）呼吸频率 >50 次 / 分钟，幼儿（>1~3 岁）呼吸频率 >30 次 / 分钟，儿童（>3~14 岁）呼吸频率 >20 次 / 分钟]，呼吸节律、深度，以及呼气、吸气相之比发生改变。

（二）病因与机制

呼吸困难通常因气道、肺部、胸膜、纵隔、胸廓及呼吸肌等的各种疾病引起通气、换气功能障碍，肺通气 / 血流比例失常，导致缺氧和 / 或二氧化碳潴留，发生急性呼吸衰竭。根据病因和发病机制分为以下几类。

1. 肺源性呼吸困难 主要是各种呼吸道及肺部疾病导致呼吸道阻力增加，从而引起通气障碍。根据病变部位分为上呼吸道梗阻及下呼吸道梗阻。肺实质病变、呼吸肌疾患，以及一些先天畸形，如：脊柱胸廓畸形、膈疝等主要导致肺和胸壁顺应性降低，引起肺换气不足。肺炎、肺水肿、弥漫性肺间质病、肺栓塞等疾病导致肺弥散功能障碍和肺通气 / 血流比例失常。

2. 心源性呼吸困难 见于各类心脏病如先天性心脏病、心肌病、各种心律失常等，引起左心或右心功能衰竭时，尤以左心功能衰竭时更为显著。大量心包积液也可出现呼吸困难。此外，肺炎、哮喘、肾炎、贫血、输液过快等亦可对心功能造成影响从而出现呼吸困难。

3. 中毒性呼吸困难 各种原因所致代谢性酸中毒时，可使血中二氧化碳升高、pH 降低，刺激颈动脉窦、主动脉体等外周化学感受器或直接兴奋刺激呼吸中枢，增加呼吸通气量，表现为深而大的呼吸困难。一氧化碳中毒及亚硝酸盐中毒使机体失去携氧能力导致缺氧而产生呼吸困难；氰化物中毒时影响细胞呼吸作用，导致组织缺氧引起呼吸困难，严重时导致脑水肿抑制呼吸中枢。

4. 血源性呼吸困难 重症贫血、休克、高铁血红蛋白血症、硫化血红蛋白血症等患儿，由于红细胞携带氧减少，血氧含量降低刺激呼吸中枢所致。

5. 神经精神性与肌病性呼吸困难 重症脑部疾病包括脑炎、脑肿瘤、脑血管意外等均可以直接累及呼吸中枢，造成换气不足。也可因颅内压升高和供血减少而使呼吸中枢抑制。肌营养不良、重症肌无力危象、急性感染性多发性神经根炎等神经肌肉麻痹也可致通气不足。心理及精神因素，如癔症、高通气综合征等亦可引起呼吸困难。

（三）临床评估与判断

1. 临床评估　儿童呼吸困难为儿科急危重症之一,病因复杂,表现形式多样。临床细致的病情评估和正确的判断,常常为患儿的抢救治疗赢得机会。可遵循 ABC 原则,注意评估患儿的气道(airway)、呼吸(breathing)、循环(circulation)。初步检查气道通畅情况,吸气性呼吸困难常由上呼吸道梗阻引起,呼气性呼吸困难常由下呼吸道梗阻引起,适当调整患儿的体位以观察患儿呼吸改善情况;观察患儿呼吸频率、节律、三凹征,明确呼吸困难的严重程度。听诊双侧呼吸音,观察双侧胸廓运动是否对称,注意患儿是否存在呼吸窘迫和了解肺部通气情况;注意观察心率、循环反应,注意鉴别中央性紫绀和外周性紫绀。

突然发作的呼吸困难见于气管异物、喉头水肿、气胸、急性呼吸窘迫综合征等。急性发作的呼吸困难常见于急性喉炎、毛细支气管炎、肺炎、肺不张、积液量迅速增加的胸腔积液或心包积液等。根据患儿的年龄特点进行相关疾病的重点观察,并注意呼吸困难伴随症状。此外,还应关注患儿监护数据,如呼吸频率与节律、体温、心率、血氧饱和度等的变化。

2. 实验室检查

（1）血气分析:血气分析能反映机体的呼吸和代谢功能,是危重病人监测指标的重要内容之一,对呼吸困难的评估与检测具有重要指导意义,并适用于所有年龄的患儿。

（2）胸部影像学检查:胸部影像学检查对儿童呼吸困难的诊断和治疗有重大的价值。如胸部 X 线检查在肺炎、肺结核、肺水肿、气胸、胸腔积液、肺发育不良等疾病均有特征性表现,对心脏病的诊断亦有一定帮助。胸部 CT 扫描则对胸部弥散性病变及纵隔病变具有重要诊断价值。

（3）纤维喉镜及纤维支气管镜术:纤维喉镜及纤维支气管镜术在呼吸困难的病因诊断及治疗中非常重要,可直接观察气道及气道黏膜病变,探明肺部病变的原因,可取出气道异物,可行组织病理学、细胞学及病原学检查等,对明确呼吸困难病因及治疗有重要意义。

（4）心电图、超声心动图检查有助于诊断心源性呼吸困难。

（四）急救与护理措施

1. 急性呼吸困难的急救

（1）监测生命体征变化。

（2）保持气道通畅:小婴儿置鼻嗅位,或自然体位,保持气道开放。清除气道可见异物,或机械吸引排除气道分泌物和 / 或吸入物。明确异物吸入 1 岁以下患儿进行拍背冲胸法排出异物,大于 1 岁患儿给予海姆立克急救法。

（3）氧气吸入:根据病情和患儿接受程度选用鼻导管、面罩、面托、头罩等方式吸氧。无自主呼吸或呼吸困难失代偿的患儿予球囊加压给氧。

（4）药物扩张气道:局部雾化吸入激素、静脉使用激素减轻喉部水肿。吸入或静脉使用支气管扩张剂,缓解气道痉挛,改善呼吸困难。

（5）辅助通气:无创或有创机械通气。符合急性肺损伤或呼吸窘迫综合征的患儿尽早气管插管人工呼吸机辅助通气。呼吸困难进展迅速者可进行体外膜肺治疗。

（6）迅速建立液体通道:在快速建立外周或中心静脉通路有困难时,可采用骨髓腔输液。

2. 护理措施

（1）病情观察:评估呼吸困难的程度、症状和体征,评估诱因、伴随症状及用药反应。认真观察患儿的精神状态、面色、神志,患儿烦躁不安可能是机体缺氧的表现。定时测量体温、脉搏、呼吸,脉搏呼吸持续增快,呼吸做功增加提示机体处于缺氧的代偿期。意识模糊、口唇紫绀、鼻翼扇动和三凹征明显,说明患儿缺氧严重。重症患儿应进行心肺监护和血氧饱和度监测,以便及时了解病情变化。

（2）保持气道通畅:舒适体位,采取头高位,以利呼吸,减轻肺部瘀血,并且经常更换体位有利于肺部炎症的消散吸收,减少坠积性肺炎的发生。做好翻身、叩击背部、体位引流等胸部物理疗法,雾化后可促进有效排痰,必要时气道吸引。

（3）环境和休息:保持环境安静,温湿度适宜,室温 18~20℃,相对湿度 55%~65%。避免吸入刺激性气体。操作尽量集中进行,减少不良刺激。

（4）氧气治疗:尽量避免患儿哭闹,减少氧的消耗。根据缺氧的程度或动脉血气分析决定氧流量及用氧的时间,进行合理给氧。小儿安全用氧需做到氧浓度可以调节并有监测,吸入氧气必须加温湿化,患儿氧合情况持续监测。

（5）镇静:患儿由于呼吸困难,往往会出现烦躁、哭闹等,可加重缺氧,可用少量的镇静药物,使患儿保持安静,减少氧气消耗,改善缺氧。但切勿用药过量,以免掩盖病情,耽误诊治。所有机械通气患儿均应给予充分镇静。

（6）积极做好原发疾病的护理:呼吸困难的患儿都有原发疾病,如喉炎、肺炎等感染性疾病,在抗感染同时要对这些原发疾病以及并发症作相应处理,如伴发热,可给以降温贴或及温水擦浴退热,必要时可适当用退热药。

（7）支持治疗及饮食护理:小儿发生急性呼吸困难后,常常影响患儿食欲,出现拒食。呼吸困难患儿进食时应防止食物吸入气道。如果呼吸困难严重,可暂且禁食。呼吸困难增加机体不显性失水,禁食导致水分摄入不够,都易导致患儿脱水,要注意补充营养,能量,水分。观察出入量,保持水电解质平衡。

（8）健康宣教:向家长详细介绍患儿疾病的发展、诊断治疗的情况以及护理要点,以消除家长的焦虑情绪,恰当的配合治疗护理。指导家长密切观注患儿病情变化,若出现烦躁,面色口唇发绀,呼吸困难加重,应及时通知医护人员。

（五）急救流程管理

小儿急性呼吸衰竭的处理参加流程图（图 15-3-2）。

三、婴幼儿急性腹泻

（一）概述

婴幼儿腹泻（infantile diarrhea）是指由多种病原、多种因素引起的,以大便次数增多和大便性状改变为特点的消化道综合征,严重者可引起水、电解质和酸碱平衡紊乱。发病年龄以 6 个月 ~2 岁多见,其中 1 岁以内者约占半数。一年四季均可发病,但夏秋季发病率最高。病程在 2 周以内的腹泻称为急性腹泻。

（二）病因与机制

1. 消化系统发育不成熟　胃酸和消化酶分泌不足,消化酶活性低,对食物质和量变化的耐受性差。

2. 生长发育迅速　对营养物质的需求相对较多,消化道负担较重。

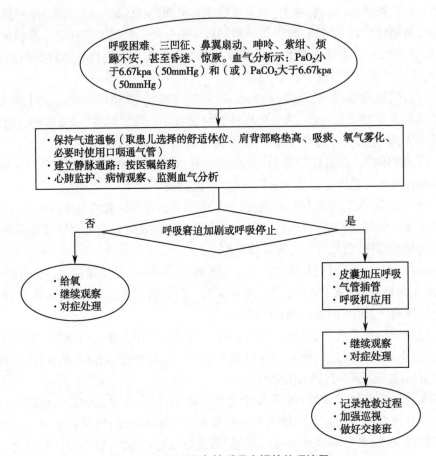

呼吸困难、三凹征、鼻翼扇动、呻吟、紫绀、烦躁不安，甚至昏迷、惊厥。血气分析示：PaO_2小于6.67kpa（50mmHg）和（或）$PaCO_2$大于6.67kpa（50mmHg）

· 保持气道通畅（取患儿选择的舒适体位、肩背部略垫高、吸痰、氧气雾化、必要时使用口咽通气管）
· 建立静脉通路：按医嘱给药
· 心肺监护、病情观察、监测血气分析

呼吸窘迫加剧或呼吸停止

否

· 给氧
· 继续观察
· 对症处理

是

· 皮囊加压呼吸
· 气管插管
· 呼吸机应用

· 继续观察
· 对症处理

· 记录抢救过程
· 加强巡视
· 做好交接班

图 15-3-2　小儿急性呼吸衰竭的处理流程

3. 机体防御功能差　婴儿血液中免疫球蛋白、胃肠道 SIgA 及胃内酸度均较低，对感染的防御能力差。病毒、细菌、真菌等引起肠道内感染。肠道外感染也可因发热及病原体毒素作用使消化功能紊乱导致腹泻。

4. 肠道菌群失调　新生儿出生后尚未建立正常肠道菌群，或因使用抗生素等导致肠道菌群失调，使正常菌群对入侵肠道致病微生物的拮抗作用丧失，而引起肠道感染。

5. 人工喂养　母乳中含有大量体液因子，巨噬细胞和粒细胞、溶菌酶、溶酶体等，有很强的抗肠道感染作用。家畜乳中虽有某些上述成分，但在加热过程中被破坏，而且人工喂养的食物和食具易受污染，故人工喂养儿肠道感染发生率明显高于母乳喂养儿。

导致腹泻发生的机制包括：肠腔内存在大量不能吸收的具有渗透活性的物质（渗透性腹泻）、肠腔内电解质分泌过多（分泌性腹泻）、炎症所致的液体大量渗出（渗出性腹泻）及肠道运动功能异常（肠道功能异常性腹泻）等。但临床上不少腹泻并非由某种单一机制引起，而是多种机制共同作用的结果。不同的病原体感染引起腹泻的发病机制也不完全相同。

下面以病毒性肠炎为例说明婴幼儿腹泻的发病机制，病毒主要侵犯小肠绒毛上皮细胞，使上皮细胞受损脱落而遗留不规则的裸露病变，导致小肠粘膜回收水、电解质能力下降，肠液在肠腔内大量聚集而引起腹泻。肠粘膜上原本存在的绒毛酶如麦芽糖酶、蔗糖酶、乳糖酶均减少，导致吸收功能障碍。由于乳糖及其它双糖不能被消化吸收而滞留在肠内，造成肠粘膜与肠腔渗透压的改变,使液体进入肠腔而造成渗透性腹泻,加重腹泻。

（三）临床评估与判断

1. **临床评估**　饮食因素或肠道外感染引起的腹泻,通常症状较轻,起病可急可缓,以胃肠道症状为主,主要表现为食欲不振,腹泻,偶有恶心或呕吐。一般无全身症状。一天大便可达 5~10 次,每次大便量少、呈黄色或黄绿色,粪质不多,水分略多时大便呈“蛋花汤”样,多在数日内痊愈。肠道内感染常引起重症腹泻,起病较急。除有较重的胃肠道症状外,还有明显的脱水、电解质紊乱及全身中毒症状。具体表现如下。

（1）胃肠道症状:食欲低下,常伴有呕吐,严重者可吐咖啡样液体。腹泻频繁,每天十次至数十次。大便呈黄绿色水样、量多,可有少量粘液,少数患儿也可有少量血便。

（2）水、电解质和酸碱平衡紊乱症状

1）脱水:由于吐泻丢失体液和摄入量的不足,导致不同程度脱水（表 15-3-3）,由于腹泻时水和电解质两者丧失的比例不同,从而引起体液渗透压的变化,即造成等渗、低渗或高渗性脱水。临床上以等渗性脱水最常见（表 15-3-4）。

表 15-3-3　急性腹泻病患儿在不同脱水程度时的表现

	轻度	中度	重度
丢失体液占体重比例（%）	3~5	5~10	>10
精神状态	稍差	烦躁易激惹	萎靡、昏迷
皮肤弹性	尚可	差	极差,捏起皮肤回访≥2s
口唇	稍干口渴	干燥	明显干燥
眼窝和前囟	稍凹陷	凹陷	明显凹陷
肢端温度	正常	稍冷	四肢厥冷
尿量	稍少	明显减少	无尿
脉搏	正常	稍快	明显增快
血压	正常	正常或稍降	降低或休克

表 15-3-4　不同性质脱水的临床表现

	低渗性	等渗性	高渗性
原因及诱因	失盐为主	水与电解质丢失大致相同	失水为主
血钠浓度	<130mmol/L	130~150mmol/L	>150mmol/L
口渴	不明显	明显	极明显
皮肤弹性	极差	稍差	尚可
血压	很低	低	正常或稍低
神志	嗜睡或昏迷	精神萎靡	烦躁易激惹

2）代谢性酸中毒：表现精神萎靡、嗜睡、呼吸深快、口唇樱桃红色，严重者可意识不清，呼气有酮味。

3）低血钾：中、重度脱水患儿都有不同程度的低血钾。表现为：神经、肌肉兴奋性降低如精神萎靡、反应低下、全身无力、腱反射减弱或消失；心脏损害如心率增快、心肌收缩无力、心音低钝、血压降低、心脏扩大、心律失常、心衰、猝死等；肾脏损害如浓缩功能减低，出现多尿、夜尿、口渴、多饮等。

4）低钙、低镁、低磷血症：低血钙（低血镁）时表现为手足搐搦、惊厥；重症低血磷时出现嗜睡、精神错乱或昏迷，肌肉、心肌收缩无力等，应注意补充。大多数小儿腹泻缺磷一般不严重，故不需要另外补充磷盐即可恢复。

2. 实验室检查

（1）血常规：白细胞总数及中性粒细胞增多提示细菌感染，寄生虫感染或过敏性腹泻时嗜酸性粒细胞增多。

（2）大便检查：肉眼检查大便的性状如外观、颜色、是否有黏液脓血等；大便常规无或偶见白细胞者多为侵袭性细菌以外的病因引起，大便内有较多的白细胞常由于各种侵袭性细菌感染引起。大便培养可检出致病菌。大便涂片发现念珠菌孢子及假菌丝有助于真菌性肠炎诊断。疑为病毒感染者应作病毒学检查。

（3）生化检查：血钠测定可了解脱水的性质；血钾测定可了解有无低钾血症；碳酸氢盐测定可了解体内酸碱平衡失调的性质和程度。

（四）急救和护理措施

1. 临床急救　对于重度脱水的患儿需迅速建立静脉通道，如外周静脉或中心静脉通路建立有困难的患儿，可选用骨髓腔输液，以保证液体按计划输入，伴有周围循环衰竭的患儿必须尽快补充血容量，首剂用 2:1 等张液体 20ml/kg 静脉推注，根据病情可重复使用。补液时按先盐后糖、先浓后淡、先快后慢、见尿补钾的原则补液，严禁直接静脉推注含钾溶液。严格掌握重度脱水的补液原则：

（1）定量：第一天液体总量包括：①累积损失量，即治疗前患儿丢失的液体总量，重度脱水体液丢失约 100~120ml/kg。②继续损失量，即开始治疗后，因吐泻等原因而继续丢失量。在禁食情况下，约 30ml/(kg·d)。③生理需要量，即维持基础代谢所需要的量，约 60~80ml/(kg·d)。

（2）定性：脱水性质决定补液种类。等渗性脱水补 1/2 张含钠液；低渗性脱水补 2/3 张含钠液；高渗性脱水补 1/3~1/5 张含钠液。重度脱水可先用 1/2 张含钠液。

（3）定速：重度脱水患儿半小时内静脉输入生理盐水或 1/2 张含钠液 20ml/kg，总量小于或等于 300ml，累积损失量应在 8~12 小时补足，以 8~10ml/(kg·h)速度输注。继续损失量和生理需要量以 5ml/(kg·h)速度在 12~24 小时内匀速输入。

2. 护理措施

（1）补充体液，纠正脱水：口服补液适用于轻、中度脱水及无呕吐、能口服的患儿。重度脱水和呕吐较重的患儿需静脉补液。密切观察输液速度，准确记录输液量，根据病情调整输液速度，并了解补液后第一次排尿的时间。

（2）饮食要求：根据患儿病情，合理安排饮食。一般在补充累积损失阶段可暂禁食 4~6 小时（母乳喂养者除外），腹泻次数减少后，给予流质或半流质如粥、面条，少量多餐，随着病情稳定和好转，逐步过渡到正常饮食。

（3）病情观察

1）监测生命体征：如神志、体温、脉搏、呼吸、血压等。体温过高时应给患儿多饮水、擦干汗液、及时更换汗湿的衣服，并予头部冰敷等物理降温。

2）判断脱水程度：通过观察患儿的神志、精神、皮肤弹性、前囟及眼眶有无凹陷、尿量等临床表现，估计患儿脱水程度。同时观察经过补液后脱水症状是否得到改善。

3）观察代谢性酸中毒：当患儿呼吸深快、精神萎靡、口唇樱红、血 pH 值下降时积极准备碱性液体，配合医生抢救。

4）观察低钾血症表现：低血钾常发生在输液脱水纠正时，当患儿出现精神萎靡、吃奶乏力、腹胀、肌张力低、呼吸频率不规则等临床表现，及时报告医生。

5）注意大便的变化：观察记录大便的次数、颜色、性状，若出现脓血便，伴有里急后重的症状，考虑是否有细菌性痢疾的可能，立即送检大便化验，为输液和治疗方案提供可靠的依据。

（4）控制感染：按医嘱选用针对病原菌的抗生素以控制感染。一般不用止泻药，急性感染性腹泻主要是在毒素作用下，小肠分泌水和电解质增多，与肠道动力学关系不大，止泻药不但无治疗作用，而且延缓肠内容物的排出，可增加毒性产物的吸收，加重病情。严格执行消毒隔离，感染性腹泻与非感染性腹泻患儿应分室居住，护理患儿前后认真洗手，腹泻患儿用过的尿布、便盆应分类消毒，以防交叉感染。

（5）补锌治疗：由于急性腹泻时大便丢失锌增加、负锌平衡、组织锌减少，补锌治疗有助于改善急性腹泻病和慢性腹泻病患儿的临床预后，减少腹泻病复发。推荐急性感染腹泻病患儿进食后即予以补锌治疗。

（6）基础护理：保持床单位清洁、干燥、平整，及时更换衣裤。每次便后及时更换尿布，用温水冲洗臀部并擦干，保持肛周皮肤清洁、干燥，臀部涂呋锌油或宝婴药膏。严重的尿布疹给予红外线照射臀部，每日二次；或 1∶5000 高锰酸钾溶液坐浴，每日二次；也可用 5% 聚维酮碘（PVP-I）溶液外涂，每日 1~2 次。

（7）健康教育

1）向家长解释腹泻的病因、潜在并发症及相关的治疗措施。

2）指导家长配制和使用 ORS 溶液，强调应少量多次饮用，呕吐不是禁忌证。告知家长微生态制剂的服法，水温 <37℃；蒙脱石散最好在空腹时服用，每次至少 30~50ml 温水冲服。

3）指导合理喂养，宣传母乳喂养的优点，避免在夏季断奶。按时逐步添加辅食，切忌几种辅食同时添加，防止过食、偏食及饮食结构突然变动。注意饮食卫生，教育儿童饭前便后洗手，勤剪指甲，培养良好的卫生习惯。

4）加强体格锻炼，适当户外活动；主要气候变化，防止受凉或过热。

5）避免长期滥用广谱抗生素。

知识拓展

急性腹泻病家庭治疗时掌握以下几条原则

（1）给予患儿足够的液体以预防脱水；（2）补锌治疗；（3）尽早恢复饮食；（4）对病情未好转以及出现下列任何症状的患儿必须及时送医院：①腹泻剧烈，大便次数多或腹泻量大;②不能正常饮食;③频繁呕吐、无法口服给药;④高热(<3月龄38℃以上,>3月龄39℃以上);⑤脱水体征明显:口渴、眼凹、烦躁、易激惹、萎靡;⑥便血;⑦年龄<6月龄有慢性病史,有合并症状。

(五)急救流程管理

小儿重症腹泻/中、重度脱水应急流程参见流程图(图15-3-3)。

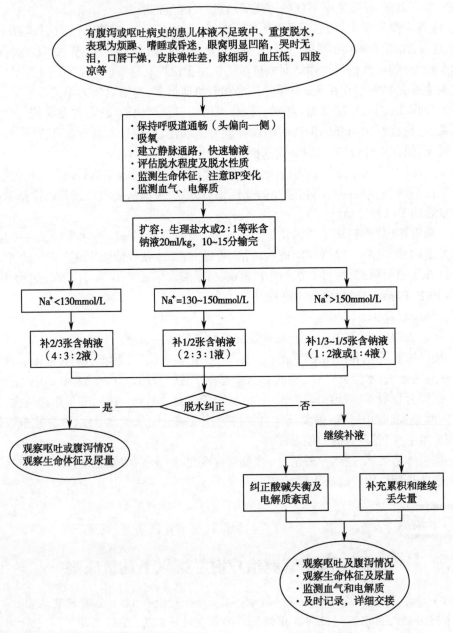

图15-3-3 小儿重症腹泻/中、重度脱水应急流程

第四节　老年人群

人的生命周期是一个生物、心理、社会各方面的动态发展变化过程,可以划分为若干个年龄阶段。其中,成年人可以分为青年期、中年期和老年期,老年期是人生的最后阶段。

老年人的界定:世界卫生组织(WHO)对老年人年龄的划分有两个标准,在发达国家将65岁以上人群定义为老年人,而在发展中国家则将60岁以上人群称为老年人。

一、老年人群特点

(一)人口学特点

1. 病情危重,病死率高,比例逐年升高,呈上升趋势。

2. 出现不明原因的最后没有确诊的病例在逐渐增高。

3. 发病后就诊时间晚,在急诊的就诊时间明显多于年轻人。

4. 男性死亡病人所占比例高于女性;夜晚死亡人数高于白天;冬季死亡人数最多,秋季死亡人数最少。

(二)生理特点

1. 神经系统

(1)运动知觉功能下降,记忆力和认知功能减退,反应迟钝,肌力减弱,动作协调能力下降。

(2)反射功能减弱或消失。

2. 呼吸系统　气道整体防御功能下降,易发生吞咽障碍、呛咳和误吸;肺活量减少;通气功能和换气效率降低。

3. 循环系统

(1)心功能改变:心肌收缩力减弱,心排血量减少;易发生心律失常、心绞痛、心肌梗死。

(2)血管改变:动静脉壁增厚、变硬、弹性下降、管腔狭窄;毛细血管通透性下降。

4. 消化系统

(1)食管:①黏膜萎缩而易发生吞咽困难;②下括约肌松弛而易发生反流性食管炎。

(2)胃:①胃酸分泌减少,使幽门螺杆菌(Helicobacter pylori,HP)感染率明显增高;②胃蠕动减慢,排空时间延长。

(3)大肠:①粘液分泌减少,蠕动减弱,易发生便秘;②肛门括约肌张力降低,易致便失禁。

(4)肝脏:肝功能减退,对有毒物质和药物的清除速率降低。

(5)胆道:胆汁减少而黏稠,易发生结石。

(6)胰腺:分泌胰岛素的生物活性下降,易发生老年糖尿病。

5. 泌尿系统　肾脏功能下降,易致水钠潴留,膀胱括约肌收缩无力,易发生尿频、尿急或尿失禁。因尿道抗菌能力减弱,老年女性易患泌尿系统感染。

6. 内分泌系统

(1)甲状腺激素生成减少,老年人基础代谢率及耗氧量降低。

（2）血中甲状旁腺激素逐渐升高,动员骨钙释放入血,最终形成老年骨质疏松。

（3）肾上腺皮质激素分泌减少,导致老年人对应激的反应能力以及对水和电解质代谢平衡的调节能力下降。

（4）胰岛萎缩,胰岛素受体数减少,机体对胰岛素的敏感性下降。

（5）代谢功能,总能量消耗减少,糖耐量降低、蛋白质分解代谢加强、钙吸收减少。

7. 血液系统 骨髓造血功能逐渐降低,血液有形成分发生变化,易发生缺氧、凝血功能异常及细胞及体液免疫功能低下。

8. 运动系统

（1）骨骼:骨质萎缩,骨量减少。

（2）关节:发生退行性变化,活动受限。

（3）肌肉:力量减弱,易致动作迟缓、笨拙和步态不稳。

9. 感官系统

（1）皮肤:①对冷、热、痛、触觉等反应迟钝;②排泄和体温调节功能降低;③皮肤抵抗力下降,易受刺激损伤而出现压疮。

（2）眼和视觉:①出现老视;②眼压升高,易诱发青光眼。

（3）耳及听觉:听力敏感度下降,出现老年型耳聋。

（4）味觉嗅觉:功能减退,敏感性降低。

（5）触觉:对温度、压力、疼痛等感受减弱,耐寒能力差。

（三）心理特点

多数有慢性病,长期忍受病痛折磨,由于疾病反复发作产生多疑恐惧、悲观失望。易产生孤独、寂寞的病态心理,情绪变化常见有消极、烦躁、抑郁等。

二、老年人疾病特点

老年病（elderly disease）是指在老年群体中发病率明显增高的疾病。因为老化本身就是多种老年病的危险因素,故与增龄相关的老年病随着人口的老龄化逐年增多。而急诊就诊老年人病情复杂,且常合并多种疾病,因此严重威胁着老年人的生存和生活质量。

（一）流行病学特点

1. 疾病谱的特点 在我国,老年病人急诊就诊的前5位病种依次是心脏病、脑血管病、骨折、高血压、慢性支气管炎。外科病例中急性阑尾炎所占比例最大,然后依次为急性肠梗阻、急性胆囊炎。

2. 死因特点 急诊入院老年病人不同死因疾病病死率依次为恶性肿瘤、脑血管病、心血管病、颅内损伤、糖尿病。相关资料分析还发现,老年人的死因顺位随着增龄而发生变化,其中,60~69 岁者的首位死因为恶性肿瘤;70~84 岁为脑血管病;≥84 岁为心血管病;肺部感染则为百岁以上老人的首位死因。

（二）急诊老年病的临床特征

1. 起病隐匿,临床表现不典型,漏诊或误诊可能性大。

2. 病种多样,病情复杂。

3. 耐受性和抵抗力差,药物效果差,病情发展变化迅速。

4. 并发症和后遗症多。

5. 病程长、恢复慢且治愈率低,致残率和死亡率高。

三、老年人跌倒风险与预防

跌倒(fall)是一种不能自我控制的意外事件,指个体突发的、不自主的、非故意的体位改变,跌落在地面或更低的平面上。国际疾病分类(ICD-10)将跌倒分为两类:①从一个平面至另一个平面的跌落;②同一平面的跌倒。

老年人跌倒发生率高,是老年人伤残和意外死亡的最主要原因之一。WHO 指出,每年大约有 30% 的 65 岁以上的居家老人发生过跌倒,15% 发生 2 次以上,住院老年病人和老年护理院中每年分别有 20% 和 40% 的跌倒发生率。在美国,跌倒为老年人死因的第 6 位,占老年人意外死亡人数的 2/3,在我国,跌倒是 65 岁以上老年人首位意外伤害。跌倒严重威胁着老年人的身心健康,因此,如何正确识别和评估跌倒的危险因素以及预防跌倒的发生成为重中之重。

（一）老年人跌倒的危险因素

1. 内在因素　占 45%。

（1）生理因素:

1）神经系统:由于感觉迟钝,反应时间延长,导致平衡能力、协同运动能力降低,使跌倒危险性增加。

2）感觉系统:老年人的视力、视觉分辨力下降,听力减退,触觉退行性改变导致平衡能力降低,增加跌倒危险性。

3）运动系统:老年人肌肉萎缩,肌力减退,导致步态稳定性下降而易引发跌倒。

（2）病理因素:

1）神经系统疾病:痴呆、脑卒中、帕金森病、癫痫发作。

2）心血管疾病:直立性低血压、小血管缺血性病变、心律失常、心肌梗死、心衰。

3）眼部及耳部疾病:白内障、青光眼、耳部感染、迷路炎、失聪。

4）运动系统疾病:骨质疏松、关节炎、足部疾病、足或脚趾畸形。

5）晕厥:①情绪低落、过度劳累时引起的血管减压性晕厥;②血压下降性晕厥;③低血糖性晕厥;④颈动脉瘤引起的颈动脉窦性晕厥;⑤前列腺肥大引起的排尿性晕厥。

6）其他:眩晕、感染、肺炎、贫血、脱水、低氧血症、消化道出血等。

（3）心理因素:沮丧、焦虑、抑郁、个性好强和害怕跌倒的心理均可增加跌倒的危险。

（4）药物因素:研究发现,50% 老年人的跌倒与不正确的用药有关,这些药物可影响老年人的意识、精神、步态和血压,从而增加跌倒发生率。

1）精神类药物:抗焦虑药、抗抑郁药、抗惊厥药、镇静安眠药。

2）心血管药物:降压药、利尿药、血管扩张药。

3）其他:降糖药、镇痛药、抗组织胺类药、抗帕金森药、抗感冒药等。

2. 外在因素　占 39%。

（1）环境因素:居家老年人的跌倒 50% 由环境因素所造成,包括室内和户外两方面因素。

1）室内因素:一般来说,老年人跌倒多发生于室内,1/3 在卧室,其次是门口、浴室、厨房和楼梯等。

2）户外因素：①路面泥泞、过滑、过陡或不平，台阶和人行道缺乏修缮；②路面行人和车辆过多、拥挤；③雨雪天气。

知识拓展

老年人跌倒的室内常见危险因素

1. 卧室　室内没有扶手或活动时没有辅助物；电灯开关和助行器位置不合适。
2. 浴室　室内无扶手；地面光滑潮湿；坐便设备太高或太低。
3. 厨房　无良好的通风设备，蒸汽和烟使人眼睛变模糊。
4. 灯光　照明不足或过亮。
5. 家具　床过高或过低；座椅过软过低；家具摆放不稳或位置不合适。
6. 地面　地面不平、杂乱、光滑或潮湿；地板过亮或打蜡；门槛过高或不平；地毯固定不良、不平整、边缘卷起或使用小块地毯。
7. 楼梯　无扶手或扶手不稳；无照明灯光；台阶过滑、过高或破损以及台阶之间无明显色彩差异；楼梯过陡；楼梯内堆放物体。
8. 通道　过窄、有障碍物以及宠物带来的伤害。

（2）社会因素：老年人的教育和收入水平、卫生保健水平，与社会的交往和联系程度等都会影响其跌倒的发生。

（二）跌倒危险因素的评估

评估的目的在于筛选出跌倒的危险因素，进行干预，进而消除或减少危险因素。文献报道，有跌倒史的老年人再次发生跌倒的机会比从未跌倒过的老年人高出 4 倍，因此，有效评估是预防老年人跌倒和再次跌倒的关键。

1. 病史评估

（1）老年人既往病史、用药史，既往跌倒史。

（2）此次跌倒前的症状和过程。

（3）有无害怕跌倒的心理。

2. 体格检查　包括生命体征，神经系统，感官系统，骨骼、关节、肌肉系统，心血管系统和营养状态等。

3. 实验室检查　根据引起跌倒的潜在系统疾病选择相应的检查项目。

4. 认知和情感状态的评估　认知和情感的改变会使老年人跌倒的危险性增加。认知能力常用的评估量表有简易智力状态检查（MMSE）和简答操作智力状态问卷（SPMSQ），情绪状态的评定常用老年抑郁量表（GDS）。

5. 环境危险因素评估　评估项目可参照老年人跌倒危险因素中的环境因素。

6. 平衡功能的评定　平衡感的减退是老化过程的重要指标之一，因此要运用系统的评价方法评估老年人的平衡功能状态，主要有临床观察法、量表评定法和仪器评定法。

（1）临床观察法：包括跪位平衡反应、坐位平衡反应、站立位平衡反应、跨步反应和活动。

知识拓展

平衡功能评定的临床观察法

1. 跪位平衡反应

（1）检查体位：病人取跪位。

（2）检查方法：评定者将病人上肢向一侧牵拉，使之倾斜。

（3）结果判断：

1）阳性反应：头部和胸廓出现向中线的调整，被牵拉的一侧出现保护性反应，对侧上、下肢伸展并外展。

2）阴性反应：头部和胸廓未出现向中线的调整，被牵拉的一侧和另一侧上、下肢未出现上述反应或仅身体的某一部分出现阳性反应。

2. 坐位平衡反应

（1）检查体位：病人坐在椅子上。

（2）检查方法：评定者将病人上肢向一侧牵拉。

（3）结果判断：同跪位平衡反应。

3. 站立位平衡反应

（1）Romberg 检查法：受检者双足并拢直立，观察其在睁、闭眼时身体摇摆的情况称之为 Romberg's 征。

（2）强化 Romberg 检查法：受检者两足一前一后、足尖接足跟直立，观察其睁、闭眼时身体的摇摆，最长维持时间为 60 秒。

（3）单腿直立检查法：受检者单腿直立，观察其睁、闭眼情况下维持平衡的时间长短，最长维持时间为 30 秒。

4. 跨步反应

（1）检查方法：受检者站立位，检查者向左、右、前、后方向推动受检者身体。

（2）结果判断：

1）阳性反应：脚快速向侧方、前方、后方跨出一步，头部和躯干出现调整。

2）阴性反应：不能为维持平衡而快速跨出一步，头部和躯干不出现调整。

5. 活动 评定在活动状态下能否保持平衡。例如，坐、站立时移动身体；在不同条件下行走，包括脚跟碰脚趾、足跟行走、足尖行走、走直线、侧方走、倒退走、走圆圈、绕过障碍物行走等。

（2）量表评定法：包括 Berg 平衡量表、Tinetti 量表和"站起一走"计时测试。

（3）仪器评定法：采用平衡测量仪评定受检者的静态和动态平衡功能。

7. 步行能力评定 常用方法有 Hoffer 步行能力分级（表 15-4-1）和 Holden 步行功能分类（表 15-4-2）。

表 15-4-1 Hoffer 步行能力分级

分级	评定标准
Ⅰ 不能步行（nonambulator）	完全不能步行
Ⅱ 非功能性步行（nonfunctional ambulator）	借助于膝—踝—足矫形器（（KAFO）、手杖等能在室内行走，又称治疗性步行
Ⅲ 家庭性步行（household ambulator）	借助于踝—足矫形器（AFO）、手杖等能在室内行走自如，但在室外不能长时间行走
Ⅳ 社区性步行（community ambulator）	借助于 AFO、手杖或独立可在室外和社区内行走、散步、去公园、去诊所、购物等活动，但时间不能持久，如需要离开社区长时间步行仍需坐轮椅

表 15-4-2 Holden 步行功能分类

级别	表现
0 级：无功能	病人不能走，需要轮椅或 2 人协助才能走
Ⅰ 级：需大量持续性的帮助	需使用双拐或需要 1 个人连续不断地搀扶才能行走或保持平衡
Ⅱ 级：需少量帮助	能行走但平衡不佳，不安全，需 1 人在旁给予持续或间断的接触身体的帮助或需使用膝—踝—足矫形器（KAFO）、踝—足矫形器（AFO）、单拐、手杖等以保持平衡和保证安全
Ⅲ 级：需监护或语言指导	能行走，但不正常或不够安全，需 1 人监护或用语言指导，但不接触身体
Ⅳ 级：平地上独立	在平地上能独立行走，但在上下斜坡，在不平的地面上行走或上下楼梯时仍有困难，需他人帮助或监护
Ⅴ 级：完全独立	在任何地方都能独立行走

8. 跌倒评估量表　常用有 Morse 跌倒评估量表（Morse fall scale，MFS）和 Hendrich Ⅱ 跌倒因素模型量表（Hendfich Ⅱ fall risk model，HFRM）。研究表明，Morse 跌倒评估量表筛查的高危病人多于 Hendrich Ⅱ 跌倒因素模型量表，且 MFS（表 15-4-3）对跌倒的预测效果较 Berg 平衡量表好。

表 15-4-3 Morse 跌倒评估量表

项目	评分标准
病人曾跌倒（3 月内）/ 视觉障碍	没有 =0 有 =25
超过一个医学诊断	没有 =0 有 =15

项目	评分标准
使用助行器具	没有需要 =0 完全卧床 =0 护士扶持 =0 丁形拐杖 / 手杖 =15 学步车 =15 扶家具行走 =30
静脉输液 / 置管 / 使用药物治疗	没有 =0 有 =20
步态	正常 =0 卧床 =0 轮椅代步 =0 乏力 / ≥65 岁 / 体位性低血压 =10 失调及不平衡 =20
精神状态	了解自己能力 =0 忘记自己限制 / 意识障碍 / 躁动不安 / 沟通障碍 / 睡眠障碍 =15
得分	总分 125 分,评分 >45 分确定为跌倒高风险,25~45 分为中度风险,<25 分为低风险,得分越高表示跌倒风险越大

（三）跌倒的预防

1. 正确评估老年人跌倒的危险因素　包括病史评估,体格检查,实验室检查,认知和情感状态,平衡功能和步行能力评定。

2. 改善老年人的生活环境。

3. 治疗引起跌倒的疾病并合理用药。

4. 对于有跌倒恐惧、消极心理的老年人给予心理支持,要帮助他们分析原因,并及时制定护理计划,克服这种心理状态。

5. 健康指导　增强防跌倒意识,选择适当的辅助工具,合理膳食,合理运动,以及调整生活方式。

（芦良花　金　爽　楼晓芳　李清华　葛宝兰）

第十六章 灾难管理

第一节 概 述

灾难(disaster)是对能够给人类和人类赖以生存的环境造成破坏性影响的事物总称。按照性质分,灾难可以分为自然灾难和人为灾难两大类。全球灾难事件的发生发展呈现出规模大、损失重、原因复杂、影响广、受关注程度高、新型灾难不断出现等趋势。虽然随着科技的发展,人类所掌握的物质财富越来越多,科技力量越来越强大,但仍然无法完全摆脱各种灾难影响。在众多灾难事件面前,人类的力量仍然十分有限。因此,重视灾难管理建设,完善应对机制,做好队伍建设、技术储备刻不容缓。作为灾难管理的重要组成部分,医疗护理团队做好自身培训义不容辞。

一、灾难的类型

(一)自然灾难

自然灾难是指由自然异常变化引起的巨大破坏,这种破坏造成人员伤亡、经济损失、环境严重破坏,超过了灾难发生地的承受能力。这些自然异常变化可能自发产生,也可能由人类活动诱发产生。中国是世界上自然灾害发生十分频繁、灾害种类甚多,造成损失十分严重的少数国家之一。根据其成因、特点以及减灾体系的不同,又可将自然灾难细分为多种类型。

1. 气象灾难 包括热带风暴、龙卷风、雷暴、飓风、暴雨、寒潮、冷害、霜冻、雹灾及干旱等。

2. 地质灾难　包括火山、地震、滑坡、泥石流、地裂缝、地面沉降等。

3. 水文灾难　包括包括洪涝、江河泛滥、海啸、赤潮、海水入浸、海平面上升等。

4. 天文灾难　包括太阳活动对人类活动带来的破坏、行星撞击等。

5. 生态灾难　包括农作物病虫害、鼠害、农业环境灾害、森林火灾等。

（二）人为灾难

与自然灾难有自然异常变化造成相比,人为灾难主要由人为因素引起,种类繁多,包括交通事故、火灾、矿难、自然资源衰竭灾害、恐怖袭击等。

二、灾难的特点

（一）突发性

无论何种类型灾难的发生都是不可预期的,通常都缺少征兆,发生突然,难于准备应对。受灾对象无心理或物质准备,难于在第一时间组织起有效应对。政府也不可能在第一时间获得专业信息而组织应对,专业救援的到达也需要时间,不可能在第一时间实施。因此灾难发生初期是否能够高效救援,减少死亡率伤残率,主要需要依靠受灾区域人群的自救互救能力。因此,培训公众具备一定的急救常识是防灾减灾的重要工作。

（二）严重性

灾难事件因为其破坏力巨大,对于受灾区域造成严重的人员伤亡、财产损失、环境破坏,如不能及时干预,这种灾难造成的后果难以预计,将对人类社会发展造成巨大打击。根据世界卫生组织灾难流行病学研究中心（WHO/CRED）报道,20 世纪全球约有 350 万人死于自然灾害,约 2 亿人死于人为灾难。据亚洲开发银行统计,2003 年传染性非典型肺炎（severe acute respiratory syndrome,SARS）爆发造成亚洲 GDP 损失 180 亿美元,大量的民众和不少医护人员染病而死亡。

（三）公共性

灾难事件发生区域的所有人都有可能受到灾难的威胁或损害。另外,现代社会灾难事件虽然发生于局部,但因为信息技术及交通技术的发达,在世界任何一个角落发生的灾害事件可能通过交通方式传递到其他地方,例如传染病疫情;灾难事件的信息,可以通过信息网络传递到世界每个角落。从某种意义上讲,灾难事件的影响波及全球。而且,当地政府在灾难事件应对的情况,也被本国及国际社会广泛关注,甚至可能被作为评价一个政府执政能力的重要标准。

（四）复杂性

不同的灾难类型,不同的灾难事件,其危害程度、伤病员情况、次生灾害还是二次灾害的发生都不相同。因此灾难救援困难重重,医学救援同样如此。此外,灾难破坏力不仅体现于灾难本身。灾难除了可能造成直接的人员伤亡外,还可能因为应对不当而产生社会动荡。而一些不专业不彻底的干预,还可能造成灾难的复发。从后续情况看,灾难事件的发生还会从正反两方面刺激相关行业甚至全社会的广泛思考,或促进某方面的进步,或激化某方面的矛盾,产生新的问题。可见灾难管理是一项极其艰巨的工程。

（五）紧迫性

灾难事件突然发生、情况紧急,如果不能迅速形成有效应对,投入足够人力物力财力进行救援,灾难的危害还将进一步加剧。因此,灾难管理要求在尽可能短的时间能做出正确决策,相关救援力量及时响应并有效实施决策,以求将灾难的危害控制在最低程度。对于医疗护理学科来讲,灾难发生后迅速地全力以赴地救治伤病员,及时采取针对性预防控制措施,就成为了十分紧迫的任务。

三、典型灾难实例

(一)2001年美国"911"恐怖袭击

2001年9月11日晨,美国多地几乎同时受到多家民航客机被恐怖分子劫持后袭击。其中1架飞机撞击了美国五角大楼,2架飞机撞击了纽约世贸大厦,另有一架飞机在袭击过程中坠毁。袭击共造成了3600多人死亡。在世贸大厦坍塌之后不久的一段时间里,美国公众还受到了"炭疽信件"的袭击,恐怖袭击带来的恐慌和震惊在全世界蔓延。

(二)2003年SARS流行

2002年11月,广东省出现首例不明原因严重肺炎,其病原体在最初期并不被认识,该不明原因肺炎极具传染性。短短数月,迅速在广东流行并形成高峰,并传播到全国二十余个省市和全球数十个国家。后来确认该病为SARS。该场危机暴露了我国公共卫生体系存在的严重缺陷,包括在突发公共卫生时应对机制不健全、信息不准确、应急储备不足、反应不迅速等。同时这场危机也为我国的突发公共卫生体系建设提供了"机遇",一定程度上刺激了我国应急机制建设的发展。

(三)2004年印度洋海啸

2004年12月26日,印度尼西亚苏门答腊岛西北近海发生海底地震,地震导致了印度洋严重海啸,波及印度洋沿岸所有国家,导致死亡约30万人,数百万人无家可归。破坏力之强、损失之严重,举世震惊。我国虽不是本次海啸的受灾国,但反应迅速,立即伸出援助之手,赴多地开展救援工作,包括现场医疗救援。这是我国首次向海外派遣针对自然灾害的医疗救援队。

(四)2008年汶川地震

2008年5月12日,四川省阿坝藏族羌族自治州汶川县发生里氏8.0级地震。地震波及大半个中国及亚洲多个国家和地区。截至2008年9月18日12时,汶川大地震共造成69 227人死亡,374 643人受伤,17 923人失踪,直接经济损失达8000多亿元,是中华人民共和国成立以来破坏力最大的地震。国际媒体对本次地震救援工作广泛关注,对于中国政府的应对和灾后重建工作给予了高度评价。本次地震救援中表现出的积极的方面是多年来灾难管理建设成绩的体现。汶川地震后,经国务院批准,自2009年起,每年5月12日为全国防灾减灾日。

第二节　灾难现场救护

灾难现场救援是指在灾难现场或者现场附近展开紧急的医疗救援工作。广义的现场救护包括了现场搜救、搬运、医学救援等环节。本书所指现场救护特指医学救援活动。急救人员应当快速、科学、全面的进行伤员的病情评估、检伤分类、紧急救治和转运。灾难现场往往存在危险,包括灾难进一步发生、二次伤害的发生等,可能威胁急救人员及伤员的人身安全。

因此现场救护具有紧迫且危险的特点。理解灾难现场救护的重要性,掌握灾难救护的组织策略、灾难现场救护的原则和理念、救护的技术和方法,对于安全地成功实施现场救护,降低死亡率伤残率有重要意义。

一、灾难现场检伤分类

(一)检伤分类概述

检伤分类(triage),来源于法语,是"分类"、"挑拣"的意思,最早是在十七、十八世纪用于羊毛和咖啡豆等的挑选分级。随着该理念逐渐运用于医疗活动,特别是在两次世界大战中实践,检伤分类的内涵被丰富并专业化。

随着社会经济及医学科技的发展,人们的就医需求不断增加,但医疗资源相对有限,从而产生了病人的医疗需求与有限的资源之间的矛盾。为合理解决这一矛盾,现代医学把"triage"的理念运用于医疗行业,特别是急救体系。而在灾难这一特殊医疗场景下,检伤分类的作用更加明显。灾难现场检伤分类的实质就是因为灾难现场医疗资源有限,但又存在大量的医疗需求。这时由专业的检伤分类人员采用正确的检伤分类方法评估病人需求,结合资源现状,为伤病员制定出行之有效的救治计划(通常可以简单化为伤病员的优先救治顺序)的医疗护理活动。

(二)检伤分类标记

从形式上来讲,检伤分类就是要通过某种方法对伤病员进行评估,并用醒目的标识进行分类的活动。检伤分类标记具有三大作用:一是标记伤病员的危重程度;二是在灾难检伤分类中避免重复劳动;三是充当伤病员身份识别标识。这样有助于每个灾难救援人员能够立刻识别出伤病员的危重级别,从而针对性的实施救治。

国际上习惯于使用颜色对伤病员进行标记,从而直观便捷地标示伤病员的危重级别:红色代表有生命危险但有救治希望的病人,需要立即救治;黄色表示病人有潜在严重损伤但目前稳定,可暂缓救治;绿色代表病人伤病情轻可以组织他们自救互救;黑色代表死亡病人或开放气道仍不能维持呼吸的,最后处理。

颜色标识的含义在学术界是统一的,但在具体的标识方法上,各国各医疗机构或不同现场情况中却有不同。例如最为规范的检伤分类标识通常为卡片式。检伤分类卡上有明显的颜色标识,在卡片上可以记录伤病员的一般信息,例如姓名、性别、年龄等,同时可以通过在示意图上标记出受伤部位,方便与后续医疗人员进行交接。各种分类卡上信息内容详略程度不同,考虑到灾难救援的紧迫性,那些需要填写大量信息的分类卡并不一定实用。各救援队在设计和使用中可根据情况调整,但关键的信息应该保留,例如颜色标识和基本身份信息。

(三)检伤分类方法

理想的检伤分类方法必须具备以下的特点:①简单:灾难现场救护具有紧迫性的特点,时限要求高,检伤分类必须是迅速实施,所以理想的检伤分类方法就必须简单。②不需要借助特殊的设备:如果需要特殊的设备才能检伤分类,显然不利于高效实施救援,而且现场救援也不一定具备特殊的硬件条件。③不需要明确的诊断:现场救援因条件受限是无法明确诊断的,如果一定要等待病人的特定诊断再提出病人的救治策略,在灾难救援中就可能延误救护时机。④易于教和学:由于灾难的突发性,而且医疗机构通常也是受灾客体,可能出现救援人员不足,往往需要在短时间培训部分非专业检伤分类人员承担检伤分类任务以满足救护需要,所以就需要理想的检伤分类方法易于教,易于学。

但真正理想的分类体系并不存在,学术界有很多比较各种检伤分类方法的研究,对孰优孰劣的问题有不同的答案。各国推荐使用的方法也不尽相同,例如加拿大推广的 Care flight,及英国推广的 Triage Sieve and Sort,还有适用于儿童的 JumpSTART 等。

要注意的是,目前大多检伤分类方式都是在创伤性灾难基础上研究设计的,对于化学性、生物性等现今社会可能越来越多的灾难类型适用性不一定好,原有方法在这些灾难类型中存在局限性需要进一步研究。

1. START(简单分类快速治疗法) "START" 检伤分类(有可能是目前运用最广泛的检伤分类方法,因此在此做详细介绍。"START" 即 "Simple Triage And Rapid Treatment",意思是 "简单分类快速治疗"。该方法产生于 20 世纪 90 年代美国,它只需要收集病人呼吸、脉搏和意识三方面的信息就可以完成分类,不需要特别的设备,评估每位伤病人约需要花费 1~2 分钟,实施简单。"START" 检伤分类方法的实施步骤(图 16-2-1)具体为:

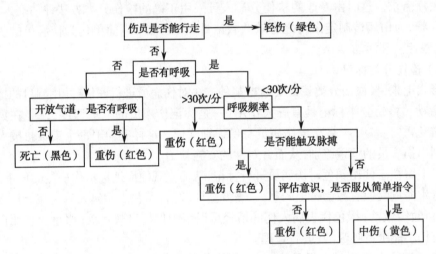

图 16-2-1　START 检伤分类流程

(1)评估伤病员行动能力:将行动自如的病人标记为绿色,指导他们自救互救,或者指引他们自行到现场医疗站轻伤区等待处理。对于不能行走的伤病员进入下一个评估步骤——评估呼吸。

(2)评估呼吸:对不能行走的病人评估自主呼吸。通过"听、看、感觉"的方法 5~10 秒内判断出病人有无自主呼吸。①对于没有自主呼吸的病人进行手法开放气道再评估呼吸,开放气道过程中注意保护颈椎。对于开放气道仍无自主呼吸的伤病员标记为黑色,不处理或最后处理。对于手法开放气道后有自主呼吸的伤病员,标记为红色优先处理,使用适当方法维持病人气道开放。②对于有自主呼吸的伤病员,要进一步评估呼吸频率。当呼吸频率超过 30 次 / 分或少于 10 次 / 分的伤病员标记为红色,需优先处理;对呼吸 10~30 次 / 分者可开始下一步骤——评估循环。

(3)评估循环:可以简单通过触及桡动脉搏动和观察甲床毛细血管充盈时间来评估循环情况。①大动脉搏动不能扪及或毛细血管充盈时间 >2 秒者危重症病人,标记为红色,优先救治。如果有活动性大出血应予合适的止血等措施。②大动脉搏动存在且毛细血管充盈时间 <2 秒者为循环良好,可评估意识。

（4）评估意识状态:通过简单询问并指挥其做简单动作评估病人的意识状态。①对不能尊指令动作或正确回答问题的伤病员标记为红色,优先处理。②对回答切题、能遵指令活动者,标记为黄色,暂缓救治。

注意:检伤分类人员在评估的过程中可以进行一些简单的但不耗费人力物力的急救操作,这就是“Simple Triage and Rapid Treatment”当中的快速救治环节。例如通过摆放伤病员体位来辅助循环;通过肩颈下垫放物品的方法开放气道等。至于一些虽然效果更确定,但需要耗费时间、器材的急救技术,并非检伤分类人员或者说检伤分类环节的任务,需要由现场救援团队中的其他成员根据检伤分类结果来完成。

2. Care flight（救护阶梯法） Care flight 是一种与 START 方案类似,主要流行于澳大利亚等国和地区的检伤分类方法,具有相应的检伤分类流程（图 16-2-2）。它同样以伤病员是否能够走动为第一级的分类标准,如果伤病员能够自行走动则该伤病员应定义并标记为绿色,否则再依次以伤病员能否遵命活动、桡动脉搏动是否存在、自主呼吸是否存在等评估结果对伤病员进行分类,同样分类为危及生命（红色）、紧急（黄色）、可等待（绿色）和死亡（黑色）四类伤病员。

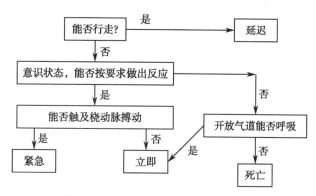

图 16-2-2 Care flight 检伤分类流程

3. SALT 法图 SALT 是美国国家灾难生命支持基金会（Natinal Disaster Life Support Foundation, NDLSF）推荐使用的检伤分类方法。SALT 是 sort–assess–life saving intervention–treatment/transport 的首字母缩写,通过总体分类和个体评估结合完成检伤分类。在总体分类环节,检伤分类人员用两句话广播将现场伤病员快速区分为三部分后,再重点性地进行评估,确定其中红色的伤病员,优先安排转运。这两句话 / 广播,一句话面向所有伤病员:“我是急救人员,我们正在对大家实施救治,请听到我说话的立即到 ×× 处集合”;一句话面向剩余伤病员:“剩下的伤员听到我说话的请立即挥挥手 / 脚”。这时所有伤病员被区分为了三部分,检伤分类人员将立即开始对没有移动没有挥手挥脚的伤病员开始个体化的进一步评估。

4. Triage Sieve and Sort（分筛与分类） Triage Sieve and Sort 是一种流行于英国等地的检伤分类方法,该检伤分类方法同样把伤病员分类四类,包含了两个层次的评估分类工作。初级检伤分类就叫 the Sieve,主要在灾难现场使用,然后在现场临时救治站伤病员将经过再次评估分拣即 the Sort。The Sieve 需要评估伤病员是否能走动、自主呼吸是否存在、呼吸频率、毛细血管充盈时间或者心率来进行分类。The Sort 则需要使用修订的创伤指数等包含具体解剖信息的方法对伤病员进行再次评估分类。

（四）检伤分类时间的常见问题

1. 以现场行政指挥代替检伤分类工作　用行政指挥代替检伤分类工作的现象在目前我国很多的灾难救援中都普遍存在。究其原因，一方面是救援人员对检伤分类工作没有专业的认识，混淆了两者的角色；另一方面是因为国内缺少专业的检伤分类培训，救援人员未掌握检伤分类技能，因此在现场以指挥的行政命令方式替代了检伤分类的工作。显然这种救援存在专业性的缺陷。所以，我国检伤分类护士的培养确有必要。

2. 检伤过度或不足　检伤过度（over triage）是指将不需要立即救治的病人分类为需要投入大量资源立即救治的病人，例如将本应为黄色的病人标记为红色。从一定程度讲，这是一种资源的浪费。而检伤不足（under triage）则相反，就是将需要立即救治的病人分类为暂缓救治。两种情况都不能达到检伤分类目的，甚至可能造成人员伤亡损失的扩大，所以检伤分类人员需要通过积极训练，提高分类技能，尽量避免这两种情况。

3. 情感代替了科学　检伤分类工作对护士的心理素质提出了很高的要求，只有身心健康的护士才有可能胜任此项工作。灾难现场伤病员们的呻吟哭喊，伤口的出血等是对检伤分类人员巨大的挑战。而且与日常急救工作常规不同，在灾难现场面对呼吸心跳骤停的病人，检伤分类人员要果断地做出"放弃"的决定。这通常会对医生和护士带来巨大的心理打击。但从灾难的特征以及灾难救援的科学要求来讲，检伤分类人员必须克服此类刺激，坚持科学的检伤分类理念和方法，避免被情感干扰，从整体上实现灾难救援的目标。

4. 遗漏病人　检伤分类工作要求护士快速做出判断，时间要求高。但检伤分类过程中遗漏病人却是非常严重的工作失误。检伤分类护士必须确保每一个伤病员都得到评估并被标记。所以，在紧急工作中保持严谨、冷静和仔细至关重要。

5. 在一个人身上停留太久　当在一个人身上花费过多时间时可能会损害到其伤病员的利益，影响整个灾难救援工作目标的实现。这也意味着作为检伤分类护士必须要明确自己的角色，履行自己的职责，充分信任救援团队的其他成员。检伤分类的过程中专注于评估，只做简单而不耗人力的急救动作。而将更进一步的急救操作移交给救援团队专门负责实施救治的队员。

6. 未做到动态评估　伤病员的病情在不断变化，而且救治工作也在进展。因此，在完成初次分拣之后，检伤分类护士必须不断在现场走动，对伤病员进行持续动态的评估，及时调整部分分类结果，保证检伤分类的时效性。

二、灾难现场救护原则

（一）兼顾局部救灾与全局救援

灾难救援的最终目标是尽可能多的挽救伤病员生命，最大程度的降低灾难影响，将损失降到最低。灾难急性期医疗资源有限和伤病员的医疗救护需求众多之间存在显著矛盾。如果在个案或局部，不加科学分析的投入全部资源，而不考虑整体灾难影响，则有可能局部利益和整体目标都无法实现。灾难救护团队必须通过一定的策略优化有限资源的使用，使得尽可能多的伤病员获得及时优质的救治。灾难现场救援需要强调的是局部救灾成效与全局救援利益的协调,保证全局利益得到最大程度的保护。

(二)兼顾短期救援与长期综合救援

灾难救援工作是一个灾难发生后进行的综合化长期化的工程。短期即时的医疗救护工作是整个灾难救援工作的一部分,但也要考虑到,救援工作还包括灾后重建等中长期工作。只注重短期即时救援,而忽视中长期救援,仍然无法实现救援的整体目标,甚至可能妨碍长远的全局的救援工作,因此,从事灾难急性期现场医疗救护的医务工作者一定要着眼长远,妥善处理短期救援与长远救援的关系。

(三)兼顾灾情与社会问题的处理

灾难发生后对受灾群众带来了巨大的经济损失、严重的人身伤害并对现场环境带来巨大的破坏。从灾难的特点可知,灾难具有公共性和复杂性的特点,影响面极广。现场救护人员除了通过专业知识和技能救助伤病员外,可能还需要参与一些其他救灾工作,处理不恰当可能产生其他的社会问题。灾难管理绝不仅仅是技术问题。这也体现出现场救护工作的困难和复杂性。正因为此,国际舆论往往将灾难救援作为评价受灾政府执政能力的一个重要标准。

(四)先排险后施救

灾难极其复杂,救援现场常常存在各种各样的危险。这些现存或潜在的危险无论是对受灾群众或是救援人员的安全都是巨大的威胁。为了保证救援工作的顺利开展,避免伤情或损失的扩大,救援人员在展开现场救护工作之前,必须在现场其他救援团队专业人员的配合下,排除现场的险情,做好必要的职业防护。

(五)重视检伤分类,实施分级救护

"检伤分类,分级救护"是一种资源调配的策略,其目的是为了在有限资源前提下,使得尽可能多的伤病员受益。通过特定的方法对伤病员进行分类分级,按照轻重缓急以及对资源的占用情况安排救治的顺序,在灾难救援中是不变的核心。对于提高整体救援效率有极其重要的作用。

(六)救护与转运并重

在低技术水平的现场救援时代,可能会出现"抬起来就跑"的现象。但在现代急救及灾难现场救援中,对伤病员第一时间的现场救治是确保伤病员安全的必要措施。经过现场急救后,根据情况安排合理的转运方式,并在转运途中保持持续监护和救治,能够降低死亡率和伤残率。

(七)后送与前接相结合

在灾难救护中伤病员的转运可以概括为后送与前接两种方式。后送即由现场的救护人员经过现场急救后将伤病员转运到临时医疗点或是后方更有条件的医疗机构接受更进一步的救治。但单纯依靠灾难现场仅有的医疗资源负责现场救护和转运任务却往往不能满足灾难救护的需要。后方更有救治条件的医疗机构应该在有指挥调度的前提下,有组织地积极前接,这是对现场救援的巨大技术和资源支持。

三、交通事故的救护

(一)交通事故概述

根据《中华人民共和国交通道路安全法》交通事故车辆在道路上因过错或意外造成人

身伤亡或财产损失的事件。任何人群都有可能成为交通事故受伤人群。广义上的交通事故包括铁路机车车辆、船舶、飞机造成的事故,但习惯上仅指公路运输和城市交通的意外事件。近些年,随着我国经济发展,交通越来越发达,随之而来的交通事故也越来越多。严重交通事故伤害通常伤情复杂严重,需要就近医疗机构迅速开展现场救援与转运。与自然灾难时医疗机构通常也是灾难影响对象不同,交通事故中就近医疗机构通常不受影响,保留了完整的救援能力。

(二)常见交通事故受伤机制

交通事故受伤机制与事故原因、受伤者位置和体位等多种因素有关。在同一交通事故中,伤员伤情通常是由多种机制作用造成的,通过受伤机制的判断有助于事故现场救护。

1. 撞击伤 撞击伤既可能发生在司乘人员也可发生在车外被撞人员。当车辆高速行驶时突然受阻撞击或紧急制动,司乘人员可能在惯性作用下撞击车内部件,随翻滚车辆车内翻滚或被抛出车外造成撞击伤害。这种情况可造成全身多处骨折、脏器损伤等。

2. 碾压伤 车内司乘人员或车外被撞人员在受撞击后可能被继续运动的车辆、车上货物等碾压掩埋,早期死亡率高。

3. 切割伤 车祸中变形的车辆部件或其他利器可能刺入人体,或者碰撞切割肢体,造成肢体离断。

4. 烧伤 交通事故时若车辆发生起火、爆炸,司乘人员或行人可能发生烧伤。但通常直接烧伤并不是死亡第一原因,更主要的死因是因为伤员吸入燃烧产生的有害气体引起窒息。

(三)交通事故救护

1. 现场评估与解救 事故发生后,现场通常潜在多种安全隐患。例如现场车祸碎片可能造成的损伤,现场交通状况混乱可能发生后续事故等。救护人员首先需要评估环境,明确风险,在其他人员协助下,清除危险因素,控制现场环境,确定安全进出路线。再充分评估现场后,救护人员才能相对安全地进入现场救护。

交通事故中的伤员都需要被假设存在脊柱损伤,搬运移动过程中均需要使用脊柱固定搬运技术。但对不同状态和位置的伤员具体的解救办法存在技巧上的差异。特别是对于夹在车厢中狭小空间的伤员,需要使用到头锁、头胸锁等手法固定技术,帮助伤员从狭小空间中解救出来。以被夹在驾驶位的伤员解救为例,在开始施救前,需要有第一名救护员从车头位置接近伤员,并首先大声告诉伤员不要扭动头颈,告知他救护人员下一步的措施。然后再由第二名救护员从驾驶位后座进入车厢伤员背后,使用头锁手法固定伤员颈部;这时第一救护员从副驾驶位接近伤员,使用胸锁手法与第二救护员协助,动作协调轻柔地将伤员头颈扶正并缓慢后仰靠向椅背;第一救护员为伤员使用颈托固定,第二救护员始终保持头锁手法。初步固定后,第一救护员开始对伤员四肢感觉运动情况进行初步评估;接下来,第一救护员协同第三救护员使用解救套对伤员脊柱进行固定;固定完毕后,第三救护员将脊柱板置于伤员臀下并保持脊柱板固定制动;准备就绪后,第一二救护员动作协调地缓慢旋转伤员身体,并将伤员平放于脊柱板上;最后,充分固定伤员与脊柱板上后将伤员解救出车厢。

2. 现场救护措施

(1)心肺复苏:对于解救出的伤员无自主呼吸及大动脉搏动时,需要立即在现场实施心肺复苏技术(具体参见相关章节)。

（2）包扎止血固定：骨折、出血是交通事故中常见伤情。救护人员需要灵活使用现场救护设备材料，熟练为病人实施夹板固定技术；迅速区别动脉出血、静脉出血和毛细血管出血，根据现场条件以及出血部位出血情况的不同，可以综合采取指压法止血、填塞止血、包扎止血等多种方法。其中绷带包扎法是最常用的救护措施，开放性四肢损伤存在威胁生命的大出血，在外科手术前推荐使用止血带。

（3）控制休克：因为创伤，大量失血，低血容量性休克在交通事故中较为常见。在心肺复苏、包扎止血固定等技术积极控制出血的基础上，救护人员需要积极为伤员建立静脉通道，积极补充血容量，将伤员血压控制在适当水平。由于失血的原因，现场建立静脉通道也可能存在困难。救护人员不能为了成功建立静脉通道而反复尝试，耽误转运。

3. 转运及途中监护 "充分评估，明确伤情"是搬运转运的前提。在没有查清伤情和受伤部位的情况下忙乱地实施搬运只会加重伤情，甚至危及伤员生命。在伤员转运途中，救护人员应确保持续救治，严密监护，及时将伤员信息转送给后方医院，以便后方医院提前做好接诊准备。

4. 医院救治 医院救治主要包括急诊分诊、急诊急救、急诊手术、住院护理等。对于急诊科及急诊专科护士来讲，重要的问题是针对成批伤员伤情应安排相应流程，正确检伤分类，合理分配资源，确保院内急救的效率。

（四）交通事故救护注意事项

1. 重视现场安全管理 交通事故现场仍然有再次发生事故的风险，例如过往的车辆、围观的群众，都可能是现场的不安全因素，可能对伤员和救护人员造成二次伤害。在灾难救护管理的过程中，医护人员一定要遵循"先排险后施救"的科学原则，及时排出危险情况或找到应急方案，在有条不紊地开展救援。现场需要有专人进行环境控制，疏散无关人群、指挥交通，确保救援环境安全。

2. 现场忌随意搬动伤员 救护切忌"抬起来就跑"，所有搬运等医疗救护活动都是在科学评估的基础上实施的。交通事故伤员伤情复杂，未经充分评估随意搬动伤员可能造成加重伤情。因此现场救护人员要认真评估谨慎行动正确搬运，确保伤员安全。

3. 重视创伤抢救时效性 交通事故伤势大多严重，且多种致伤机制混合造成多发伤复合伤，救治难度大，死亡率高。因此有"创伤抢救白金 10 分钟，黄金 1 小时"等说法。现场救护需要高效组织，迅速抢救，及时转运，个体化救治。因此交通事故救护必须重视抢救时效性。

四、地震灾难的救护

（一）地震灾难概述

地震属于地质灾难，可以分为构造地震、人工地震和脉动地震等，其中构造地震占绝大多数，且对人类危害最大。构造地震是地球板块运动的结果。板块之间相互挤压碰撞，造成板块边沿及板块内部产生错动和破裂，地壳快速释放能量引起震动。地震还常常引起火灾、水灾、有毒气体泄漏、海啸、滑坡等次生灾害。实际上地球上每天发生上万次地震，但因震级不同，多数地震并不能被人感觉，仅能靠地震仪记录。而破坏性地震是自然灾害重要类型。据"世界灾害报告 2000"和亚洲防灾中心的数据显示，在亚洲地区，洪水、暴风、地震三大自然灾害占灾害总量的 71%。其中，地震所致死亡人数最多，占灾害死亡总数的 49%。破坏性地震对人类生命构成威胁,灾后人们不得不对健康、生活及社会进行重建。我国处于欧亚板块、印度洋板块和太平洋板块三大板块之间,板块运动活跃,位于世界两大地震带——环太平洋地震带与欧亚地震带之间。中国地震活动具有频度高、强度大、震源浅,分布广的特点,从灾难造成的人员死亡来看,地震死亡人数占我国所有自然灾难死亡总人数的一半以上,位居是群灾之首。因此地震灾难救护是我国防灾减灾工作的重要方向。

（二）常见地震伤害的特点

1. 生理伤害

（1）机械创伤:地震导致建筑物、设备倒塌,直接砸压埋,导致人体受到直接的机械创伤。人体所有部位都可能受伤,伤情的严重程度与受伤部位、受伤机制、致伤轻重相关。各种骨折最为常见,各种骨折合并血气胸等死亡率高,而脊柱骨折常可并发截瘫,特别是在急救过程中不当搬运可能造成脊柱伤加重造成截瘫;颅脑损伤是地震机械创伤中早期死亡率最高的急症,颅脑损失可能因为严重脑出血或者颌面外伤致气道阻塞而造成早期死亡,早期死亡率可达到30%;地震中其他各种腹部闭合外伤虽然发生率不如骨折高,但因为内脏损伤且现场急救困难而死亡率较高;此外,挤压综合征是地震中的常见伤,因为肢体肌肉受压缺血坏死,在受压解除后,坏死组织释放大量有害物质进入循环,迅速引起休克及肾功能衰竭,病情进展迅速。

（2）循环障碍:地震创伤、出血、饥饿、脱水、感染等原因均可造成循环障碍引起休克。据文献报道,休克发生率约占全部伤员的4%。

（3）感染:地震伤员通常因创伤而有伤口,地震现场的致病菌容易入侵造成感染。另外地震现场环境卫生条件差,生活条件差,且因为医疗卫生资源有限,抵抗力下降而发生感染。在地震感染中,要警惕特异性感染的发生,例如破伤风杆菌、梭状芽胞杆菌等造成的破伤风、气性坏疽。此类感染死亡率很高,而且一旦漏诊可能因未及时隔离处理而造成院内感染。

（4）其他:地震的破坏还体现在其次生灾害中,例如地震中电器煤气或其他易燃易爆品发生事故而引起的火灾,从而造成大量烧伤。如果地震发在化工企业所在地,还可能引起毒物外泄或爆炸,引起中毒或化学烧伤。地震引发海啸、洪水等还可能造成淹溺。地震中的淹溺病人与普通淹溺病人相比,通常还合并各种外伤。

2. 心理伤害

破坏性地震对于灾区人们心理上会产生巨大冲击。现场人群因为亲人伤亡、居所损毁而陷入巨大的情感危机,出现极度恐惧、不安等各种心理问题,甚至部分灾民因经历地震而产生人生观、价值观的巨大转变。

（三）地震灾难救护

1. 现场评估　和其他灾难现场救护一样,在实施地震现场救护时首先要确认救护环境是否安全,避免救援过程中发生意外,造成损失扩大。当然在破坏性地震现场可能无法做到绝对安全,从及时抢救的角度考虑,医护人员也需要全面观察现场,确定进出现场的路径,计划好在发生意外时可以临时避难的场景。现场评估的另一个内涵即检伤分类,需要根据检伤分类结果合理分配有限的救护资源（具体参见相关章节）。

2. 现场组织自救互救　自救互救是降低灾难早期死亡率伤残率的主要因素。即便在专业医疗救援力量到达现场后,自救互救仍然是救护的重要补充。现场救护时,医护人员有必要将现场的群众、之前被抢救出来的轻伤员等组织起来,合理分工,开展力所能及救护工作。

3. 常见伤病的现场救护措施

(1)窒息或气道梗阻的现场救护:窒息或气道梗阻在地震伤病中很常见。造成窒息或气道梗阻的原因包括未及时清理堵塞头面部的异物、呕吐物、颌面部外伤出血等。救护时应该首先将伤员头面部异物、呕吐物和血液迅速清理干净。充分利用口咽通气管等工具解决舌根后坠的问题,畅通气道。对于无法保持呼吸道畅通的病人,在有条件时应积极使用气管插管等措施,必要时实施心肺复苏。

(2)创伤性休克的现场救护:地震中伤员因为大出血有效血容量减少,循环障碍而造成休克。对于休克伤员,一经确诊,应置伤员于休克体位,注意保暖。有明显外出血时立即包扎止血。有条件者迅速建立静脉通道,快速补充血容量。在纠正休克的过程中,注意监测伤员生命体征、皮肤颜色温度湿度,记录尿量,及时评价救治效果。

(3)骨折出血的现场救护:外伤出血是导致地震伤员休克的主要原因。对于有明确外出血的伤员要立即给予止血措施,根据现场条件以及出血部位出血情况的不同,可以综合采取指压法止血、填塞止血、包扎止血等多种方法。其中包扎法是最常用的救护措施。及时包扎能够保护创面,避免或减轻感染,压迫止血。现场救护时可以就地取材,充分使用绷带、手帕、毛巾的工具。包扎时要注意动作轻柔迅速。对于骨折伤员还要做好临时固定,利用夹板、树枝或健侧肢体等迅速固定伤处,从而减轻疼痛、避免骨折断端移位造成二次伤害。有效的固定范围应该包括骨折上下两个关节,肢体末端保持外露以便观察血液循环状况。

(4)颅脑损伤的现场救护:对于颅脑伤合并意识障碍的伤员,救护人员要注意保持伤员气道畅通,必要时使用口咽通气管或鼻咽通气管等工具解除舌后坠。如有外伤,给予及时包扎。如有脑组织外露,应在伤口周围垫棉圈或小碗盖上再包扎固定。迅速安排转运伤员。在转运过程中,严密观察伤员意识变化、瞳孔、肢体活动情况及生命体征。

(5)胸部损伤的现场救护:常见的胸部外伤包括血胸、气胸、肋骨骨折等。对于开放性气胸应立即用厚棉垫或毛巾等封闭伤口,再加压包扎,变开放性气胸为闭合性气胸。对于张力性气胸,救护人员应该立即在伤侧第二肋间隙用带孔皮套的粗针头穿刺排气,并迅速转运至临时医疗点进一步救治。对于多根多处肋骨骨折,除敷料包扎外,还要用厚棉垫垫于伤处再包扎固定。

(6)腹部损伤的现场救护:闭合性腹部损失可能合并脏器损失甚至破裂,早期死亡率高。随着科技进步,目前救援现场通常可以使用便携式超声设备快速评估,明确腹部损伤病人是否存在脏器损失。但现场缺乏有效手段救治,所以这类病人应该立即转往临时医疗点或野战医院实施手术诊治。对于有脏器脱出的腹部外伤,要注意及时包扎保护脏器,避免腹腔感染,方法与脑组织外露或膨出时的包扎方法相同。

(7)脊柱损伤的现场救护:对于有或怀疑有脊柱损伤的伤员,现场救护的重点是合理运用颈托、脊柱板等工具正确搬动和转运,避免加重损伤。转运途中注意观察伤员的生命体征、肢体活动等。

4. 转运及途中监护　为了有效救治伤员,破坏性地震后需要通过不同运输手段将伤病员分级转移到外地接受进一步的抢救和护理。救护人员需要熟悉不同交通工具的特点,合理安排转运。汽车转运常用于短途转运,速度快,但受地形影响可能颠簸,一次转运的病人数量较少;火车转运适用于长途转运,一次性可转运大量伤病员,但速度较慢;飞机转运同样适合长途多人转运,速度快,在转运过程中需要考虑机舱气压变化以及飞机起降过程中病人体位变化对病情的影响。轮船转运速度慢,只适用于江河湖海地域,受气候影响较大。相对来讲,汽车转运因受地形环境影响最小,适用性最广。

无论选用哪种转运方式,在考虑特定交通工具对治疗护理的影响外,医护人员需要在转运途中保持救治的延续性,保持病人气道畅通,有效氧疗,建立并维持有效静脉通道,定时为病人测量生命体征,评估病人病情变化。对于重伤员应充分利用设备对病人进行持续监护,严密观察病情变化和治疗效果,转运工具上备齐必要的抢救药物和设备。同时不要忽视病人基本需要,做好基础护理,根据病人病情合理安置体位。条件允许的情况下,医护人员在转运途中保持与目的地医疗机构的有效沟通,事先将病人的病情、转诊需求等告知目的地医疗结构,以便后方医院能够有效准备,提高交接效率,保证病人安全。

5. 医院救治　后方医院在接到转诊信息后,应该积极做好接诊准备,启动事先设计并根据当前情况优化的应急预案,提供专项的人力物力和流程,对到医院的伤病员提供高效救治。具体医疗救治护理技术因病情不同而不同,具体护理技术和要求参见相关章节。

（四）地震灾难救护注意事项

1. **重视现场安全管理**　破坏性地震现场危机四伏,现场多有各种不安全因素,可能对受灾人群和救护人员造成二次伤害,影响救护工作的进程。在灾难救护管理的过程中,医护人员一定要遵循"先排险后施救"的科学原则,及时排出危险情况或找到应急方案,在有条不紊地开展救援。舍己救人的精神固然可嘉,但却与投入有限资源让最多人群获救获益的灾难救护目标不相符。

2. **现场忌随意搬动伤员**　救护切忌"抬起来就跑",所有搬运等医疗救护活动都是在科学评估的基础上实施的。灾难现场受伤机制多而复杂,伤员伤情复杂,未经充分评估随意搬动伤员可能造成加重伤情。因此现场救护人员要认真评估谨慎行动,同时正确指导现场其他人员配合搬运,确保伤员安全。

3. **重视灾难现场卫生防疫**　破坏性地震同时会破坏当地卫生防疫体系,公共卫生防疫体系变得脆弱。灾后发生的疫情影响面可能相当广泛,其破坏力可能不亚于灾难的直接影响。常见可引起相关疫情的因素包括生活排泄物、污染的饮用水、泄漏毒物、大量的蚊虫、废墟中的特殊致病菌等。因此现场卫生防疫工作需要得到重视。救援护士可以通过健康宣教(手卫生、安全饮水饮食等)引起受灾群众特殊时期对公共健康的重视。救援护士还需要配合卫生防疫人员从事传染病监测,维持临时聚集点或临时医疗点的卫生环境。南丁格尔在克里米亚战争前线的护理工作成效就是护士在灾难现场从事卫生防疫重要性的典型例子。

4. **兼顾特异性感染病人救治,避免医院感染**　破坏性地震可能造成大量伤员长时间被掩埋。在这种缺氧环境下,破伤风杆菌等易侵入伤口生长繁殖,造成破伤风等特异性感染。临时医疗点或后方医院在接诊病人时应考虑到这些特异性感染的风险,条件许可的情况下,首先进行快速的伤口分泌物涂片检查,对于确有特异性感染的伤病员安排单独的通道、空间、流程进行救治,避免医院交叉感染的发生。

第三节　灾难心理危机的护理干预

灾难的影响有些难以估量,特别是对灾难幸存者身心健康造成严重影响,产生一系列问题,影响相应人群的灾后生活,甚至持续对社会产生负担。灾难幸存者因为亲身经历恐怖的场景,经历亲人分离的痛苦,亲见满目疮痍的灾难现场,在灾难各阶段都可能产生各种心理创伤问题,最常见的有:创伤后应激障碍(PTSD)、适应障碍、焦虑障碍、抑郁障碍、自杀、酒精及药物滥用、躯体形式障碍、创伤后人格改变等。而救援人员,因为需要在极其艰苦的环境中持续工作,身体常见大量负性刺激,因此也是心理问题的袭击对象,常见有易疲劳、创伤反应和人际冲突,职业困扰等。及时识别并早期干预这些灾难相关心理危机,对降低心理问题发生率,减少其对个体的家庭生活、社会功能及身心健康产生长期影响有重要作用。因为在灾难环境心理问题的复杂性,所以在灾难心理救助的主体首先为具有专业资质的心理咨询师或心理专家。但在一定的范围或特点条件下,救援护士也应承担一定的心理护理干预职责。所以救援护士有必要学习灾难环境心理护理的相关知识和技能。

一、心理干预的对象

灾难中各种各样的负性刺激广泛影响与灾难直接相关或是间接相关的人群,这些人群都可能产生这样或那样的心理问题,需要心理干预的对象大致包括以下三类:

(一)灾民及伤病员

灾难造成了受灾人群严重的财产损失,自身受伤或原有病情恶化,甚至于失去亲人,其心理受到严重打击。这部分人群是最容易出现严重心理问题的群体。该群体是灾难救援心理干预的首要目标人群。

(二)灾民的陪护人员

灾民的陪护人员是在救援过程中陪伴受灾人群的各类人,可能是受灾人群的亲朋好友、也可能是志愿者,他们既可能是从非受灾区域赶到的人员,也可能本身就是受灾群众。这些陪护人员在救援过程中,协助救援人员照顾灾民,为灾民提供社会支持。在陪伴受灾伤病员的过程中他们成为了受灾伤病员重要的生理依靠、社会依靠、情感依靠。他们间接地体验着受灾人群的痛苦,因此容易产生各种心理问题,也是需要心理干预的可能对象。

(三)现场救援人员

现场救援人员特别是医护人员负责抗灾救灾。他们需要在条件极其艰苦的现场承担高强度的救援工作,同时因救援工作的紧迫性及重要意义,而肩负多方期望,承受巨大心理压力。而现场眼见的或听说的各种"生离死别"的惨剧无时无刻不在刺激着救援医护人员。所以,现场救援人员,特别是医护人员的心理健康问题也必须得到重视。

二、常见心理问题

(一)情绪异常

包括恐惧与焦虑、悲伤与内疚、孤独与无助等。相对来讲在灾后经历一定时期的该类症状是正常现象。救护人员可以帮助其正确认识并逐渐恢复。但当症状持续时间过长或强度过大,对特定事物和场景刻意回避,影响日常生活时,这些异常情况就需要接受进一步专业干预了。

（二）认知异常

包括自责,不愿回忆、注意力无法集中等,与情绪异常类似,短期的变化可能是正常的,难以避免的。但如果该类情况影响到了日常生活则应该积极治疗。

（三）急性应激障碍

急性应激障碍是在事件发生1个月内出现的,持续2~4周的过度惊醒、分离症（包括超脱感、丧失现实感、人格分裂或缺乏情感响应等）、逃避等症状。当救护人员发生病人有这些情况时应立即将该类病人转诊到心理专家处诊治。

（四）创伤后应激障碍（PTSD）

创伤后应激障碍症状与急性应激障碍相似,主要区别在于持续时间更长。这种情况同样需要有资质的专业人员进一步评估和治疗。

三、常见心理干预措施

（一）做好心理评估并制定针对性的干预方案

现场心理救援人员需要熟练使用各种心理评估工具在短时间通过专业评估,迅速了解目标人群的心理状态和反应,在此基础上制定出相应的干预方案。心理评估是一个动态的过程,贯穿于心理护理全过程。

（二）常规性的心理护理措施

1. 良好的沟通,建立信任　护士需要与目标人群或个体保持密切的接触,通过符合受灾人群文化背景的方式进行交流,鼓励干预个体倾诉,向对方表达关心与理解,建立起相互之间的信任。

2. 指导对象学会应对技巧　了解干预对象的具体心理问题,护士可以针对性地为目标个体提供应对技巧的指导,帮助受灾人群或个体以一种积极的态度、恰当的方式应对心理创伤。只有干预对象直面心理问题,主动地采取一定技巧积极应对,才能有效渡过难关。

3. 提供社会支持　随着亲人的逝去,幸存者就失去了最重要的社会支持。护士需要动员起有效的力量为受灾人群提供社会支持。例如向受灾人群提供准确灾情信息、救援进展等,减轻他们的恐慌,帮助他们正确认识灾难。积极组织社会力量帮助幸存者寻找失去联系的亲人、朋友,哪怕是他们的遗体。为受灾人群或个体提供社会支持是帮助他们重新建立生活重建、心理重建信心的关键。

（三）遵医嘱适当的药物治疗

对于严重的心理问题,单纯的心理咨询难以发挥作用。适当的药物治疗是必要的。护士需要遵心理专家医嘱准确为病人提供药物治疗。药物治疗过程中,护士一要做好查对,二要注意观察药物疗效以及不良反应,及时反馈病人的治疗进展,为治疗团队实时调整干预方案提供重要的参考。

（四）及时进行效果评价,改进干预措施

在进行心理干预的过程中,护士需要通过观察、访谈、使用量表等方式对心理干预方案的实施效果进行动态评价,根据结果不断调整干预方案。

四、注意事项

考虑到文化素质对于个体认知生老病死等问题有影响,因此在进行心理救助时需要考虑灾区伤员的文化背景及文化程度等,针对性采取干预对象可接受的方式进行心理护理干预。另外,我国是一个多民族的国家,民族文化差异很明显,心理护理时要注意在本民族文化中积极寻找有助于促进心理康复的资源也是一个重要技巧。护士要充分理解心理救援是一个长期艰巨的工程,短暂的心理问题改善不代表问题的彻底解决,同样的,短期对象的心理状态无法缓解也不意味着护士的心理护理没有意义。在完成初步心理护理的情况下,护士要积极帮助对象寻求专业的进一步心理救助。

（叶 磊）

第十七章 血管通路管理

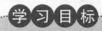

完成本内容学习后,学生将能:

1. 复述输液(血)器、无针输液接头、肝素帽的更换频率,敷料的更换时间,血管通路的常规留置时间

2. 列出静脉炎和渗出的分级量表,常用的静脉血管通路种类,补液的基本原则

3. 描述血管通路的观察评估要点,晶体液与胶体液的种类与作用,急诊病人静脉液体的输液量和输液速度要点

4. 应用所学知识选择适合急诊病人的血管通路,并对血管通路进行日常维护以及并发症的预防和处理

第一节 概　述

静脉输液治疗是一种特殊性、专业性强的治疗方式,是将液体、药物、营养制品、全血或血制品注入血液循环的一种治疗方法。目前,临床上有多种血管通路可供输液治疗时选择使用,而尽早选择最合适的血管通路,加强对血管通路及相关装置的管理与维护,可以减少相关并发症的发生,从而增加病人的医疗安全性和有效性,且可以节省总体的护理时间。

一、输液装置的管理与维护

输液装置(transfusion device)是指从输液器插入到液体容器尖端开始至导管接口之间的相关用具。包括输液器、输血器及相关的附加装置。

(一)输液(血)器的管理与维护

1. 输液(血)器的使用要点

(1)输注药品说明书规定的避光药物时,应使用避光输液器。

(2)输注脂肪乳剂、化疗药物和中药时宜使用精密过滤输液器。

(3)输注的两种不同药物间有配伍禁忌时,在前一种药物输注完毕后,应冲洗或更换输液器并冲洗导管,再更换下一种药物继续输注。

(4)使用输血器时,输血前后应用无菌生理盐水冲洗输血管道;连续输入不同供血者的血液时,应在前一袋血输尽后,用无菌生理盐水冲洗输血器,再更换下一袋血液继续输注。

2. 输液(血)器的更换

(1)输注液体、胃肠外营养、脂肪乳剂的输液器及附加装置应每隔24小时更换1次。

（2）输全血或成分血时,输血装置和附加过滤器应在每一个单位全血或成分血输入后更换1次,或每4小时更换1次。

（3）如果数个单位的脂肪乳在1天内间歇输入,每瓶脂肪乳均需使用新的输液装置。

（4）如输液（血）器怀疑被污染或系统完整性受损时,应立即更换。

（二）附加装置的管理与维护

附加装置主要包括无针输液接头、三通、肝素帽、过滤器及延长管等。

知识拓展

附加装置的使用指南

1. 附加装置应使用螺口连接或集成设计以保证安全连接,防止使用过程中连接处脱开。

2. 所有附加装置都存在污染的可能性,应限制其使用,以降低操作次数、避免意外脱管或错误连接的发生。

3. 在更换新的血管通路装置和给药装置时需一同更换附加装置。

4. 产品的完整性受损或怀疑受损时立即更换,确定受到污染时立即更换,有残留血液或其他残留物立即更换。

---

1. 无针输液接头 主要作用是通过将给药装置和/或注射器连接到血管通路装置接口或通路装置上进行间歇性输液,从而消除针头以及由此产生的针刺伤害。

（1）更换频率不应过于频繁,一般不超过96个小时的间隔,过于频繁的更换会增加相关血流感染的风险。

（2）每次使用前,应用消毒剂擦拭接口的横切面和外围,并充分待干。

（3）擦拭时,要有一定的力量,可进行5~15秒的机械涂擦。

（4）从血管通路装置里抽取血液培养样本之前需更换无针输液接头。

2. 三通 被认为可能是微生物进入导管及液体的入口,其污染发生概率为45%~50%,因此指南中不建议使用。如需使用,可选择带一体式无针输液接头的三通,以降低污染。

3. 肝素帽

（1）指南中建议更换频率与外周静脉留置导管同步,否则每7天更换1次。

（2）每次使用前应用75%乙醇或碘伏消毒。

（3）PICC等长期留置的导管不建议使用肝素帽。

4. 过滤器 具有颗粒截留和消除空气功能的过滤器的使用可以预防来自空气/颗粒物的潜在损害。

（1）极少量的药物注射时应避免使用过滤器,因为药物截留时可能会严重降低输送给病人的药物量。

（2）美国静脉输液护理学会（INS）编写出版的《输液治疗护理实践标准》（2006版）规定,输入晶体溶液和不含脂肪的肠外营养液应使用带有直径为0.2um孔隙过滤膜的过滤器,它可以祛除细菌及微粒并能消除液体中的气泡;含脂肪的乳剂或全营养液应使用直径

1.2um 孔隙过滤膜的过滤器;输入全血及成分血时,应根据治疗方法的不同,使用具有能减少输入的全血及成分血中颗粒团、微血块或白细胞作用的过滤器。

5. 延长管　可在外周导管和无针接头之间使用,以减少导管的操作次数。

二、血管通路的维护

血管通路的维护直接影响血管通路的使用时间和使用效果,是血管通路管理中的重要内容。包括血管通路的观察评估、血管通路的固定、穿刺部位的护理、敷料的选择与更换、冲管和封管以及血管通路的拔除。

(一)血管通路的观察评估

护士需每日观察、评估留置导管的状况,以确定是否可以使用(表 17-1-1)。

表 17-1-1　血管通路的观察评估

评估项目	评估内容
局部皮肤情况	评估局部皮肤是否出现红肿、压痛、硬结、皮温升高或脓性分泌物
置管时间	评估是否已超过拔管指征时间
置管深度	评估测量导管深度,判断是否移位
管道通畅性	采用冲管方法评估导管是否通畅,是否需要拔除重新留置

(二)血管通路的固定

1. 固定要牢固,防止管道扭曲、脱节及管针脱出。

2. 如出现固定装置的松脱,应及时更换。

3. 采用高举平抬法进行固定,以避免皮肤压伤。

4. 穿刺点固定

(1)透明敷料中心点无张力垂放于穿刺点上,缺口朝延长管。

(2)沿导管方向塑形。

(3)抚平整块敷料。

(4)边撕边框边按压。

5. 导管外露端加强固定　外露导管呈 S、U、C 形固定,可选用胶布、3M 胶带、透明贴膜和新型导管固定性敷料(A、B、C 型)等。

> **知识拓展**
>
> ## 血管通路固定指南中的实施细则
>
> 1. 血管通路装置的固定方式不应该影响对穿刺部位的评估和监测,不影响血液循环和药物治疗,且不会对装置下方部位造成压疮和皮肤受损。
>
> 2. 使用导管固定装置(ESD)来固定,其能降低血管通路的滑脱。如思乐扣(Statlock)PICC 导管固定装置。

3. 在敷料更换过程中需移除导管固定装置,以进行适当的皮肤消毒和评估,并更换新的固定装置。

4. 避免使用胶布或缝合线,其可能增加导管相关的血流感染。

5. 不要使用弹性或非弹性绷带来固定,因为他们不能充分固定。

(三)穿刺部位的护理

1. 当敷料完整性受损、松动或在敷料下发现潮湿、渗液或血液时应立即进行穿刺部位的护理。

2. 在触摸穿刺部位前后,应采取正确的手部消毒和严格的无菌操作技术。

3. 穿刺点应覆盖无菌纱布或无菌、透明、透气的敷料。

4. 皮肤消毒 留置导管前及更换敷料时,应使用适宜的皮肤消毒剂。

(1)首选氯己定含量 >0.5% 的酒精溶液。一项研究显示,应用 2% 的氯己定与 10% 的络合碘或 75% 的乙醇相比血流感染率更低。

(2)如病人禁忌使用酒精氯己定溶液,也可使用碘酒、碘伏或 75% 的乙醇。

(3)穿刺前让消毒剂自然风干,再行操作。酒精氯己定溶液待干时间至少 30 秒,碘伏至少 1.5~2 分钟。

5. 穿刺前不要在皮肤上使用有机溶剂(如丙酮、乙醚)。

6. 不推荐穿刺部位常规使用抗生素药膏,这样反而会增加真菌感染和耐药的发生。

(四)敷料的选择与更换

1. 敷料的选择

(1)应使用无菌纱布或无菌透明、半透明的敷料持续地覆盖在穿刺处。

(2)如果病人出汗多,或局部有出血或渗出,则棉质敷料如纱布比透明或半透明敷料更为合适。

(3)氯己定浸渍敷料被认为是目前可以消除或减少感染发生率的保护膜,但不可用于出生不超过 7 天的新生儿以及妊娠期不超过 26 周的孕妇。

2. 敷料的更换

(1)更换要点

1)如果穿刺部位出现渗液、渗血、疼痛或感染等症状时,应尽快更换。

2)如果敷料受潮、松动、污染或必须查看穿刺部位时应立即更换。

3)更换敷料时应戴清洁或无菌手套。

4)更换敷料前选用适当的消毒剂进行皮肤的清洁和消毒,消毒剂首选 2% 的氯己定、碘酊、碘伏或 75% 的乙醇。

5)所有敷料上应清楚记录更换时间。

(2)更换时间:临床上对于敷料的更换时间常常取决于静脉置管的类型,而指南中对敷料更换时间的新规定则主要取决于敷料本身的材质。因此,对于敷料的更换时间应结合静脉置管的类型、敷料的材质和病人的病情具体情况具体分析。

1)敷料常规更换时间:不同类型静脉置管,敷料常规更换时间不同(表 17-1-2)。

表 17-1-2　敷料常规更换时间

静脉置管类型	敷料常规更换时间
外周静脉套管针	不超过 72 小时,随留置针更换
中心静脉	每 3 天更换一次
PICC	置管后 24 小时更换一次,以后每周更换 1~2 次

2）指南中新规定的敷料更换时间:透明的半透膜敷料应每 5~7 天更换一次;

纱布敷料每 48 小时更换 1 次,如纱布敷料与透明的半透膜敷料一起使用时,应被视同于纱布敷料,每 48 小时更换 1 次。

（五）冲管和封管

在每一次输液前后,应该冲洗血管通路装置,以便评估导管功能和将输入的药物从导管腔内清除。在输液结束冲管之后,应该封闭血管通路装置,以减少管腔内闭塞和导管相关血行感染的风险。

临床常用的冲管、封管液是生理盐水和肝素盐水,但哪种液体更好尚存在争议。文献报道,使用肝素盐水冲洗导管,可致血小板减少,其发生率为 0.5%。所以选择冲管、封管液应根据导管的类型、病人的过敏史以及输入液体的不同进行。

下面详细介绍一下冲管和封管的实施细则。

1. 一次性使用装置（如单剂量小瓶和预冲式导管冲洗器） 是冲管和封管的首选,可降低导管相关血流感染的风险,并节省配置冲洗液的时间。

2. 使用正压技术 普通注射器中应剩余少量冲管（封管）液,大约 0.5~1.0ml,以防止出现管路血液反流。

3. 使用脉冲式技术 更有利于固体沉积物的清除。

4. 冲管

（1）应使用不含防腐剂的 0.9% 氯化钠溶液进行冲洗（美国药典）。

（2）不要使用无菌水冲洗。

（3）建议最小量为导管加附加装置容积的 2 倍。

5. 封管

（1）外周静脉留置针

1）对于成年病人,使用不含防腐剂的 0.9% 氯化钠溶液进行封管。

2）对于新生儿和儿童,使用每毫升 0.5 个单位至 10 个单位的肝素或不含防腐剂的 0.9% 氯化钠溶液。

3）对于暂时不需使用的外周静脉留置针,应每隔 24 小时进行一次封管。

（2）中心血管通路装置（CVC、PICC）:使用每毫升 10 个单位的肝素或不含防腐剂的 0.9% 氯化钠溶液（美国药典）进行封管。

（六）血管通路的拔除

伴随血管内导管的使用,可能会发生导管相关性血流感染的发生,因此对于各种导管应根据病人的情况和导管的不同决定拔管指征和时间。

1. 拔管指征

（1）穿刺部位或周边发生疼痛和/或压痛。

（2）穿刺部位或周边颜色变化（红斑）。

（3）穿刺部位或周边皮肤温度变化（热烫）。

（4）水肿。

（5）穿刺部位液体流出或脓液渗出。

（6）其他类型的功能障碍（如冲洗时阻力，没有回血）。

（7）导管不再需要时应尽早拔除。

2. 拔管时间 CVC、PICC、植入式输液港的最佳保留时间尚未确定，因此这里仅介绍各血管通路的常规留置时间（表 17-1-3）。

表 17-1-3　血管通路的常规留置时间

静脉置管类型	常规留置时间
外周静脉套管针	成人：72~96 小时或未使用 >24 小时 儿童：如无并发症，可直到治疗结束时
中心静脉导管	7~14 天
PICC	数月至 1 年
植入式输液港	可长期留置，具体时间尚无定论
骨髓腔穿刺装置	<24 小时

三、血管通路的并发症管理

在前面的部分，我们详细阐述了血管通路管理中有关输液装置的管理与维护和血管通路的维护方面的内容。但在临床输液治疗的过程中，仍可能发生一系列血管通路相关的并发症，如静脉炎、渗出与外渗、导管相关性感染、导管堵塞、空气栓塞、血栓栓塞及血肿等。因此，护理人员在临床工作过程中，应加强自身培训，规范操作，做到了解血管通路相关并发症的发生原因、识别具体的临床表现以及能够快速有效的给予相应的预防和处理措施，从而降低由血管通路引起的并发症的发生率，确保病人的安全。

（一）静脉炎（phlebitis）

由于物理、化学、感染因素对血管壁的刺激导致血管壁的炎症反应。分为机械性、化学性、细菌性和血栓性静脉炎。

1. 发生原因

（1）机械性静脉炎主要由于：①较粗的导管置入较细的静脉时对血管壁和内膜的摩擦造成；②由导管材料及硬度导致；③置管技术不佳或选择不适当的置管部位，如关节部位。

（2）化学性静脉炎主要由于：①高浓度、刺激性强的药物输入速度过快；②液体药物中的颗粒物；③消毒液未待干，在导管置入过程中进入静脉内。

（3）细菌性静脉炎主要由于：没有严格遵守无菌操作技术和手卫生原则。

（4）血栓性静脉炎主要由于：静脉导管插入对静脉血管化学刺激导致血栓形成。

（5）病人相关因素：包括感染、免疫缺陷、糖尿病、在下肢置入、年龄 >60 岁。

2. 临床表现　穿刺部位有疼痛 / 触痛、发热、红斑、肿胀、硬化、化脓或产生静脉条索状红线，有时伴畏寒、发热等全身症状。临床可分为 4 种类型，包括红肿型、硬结型、坏死型和闭锁型。

3. 预防及处理

（1）预防

1）严格执行无菌操作原则和手卫生规范。

2）原则上选用上肢静脉进行静脉输注，避免在下肢和病变的肢体进行静脉置管和输液。

3）切忌在同一条血管的相同部位反复穿刺，对长期输液者应有计划地更换输液部位。

4）选择最小的导管进行治疗。

5）使用固定装置固定导管，并且固定关节，避免导管扭曲。

6）根据所用溶液或药物的 pH、渗透压、浓度、剂量，选择适当的输液部位和给药速度。

7）输入刺激性强的药液宜选择中心静脉。

8）使用消毒液后让皮肤彻底干燥。

（2）处理

1）出现静脉炎表现时立即更换注射部位。

2）机械性静脉炎：①患肢抬高；②可局部涂以喜疗妥软膏，3 次 / 天；③或用 25% 硫酸镁湿热敷，3 次 / 天，20 分钟 / 次；④或用水胶体敷料外敷。

3）化学性静脉炎：评价不同血管通路装置、不同的药物或更低输液流速的需要，确定是否需要拔除导管。

4）细菌性静脉炎：如穿刺点有脓性分泌物，取分泌物进行细菌培养，给予地塞米松10mg+ 庆大霉素 16 万单位浸湿纱布湿敷穿刺点及局部，2 次 / 天。

5）血栓性静脉炎：做血管彩超，必要时拔除导管。

知识拓展

静脉炎分级量表与处理措施

等级	临床标准	处理措施
0	没有症状	每班观察并记录
1	穿刺部位发红，伴或不伴有疼痛	立即拔除导管 更换部位重新置管 观察穿刺点并记录
2	穿刺部位疼痛伴有发红和 / 或水肿	立即拔除导管 更换部位重新置管 观察穿刺点并记录 采取必要的治疗措施

续表

等级	临床标准	处理措施
3	穿刺部位疼痛伴有发红 条索状物形成 可触摸到条索状的静脉	立即拔除导管 如果病人发热,则应抽取血培养标本 告知医生,并完整记录事件的发生与发展
4	穿刺部位疼痛伴有发红 条索状物形成 可触摸到条索状的静脉,其长度 >3cm 脓液流出	立即拔除导管,并对导管尖端进行细菌培养 如果病人发热,则应抽取血培养标本 告知医生,并完整记录事件的发生与发展

（二）渗出与外渗

渗出（infiltration）是指在输液过程中由于多种原因致使输入的非腐蚀性药液或液体渗出到正常血管通路以外的周围组织。外渗（extravasation）是指由于管理疏忽,刺激性药液和发疱剂或液体进入周围组织。

1. 发生原因

（1）针头脱出:如病人过度活动、固定不牢或针头留置在肢体屈曲的部位（手腕、踝关节、肘窝）。

（2）病人血管硬化致静脉内压增高。

（3）输液速度过快。

（4）输注可致渗漏性损伤的药物:如高渗性、阳离子、碱性溶液以及缩血管药物和化疗药物。

2. 临床表现 出现液体不滴、回抽管路无回血或回血不好。表现为局部肿胀、疼痛、灼热、皮肤发凉、颜色苍白或暗红,重者皮肤出现水疱,局部变硬,甚至引起组织坏死。

3. 预防及处理

（1）预防

1）妥善固定穿刺部位及输液肢体,对于过度活动的病人必要时给予肢体约束或遵医嘱给予镇静药。

2）选择弹性好且较粗的血管,避免选用下肢和有病变的肢体。

3）且勿在同一部位反复穿刺输液。

4）输液速度不能太快,尽量避免加压输液。

5）评估病人输入药液的性质（pH、渗透压、浓度、剂量、给药速度）,选择适当的血管通路装置和穿刺部位,不使用头皮钢针进行输注,且输注刺激性强的药液应选择中心静脉并于输注前用生理盐水建立静脉通道。

（2）处理

1）如果是非刺激性药液外渗,立即停止输液,更换输液部位,给予 25% 硫酸镁湿热敷并抬高患肢。

2）如果是刺激性药液及发疱剂外渗，立即迅速停止输液，根据临床表现与渗漏药液的性质和量，遵医嘱使用特殊的解毒剂并持续动态观察。

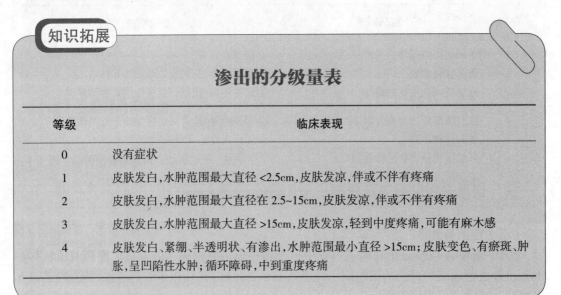

知识拓展

渗出的分级量表

等级	临床表现
0	没有症状
1	皮肤发白，水肿范围最大直径 <2.5cm，皮肤发凉，伴或不伴有疼痛
2	皮肤发白，水肿范围最大直径在 2.5~15cm，皮肤发凉，伴或不伴有疼痛
3	皮肤发白，水肿范围最大直径 >15cm，皮肤发凉，轻到中度疼痛，可能有麻木感
4	皮肤发白、紧绷、半透明状、有渗出，水肿范围最小直径 >15cm；皮肤变色、有瘀斑、肿胀，呈凹陷性水肿；循环障碍，中到重度疼痛

（三）导管相关性感染

是指病原微生物在病人穿刺静脉局部或血液内生长，导致出现穿刺局部症状或全身症状。分为三种类型：局部感染、隧道感染、血流感染。

1. 发生原因

（1）输液产品的质量：包括常规液体、药物、血制品等在使用前和使用过程中发生污染。

（2）给药设备：如输液器、肝素帽、输液接头、三通等受到污染。

（3）导管：包括导管的材质、粗细、使用时间。有报道显示，中心静脉导管比外周静脉导管发生感染的风险增加，多腔导管比单腔导管更容易引起感染。

（4）病人因素：免疫抑制或免疫缺陷，有严重合并症，婴幼儿和老年病人。

（5）医护人员因素：包括执行无菌操作和手卫生不严格，不正确的皮肤消毒，不规范的冲封管，更换敷料不及时，置管技术不熟练。

2. 临床表现

（1）局部表现：穿刺部位红、肿、热、痛等炎症表现。

（2）全身表现：寒战、高热、脉速、呼吸急促、头痛、烦躁不安等。

3. 预防及处理

（1）预防

1）严格遵守无菌技术和手卫生规范。

2）尽量选用能满足治疗需要的最小型号导管，不建议采用下肢和患肢留置导管。

3）按规范正确更换和消毒给药设备。具体内容详见本书第十七章第一节中血管通路的维护。

4）规范的导管留置时间。具体内容详见本书第十七章第一节中血管通路的维护。

5）正确的皮肤消毒。具体内容详见本书第十七章第一节中血管通路的维护。

6）规范的冲封管。具体内容详见本书第十七章第一节中血管通路的维护。

7）正确的敷料选择和更换。具体内容详见本书第十七章第一节中血管通路的维护。

（2）处理：动态观察、评估穿刺部位有无感染征象，询问病人主诉。当怀疑出现导管相关血流感染时，立即从导管和外周静脉中抽取成对的血样进行培养，如为中心静脉导管，可对导管尖端进行血培养。

（四）导管堵塞

是指留置在血管内的导管部分或完全堵塞，导致液体或药液的输注受阻或受限。分为管腔内和管腔外堵塞，管腔内堵塞主要指导管内血凝块、沉淀的不相容药物、肠外营养的脂类聚集；管腔外堵塞主要指导管位置不当、导管发生移位、导管尖端贴在血管壁上、导管顶端血栓形成、扭结/夹闭导管等。

1. 发生原因

（1）病人因素：病人活动减少/长期卧床；病人活动不当或输液进食/如厕导致静脉血回流；病人血液高凝状态。

（2）护理操作因素：反复穿刺损伤血管内膜；输液过程中未及时更换液体以及未按正确方法冲封管，导致血液回流；经静脉导管采集血标本未进行导管冲洗。

（3）药物因素：多种药物联合输注或长期输入营养药物，药物结晶或沉淀附着于导管内壁。

（4）导管因素：导管留置时间长，阻塞发生率增加；股静脉置管的堵塞率明显高于颈内静脉及锁骨下静脉。

2. 临床表现　液体滴速减慢或滴注停止，无法抽出静脉回血或冲管有阻力。

3. 预防及处理

（1）预防

1）避免有静脉导管的肢体下垂或受压，及时更正病人不正确的体位。

2）尽量缩短导管留置时间。

3）尽量避免选择股静脉置管。

4）护理方面：①提高一次性穿刺成功率；②及时更换液体，严防液体流空，防止血液回流；③正确的冲封管；④尽量不要经静脉导管抽血，如确实需要，抽血后需用生理盐水冲洗导管，并以肝素盐水封管。

5）合理用药，注意配伍禁忌，减少药物联合输注，不同药物输注之间要用生理盐水冲洗导管。

（2）处理：遇导管阻塞，可接注射器抽吸，将血凝块抽出，切不可加压推注，以免血凝块进入血液循环形成血栓；如注射器抽吸无效，则应拔管。

（五）空气栓塞

1. 发生原因

（1）颈静脉穿刺前未取头低位，由于心脏的舒张而将空气吸入心脏。

（2）接输液管或静脉推注时没有将空气排完。

（3）输液过程中输液管脱落。

（4）加压输液输血无人在旁看守，导致液体/血液走空。

2. 临床表现　轻重程度与进入气体的量和速度有关。如气体量少，可无症状；如气体量大,病人感到胸部异常不适,随即发生呼吸困难和严重发绀,引起机体严重缺氧而立即死亡。

3. 预防及处理

（1）预防

1）颈静脉穿刺时头部低位 20 度。

2）拔除中心血管通路过程中确保病人处于仰卧位;拔除后使用无菌干燥纱布加压包扎,直至止血;鼓励病人在拔除 30 分钟后都处于平躺或半卧位。

3）所有附加装置和给药装置都应使用螺口连接,且使用前空气都应被排除。

4）更换附加装置和给药装置前应确保血管通路装置处于夹闭状态。

5）及时更换液体,防止滴空;加压输液输血时应有专人看守。

（2）处理

1）立即采取必要的措施阻止更多的空气进入血流,如关闭、折叠和夹住现有的导管。

2）给予高流量吸氧,纠正缺氧状态。

3）立即将病人置于左侧卧位和头低足高位,气泡会进入肺动脉内而被吸收;如气泡过大可同时应用心外按压,使气泡变小,驱使进入肺循环而逐渐被吸收。

（六）血栓栓塞

1. 发生原因

（1）长期静脉输液造成静脉内膜损伤。

（2）静脉输液中的液体被不溶性微粒污染:如输液器与注射器不洁净;切割安瓿、开瓶塞造成污染;加药过程中反复穿刺溶液瓶橡胶塞。

2. 临床表现　肢体肿胀、疼痛、出现肿块,液体滴速减慢或不滴。

3. 预防及处理

（1）预防

1）避免长期大量输液。

2）保证输液器具的洁净。

3）正确切割安瓿,切忌用镊子等物品敲开,开启前用 70% 乙醇擦拭颈段以减少微粒污染。

4）正确抽吸药液:注射器不能横握和反复多次使用;抽药时主张针头置于安瓿的中部;向输液瓶内加药时,应将针管垂直静止片刻。

5）加药针头型号选择 9~12 号侧孔针或带过滤膜的针头。

（2）处理

1）抬高患肢,制动,停止在患肢输液。

2）局部热敷,做超短波理疗或 TDP 灯照射。

3）遵医嘱抗凝治疗,严重者手术切除栓子。

（七）血肿

1. 发生原因

（1）操作者短时间内在同一穿刺点反复穿刺使血管壁形成多个针孔造成皮下渗血。

（2）穿刺时针头对穿过血管壁,导致血液外渗,造成血肿。

（3）过度消瘦或年老病人血管壁薄弱,导致管周血液漏出。

（4）对凝血功能障碍或使用抗凝血药的病人,拔管时未延长按压时间,血液渗入皮下形成血肿。

（5）误穿动脉而未确切止血。

（6）进行静脉穿刺失败后立即在肢体上绑止血带。

（7）拔针后按压方法不正确。

2. 临床表现　注射部位周围皮肤肿胀,颜色呈青紫。

3. 预防及处理

（1）预防

1）如一侧穿刺不成功,可改为对侧穿刺,禁止在原穿刺点反复穿刺。

2）拔针后勿立即在穿刺点上方绑止血带。

3）从静脉内拔针后在注射部位加压以预防血液进入皮下组织,使用抗凝剂的病人拔针后局部要加压按压,时间 3~5 分钟。

（2）处理

1）局部隆起疑有血肿立即停止穿刺,给予拔针和加压止血。

2）小血肿无需特殊处理;大血肿早期可用冷敷促进血液凝固,48 小时后再用热敷促进淤血吸收。

第二节　血管通路的选择

一、概述

在临床输液护理中,尤其在输注过酸、过碱、渗透压过高等刺激性药物的过程中,容易因血管通路的选择不当而造成病人的损伤。有人提出"一针完成全部治疗"的理念,即病人从生病到治疗结束,只需要穿刺一针即可完成全部治疗,这就要求医护人员通过评估相关因素,能够正确选择和留置血管通路器材并进行良好的管理维护。从而提高治疗安全和病人满意度,提高护士的工作效率。

（一）血管通路的种类

血管通路的建立包括静脉和动脉两种,外周或肺部的动脉导管主要用于血液动力学监测、血气分析以及获取血标本,不能经动脉导管给予输液治疗,因此,这里只介绍几种常用的静脉血管通路装置。

1. 外周静脉导管

（1）头皮钢针。

（2）外周静脉 – 留置针:又称套管针,分为开放式、密闭式和密闭式安全型套管针。

（3）外周静脉 – 中长导管:长度为 7.5~20cm 的导管。

2. 经外周静脉穿刺置入中心静脉导管（peripherally inserted central catheter，PICC）。

3. 中心静脉导管（central venous catheter，CVC）。

4. 植入式静脉输液港（implantable venous access port，简称 port）。

5. 骨髓腔输液。

（二）血管通路的选择原则

1. 理想的血管通路的选择需要全面了解和掌握各种装置的特性和获知病人的全面状况。

2. 在满足治疗方案的前提下,选择管径最细、最短,管腔数量最少的导管,即创伤性最小的装置。

3. 应选择安全设计的装置并持续使用。

（三）血管通路选择前的评估

美国静脉输液学会（Infusion Nursing Society，INS）提出静脉输液管路的选择标准为:在满足治疗需要的情况下,应采取多因素评估,包括病人因素、治疗因素、器材因素。

1. 病人因素

（1）既往史:如手术史、静脉穿刺史、过敏史（警惕病人对导管、敷料、皮肤消毒液过敏）。

（2）疾病因素:血管通路选择前需评估病人疾病因素（表17-2-1）。

表 17-2-1　血管通路选择前评估中的疾病因素

血管通路选择	疾病因素
头皮针	合作且血管条件好的病人
外周静脉套管针	老人、小儿、躁动不安的病人
中心静脉导管	危重及大手术病人;需监测中心静脉压力的病人
PICC	慢性疾病需较长时间静脉输液的病人;化疗病人;胃肠外营养病人;早产儿、低体重新生儿
植入式输液港	需要长期及重复注射药物的病人。如:肿瘤病人的静脉内化疗、长期疼痛治疗、AIDS病人的抗病毒治疗、长期胃肠外营养等
骨髓腔穿刺	无法或不能建立静脉通道进行静脉输液者

（3）其他因素:包括病人的偏好、工作环境（如手臂要经常接触水的病人不宜留置PICC,可置入输液港）、经济状况、活动需要及维护方便等。

2. 治疗因素　不同血管通路的使用时间各不相同,可根据治疗时间、所用药物的特性来综合考虑。

（1）治疗时间:根据治疗时间选择不同的血管通路（表17-2-2）。

表 17-2-2　血管通路选择前评估中的治疗时间因素

治疗时间	血管通路的选择	治疗时间	血管通路的选择
<4 小时	头皮针	4 周~6 个月	PICC
48~72 小时	外周静脉套管针	>6 个月	PICC、输液港
3 天~4 周	中长导管、CVC、PICC	<24 小时	骨髓腔穿刺

（2）药物特性：根据所用药物特性选择不同的血管通路（表 17-2-3 ）。

表 17-2-3　血管通路选择前评估中的药物特性因素

药物特性	血管通路的选择
液体量不多,无刺激性,无毒性	头皮针
非刺激性药物；全血或血制品 胃肠外营养（慎用）	外周静脉套管针
等渗或接近等渗的液体	中长导管
强刺激性、发疱性药物（如化疗药） 胃肠外营养,pH<5 或 >9 的液体或药物 渗透压 >600mosm/L 的液体（如 20% 甘露醇）	CVC、PICC、输液港、骨髓腔穿刺

3. 器材因素　选择血管通路的器材方面的标准包括以下几种。

（1）满足所有治疗方案的需求。

（2）满足所有静脉通路的要求。

（3）满足治疗及输液的要求。

（4）最小的侵入性治疗,最低的感染率,病人较好的舒适度。

（5）保护外周静脉。

二、急诊血管通路的选择

血管通路是急诊抢救最重要的用药途径,迅速选择并建立可靠有效的血管通路,是创伤急救的首要技术。急诊血管通路的选择应符合以下原则：建立快捷、简单、实效、可靠且靠近心脏。常选用的血管有：双侧的大隐静脉、双侧的肘静脉、双侧的贵要静脉、双侧的锁骨下静脉、双侧的颈外静脉、双侧的颈内静脉、双侧股静脉。基于以上原则,急诊最常用的血管通路主要包括外周静脉套管针、CVC 和骨髓腔输液（表 17-2-4 ）。

表 17-2-4　三种急诊常用血管通路的比较

内容　　工具	套管针	CVC	骨髓腔
适应证	外周血管条件好的病人	周围静脉穿刺困难；危急重症病人抢救,需快速输注大量的液体及药物	无法或不能建立静脉通道进行静脉输液者
禁忌证	没有绝对禁忌证,伤口处不能留置	血小板减少或凝血机制严重障碍者；局部皮肤破损、感染者	成骨不全,菌血症,穿刺部位感染、烧伤,肢体骨折,胎儿红细胞增多症
穿刺部位选择	四肢静脉,头皮静脉中粗、直的血管,避开静脉瓣及关节	锁骨下静脉,颈内静脉,股静脉	成人：胫骨中部稍上（最常用）,胸骨,锁骨,股骨、尺骨末端,髂骨,脚踝内侧 <6 岁儿童：胫骨粗隆下方 1~3cm

续表

内容　工具	套管针	CVC	骨髓腔
穿刺体位	均可	仰卧位	仰卧位或坐位
穿刺所需时间	短	相对较长	短（30~120 秒）
穿刺难易	成功率高	成功率相对较低	成功率高 75%~100%
留置时间	成人：72~96 小时 儿童：如无并发症，可直到治疗结束时	7~14 天	<24 小时
药物的刺激性	小	大	大
药物 pH	>5, <9	<5, >9	<5, >9
药物的渗透压	等渗（240~340mmol/L）	高渗（>600mmol/L）	高渗（>600mmol/L）
药物的浓度	低	高	高
输注的容量	小	大	大
输注的流速	较慢	较快	较快
周围血管	好	差	差
血流动力学监测	不能	能	不能
置管危险性	小	大	小
感染率	低	高，为 26%~30%	低
穿刺并发症	无危及生命的并发症	有危及生命的并发症，如血气胸、误伤动脉	少，发生率 <1%
人员资质	注册护士	医生	医生
病人及家属意愿	一般	很重要	很重要

第三节　静脉液体治疗

一、概述

　　静脉液体治疗是临床中最常见的工作之一，合理的液体治疗能维持机体血流动力学稳定，改善微循环状态，维持组织细胞充足的氧供，促进组织愈合和器官功能恢复。那么，病人何种情况下需要液体治疗、需要何种液体、最佳的输液量和输液速度是多少、输液治疗过程中如何评估疗效并进行监测等，都是临床工作中需要重视和关注的内容。因此，学习掌握静脉液体治疗的原则和具体方法，能够提高液体治疗的质量，减少液体治疗并发症，从而帮助医护人员做到合理、有效、安全的静脉液体治疗。

（一）静脉液体治疗的特点

1. 优点

（1）适合于危重病人的急救，可迅速补充机体所丧失的液体或血液。

（2）可以用于不能吞咽或昏迷病人的治疗。

（3）可直接进入循环系统，使药物作用发生快而强。

（4）给药剂量准确，吸收完全，作用可靠，易于控制。

2. 缺点

（1）由于药物进入血液循环快，故易引起呼吸和循环系统的不良反应。

（2）处理不当易产生全身性或局部性的感染。

（3）药物过量或滴注过快，易产生不良反应，且远比其他给药途径多而严重。

（4）持续性的过量输注，易造成循环负荷过重，或电解质失衡。

（5）医源性疾病的增多。

（二）液体的种类、分类与作用

主要分为晶体液和胶体液（表17-3-1）。

表 17-3-1　液体的种类、分类与作用

种类	分类	主要作用
晶体液	葡萄糖溶液（5%、10%、25%、50%）	补充水分及能量
	生理盐水溶液	扩容
	0.3%~0.4%NaCl 溶液	治疗高钠血症
	3%NaCl 溶液	治疗严重低钠血症
	复方氯化钠溶液（林格液）	纠正低血容量和治疗腹泻、灼伤等引起的脱水，电解质紊乱及代谢性酸中毒
	平衡液（乳酸钠林格液）	扩容，补充电解质和维持血液酸碱平衡，疏通微循环
	5% 碳酸氢钠溶液	补充钠和纠正酸中毒
	10% 氯化钾	纠正低钾血症，严禁静脉推注
	10% 葡萄糖酸钙	纠正低血钙
	25% 甘露醇	利尿脱水，降低颅内压
胶体液	右旋糖酐铁 –70	扩容，防治低血容量性休克
	右旋糖酐铁 –40	降低血黏度，改善循环
	各种代血浆：如羟乙基淀粉、海脉素等	扩容
	白蛋白	补充血容量
	血浆	扩容，补充凝血因子

（三）补液的基本原则

1. 先盐后糖　先盐有利于稳定细胞外液渗透压和恢复细胞外液容量。只有高渗性脱

水病人应先输入 5% 葡萄糖溶液。

2. 先晶后胶 先晶有利于迅速扩容,改善血液浓缩,促进微循环;后胶利于维持血浆胶体渗透压,稳定血容量。但低血容量性休克病人,则应尽早补给胶体溶液。

3. 先快后慢 以利于改善缺水缺钠的状态。休克病人常需要两路液体同时输入,必要时加压输液。

4. 液体交替 为避免在较长时间内单纯输注一种液体而人为造成体液平衡失调,对盐类、糖类、酸类、碱类、胶体类各种液体要交替输入。

5. 补钾四不宜原则

(1)补钾不宜过早:即"见尿补钾"。注意尿量在 30~40ml/h 或以上才可以补钾,以免发生高血钾及急性肾衰。

(2)补钾量不宜过浓:补钾浓度不超过 0.3%。

(3)补钾量不宜过多:每日补钾量成年人一般不超过 6g;小儿不超过 0.2g/Kg。

(4)补钾速度不宜过快:每小时滴注的氯化钾不超过 1g。但对周期性瘫痪和特发性低钾血症等严重缺钾病人,钾的滴入速度可达 2g/h,仍然是安全的。

(四)液体量补足的临床观察指标

1. 病人精神好转。

2. 皮肤弹性恢复,血管充盈。

3. 舌面由干燥变成湿润。

4. 血压趋向正常,脉搏有力,呼吸均匀。

5. 尿量增加至正常范围。

(五)体液失衡的液体治疗

体液平衡主要包括:水平衡、渗透压平衡、电解质平衡、酸碱平衡。维持体液平衡是机体赖以生存的必要条件,也是临床治疗的基础,而液体治疗在维持体液平衡的过程中起到了关键作用。

1. 体液失衡液体治疗的补液原则 严格遵循定量、定性和定时的原则。

(1)定量:包括生理需要量、已丢失体液量和继续丢失量。

1)生理需要量:指人体正常代谢所需要的液体量。一般成年人每日需 2000~2500ml,儿童平均每日 80~100ml/Kg。

2)已丢失体液量:又称累积损失量,即从发病到就诊已经累积损失的体液量。可按脱水程度补充,轻度脱水需补充液体量为体重的 2%~4%;中度为 4%~6%;重度为 6% 以上。

3)继续丢失量:又称额外损失量,即治疗过程中继续丢失的体液量。补液量必须根据病情变化估计。此外,体温每升高 1℃,将自皮肤丧失低渗液 3~5ml/Kg,成人体温达 40℃时需多补充 600~1000ml 液体;中度出汗丧失 500~1000ml 体液;出汗湿透一套衣裤时约丧失 1000ml;气管切开病人每日经呼吸道蒸发的水分为 800~1200ml。

(2)定性:补液的性质取决于水、钠代谢紊乱的类型。高渗性脱水以补充水分为主;低渗性脱水以补充钠盐为主。

(3)定时:每日及单位时间内的补液量及速度取决于体液丧失的量、速度及器官,尤其心、肺、肝、肾的功能状态。若各器官代偿功能良好,应按先快后慢的原则进行分配,即第一个 8 小时补充总量的 1/2,剩余 1/2 总量在后 16 小时内均匀输入。

知识拓展

每分钟输入量及输入滴数的计算

1. 每分钟输入量（ml/min）=输液总量（ml）÷［输液时间（h）×60min］。
2. 每分钟输入滴数（滴/分钟）=每分钟输入量（ml）×每毫升相当滴数。
备注：1h=60min；一次性输液器 1ml 约 20 滴；乳胶玻璃墨菲滴管 1ml 约 15 滴。

2. 体液失衡的类型与液体治疗的选择　不同体液失衡的类型选择不同的液体治疗方案（表 17-3-2）。

表 17-3-2　体液失衡的类型与液体治疗的选择

类型	特点	液体治疗的选择
等渗性缺水	水和钠成比例丧失	输注等渗盐水或平衡盐溶液补充血容量，如乳酸钠和复方氯化钠溶液
低渗性缺水	水和钠同时丢失，但失水少于失钠，血清钠低于 135mmol/L 轻度缺钠：血钠为 130~135mmol/L； 中度缺钠：血钠为 120~129mmol/L； 重度缺钠：血钠 <120mmol/L	输注高渗盐水或含盐溶液 轻、中度缺钠：补充 5% 葡萄糖盐溶液； 重度缺钠：先输晶体溶液（复方乳酸氯化钠溶液、等渗盐水），后输胶体溶液（羟乙基淀粉、血浆）补充血容量
高渗性缺水	水和钠同时丢失，但失水多于失钠 轻度：缺水量占体重的 2%~4%； 中度：缺水量占体重的 4%~6%； 重度：缺水量大于体重的 6%	鼓励病人饮水； 静脉补充非电解质溶液，如 5% 葡萄糖溶液或 0.45% 的低渗盐水
水中毒	总入水量超过排出量	轻者只需限制水摄入； 严重者还需静脉输注高渗盐水
低钾血症	血清钾浓度 <3.5mmol/L	10% 氯化钾溶液（原则详见本节内容中第一部分"补液的基本原则"）
高钾血症	血清钾浓度 >5.5mmol/L	5% 碳酸氢钠；葡萄糖溶液加胰岛素；10% 葡萄糖酸钙
低钙血症	血清钙浓度 <2.25mmol/L	5% 氯化钙
高钙血症	血清钙浓度 >2.75mmol/L	等渗碳酸氢钠溶液
代谢性酸中毒	体内酸性物质积聚或产生过多，或 HCO_3^- 丢失过多	5% 碳酸氢钠
代谢性碱中毒	体内 H^+ 丢失或 HCO_3^- 增多，常伴有低钾血症	轻度只需补充生理盐水和氯化钾； 重度病人可应用稀释的盐酸溶液或盐水精氨酸溶液

（六）静脉液体治疗的护理

1. 严格按照医嘱要求配药,不得擅自使用代用品。根据病人情况,检查药物剂量是否合理,如不合理,应停止输注并及时与医生商议。

2. 病人在同时输注 2 种或 2 种以上药物时,应考虑药物之间是否发生相互作用。

3. 输液配液原则上应该即配即用,即便是为了工作方便,也只能在输液前 30 分钟内加入药物。

4. 建议每 30 分钟巡视一次输液,注意滴速的变化。

5. 在输注过程中密切观察病人的一般情况,如出现心悸、头晕、出汗、面色苍白及心率、呼吸、血压变化时,立即停止输液,报告医生,协助医生进行必要的急救处理。

二、急诊静脉液体治疗特点

急诊室是医院抢救工作的重要窗口,急诊病人往往具有数量多、流动快以及病情复杂、症状体征变化大等特点。静脉输液是急诊室最常用的治疗手段,由于急诊病人的特殊性,不同病人的静脉液体治疗策略也有其独特的特点。

（一）建立静脉通道的液体选择

急诊抢救病人经常是诊断和抢救活动同时进行,且由于急诊病人往往表现为焦躁和恐惧心理,大部分病人要求护士在最短时间内提供静脉液体治疗,因此迅速建立静脉通道和选择合适的液体往往是急诊病人抢救流程中的关键环节。同时,在建立静脉通路后,还需根据病人的病情和相关检查结果遵医嘱随时更换液体。

1. 临床上最常用的开放静脉通道的液体是生理盐水,即 0.9% 氯化钠溶液。可以用于急诊室常见疾病的病人,包括复苏病人、休克病人、心血管系统疾病、呼吸系统疾病、消化系统疾病以及创伤病人等。缺点是生理盐水内的 Cl^- 含量比血液高,大量输注会致血氯含量增高,导致高氯血症,因此不适用于高氯血症和高渗状态的病人。

2. 对于高氯血症和高渗状态的病人,临床通常采用葡萄糖溶液来开放静脉,包括 5% 和 10% 葡萄糖。但不能用于糖尿病及糖尿病酮症酸中毒的病人。

3. 当病人发生严重的酸中毒时,首选 5% 碳酸氢钠溶液来开放静脉。

4. 其他溶液如葡萄糖盐水溶液、复方氯化钠溶液（林格液）和羟乙基淀粉溶液也可以根据病情需要作为开放静脉的选择。

（二）静脉液体的输液量和输液速度

1. 输液量　应遵循体液失衡液体治疗补液原则中的定量原则,且应根据病人的病情和特殊性适当限制补液总量,以免诱发或加重心力衰竭、肺水肿等并发症。

2. 输液速度　急诊病人的病情重,病种多样复杂,常需联合应用 2 种及 2 种以上的液体进行治疗。治疗过程中为了达到良好的治疗效果,需结合病人的病情特殊性精准的控制输液速度。

（1）选择输液辅助工具:输注时要选择合适的输液辅助工具,用于控制滴速,防止输液速度时快时慢使生命体征产生波动。临床上常用的有输液泵和注射泵。

（2）特殊病人的输液速度

1）老年病人:老年病人体质一般比较差,血液循环不好,需根据病情调节滴速。除复苏、休克及创伤老年病人的抢救外,静脉输注的速度应控制在每分钟 40~60 滴。有心血管疾病的老年病人滴速同于心血管疾病的其他病人,每分钟不超过 30 滴。脱水严重而心肺肾功能良好的病人,可适当加快速度。

2)心血管疾病病人:心血管疾病病人大多心肺功能不全,静脉输液时需严格控制速率,所使用的药物如影响血管舒缩状态的血管活性药等也需要控制速度。根据病人的心肺功能、心脏血流动力学结果值和药物使用要达到的目的合理设置输液滴速,一般不超过每分钟 30 滴。

3)休克和创伤病人:早期充分的液体复苏是非手术急救的主要措施。传统的救治观点认为,对于严重多发伤和失血性休克的病人应该快速、大量补充血容量,尽快使血压恢复至正常水平(维持收缩压 >90mmHg)。近年来,有学者提出了在严重多发伤和失血性休克早期进行限制性液体复苏,即对这类病人早期通过控制补液的速度及补液量,使机体的血压维持在一个较低水平(收缩压到 60~70mmHg 后减慢输液速度)来保证机体的供血、供氧。

知识拓展

限制性液体复苏的原理

近年来,通过进一步研究发现,严重多发伤和失血性休克早期大量的液体输入,会导致病人出血量增加、血液过度稀释而引起凝血功能障碍,不易形成凝血块或使刚形成的凝血块脱落,从而加重出血,增加病人的死亡率。同时,短时间内输入大量液体还会造成肺间质水肿,影响氧的弥散及交换;血液过度稀释,血红蛋白降低,不利于氧的携带和运送,使组织供氧进一步降低,加重内环境的紊乱和酸中毒,以至于液体复苏后的并发症及病死率明显增加。

而限制性液体复苏通过控制补液的速度及补液量,使机体血压维持在一个较低的水平内,既能保证心、脑、肾等重要器官的基本血液供应,同时又不会因为补液量过快、过多,使血液过度稀释,扰乱机体的代偿机制以及内环境稳态,从而明显改善病人预后。

限制性液体复苏液体输注速度范围是 60~86ml/(kg·h)。

（葛宝兰）

第十八章 安宁疗护管理

学习目标

完成本内容学习后,学生将能:

1. 复述安宁疗护的概念
2. 列出与临终病人及其亲朋好友沟通的注意事项
3. 描述器官捐献流程及自己在其中担任的角色
4. 应用常见临终医疗急症处理措施

老年人口比例越来越高是世界各国的趋势,根据统计,在 2050 年,亚洲的老年人口将达四分之一,已处于老龄化社会并进入快速发展期。安宁疗护(hospice care)是近代医学领域中新兴的一门边缘性交叉学科,是一门专门研究和从事临终关怀的医学新分科,是社会的需求和人类文明发展的标志。从语言学上讲,"安宁疗护"即"临终关怀",寓意"善终",起源于拉丁文,之所以改为疗护,表示"医疗"与"护理"并重,可以让病人得到安宁。其历史可以追溯到中世纪时期,当时它指为疲惫或不适的长途旅行者旅行休息时提供的一个住所、照顾病痛和死亡的代名词。安宁疗护最初被应用于英国护士桑德斯的专业治疗,她在 1948 年开始与临终病人合作,后来在伦敦的住宅郊区创建了第一个现代化的临终关怀模式 – 克里斯托弗的临终关怀模式,同时创办了世界著名的克里斯托弗临终关怀机构,使病危病人在人生最后一段旅途中能得到舒适的照顾。

之后,世界上许多国家和地区开展了安宁疗护服务实践和理论研究,20 世纪 70 年代后期桑德斯访问耶鲁大学,并给医学生、护士、社会工作者和牧师做了关于安宁疗护护理专题讲座,她提出安宁疗护的概念,至此安宁疗护传入美国,并 20 世纪 80 年代后期被引入中国。

第一节 概 述

安宁疗护并非是一种治愈疗法,而是一种专注于在病人逝世前几个星期甚至几个月的时间内,减轻其疾病的症状、延缓疾病发展的医疗护理。至今,全球已有 100 多个国家建立了 8000 多个安宁疗护和姑息治疗相关的服务机构。澳大利亚、加拿大、意大利、日本、西班牙、瑞士、英国和美国等国家都已经制定了安宁疗护的相关标准。

安宁疗护中,安宁疗护护士和家庭护理员发挥着重要的作用。安宁疗护最常见的实践地点是在家里,实际上在医院、疗养院、独立的安宁疗护机构都能够得到有效的实施。理论上,终末期病人或预期在六个月内死亡的病人可以考虑为临终病人,应由医生、护士、心理师、社工和义工等多学科人员组成的专业团队为其提供特殊的舒适医疗服务,也包括为临终病人的家属提供心理支持。

目前国内的安宁疗护机构设置形式多样、尚无统一服务模式、服务质量参齐不齐。李义庭等于2000年构建了临终关怀模式:"一、三、九-PDS模式"。施永兴等则提出了"社区家庭病床-老年护理病床-安宁病床的'三床联动'",之后也有学者提议建立新型的家庭-社区-专业医护人员三结合的模式,但这些模式均有其一定的局限性。在急诊室,尤其在老龄化趋势的当今社会,医务人员接诊越来越多的综合性急诊病人,当然也包含了很大比例的终末期病人,对这样的临终病人,由专业的团队对病人及其家属提供心理安慰及支持就显得尤为重要。

第二节　常见临终医疗急症

临终病人在生命最后阶段很有可能因为并发症及终末期疾病症状,需要去急诊室就诊,如无法控制的疼痛、谵妄、出血、肠梗阻以及脊柱压迫等。急诊人员应充分询问病人及其家属的治疗意愿,积极探索更多的备选方案。

一、无法控制的疼痛

慢性病病人由于其诊断及疾病进程,常常会伴随中度到重度的疼痛,有针对性地开展多种形式的疼痛教育,鼓励病人主动讲述疼痛。如果病人昏迷或者无法主动告知疼痛,需要医护人员密切观察病人生命体征、面部表情、警觉及不安的状态,如有需要及时给予止痛药。当然,临终病人的止痛药使用与普通病人也应有很大不同,他们往往通过经皮贴剂、鞘内注射等途径使用止痛药,而且静脉注射药物剂量远远大于普通病人的剂量。在病人既使用止痛皮贴,又使用其他止痛药的情况下,医护人员要更加仔细的进行病情观察和评估。

二、谵妄

谵妄是指一组综合征,又称为急性脑综合征。表现为意识障碍、行为无章、没有目的、注意力无法集中。可根据典型的临床症状做出诊断,即:急性或亚急性起病、意识障碍、定向障碍、思维紊乱伴波动性认知功能损害、幻觉、偏执等。

若要清晰区分疼痛、痴呆和谵妄是非常困难的。有的谵妄病人会呻吟、吼叫或者表现出疼痛缺失,也会在很大程度上影响了临终病人疼痛的表达。

既往有认知问题的病人,如阿尔茨海默症病人,在临终时症状会尤为明显。痴呆和谵妄之间还是较易区别,因为痴呆更具有慢性疾病特征,逐渐演变,但是并不改变意识水平。

导致谵妄有很多原因,必须准确识别哪种原因导致了谵妄并采取最有效的措施(表18-2-1)。

表18-2-1　临终病人谵妄的原因与措施

原因	措施
阿片类毒性	调整为另外的阿片类药物
脓毒症	开始抗生素治疗(得到病人及其家属允许)
药物	停止使用加重谵妄的药物,如三环抗抑郁类药物及苯丙二氮杂䓬类药物
脱水	在于病人及其家属沟通后考虑经静脉水化治疗,同时该措施也会产生非预期的副作用,如增加尿量,抑制儿茶酚胺释放,增加肿瘤的压力,集中肺淤血
代谢异常(高血钙、尿毒症、肝衰竭、低钠血症)	尽可能纠正所提到的问题
缺氧	给予吸氧
脑转移	考虑皮质类固醇治疗,可能对疾病有暂时的帮助

三、恶心和呕吐

临终病人出现恶心和呕吐的原因很多,如药物副作用、心理因素、高钙血症、颅内高压、胃肠蠕动障碍、化疗、放疗或肠梗阻等多种因素均可以导致或加重临终病人恶心和呕吐。一旦发生,应与病人及其家属共同讨论制定治疗恶心和呕吐的可选择的治疗方案,并更多考虑治疗临终病人恶心及呕吐的非药物方法。如果需要使用药物来治疗,需考虑该药物的副作用,包括镇静作用、其他病人使用该药物发生的症状以及与该病人使用的其它药物之间是否存在禁忌。对于肠梗阻等原因造成恶心呕吐的临终病人,推荐使用丁基东莨菪碱作为一线药物治疗,若症状开始使用丁基东莨菪碱后24小时未缓解,建议使用奥曲肽。对于小部分病人来说,也可以选择外科治疗(如肠切除、胃造瘘),另外留置胃肠管也可暂时缓解症状。

四、脊髓压迫

终末期癌症病人可能会存在脊髓压迫症状。如果治疗不及时很可能导致截瘫,造成大小便失禁。起初病人会出现背部疼痛、脊柱僵硬等症状,活动、咳嗽后加重,持续几天至几周后逐渐出现神经系统症状。感觉逐渐消失、活动无力、间歇性肌力下降,反射减退后背部疼痛更明显。出现上述症状,建议CT或磁共振协助诊断,病人初始即使用类固醇治疗,必要时可行介入或手术治疗。

五、癫痫

颅脑肿瘤或脑膜相关病变的病人常出现癫痫发作,该症状与代谢紊乱、感染、中毒、药物戒断、转移、颅内出血或急性脑卒中等有着密切关系。癫痫发作会对病人及其家属造成不安。如果病人不愿意住院治疗,关于癫痫发作的控制与安全宣教必不可少。一旦发作,使用劳拉西泮可以有效控制癫痫;为了防止癫痫再次发作,有癫痫发病史的病人需要使用预防性抗癫痫类药物。

六、大出血

肿瘤,尤其是头颈部的肿瘤组织能够破坏正常的大血管,会引起灾难性的大出血。同时,血小板减少症、肝衰竭、严重胃肠道出血和弥漫性血管内凝血也均可导致临终病人出血。一旦发生出血,由于其持续性而很难有效控制。可以采取直接压迫止血;病人头需偏向一侧以防咳血或呕血时造成窒息;减少血管活性药物用量以减少出血;适当使用镇静药来减轻病人焦虑,并需给予病人及其家属关爱与支持,让其积极配合治疗。此外,病人大出血对当时家属及其他目击者来说也是一种心理上的创伤,需要及时评估并给予心理支持,由此确保病人得到家庭的支持。

七、呼吸困难

临终病人由于疾病的原因很多会发生呼吸困难。需要急诊室提供安静、舒适、洁净、温湿度适宜的环境,根据营养支持方式做好口腔和穿刺部位护理,保持呼吸道通畅,痰液不易咳出者采用辅助排痰法,协助病人有效排痰,呼吸困难通常也会引发病人及照护者的烦躁、焦虑、紧张,要注意安抚和鼓励。

第三节　临终沟通决策与器官捐献

一、临终沟通决策

认识到病人即将面临死亡对于所有的健康照护者来说都是一种挑战。一些健康照护者在谈论病人究竟还能活多久时,往往会表现出不自在,而且有时候在向病人及其家属告知不良预后和结局的时缺乏良好的沟通技巧和自信。因此为照护者提供专业相关的沟通培训,以帮助其有效沟通与表达是非常重要的。实施临终关怀护理时,专业人员与病患沟通中应考虑病人的心理承受能力,并设法让病人能积极参与到临终关怀护理中。具体包括以下几个方面:

（一）评估临终病人的沟通需求和期望

1. 关于临终护理的一些决定方面,他们是否希望有一个至亲至爱的人来参与一起做决定。

2. 他们目前对自己即将面临死亡的理解水平。

3. 他们的认知状态,以及他们是否有任何文字、语言以及沟通上的需求。

4. 他们对自己疾病的预后想要获取的信息有多少。

5. 是否有任何文化、宗教、社会及精神上的偏好和需求。

（二）确定解释预后的专业人员

在多学科团队成员中,需要确定最适合解释临终病人预后的专业人员。在选择合适人员时需考虑其能力和自信以及人际关系。此外,临终病人的多学科照护团队应共同讨论该临终病人的预后,并且做好相关的病历记录。

（三）与临终病人及其亲朋好友沟通的主要内容

如果病人有意愿,一旦确认他们可能进入生命的最后几天,需要与他们讨论其预后情况（除非他们不希望被告知）,同时也应该告知那些对他们来说非常重要的内容。与临终的病人以及其重要的家庭成员或朋友沟通的主要内容为:

1. 与临终的病人及其亲友朋友共同探讨,评估目前该病人的精神状态与能力,鼓励其积极参与到自我的临终关怀决策中。

2. 关于预后的准确信息（除非他们不希望被告知）,解释可能出现的不确定性,并告知将会如何进行应对管理,应注意避免假乐观。

3. 临终病人是否需要在生命的最后几天做预先声明（包括任何预期的处置决定或拒绝进一步治疗的预先决定或关于健康的任何合法授权书的细节等）。

4. 讨论与评估病人当前的目标和愿望,其是否有特殊文化、宗教、社会或精神上的偏好等。

（四）与临终病人及其亲朋好友沟通的注意事项

1. 注意评估临终病人是否已经理解并且可以铭记疾病预后的相关信息。

2. 注意给病人及其亲朋好友谈论其内心恐惧和焦虑的机会,并向他们征求在生命最后几天的照护方面的意见与要求。

3. 告知临终病人负责其照护的护理团队成员的联系信息。应实名指定一名医护人员负责鼓励病人参与决策,并提供医疗机构相关人员联系方式及非工作时间服务安排信息;以确保任何达成共识的临终关怀计划的改变,病人及其家人以及参与临终关怀小组工作的人员都能及时被告知。

4. 提供让他们与负责的护理团队成员进一步讨论的机会。

二、器官捐献

器官移植可以追溯到公元前 3000 年—公元前 2500 年,Hindu 最早尝试了皮肤移植的技术。如今器官捐献和移植已经被证实为器官衰竭病人合法有效的挽救其生命的治疗措施。在过去的 20 年中,医学得到快速发展,如组织类型鉴定以及免疫类药物的问世都改善了移植病人的预后,大大增加了移植病人的数量。移植历史上最具有里程碑意义的事件是 1983 年免疫抑制剂环孢菌素的问世与推广使用。

世界上许多国家也已经立法允许专业健康从业者给需要器官移植的病人开展器官或组织捐献手术。2007 年在广州召开的中国首届国际标准器官捐献及分流系统联席会议上首次颁发了器官捐献卡。虽然每位公民都可以根据个人意愿考虑器官捐献,并且记录在其驾驶执照或捐献意愿卡上,但是在实际工作中,在开展捐献之前,还是需要询问其家属的意见。

（一）一般组织与器官捐献原则

器官捐献,是指当一个人被诊断脑死亡,只能依靠呼吸机和药物维持生命体征时,基于个人生前的意愿且家属的同意,以无偿捐赠的方式,把自己的器官捐赠给濒临死亡、等待移植的病人,让他们的生命得以延续或者捐赠给医学院校用于医学教学。虽然任何人有权利选择捐献骨髓、皮肤、心脏瓣膜等组织,但是随着捐献原则的不断更新,所有捐赠人必须符合当地的捐赠标准。器官捐献的路径如下(表 18-3-1)。

表 18-3-1 器官捐献路径表

阶段	措施
I	潜在的捐献者
II	确定脑死亡,得到捐献同意
III	器官捐献专业人员评估捐献者
IV	捐献者管理
V	器官摘取

(二)死亡的确定与器官捐献

1978 年美国发布的《统一死亡判定法案》在认定捐献者脑死亡方面起到了举足轻重的作用。该法案定义脑死亡为全脑功能包括脑干功能的不可逆终止。对于急诊医护人员来说,帮助临终病人家属理解病人已经进入脑死亡这种非可逆状态是非常重要的。

一旦脑死亡被确认,关于脑死亡的具体时间及其他数据信息必须及时记录到医疗护理文书中;主管医生也应该通知家属病人脑死亡,在评估的过程中应允许家属在场;器官捐献协调员获取捐献者意向签署书后,也需要评估该捐献者既往用药及疾病史。

为了尽量减少潜在器官捐献者的遗漏,医护人员快速应对一些特殊病人时,需要关注潜在捐献者的可能性,如谋杀、自杀、意外受伤死亡、入院 24 小时内死亡、病人入院时即昏迷及未成年人死亡者等。

(三)捐献者管理

大多数的捐献者管理发生在重症监护室。对急诊护士而言,也经常需要启动捐献者管理流程,因为病人已被预测到即将死亡。急诊护士对此类病人的照护和管理也不需要等到医生到达后才能执行,也应执行法定的器官移植协调员的医嘱,因此,急诊部门应该制定相关的规范与标准,以便急诊护士与器官捐献机构能够更好地合作。

(四)捐献摘取流程

严格捐献纳入及管理流程是非常重要的。如眼睛、角膜、骨头、心脏瓣膜还有皮肤组织都可以在心搏停止后 10 小时摘取,当然中间间隔的时间越短越好。理想状态下,尸体应该保存在冷藏室,若捐献眼睛,需要首先将病人床头抬高 20°,用纸条测试其睫毛反射,用冰敷眼睑等方法帮助减轻水肿,并需严格执行无菌操作。在手术室,如果要对仍有心脏搏动或心搏骤停后病人立即进行实质性脏器获取时,根据需要摘取的器官数目不同,很多时候都需要多学科团队共同合作。同时整个器官摘取过程要严格遵照当地的法律及医疗机构的器官摘取规范和流程。

2011 年 2 月,中国人体器官移植技术临床应用委员会通过并公布了中国人体器官捐献分类标准,规范了国际标准化脑死亡器官捐献标准及流程,规范了心脏死亡器官捐献工作组成员组成及职责,明确小组工作程序,在供者选择、劝捐工作、供者管理、终止治疗宣布死亡、器官获取、病例总结各个步骤中都详细列出了标准及操作步骤,极大地规范并推动国内人体器官捐献行为,保障器官捐献者的合法权益,符合医学伦理的临床应用程序。

（封秀琴　王　飒）

第十九章　水电解质紊乱管理

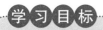
第一节　概　　述

水和电解质是维持生命的基本物质的组成部分。体内水的含量和分布以及溶解于水中的电解质浓度由神经 – 内分泌系统调节,使细胞内外体液的容量、电解质浓度、渗透压等正常情况下在一定范围内波动。这种平衡在创伤、手术、感染等侵袭以及不正规的治疗措施后可能会遭到破坏,当代谢失调程度超过机体可能代偿的程度时,便会发生水与电解质紊乱,常引起严重后果,甚至危及生命。因此,对每一名急诊护士来说,正确理解水和电解质平衡的基本概念和生理机制对提高护理质量,特别是救治危重病人尤为重要。

一、体液组成与分布

体液是人体内以电解质为主要溶质的水溶液,广泛分布于组织细胞内外。成人体内液体总量占体重的60%(女性55%),婴幼儿可高达70%~80%。随着年龄的增长和体内脂肪组织不断增多,体液量有所下降,14岁以后体液量占体重的比例已相当于成人。因体液总量随脂肪的增加而减少,故消瘦者体液占体重的比例高于肥胖者,对缺水耐受性更大。

体液由细胞内液和细胞外液组成。分布在细胞内的体液称为细胞内液,多位于骨骼肌内,约占男性体重的40%(女性35%);细胞外的体液称为细胞外液,正常约占体重的20%,其中,组织间液约占15%,血浆约占5%。细胞外液还包括一部分通透细胞的液体,如脑脊液、胸腔液、心包液、腹腔液、关节液、滑膜液、消化液和前房水等,因在维持体液平衡方面作用甚微,故称之为无功能性细胞外液,约占体重1%~2%,占组织间液10%。虽作用不大,但无功能性细胞外液也有可能导致机体水、电解质和酸碱失衡,如消化液大量丢失可造成体液量和成分的明显改变。

体液的主要成分是水和电解质。细胞外液中的主要阳离子为 Na^+,主要阴离子为 Cl^-、HCO_3^- 和蛋白质;细胞内液中主要的阳离子为 K^+ 和 Mg^{2+},主要阴离子为 HPO_4^{2-} 和蛋白质,细胞内外渗透压基本保持相等,正常是 290~310mmol/L。

二、水、电解质失衡及调节

(一)水平衡

人体内环境的稳定有赖于体内水分的恒定,正常人每日水的摄入和排出处于动态平衡之中(表 19-1-1)。

表 19-1-1　正常人体每日水分摄入量和排出量

水摄入途径	摄入量(ml)	水排出途径	排出量(ml)
饮水	1600	肾脏	1500
食物含水	700	肠道	200
氧化的水	200	皮肤蒸发	500
		肺脏	300
合计	2500	合计	2500

(二)电解质平衡

Na^+ 和 K^+ 是维持体液电解质平衡的主要阳离子。

1. Na^+　Na^+ 是细胞外液中的主要阳离子,主要来自食盐,在小肠吸收,大部分经尿和汗液排泄,正常 Na^+ 浓度为 135~145mmol/L。其主要生理功能是维持细胞外液的渗透压、容量及维持神经肌肉的兴奋性。

2. K^+　K^+ 是细胞内液中的主要阳离子,体内钾总量 98% 存在于细胞内,2% 在细胞外。主要来源于食物,经消化道吸收,大部分经肾排出,血清 K^+ 浓度为 3.5~5.5mmol/L。其主要生理功能:①维持细胞的正常代谢;②维持细胞内液的渗透压和酸碱平衡;③增加神经肌肉应激性;④抑制心肌收缩力。

(三)水、电解质失衡调节

水电解质平衡由抗利尿激素(ADH)和醛固酮调节,前者调节细胞外液渗透压,后者调节细胞内外液的电解质浓度,两者均受血容量影响。当机体丢失水分导致血容量下降时,血浆渗透压升高,通过刺激渗透压感受器,ADH 分泌增加,使肾远曲小管和集合管上皮细胞加强对水分重吸收,尿量减少。醛固酮促进远曲小管和集合管重吸收 Na^+ 和排出 K^+ 来维持细胞外液电解质稳定。

第二节　水钠代谢失衡

临床上水和钠的失衡同时发生,根据水和钠丢失的程度不同,可分为高渗性脱水、低渗性脱水和等渗性脱水。

一、高渗性脱水

高渗性脱水又称为原发性脱水。水和钠同时丢失，但缺水多于缺钠，因此，血清钠浓度>150mmol/L，细胞外液呈高渗状态。

（一）病因与机制

1. 病因　临床上常见的引起高渗性脱水的病因有钠入量增加、水分丢失增加、利尿剂使用和水利尿（表19-2-1）。

表 19-2-1　高渗性脱水原因

项目	原因
钠入量增加	输注高浓度氯化钠和高浓度碳酸氢钠
水分丢失增加	出汗、腹泻、高温作业
利尿剂使用	利钠：襻利尿剂
	非利钠：甘露醇、葡萄糖、尿素（阻塞后利尿）
水利尿	抗利尿激素释放减少：脑外伤、手术、垂体瘤、感染、肾小球疾病等
	抗利尿激素作用减弱：肾小管间质性疾病、锂中毒、低钾血症、高钙血症

2. 机制　由于失水多于失钠，细胞外液的渗透压比细胞内液高，水分由细胞内向细胞外转移，导致细胞内、外液量均减少，但以细胞内液减少为主。严重时，脑细胞因缺水而致脑功能障碍。机体对高渗性失水的代偿机制主要包括：①细胞外液高渗状态刺激位于视丘下部的口渴中枢，病人感口渴而增加水的摄入，使体内水分增多，以降低细胞外液的渗透压。②高渗状态可引起 ADH 分泌增多，使肾小管对水的重吸收增加，尿量减少，以维持细胞外液的渗透压平衡。如失水加重导致循环血量显著减少时，醛固酮分泌增加，水和钠重吸收增多，以维持血容量。

（二）临床表现

根据脱水程度不同，分为轻度、中度、重度脱水，分别有不同的临床表现（表19-2-2）。

表 19-2-2　高渗性脱水临床表现

程度	脱水量占体重比例	主要临床表现
轻度脱水	2%~4%	口渴
中度脱水	4%~6%	极度口渴，软弱无力、烦躁、皮肤弹性下降、眼窝凹陷、尿少、尿比重增加
重度脱水	>6%	除出现上述症状外，常伴有脑功能障碍表现，如谵妄、幻觉、甚至昏迷、中枢性高热

（三）辅助检查

1. 血常规　红细胞计数、血红蛋白量、血细胞比容均轻度升高。
2. 电解质　血清钠 >150mmol/L。

3. 尿常规　尿比重增高。

（四）急救与护理措施

1. 紧急补液　立即建立静脉通路：遵医嘱经静脉输入 5% 葡萄糖溶液或 0.45% 低渗盐水。

（1）计算补液量：每日补充液体量 = 生理需要量 + 额外补液量（已经损失量 + 继续损失量）。

1）生理需要量约 2000ml。

2）额外补液量 = 已经损失量 + 继续损失量：①已经损失量：补液前已丢失的体液量；②继续损失量：估算损失量，如体温每升高 1℃，皮肤蒸发水分 3~5ml/kg，汗湿一套衣服约丢失 1000ml 体液；气管切开者每日经呼吸道蒸发的水分约 800~1000ml。额外补液量的两种估算方法：①根据病人临床表现估算失水量：遵循"失多少补多少"的原则，轻度脱水者，补充液体量为体重的 2%~4%，中度为 4%~6%，重度为 6% 以上；每丧失体重的 1%，需补液 400~500ml；②根据血清钠浓度计算：补水量 =［病人血钠值（mmol/L）– 正常血钠值（mmol/L）］× 体重（kg）× 4。为避免液体短时间内摄入过多而出现水中毒，计算出的补液量一般分 2 日补给。

（2）严格遵循补液"三定"原则：定量、定性、定时。

1）定量：根据上述公式估算补液量。

2）定性：高渗性失水时应补充等低渗溶液。

3）定时：根据液体丢失量、速度和病人的病情决定补液量和速度。

（3）严格遵循补液一般原则：先快后慢，先晶后胶，液种交替，适当补钾。

1）先快后慢：心肺功能正常者补液遵循该原则，但婴幼儿、心肺功能异常者和年老体弱者，需根据个体情况调整补液速度。

2）先晶后胶：一般情况下，先输入晶体溶液，再给予胶体溶液，严重创伤失血伴高渗性脱水病人宜先胶后晶。

3）液种交替：输入多种液体时需交替输注晶体溶液和胶体溶液。

4）适当补钾：根据病人血钾浓度予以补充适当的氯化钾。

2. 准确记录液体出入量　详细、准确记录每次进食、饮水量和补液量、大小便量、引流液量等，以观察出入量是否平衡，为进一步补液提供参考。

3. 观察补液效果　补液过程中注意观察治疗效果和不良反应。观察病人血压、皮肤弹性，以及有无口渴等表现。输液速度是否合适，有无液体外渗等。

4. 加强症状管理　发热者给予物理降温，冰帽、冰袋冷敷头部及大动脉处，定时监测体温变化，观察冰敷处皮肤有无损伤，及时更换汗湿的衣裤；昏迷者加强口腔护理、皮肤管理。

5. 加强安全管理　严重高渗性脱水病人可能出现神经、精神症状，应注意防跌倒和防坠床；躁动病人应与病人家属充分沟通并签署知情同意书后予以适当约束，避免拔除管道。

6. 去除病因　积极采取有效措施预防或治疗原发疾病，减少体液继续丢失。

二、低渗性脱水

低渗性脱水又称慢性或继发性脱水。水和钠同时丢失，但失钠 > 失水，血清钠浓度 <135mmol/L，细胞外液为低渗状态。

（一）病因与机制

1. 病因 低渗性脱水的原因包括钠丢失增加、水分丢失增加和治疗性原因（表 19-2-3 ）。

表 19-2-3 低渗性脱水原因

项目	原因
钠丢失增加	反复呕吐、长时间胃肠减压、慢性肠梗阻等
水分丢失增加	大面积的慢性渗液
治疗性原因	使用排钠利尿剂后未适当补充钠盐
	等渗性脱水病人补充水分的同时未补充钠

2. 机制 因低渗性脱水病人失钠 > 失水,细胞外液为低渗状态,引起 ADH 分泌减少,肾小管对水分的吸收减少,尿量增多,进而使细胞外液渗透压增高。机体通过代谢调节,使细胞外液进一步减少,当细胞外液减少至影响循环血容量时,机体为了保持和恢复血容量,将牺牲体液渗透压。表现为:①肾素 – 血管紧张素 – 醛固酮系统兴奋,远曲小管对钠和水的重吸收增加。②ADH 分泌增加,水重吸收增加。

（二）临床表现

周围循环衰竭是低渗性脱水的主要表现,病人无口渴,根据失钠程度可分为轻度缺钠、中度缺钠和重度缺钠（表 19-2-4 ）。

表 19-2-4 低渗性脱水临床表现

程度	血清钠浓度（ mmol/L ）	主要临床表现
轻度缺钠	<135	头晕、乏力、尿量增多,尿比重降低
中度缺钠	<130	除出现上述症状和表现外,常伴恶心、呕吐、视物模糊、血压下降等
重度缺钠	<120	表情淡漠、木僵、昏迷、休克等

（三）辅助检查

1. 血清电解质检查 Na^+<135mmol/L。

2. 尿液检查尿比重 <1.010,尿 Na^+ 和 Cl^- 明显减少。

（四）急救与护理措施

1. 建立静脉通道 遵医嘱补充等渗盐水或高渗盐水。轻、中度缺钠病人:补充 5% 葡萄糖氯化钠溶液;重度缺钠病人:首先补充晶体溶液（如等渗盐水）和胶体溶液（如羟乙基淀粉）以维持血容量,然后再输入高渗盐水（如 5% 氯化钠溶液）以恢复细胞外液渗透压。

2. 计算补钠量 需补钠（mmol/L）量 =［正常血钠值 – 测得血钠值（mmol/L）］× 体重（kg）× 0.6（女性为 0.5）,当日先补 1/2 量,其余 1/2 量次日补齐,观察效果,复查电解质后再估算。此外,注意补给每日氯化钠正常需要量 5~9g。

3. 并发症观察和处理 补液过程中注意观察滴速、有无液体外渗和静脉炎。为了避免短时间内大量输入高渗盐水,可使用输液泵控制滴速;高渗性液体发生外渗立即停止输液并拔除针头。在拔除针头之前,抽吸输入的药液,轻轻按压穿刺部位防止组织进一步损伤,该肢体的远端不能再输液;抬高药物外渗侧肢体,避免剧烈运动,必要时配合药物外敷消肿。

4. 观察补液效果 密切观察意识、生命体征、尿量等,必要时监测中心静脉压。

5. 去除病因 积极治疗原发病。

三、等渗性脱水

等渗性脱水又称急性脱水或混合脱水,指水和钠成比例丢失,血清钠浓度和细胞外液渗透压在正常范围内。最常见于外科病人。

（一）病因与机制

1. 病因 等渗性脱水的原因包括消化液丢失和体液丢失(表19-2-5)。

表 19-2-5 等渗性脱水原因

项目	原因
消化液丢失	大量呕吐、肠瘘等
体液丢失	肠梗阻、急性腹膜炎、大面积烧伤早期

2. 机制 细胞外液减少刺激肾入球小动脉壁压力感受器;肾小球滤过率降低使远曲小管 Na^+ 减少。这些可导致肾素 – 血管紧张素 – 醛固酮系统兴奋,醛固酮分泌增多。醛固酮促进肾远曲小管重吸收 Na^+,同时也增加水的吸收,进而代偿性地增加细胞外液量。

（二）临床表现

病人可出现恶心、呕吐、厌食、皮肤弹性下降、少尿等症状,但无口渴。当短时间内体液丢失量占体重 5% 时,病人可出现血容量不足的表现,如心率加快、脉搏细速、血压下降、肢端湿冷等;当体液丢失量占体重 6%~7% 时,出现休克症状,常伴代谢性酸中毒;若丧失的体液是大量胃液,因有大量 H^+ 丧失,可伴发代谢性碱中毒。

（三）辅助检查

1. 血清电解质血清 Na^+ 和 Cl^- 无明显变化。

2. 尿常规尿比重增高。

3. 动脉血气分析判断是否伴有酸（碱）中毒。

（四）急救与护理措施

消除病因,遵医嘱补充等渗盐水或平衡盐溶液,其他处理措施见高渗性脱水。

第三节 钾代谢失衡

钾代谢失衡包括低钾血症和高钾血症,临床中前者多见。

一、低钾血症

血清钾浓度 <3.5mmol/L。

（一）病因与机制

低钾血症病人的病因构成中前三位依次为原发性醛固酮增多症、甲状腺毒症、库欣综合征,此三者占慢性低钾血症病因的 67.6%。在许多危重病人中,低钾血症是一种具有潜在危险性的电解质紊乱,常见病因及机制包括钾摄入不足、丢失过多和分布异常（表 19-3-1）。

表 19-3-1　低钾血症病因及机制

项目	病因及机制
钾摄入不足	如长时间禁食或少食,而静脉补充不足
丢失过多	呕吐、腹泻、胃肠减压、使用排钾利尿药（呋塞米,依他尼酸）、库欣综合征等
分布异常	K^+ 从细胞外向细胞内转移,如代谢性碱中毒,大量输注葡萄糖和胰岛素等

（二）临床表现

1. 肌无力　为最早出现的症状。一般首先感觉四肢乏力,而后延及身体躯干,乃至呼吸肌,重者发生呼吸肌麻痹,引起呼吸困难而死亡。

2. 消化道功能紊乱　表现恶心、呕吐、腹胀、肠鸣音减弱或消失等麻痹性肠梗阻症状。

3. 心血管功能异常　包括心电图变化、心律失常和体位性低血压。低血钾时心电图典型的表现为:ST-T 改变和 U 波出现。当血清钾 <2.5mmol/L 时,可出现危及生命的复杂性室性心律失常。

4. 代谢性碱中毒　由于血钾过低,K^+ 从细胞内向细胞外转移,使 Na^+ 和 H^+ 交换增多（移出 3 个 K^+ 同时有 2 个 Na^+ 和 1 个 H^+ 移进细胞内）,导致细胞外液 H^+ 浓度降低;并且低钾还可使肾远曲小管 Na^+、K^+ 交换减少,Na^+ 和 H^+ 交换增多,引起 H^+ 排出增加,出现反常酸性尿。病人可出现头晕、躁动不安、昏迷等碱中毒症状。

（三）辅助检查

1. 血清电解质钾 <3.5mmol/L。

2. 心电图低血钾时心电图典型的表现为:ST-T 改变和 U 波出现。在无条件检测血钾时,心电图通常可以提供较可靠的依据,但并不是所有病人都会出现心电图改变,故心电图检查并非低钾血症的首选诊断手段。

（四）急救与护理措施

1. 遵医嘱补钾　根据低钾严重程度决定补钾途径、补钾量和补钾速度（表 19-3-2）。严格遵循补钾原则:

（1）见尿补钾:监测尿量每小时尿量超过 30ml 或每日尿量超过 800ml 方能补钾。

（2）口服补钾:补充氯化钾首选口服途径,无法口服者静脉补充。病人严重低钾或出现严重低钾引起的严重心律失常时,为尽快纠正低钾血症,可选择中心静脉补充较高浓度的钾制剂,但为了减少心室内一过性高钾血症风险,避免从上腔静脉途径补充。

（3）浓度不高:一般情况下,5% 葡萄糖 1000~1500ml 加入 3~5g 氯化钾,补钾溶液浓度低于 0.3%。

（4）滴速不快:每小时钾的入量不超过 1g。

（5）总量不多:一般低钾每日补氯化钾约 3~6g,严重低钾每日需补充 8~10g 氯化钾。

（6）禁止静脉推注:禁止静脉直接推注氯化钾,以免血钾浓度突然升高导致心脏骤停。

机体内的钾主要分布在细胞内,仅有约 2% 存在于细胞外,因此,根据血钾浓度不能准确估算病人的缺钾量,必须在使用过程中监测血钾变化以调整补钾量。

表 19-3-2　低钾血症时补钾途径和补钾量

血钾浓度	补钾途径（首选）	补钾量
2.5~3.5mmol/L	消化道	20~40mmol, q4~q6h
<2.5mmol/L 且无致命临床表现	消化道	20~40mmol, q2~q4h
	静脉内	<20mmol/h
<1.5mmol/L 或合并致命临床表现	静脉内	<40mmol/h

2. 观察病情　补钾过程中监测病人心率、心律变化、心电图和意识状态、瞳孔、生命体征、肢体活动等变化,注意有无恶心、呕吐、剧烈头痛、抽搐等情况。

3. 病因治疗　遵医嘱用药,治疗呕吐、腹泻等,减少钾继续丢失,纠正碱中毒。

二、高钾血症

血清钾浓度 >5.5mmol/L。

（一）病因与机制

高钾血症病因与机制包括摄入过多、排出减少和分布异常（表 19-3-3）。

表 19-3-3　高钾血症病因及机制

项目	病因及机制
摄入过多	补钾过多或输入大量库存血等
排出减少	如肾功能不全、使用保钾利尿药（螺内酯、缬沙坦、氨苯蝶啶、吲哚美辛、卡托普利）等
分布异常	K^+ 从细胞内移出细胞外,见于溶血、组织严重损伤（挤压综合征、大面积烧伤）、代谢性酸中毒、地高辛过量等

（二）临床表现

病人出现乏力、麻刺感、感觉异常、迟缓性瘫痪、低血压和心动过缓等,严重者出现心搏骤停。

（三）辅助检查

1. 血电解质　血清钾 >5.5mmol/L。

2. 心电图　心电图是诊断高钾血症的重要参考指标,心电图典型表现:出现高尖 T 波、P 波低平,PR 间期延长、QRS 波加宽。

（四）急救与护理措施

1. 禁钾　禁止补钾暂停使用含钾溶液和进食含钾药物和食物。

2. 排钾　遵医嘱静脉推注呋塞米;予以急诊腹膜透析或血液透析。

3. 转钾　促进 K^+ 的重分布:①输入 5% 碳酸氢钠溶液;②输注葡萄糖溶液和胰岛素:每 4g 葡萄糖加 1U 普通胰岛素,每 3~4 小时静脉点滴葡萄糖 25~50g,胰岛素 8~16U。

4. 抗钾　对抗心律失常严重高钾血症或合并致命性心律失常的病人,首先静脉推注钙剂,以缓解 K^+ 对心肌的损害,推注钙剂时速度应缓慢,观察病人反应。需要注意:钙剂不能降低血清钾浓度。

5. 观察病情　严密监测病人的血钾、心率、心律和心电图变化,病人一旦发生心律失常,及时通知医生,并积极处理;如出现心搏骤停,立即行心肺复苏。

6. 去除病因　指导病人停用含钾药物,避免进食含钾丰富的食物,如香蕉、橘子、肉类等。

第四节　钙代谢失衡

机体内的钙99%存在于骨骼里,只有小量离子型钙存在于细胞外液中,这部分的钙对细胞活动有着重要意义。血清钙浓度为 2.25~2.75mmol/L,其中,约50%的钙以离子形式存在。钙具有维持神经肌肉稳定性的功能。根据血清钙浓度不同,钙代谢失衡分为低钙血症和高钙血症,以前者多见。

一、低钙血症

血清钙浓度 <2.25mmol/L。

(一)病因与机制

常见病因:甲状旁腺功能受损、感染性休克、急性胰腺炎、肾衰竭、横纹肌溶解等。各种病理状态下,体内 1,25-(OH)2D3 合成不足是引起血清钙降低的主要机制。

(二)临床表现

低钙血症临床特征包括抽搐、痛性痉挛、精神改变和心输出量减少。病人表现为易激动、口周和指(趾)端麻木及针刺感、肌肉抽动、手足抽搐、腱反射亢进等,严重者可发生心室颤动。

(三)辅助检查

血清钙 <2.0mmol/L 时,部分病人可伴有血清甲状旁腺素异常。

(四)急救与护理措施

1. 补充钙剂　静脉推注 10% 葡萄糖酸钙 10~20ml 或 5% 氯化钙 10ml,必要时 8~12 小时后再次注射。因钙溶液外渗易引起组织损伤,故补钙应通过中心静脉途径给药。推注钙剂时速度需缓慢,以免引起血压过低或心律不齐;口服补钙的同时适当摄入维生素 D,以促进钙的吸收。

2. 观察病情　观察病人有无肢体抽搐、生命体征情况等。

3. 加强安全管理　低钙血症会降低病人的平衡力,影响动作的协调性,容易发生跌倒;严重低钙血症累及呼吸肌。因此,注意防跌倒、防止窒息。

4. 监测血钙浓度　了解血钙的动态变化,发现异常,及时报告和处理。

5. 去除病因　积极治疗原发病。

二、高钙血症

血清钙浓度 >2.75mmol/L。血清钙≥3.75mmol/L 时称为高钙危象。

（一）病因与机制

高钙血症约 90% 由恶性肿瘤和甲状旁腺功能亢进引起。肿瘤细胞通过局部生长、破坏骨质，使过量的钙从骨中动员出来，或肿瘤细胞自身产生可升高血钙的体液因子，使骨重吸收增加；甲状腺激素可以使骨吸收、骨形成增加、骨钙动员释放入血，致使血钙水平升高。此外，肾上腺功能不全、肢端肥大症等疾病也可引起血钙升高。

（二）临床表现

食欲减退、恶心、呕吐为高钙血症最常见的临床表现，常伴有体重下降、便秘、腹胀、腹痛等。随着血钙浓度的不断升高，病人可出现头部、背部以及四肢疼痛，部分病人有口渴、多尿等症状，甚至出现室性期前收缩和自发性室性节律。

（三）辅助检查

血清钙 >2.75mmol/L；血清甲旁腺素高于正常；部分病人尿钙浓度增加。

（四）急救与护理措施

1. 减少钙摄入　停用钙剂和维生素 D，给予低钙饮食。

2. 促进钙排泄　遵医嘱使用乙二胺四乙酸（EDTA）、硫酸钠和类固醇等药降低血钙浓度，嘱病人多喝水，稀释血钙和促进钙的排泄。

3. 观察病情　观察病人有无多尿、便秘等症状；监测生命体征情况等。

4. 加强症状管理　高钙血症会引起便秘，鼓励病人多摄入膳食纤维，以促进排便，严重便秘者，给予使用导泻药或灌肠。

5. 监测血钙浓度　了解血钙的动态变化，发现异常，及时报告和处理。

6. 去除病因　积极治疗原发病。

（黄霜霞）

第二十章　酸碱平衡管理

第一节　单纯性酸碱平衡紊乱

单纯性酸碱平衡紊乱(acid-base disorder, ABD)主要包括代谢性酸中毒、代谢性碱中毒、呼吸性酸中毒与呼吸性碱中毒四种类型。由于机体的酸碱平衡存在代偿机制,当发生代谢性酸碱失衡时,可以通过呼吸性因素进行代偿,从而减轻酸碱失衡对机体造成的影响,如代谢性酸中毒时,可以通过呼吸性因素进行代偿;同理,当发生呼吸性酸碱失衡时亦可以通过代谢性因素进行代偿,此种代偿表现是由原发性酸碱失衡变化引起的继发性改变。

知识拓展

反映血液酸碱平衡状况常用指标及正常值

1. 酸碱度(pH):动脉血正常值7.35~7.45。
2. 动脉血二氧化碳分压($PaCO_2$)。
正常值:4.7~6.0kPa(35~45mmHg,平均40mmHg),反映呼吸因素的指标。
3. 标准碳酸氢盐(SB)及实际碳酸氢盐(AB)。
SB 正常值:22~27mmol/L(平均24mmol/L),其反映代谢因素的指标;
AB 正常值:AB=SB;其意义:①判断呼吸及代谢双因素的指标;②AB 与 SB 差值反映呼吸因素的变化。
4. 缓冲碱(BB)正常值:45~55mmol/L,反映代谢因素的指标。
5. 碱剩余(BE)正常值:(0±3)mmol/L,反映代谢因素的指标。
6. 阴离子间隙(AG)

$$AG=UA(血浆中未测定阴离子)-UC(血浆中未测定阳离子)$$

正常值:8~16mmol/L,反映代谢因素,区别不同类型代谢性酸中毒。

一、代谢性酸中毒

（一）概念

由血浆 HCO_3^- 的原发性减少而导致的 pH 下降。是临床酸碱失衡中最常见的类型。可发生于 H^+ 产生过多和 / 或 H^+ 排出减少，如休克、缺氧、肾功能不全等情况，亦可发生于 HCO_3^- 丢失过多，如肠瘘、急性腹泻等。主要表现为 HCO_3^- 和 BE 降低，可因呼吸代偿减轻 pH 值下降的幅度，出现 $PaCO_2$、AB、SB 均下降。

（二）原因

1. 产酸增加

（1）酮症酸中毒：1）糖尿病性；2）乙醇性；3）饥饿性。

（2）乳酸酸中毒：1）继发于循环或呼吸衰竭；2）并发于各种疾病；3）药物和毒物；4）酶缺陷。

（3）水杨酸盐、乙二酸、甲醇中毒。

2. 肾小管功能障碍（肾小管酸中毒、醛固酮减少症、保钾利尿剂）、肾衰竭。

3. 碱流失（腹泻、碳酸酐酶抑制剂）。

4. 摄入过多氯化铵、阳离子氨基酸等。

（三）血气特点

表现为 pH 降低、HCO_3^- 降低和 $PaCO_2$ 降低。

（四）防治原则

1. 防治原发病。

2. 改善微循环，维持电解质平衡。

3. 应用碱性药。

二、呼吸性酸中毒

（一）概念

由 $PaCO_2$（或 H_2CO_3）原发性升高所导致的 pH 下降。由于肺泡有效通气不足引起，主要表现为 $PaCO_2$ 增高，从而导致 H_2CO_3 浓度增高。当慢性 $PaCO_2$ 增高时，通过肾脏 H^+ 排除增加，pH 值的下降幅度可减少，此时 SB、BE 升高。

（二）原因

主要原因：肺通气障碍，CO_2 吸入过多。

1. 肺通气障碍　呼吸中枢抑制、呼吸肌麻痹、呼吸道阻塞、胸廓、肺部病变；呼吸机使用不当；

2. CO_2 吸入过多。

（三）血气特点

表现为 pH 降低、HCO_3^- 升高和 $PaCO_2$ 升高。

（四）防治原则

1. 同代谢性酸中毒。

2. 加强呼吸道管理。

三、代谢性碱中毒

（一）概念

由血浆 HCO_3^- 的原发性升高导致的 pH 升高。发生于 H^+ 丢失过多，如呕吐，亦可发生于 HCO_3^- 增多，如摄入大量碳酸氢钠等。主要表现为 AB 和 BE 增高，可因呼吸代偿减轻 pH 值升高的幅度，出现 $PaCO_2$、AB、SB 均上升。

（二）原因

1. H^+ 丢失

（1）经胃丢失：如严重呕吐、长期胃肠减压等。

（2）从肾丢失：呋塞米、依他尼酸等利尿剂的应用。

2. HCO_3^- 过量负荷　长期服用碱性药物或大量输注库存血等。

3. H^+ 向细胞内转移　如低钾血症。

（三）血气特点

表现为 pH 升高、HCO_3^- 升高和 $PaCO_2$ 升高。

（四）防治原则

1. 防治原发病。

2. 对症治疗，维持电解质平衡，纠正血 pH。

四、呼吸性碱中毒

（一）概念

由于 $PaCO_2$（或 H_2CO_3）原发性减少导致的 pH 升高，因过度通气，体内 CO_2 排出增多所致，主要表现为 $PaCO_2$ 下降，从而导致 HCO_3^- 下降。

（二）原因

主要原因为通气过度，具体如下。

1. 缺氧　如肺炎、哮喘、肺水肿、肺纤维化、发绀型心脏病等肺部疾病导致。

2. 呼吸中枢受刺激　如焦虑、发热、水杨酸盐中毒、脑部病变等。

3. 机械通气过度。

4. 其它　如肝硬化、革兰阴性菌败血症、妊娠等。

（三）血气特点

表现为 pH 升高、HCO_3^- 降低和 $PaCO_2$ 降低。

（四）防治原则

1. 同代谢性碱中毒。

2. 急性呼吸性碱中毒可吸入 5%CO_2 混合气体。

五、单纯性酸碱平衡紊乱小结

（一）概念

根据原发变化因素及方向命名。

（二）代偿变化规律

代偿变化与原发变化方向一致。

（三）血气特点

呼吸性酸碱平衡紊乱,血液 pH 与其它指标变化方向相反；代谢性酸碱平衡紊乱,血液 pH 与其它指标变化方向相同。

（四）代偿调节

1. 代谢性酸碱平衡紊乱,各调节机制都起作用,尤其是肺和肾；呼吸性 ABD,细胞内外离子交换是急性紊乱的主要代偿机制（两对离子交换）,肾调节是慢性紊乱的主要代偿机制。

2. 代偿是有限度的,参见预计代偿公式（表 20-1-1）。

表 20-1-1　单纯性酸碱失衡预计代偿公式

原发失衡	原发改变	代偿反应	预计代偿公式	代偿极限
代谢性酸中毒	$HCO_3^- \downarrow$	$PaCO_2 \downarrow$	$PaCO_2 = 1.5 \times HCO_3^- + 8 \pm 2$	10mmHg
代谢性碱中毒	$HCO_3^- \uparrow$	$PaCO_2 \uparrow$	$PaCO_2 = 40 + 0.9 \times \Delta HCO_3^- \pm 1.5$	55mmHg
呼吸性酸中毒				
急性	$PaCO_2 \uparrow$	$HCO_3^- \uparrow$	$HCO_3^- = 24 + 0.07 \times \Delta PCO_2 \pm 1.5$	30mmol/L
慢性	$PaCO_2 \uparrow$	$HCO_3^- \uparrow$	$HCO_3^- = 24 + 0.35 \times \Delta PCO_2 \pm 5.58$	40~45mmol/L
呼吸性碱中毒				
急性	$PaCO_2 \downarrow$	$HCO_3^- \downarrow$	$HCO_3^- = 24 + 0.2 \times \Delta PCO_2 \pm 2.5$	28mmol/L
慢性	$PaCO_2 \downarrow$	$HCO_3^- \downarrow$	$HCO_3^- = 24 + 0.5 \times \Delta PCO_2 \pm 2.5$	12~15mmol/L

注：1. pH 变化方向与原发变量一致,代偿不会过度。

2. Δ 为变化值。

3. 代偿极限为单纯性酸碱失衡代偿所达到的最小值和最大值。

3. pH 值取决于代偿能否维持 $[HCO_3^-]/[H_2CO_3]$ 比值为 20:1。

举例 1：

COPD 病人血 pH7.33,$PaCO_2$56mmHg,HCO_3^-30mmol/L,K^+3.5mmol/L,Na^+138mmol/L,Cl^-98mmol/L。

分析：（1）确定原发失衡：呼吸系统疾病,$PaCO_2$ 增加,pH 下降,为呼吸性酸中毒。

（2）根据呼吸性酸中毒代偿公式预计 $HCO_3^- = 24 + 0.35 \times (56-40) \pm 5.58$

$$= 24.02 \sim 35.18 \,(mmol/L)$$

实测 HCO_3^-30mmol/L 在预计代偿范围内

结论：单纯性呼吸性酸中毒。

举例 2：

胸腔积液病人血 pH7.42,$PaCO_2$29mmHg,HCO_3^-19mmol/L,K^+3.9mmol/L,Na^+135mmol/L,Cl^-106mmol/L。

分析：（1）确定原发失衡：呼吸系统疾病,$PaCO_2$ 下降,pH 虽在正常范围内,但已大于平均值 7.40,略呈偏碱趋势,为呼吸性碱中毒。

（2）根据呼吸性碱中毒代偿公式：预计 $HCO_3^- = 24 + 0.5 \times (29-40) \pm 2.5$

$$= 16 \sim 21 \,(mmol/L)$$

实测 HCO_3^- 19mmol/L 在预计代偿范围内

结论:单纯性呼吸性碱中毒。

第二节 混合性酸碱平衡失调

混合性酸碱失衡分为双重性酸碱失衡与三重性酸碱失衡,其中双重性酸碱失衡又可分为相加型和相消型。所谓相加型是指两种原发性的酸中毒或两种原发性的碱中毒同时存在,而相消型是指一种原发性酸中毒与一种原发性碱中毒同时存在。三重性酸碱失衡原因较为复杂,可见于呼吸性酸中毒、代谢性酸中毒与代谢性碱中毒三者的致病因素同时存在或呼吸性碱中毒、代谢性酸中毒与代谢性碱中毒三者的致病因素同时存在。

一、概念

同一病人有两种或三种单纯性酸碱平衡紊乱同时存在。

二、类型

(一)双重性酸碱失衡

1. 按照起始病因划分 分为呼吸性代谢性混合型和代谢性混合型。

(1)呼吸性代谢性混合型

分为呼吸性酸中毒 + 代谢性酸中毒、呼吸性碱中毒 + 代谢性碱中毒、呼吸性酸中毒 + 代谢性碱中毒、呼吸性碱中毒 + 代谢性酸中毒。

(2)代谢性混合型:代谢性酸中毒 + 代谢性碱中毒。

2. 按照 pH 变化划分 分为相加型和相消型。

(1)相加型:分为呼吸性酸中毒 + 代谢性酸中毒、呼吸性碱中毒 + 代谢性碱中毒。

(2)相消型:分为呼吸性酸中毒 + 代谢性碱中毒、呼吸性碱中毒 + 代谢性酸中毒、代谢性酸中毒 + 代谢性碱中毒。

举例 1

慢性肺心病病人,因呼吸困难伴双下肢浮肿住院,住院后经抗感染、强心、利尿以后双下肢浮肿减轻,但出现恶心、烦躁。血气结果示:pH7.41, $PaCO_2$ 67mmHg, HCO_3^- 42mmol/L,血 Na^+ 140mmol/L, K^+ 2.5mmol/L, Cl^- 90mmol/L。

分析: $PaCO_2$ 67mmHg,示呼吸性酸中毒(结合病史)

根据代偿公式: HCO_3^- =24+0.35×(67−40)± 5.58

$$=27.87\sim39.03(mmol/L)$$

实际 HCO_3^- 42mmol/L>39.03mmol/L 示合并代谢性碱中毒,AG=8mmol/L,在正常范围。

结论:呼吸性酸中毒合并代谢性碱中毒。

举例 2

支气管哮喘急性发作,喘息 8 小时,神志恍惚。血气所示:pH7.30, PaO_2 55mmHg, $PaCO_2$ 28mmHg, HCO_3^- 16mmol/L,血 Na^+ 140mmol/L, Cl^- 106mmol/L。

分析:支气管哮喘病史, $PaCO_2$ ↓示呼吸性碱中毒,换气过度,pH↓示酸中毒,两者变化不一致,应考虑存在混合性酸碱失衡。

使用急性呼吸性碱中毒代偿公式:$HCO_3^-=24+\Delta PaCO_2\times0.2\pm2.5$

$$=24+(28-40)\times0.2\pm2.5$$

$$=19.1\sim24.1(mmol/L)$$

实测 HCO_3^-16mmol/L<19.1mmol/L 低于代偿范围。计算 AG:$Na^+-(Cl^-+HCO_3^-)=140-(16+106)=18>16$mmol/L,故考虑高 AG 代谢性酸中毒存在。

结论:呼吸性碱中毒合并高 AG 代谢性酸中毒。

（二）三重性酸碱失衡

随着 AG 和潜在 HCO_3^- 的概念在酸碱平衡的应用,如何判断复杂酸碱失衡是临床十分需要解决的问题。现分为两型:1）呼酸型:呼吸性酸中毒 + 代谢性碱中毒 + 高 AG 代谢性酸中毒;2）呼碱型:呼吸性碱中毒 + 代谢性碱中毒 + 高 AG 代谢性酸中毒。

三重性酸碱失衡中的代谢性酸中毒既可是高 AG 代谢性酸中毒,也可是高 Cl^-（正常 AG）性代谢性酸中毒,这两种情况在理论上都应存在。然而高 AG 代谢性酸中毒与呼吸性酸中毒、呼吸性碱中毒及代谢性碱中毒并存时,其增高的 AG 值不变,因而可作为判断高 AG 代谢性酸中毒的理论依据。但高 Cl^- 代酸代谢性酸中毒与其他单纯性酸碱失衡并存时,其 Cl^- 值可受它们的影响而改变,也就是说,AG 与 HCO_3^- 呈等量单向变化的关系,而 Cl^- 与 HCO_3^- 呈等量多向变化的关系,故 Cl^- 增高诊断高 Cl^- 性三重性酸碱失衡是不可靠的,这就是为什么目前临床上仅能对高 AG 代谢性酸中毒作出判断,而对高 Cl^- 性代谢性酸中毒尚缺乏有效判断手段的原因。

潜在的 HCO_3^- 是近年来提出的新概念,是指排除并存高 AG 代谢性酸中毒时对 HCO_3^- 掩盖作用以后的 HCO_3^-,由于高 AG 代谢性酸中毒有了定量诊断方法,那么潜在 HCO_3^- 就有了计算的方法,其计算公式为:潜在 HCO_3^- = 实测 HCO_3^-+ΔAG,根据电中性原则 AG "↑" 多少,HCO_3^- 就 "↓" 多少,其临床意义在于可揭示代谢性碱中毒合并高 AG 代谢性酸中毒的三重性酸碱失衡,潜在 HCO_3^- 对三重性酸碱失衡时代谢性碱中毒的并存是极其重要的指标。

三、血气变化特点

（一）相加型混合性酸碱失衡

两因素变化方向相反;pH 明显不正常。

（二）相消型混合性酸碱失衡

两因素变化方向一致（代谢性酸中毒 + 代谢性碱中毒除外）;pH 变化可不变,可正常,偏高或偏低。

（三）混合性酸碱失衡

混合型酸碱失衡代偿因素的变化程度均已超过正常代偿范围。

举例 1

一慢性阻塞性肺疾病病人,来院就诊,血气分析结果:pH7.34,$PaCO_2$65mmHg,HCO_3^-36mmol/L,血 Na^+140mmol/L,Cl^-84mmol/L。分析:

（1）$PaCO_2$↑,pH↓示呼吸性酸中毒

（2）根据呼吸性酸中毒代偿公式:预计 HCO_3^-=24+0.35×（65-40）±5.58

$$=27.17\sim38.33(mmol/L)$$

（3）计算 $AG=Na^+-(Cl^-+HCO_3^-)=140-(84+36)$

$=20>16mmol/L$　故考虑存在有高 AG 代谢性酸中毒存在。

（4）计算潜在 $HCO_3^-=$ 实测 $HCO_3^-+\Delta AG=36+(20-16)$

$=40>38.33mmol/L$ 提示代谢性碱中毒

结论：呼吸性酸中毒 + 代谢性酸中毒（高 AG）+ 代谢性碱中毒（呼酸型）。

（宋瑰琦）

第三篇

专科技能与操作

第二十一章 气道管理相关操作

第一节 口、鼻咽通气管

口咽通气管（oral-pharyngealairway，OPA）和鼻咽通气管（nasopharyngeal airway，NPA）是指经病人口腔或鼻腔插入到咽部的塑形软导管，可有效地解除舌后坠等咽腔组织或器官引起的声门梗阻，保障上呼吸道通畅，并可吸引咽腔分泌物。其操作简便，易于掌握，不需要特殊器械就能在数秒内迅速开放气道。

一、口咽通气管

（一）使用范围

1. 适应证

（1）缺乏咳嗽或咽反射的昏迷病人。

（2）因舌根后坠致呼吸道梗阻的昏迷病人。

（3）癫痫发作或抽搐时保护舌齿免受损伤。

（4）使用面罩球囊给氧时，徒手畅通气道无效时，口咽通气管能抬起咽喉软组织，有利于肺通气及防止胃胀气。

（5）气管插管时替代牙垫的作用。

2. 禁忌证

（1）喉头水肿、气管内异物、哮喘、咽反射亢进的病人。

（2）持续恶心、呕吐，有误吸危险的病人。

（3）口腔内门齿有折断或脱落危险的病人。

（4）不可用于清醒或半清醒病人（短时间应用除外），可能会诱发恶心和呕吐。

（二）操作流程与步骤

1. 物品准备　口咽通气管、压舌板、手电筒、负压吸引器、胶布、手消毒液、护理记录单、一次性手套。

2. 病人准备

（1）向病人及家属解释放置口咽通气管的目的及过程，并取得同意。

（2）放平床头，协助病人取平卧位。

3. 操作方法

（1）评估病人：清除病人口腔内分泌物，若痰液较多，给予充分吸引。检查病人口腔黏膜情况，有无破损、出血，取下活动义齿。

（2）选择合适型号的口咽通气管：将口咽通气管放置病人脸颊旁，测量从病人门齿到下颌角的长度，选择恰当型号的口咽通气管，准备胶带。

（3）开放气道：将病人头部尽量向后倾斜，保持后仰，使上呼吸道尽量保持在同一直线上。

（4）放置口咽通气管：①直接放置：用压舌板下压病人舌头，保持口咽通气管弯曲度与咽部自然曲线一致，沿舌面送至咽部，将舌根与咽后壁分开，直至导管翼贴近门齿。②反向插入：将口咽通气管管端指向病人口腔硬腭部置入口腔，通过悬雍垂后，将口咽通气管旋转180°，沿舌部曲线继续推入，直至导管翼贴近门齿。

（三）观察要点与提示

1. 选择口咽通气管　宁大勿小，宁长勿短。

2. 口咽通气管置入过程中，动作轻柔，观察病人反应，有无恶心呕吐，及粘膜破损出血等情况。

3. 固定口咽通气管，防止移位及滑脱。

4. 保持导管通畅　昏迷病人每2~3小时调整口咽通气管位置，每4~6小时清洁口腔及通气管一次；口咽通气管外盖一层生理盐水纱布进行湿化，或使用氧气雾化面罩持续气道湿化，降低痰液黏稠度，保持管道通畅。不能配合吸痰的清醒病人，每次吸痰后及时取出口咽通气管，用清水冲洗干净，置于床边清洁容器内。

二、鼻咽通气管

（一）使用范围

1. 适应证

（1）对于需要基础气道管理辅助装置的病人，鼻咽通气管可以用作口咽通气管的替代品。

（2）可用于清醒或者半清醒病人（有完整的咳嗽和咽反射病人）。

（3）如插入口咽通气管存在很大技术难度或者危险时，可使用鼻咽通气管，如存在咽反射、牙关紧闭、口腔周围大范围创伤或下颌有缝线的病人。

（4）各种原因引起的不完全性上呼吸道梗阻的病人。

2. 禁忌证

（1）鼻腔疾病的病人，如鼻外伤、鼻息肉、鼻腔畸形、鼻腔炎症等。

（2）凝血功能异常，鼻腔出血或有出血倾向的病人。

（3）颅底骨折，尤其有脑脊液鼻漏的病人。

（二）操作流程与步骤

1. 物品准备　鼻咽通气管、手电筒、负压吸引器、局麻药、石蜡油、纱布、胶布、手消毒液、护理记录单、一次性手套。

2. 病人准备

（1）向病人及家属解释放置鼻咽通气管的目的及过程，并取得同意。

（2）放平床头，协助病人取平卧位。

3. 操作方法

（1）评估病人，检查病人鼻腔，鼻粘膜有无肿胀、炎症，有无鼻中隔偏曲及鼻息肉，选择通畅一侧鼻腔置管。

（2）选择合适型号的鼻咽通气管，将鼻咽通气管放置病人脸颊旁，长度相当于鼻外孔至同侧下颌角的距离,准备胶带。

（3）滴入 1% 麻黄素液数滴,予收缩鼻腔粘膜血管;滴入地卡因液数滴,予局部麻醉。

（4）放置鼻咽通气管,将鼻咽通气管的弯曲面对着硬腭入鼻腔,沿腭骨平面向下推送至硬腭部,直至在鼻咽部后壁遇到阻力。将鼻咽通气管旋转 90°,使其斜面对向鼻咽后部粘膜,通过咽后壁后,旋转回原位,并推送至合适的深度,保证舌根前移。

（5）用胶布或系带妥善固定。

（三）观察要点与提示

1. 置管前将鼻咽通气管管壁充分润滑。如遇较大阻力,应更换另一根较细的鼻咽通气管,必要时使用棉棒扩张鼻道,或换另一鼻孔置入。

2. 拔除鼻咽通气管应动作轻柔,于呼气时拔除,避免误吸。如遇到阻力,可用石蜡油润滑并反复转动,待松动后再予拔除。

3. 观察鼻咽通气管外露的长度,防止移位及滑脱。

4. 保持导管通畅,每 1~2 日更换一侧鼻孔插管,避免单侧鼻腔长期受压;注意清洗消毒鼻咽通气管,避免痰液黏附导管壁,导致通气管不畅;用灭菌注射用水滴入氧气雾化面罩对气道进行湿化,降低痰液黏稠度,保持管道通畅。

第二节 喉 罩

喉罩是英国人 Brain 于 1983 年发明的,是介于面罩与气管插管之间的一种新型维持呼吸道通畅的装置,主要用于全麻术中呼吸道的管理和困难气道的处理,其使用简单,放置成功率高,通气可靠。

一、使用范围

（一）适应证

1. 急救情况下建立紧急通气道,尤其气管内插管困难的病人。

2. 门诊及短小手术全身麻醉的病人。

3. 诊断性喉、支气管镜检查术的病人。

4. 不宜使用喉镜和气管内插管的病人。

（二）禁忌证

1. 潜在呼吸道梗阻病人,如气管受压、气管软化。

2. 咽喉部存在病变病人,如局部肿瘤、脓肿、血肿、组织损伤等。

3. 存在误吸风险的病人,如饱胃、肥胖、多发创伤、急性胸腹部外伤、禁食前使用过阿片类药物、肠梗阻、食道裂孔疝等。

4. 张口度小喉罩不能放入,或不能耐受喉罩,频繁发生恶心、呕吐的病人。

5. 头颈部活动受限的病人。

6. 特殊手术体位的病人,如胸腔手术、需俯卧位手术等。

7. 长期机械通气的病人。

8. 妊娠、肥胖、颈短等病人慎用。

二、操作流程与步骤

（一）物品准备

喉罩、20ml 注射器、润滑剂、负压吸引器、听诊器、静脉用镇静药物、简易呼吸器、胶布、手消毒液、护理记录单、医用手套。

（二）病人准备

1. 向病人及家属解释放置喉罩的目的及过程,并取得同意。

2. 放平床头,协助病人取平卧位。

（三）操作方法

1. 评估病人　清除病人口腔内分泌物,若痰液较多,给予充分吸引。检查病人口咽部黏膜情况,有无破损、出血,取下活动义齿。

2. 检查喉罩　检查气囊是否充气良好,再彻底放气,保证气囊无扭转。背侧需涂少量润滑剂。

3. 开放气道　使病人头部后仰,操作者左手牵引下颌以展宽口腔间隙。

4. 置入喉罩　操作者右手持喉罩,食指及中指指端置于通气罩和通气管的连接处,使喉罩开口朝向下颌,将喉罩紧贴硬腭沿舌正中线将喉罩推至咽喉部后壁,直至不能再推进为止。

5. 喉罩气囊充气　根据喉罩型号不同,予适量充气,保证通气时无漏气。此时通气管道略有退出,甲状软骨和环状软骨处略有膨出。

6. 确认喉罩位置　予正压通气,观察胸廓有无起伏,听诊双肺呼吸音是否对称清晰。

三、观察要点与提示

1. 润滑剂避免涂于喉罩气囊正面及开口处,避免喉罩移位,且防止润滑剂诱发喉痉挛。

2. 置入喉罩过程中,保证喉罩完全打开且导管处无打折,逐步送入,动作轻柔,防止造成损伤。应给予适当的镇静,避免刺激咽喉部反射引起恶心、呕吐等不良反应。

3. 确认喉罩位置无误后,放置牙垫,使用胶布妥善固定,防止移位及滑脱。

4. 正压通气时,气道压不宜超过 $20cmH_2O$,否则易发生漏气或胃胀气。

5. 一旦发生反流和误吸,应立即拔除喉罩,清理呼吸道。

6. 置入喉罩后,不能做托下颌的动作,避免诱发喉痉挛及喉罩移位。

第三节　环甲膜穿刺

环甲膜穿刺术是通过环甲膜穿刺紧急开放气道或者通过气道内注射治疗药物的一项诊疗措施。是临床上对于有呼吸道梗阻、严重呼吸困难的病人采用的急救方法之一,是现场急救的重要组成部分,具有简便、快捷、有效的优点。

一、使用范围

（一）适应证

1. 各种原因导致急性上呼吸道梗阻,需快速开放气道的病人。

2. 气管插管有禁忌的病人。

3. 需经气管内注入药物,进行各项操作、治疗的病人。

（二）禁忌证

1. 已明确呼吸道阻塞发生在环甲膜水平以下时,不宜使用环甲膜穿刺。

2. 有出血倾向的病人。

3. 年龄未满 8 岁的儿童。

二、操作流程与步骤

（一）物品准备

准备 7~9 号注射针头或可用作通气的环甲膜穿刺针、无菌注射器、局麻药（1% 丁卡因、2% 利多卡因溶液）、无菌穿刺包（含常规皮肤消毒棉球及无菌孔巾）、无菌手套、手消毒液、护理记录单。

（二）病人准备

1. 置管前应明确适应证,了解病人的凝血功能。

2. 对于清醒病人,要取得病人配合,解释进行环甲膜穿刺的目的及过程,减少顾虑。

3. 协助病人取仰卧位,肩部垫枕,头向后仰,保持颈部过伸,暴露颈前区。

（三）操作方法

1. 确定环甲膜位置　穿刺部位位于喉结下方,甲状软骨与环状软骨之间正中处可触到一凹陷,即环甲膜。

2. 穿刺过程　按颈部手术常规消毒,操作者戴无菌手套,局部浸润麻醉,紧急情况下可不麻醉。以左手示指和中指固定环甲膜两侧皮肤,取环甲间隙的中心作穿刺点,右手持注射器垂直刺入环甲膜,当针头刺入环甲膜进入气道后,感到阻力消失,出现落空感回抽空气,病人可出现咳嗽反射。固定注射器,注入 1% 丁卡因或 2% 利多卡因溶液 1ml 进行麻醉后,拔除注射器。

3. 根据穿刺目的不同进行操作　如为紧急开放气道,可以更换或者直接使用通气用的粗针头穿刺,解除气道阻塞,或使用环甲膜穿刺针尾部连接简易呼吸器辅助呼吸。如需经针头导入留置导管支气管给药,穿刺后可拔除针芯,妥善固定导管,用无菌纱布覆盖。

4. 操作完成后　需要消毒穿刺点并给予压迫止血。

三、观察要点与提示

1. 穿刺后观察病人局部渗血情况及病情变化,及有无出血倾向、食管 - 气管瘘、皮下气肿或纵隔气肿,保留穿刺针一般不超过 24 小时。

2. 环甲膜穿刺技术是缓解气道阻塞的紧急急救措施,应及时评估是否需要进行气管插管或气管切开术,解除病人的通气障碍。

3. 穿刺时进针不要过深,避免损伤喉后壁粘膜。

4. 注射药物前,必须回抽空气,确定针尖在气道内,方可继续。

5. 快速注入药物,迅速拔出针头,避免病人吞咽及咳嗽时针尖移动损伤喉部粘膜。

6. 部分病人环甲膜穿刺术后出现痰中带血,一般均在 1~2 天内自然消失。

第四节 球囊－面罩通气

球囊－面罩又称简易呼吸器,是最简单的借助器械加压的人工呼吸装置,与口对口呼吸比较供氧浓度高,且操作简便。尤其是病情危急,来不及行气管插管时,可利用加压面罩直接给氧,使病人得到充分氧气供应,改善组织缺氧状态。

一、使用范围

(一)适应证

1. 无自主呼吸或呼吸弱且不规则的病人。

2. 心肺复苏过程中提供正压通气。

3. 气管插管前后辅助通气,或不能及时应用高级气道装置时。

4. 危重症病人转运、出室检查过程中。

(二)禁忌证

面部软组织损伤严重的病人。

二、操作流程与步骤

(一)物品准备

球囊－面罩(简易呼吸器)、口咽通气管、纱布、负压吸引器、手消毒液、护理记录单。

(二)病人准备

1. 向病人及家属解释使用球囊－面罩通气的目的及过程,并取得同意。

2. 放平床头,协助病人取去枕头后仰位。

(三)操作方法

1. 评估病人 清除病人口腔内分泌物,若痰液较多,给予充分吸引。取下活动义齿。

2. 选择合适型号的球囊面罩 检查球囊有无破损,面罩是否充气良好,阀门是否连接紧密、有无漏气,连接氧源,调节氧流量 8~10L/min。

3. 开放气道

(1)仰头提颏法:将一只手置于病人前额,推动使其头部后仰。将另一只手示指和中指置于下颌的靠近颏部的骨性部分,提起下颌,使颏上抬。

(2)推举下颌法:将双手分别置于病人头部两侧,可将双肘置于病人仰卧的平面上。双手手指置于病人下颌角下方,并用力提起下颌,使下颌前移。如果病人双唇紧闭,可用拇指推开下唇。

(3)对无意识的病人:当开放气道操作(如仰头提颏法或推举下颌法)不成功,可使用口咽通气管保持气道通畅(操作步骤见前口咽通气管)。

4. 球囊面罩辅助通气

(1)单人操作:操作者位于病人头部正上方位置,一手拇指和食指放在面罩一侧,形成"C"形,将面罩紧密置于病人面部,面罩狭窄处位于病人鼻梁处。剩下手指形成"E"形提起下颌角,开放气道,即 E-C 手法,保持面部与面罩紧贴。另一手规律挤压球囊,通气量为每次 400~600ml,挤压频率成人 8~10 次 / 分,儿童或婴儿 12~20 次 / 分。

（2）双人操作:一人站在病人头部正上方,双手提起下颌开放气道,E–C 手法将面罩固定于病人面部,另一人站在病人身体一侧,双手规律挤压球囊,通气量为每次 400~600ml,挤压频率成人 8~10 次 / 分,儿童或婴儿 12~20 次 / 分。

5. 观察气道有无梗阻,胸廓有无起伏,每次急救呼吸时间均需持续一秒。

三、观察要点与提示

1. 仰头抬颏法可解除无反应病人的气道梗阻。如怀疑病人头颈部损伤时,使用推举下颌法。

2. 每次给予挤压球囊的时间持续一秒,并可见胸廓抬起。

3. 球囊面罩辅助通气时,如遇阻力较大,需重新检查气道开放情况。

4. 有自主呼吸病人,应与病人呼吸协调一致。

第五节 气管内插管

气管插管术是指将气管导管通过病人口腔或鼻腔插入气管内,是保持上呼吸道通畅、通气供氧、防止误吸的可靠手段。对抢救病人生命、降低病死率起到至关重要的作用。

一、经口气管插管术

（一）使用范围

1. 适应证

（1）呼吸心搏骤停行心肺脑复苏者。

（2）呼吸功能衰竭需有创机械通气者。

（3）呼吸道分泌物不能自行咳出而需直接清除或吸出气管内痰液者。

（4）误吸病人插管吸引,必要时作肺泡冲洗术者。

2. 禁忌证

气管插管没有绝对的禁忌证。然而,当病人有下列情况时应慎重操作:①喉头水肿或黏膜下血肿、急性喉炎等。②颈椎骨折或脱位。③肿瘤压迫或侵犯气管壁,插管可导致肿瘤破裂者。④面部骨折。⑤会厌炎。

（二）操作流程与步骤

1. 物品准备 不同型号的喉镜、气管导管,气管插管导丝、牙垫、气囊压力表、负压吸引器、一次性无菌吸痰管、胶布、简易呼吸器、听诊器、手消毒液、护理记录单、无菌手套、一次性注射器。

2. 病人准备

（1）向病人及家属解释放置经口气管插管的目的及过程,并取得同意。

（2）放平床头,协助病人取去枕仰卧位。

3. 操作方法

（1）评估病人:观察病人口腔,清除病人口腔内分泌物,若痰液较多,给予充分吸引,取出活动义齿。

（2）选择导管、置入管芯：确保管芯位于离气管导管前端开口 1cm 处。

（3）开放气道：可将病人肩背部垫高 10cm，头部向后仰，保持颈部过伸，使上呼吸道尽量保持在同一直线上。

（4）置入喉镜：操作者站在病人头部正上方，右手打开病人口唇及上下门齿，左手持喉镜柄，从病人口腔右侧臼齿处插入，向左推开舌体后居中。

（5）暴露声门：缓慢沿中线向前推进喉镜，暴露悬雍垂（暴露声门的第一标志），观察口咽部，如有分泌物需充分吸引。再沿咽部自然弧度缓慢推进喉镜叶片，使其顶端抵达舌根，稍上提喉镜，看到会厌的游离边缘（暴露声门的第二标志），喉镜插入会厌与舌根之间，向前上方可将会厌挑起，看到杓状软骨间隙（暴露声门的第三标志），然后上提喉镜即可看到声门（注意以左手腕为支撑点，而不能以上门齿作为支撑点）。

（6）置入气管导管：操作者右手以握毛笔状持气管导管从口腔右侧进入，将气管导管前端沿喉镜气管槽插入口腔，对准声门，旋转导管进入气管内，迅速拔除管芯，继续送管直至气囊完全进入声门，调整导管深度，一般情况男性病人插入深度为距离门齿 22~24cm，女性为 20~22cm，避免插入过深，听诊双侧呼吸音是否对称。

（7）固定气管导管：在气管导管插入合适深度后，予气囊充气，连接简易呼吸器人工通气，或连接呼吸机实施机械通气。放置牙垫，取出喉镜，蝶形胶布固定法妥善固定气管导管及牙垫于病人面部及下颌部。

（三）观察要点与提示

1. 在准备气管插管的同时，应进行人工通气，维持病人氧合。当经皮血氧饱和度达到 95% 以上开始气管插管。如气管插管不顺利，或经皮血氧饱和度低于 90%，特别是低于 85% 时，应立即停止操作，重新进行人工通气，直到经皮血氧饱和度恢复后，再重新开始。插管前、插管过程中及插管后均应该密切监测病人生命体征。

2. 确认导管插入气管

（1）听诊两肺呼吸音对称。

（2）监测病人呼气末二氧化碳浓度，如插入气管，则可见呼气时呈现二氧化碳的方波，及测得的呼气末二氧化碳浓度值。

（3）监测流速 – 时间波形，如有自主呼吸，可监测到典型的呼气波形。

3. 必要时拍摄 X 线胸片，气管导管远端应在隆突上 3~4cm 位置，根据 X 线胸片，调整导管深度。

4. 定时检查气管导管距门齿的深度，监测气囊压力，维持在 25~35cmH$_2$O。

5. 保持呼吸道通畅，及时吸引气管导管内及口鼻腔分泌物，每次吸痰应无菌操作，吸痰时间 <15 秒。同时观察病人肺部情况及有无并发症。

6. 每日口腔护理时，检查门齿有无松动，口腔粘膜、牙龈有无出血，妥善固定气管导管及牙垫，防止移位及滑脱。

7. 给予充分镇静镇痛，并双上肢约束，尤其烦躁或意识不清的病人，避免病人自行拔管损伤咽喉部，危及生命安全。

知识拓展

可 视 喉 镜

是一种新型视频气管插管系统,前端安装有微型高清晰度防雾摄像头及照明光源,图像可被清洗放大到 7 英寸液晶显示器上,使操作者可从显示屏上清楚获得插管时镜片所经过的口腔咽部结构。

操作方法:左手持可视喉镜,将镜片从病人口腔右侧插入,向左推开舌体后居中。通过显示器观察悬雍垂、会厌、声门,使声门充分暴露后予气管插管。

优势:1. 不必自口腔看咽喉深部的组织结构,减少操作者受污染机会。

2. 操作者观察喉部距离更近,避免喉镜前端的盲区。

二、经鼻气管插管术

(一)使用范围

1. 适应证

(1)张口度小、颜面外伤等无法经口气管插管的病人。

(2)经口插管困难或需经口腔手术的病人,如口腔外伤、口底肿物等。

(3)余同经口气管插管。

2. 禁忌证

(1)鼻腔疾病的病人,如鼻外伤、鼻息肉、鼻腔畸形、鼻腔炎症等。

(2)有反复鼻出血史的病人。

(二)操作流程与步骤

1. 物品准备　不同型号的喉镜、气管导管、滴鼻用 1% 麻黄碱溶液、插管钳、气囊压力表、负压吸引器、一次性无菌吸痰管、胶布、简易呼吸器、听诊器、手消毒液、护理记录单、无菌手套、一次性注射器。

2. 病人准备

(1)向病人及家属解释放置经鼻气管插管的目的及过程,并取得同意。

(2)放平床头,协助病人取去枕仰卧位。

3. 操作方法

(1)评估病人:检查病人鼻腔,鼻粘膜有无肿胀、炎症,有无鼻中隔偏曲及鼻息肉,选择通畅一侧。滴 1% 麻黄碱溶液数滴,予收缩鼻腔粘膜血管。

(2)选择喉镜及气管导管:选择适当型号的喉镜及气管导管,检查气管导管气囊是否漏气。

(3)置入气管导管:气管导管从鼻孔进入 1cm 后,将气管导管与面部垂直缓慢送入,过鼻后孔时会有突破感(阻力消失),继续送管 4~5cm,此时应用喉镜窥喉,暴露声门,用插管钳协助将气管导管送入气管,确认深度,成人导管进入气道的合适深度为导管尖端距鼻孔约 28cm。予气囊充气,固定气管导管。

（三）观察要点与提示

保持病人呼吸道通畅，经鼻插管导管内径细，而且弯度较大，使吸痰管插入困难，气管导管易堵塞。

第六节 机 械 通 气

一、有创机械通气

有创机械通气是通过建立人工气道，对病人进行呼吸功能支持的治疗手段。机械通气的生理学作用：改善肺泡通气；改善氧合；提供吸气末压（平台压）和 PEEP 以增加吸气末肺容积（EILV）和呼气末肺容积（EELV）；降低呼吸功耗，缓解呼吸肌疲劳。

（一）使用范围

1. 适应证

（1）意识障碍，气道保护能力差的病人。

（2）呼吸型态异常的病人，如：呼吸频率 >35~40 次 / 分或 <6~8 次 / 分，呼吸节律异常，自主呼吸微弱或消失。

（3）血气分析提示严重通气和 / 或氧合障碍的病人，$PaO_2<50mmHg$，尤其是充分氧疗后仍 <50mmHg；$PaCO_2$ 进行性升高，pH 动态下降。

（4）严重的脏器功能不全的病人，如上消化道大出血、血流动力学不稳定等。

（5）经无创呼吸机治疗后病情无改善，或仍继续恶化的病人。

2. 禁忌证 有创机械通气无绝对禁忌证，但病人出现下列情况时可能会导致病情加重：

（1）气胸及纵隔气肿未行引流。

（2）肺大疱和肺囊肿。

（3）低血容量性休克未补充血容量。

（4）严重 DIC 有出血倾向、大咯血、呼吸道积血等肺出血症状。

（5）气管 – 食管瘘。

（6）急性心肌梗塞合并严重心源性休克或心律紊乱者等。

但在出现致命性通气和 / 或氧合障碍时，应积极处理原发病，同时不失时机地应用机械通气。

（二）操作流程与步骤

1. 物品准备 气管内插管相关用物，呼吸机，模肺，灭菌注射用水，听诊器，手消毒液，护理记录单。

2. 病人准备

（1）向病人及家属解释行有创机械通气治疗的目的及过程，并取得同意。

（2）若无禁忌证，床头至少抬高 30°~45°。

3. 操作方法

（1）评估病人：根据病情明确有创机械通气指征，判断是否有相对禁忌证，积极处理。

（2）检查呼吸机：连接电源及各管路，打开呼吸机及湿化器电源开关，检查呼吸机是否完好备用，管路是否连接紧密。湿化器内倒入适量灭菌注射用水。

（3）调节呼吸机相关参数

1）确定机械通气方式（IPPV、IMV、CPAP、PSV、ASV、SIMV、BIPAP）。

2）潮气量（VT）和通气频率（f）：成人预设的 VT 一般为 5~15ml/kg，f 为 15~25 次 / 分，心肺复苏病人为 10~12 次 / 分。

3）吸呼气时间比（I：E）：通常设置为 1：1.5~2。

4）吸气流速：定容型通气模式需设置吸气流速，成人为 40~100L/min，婴儿为 4~10L/min。

5）设定 FiO_2：一般从 30%~40% 开始，根据病人的 PaO_2 的变化逐渐增加。长时间机械通气时不超过 50%~60%。

6）设定 PEEP：当 FiO_2>0.6 而 PaO_2 仍小于 60mmHg 时，应加用 PEEP，并将 FiO_2 降至 0.5 以下。应用恰当的 PEEP 来保持肺开放，调节原则为从小渐增。

7）确定高压报警限：气道压力限制一般调在维持正压通气峰压之上 5~10cmH_2O，一般设置在 40cmH_2O。

（4）呼吸机连接模肺试行通气确认工作状态正常后，与人工气道相连接。

（5）听诊双肺呼吸音，观察胸廓起伏，检查通气效果。

（三）观察要点与提示

1. 密切监测病人意识状况、吞咽、咳嗽反射、瞳孔及生命体征变化，发现异常及时通知医生，对症处理。

2. 定期检测动脉血气分析，根据结果调整呼吸机参数。

3. 对于进行镇静治疗的机械通气病人，需要每天停用镇静剂判断病人的意识状态。

4. 加强人工气道管理，观察病人有无并发症发生，积极预防和处理。

二、无创机械通气

无创正压通气（Noninvasive positive pressure ventilation，NPPV）是指无需建立人工气道的正压通气，常通过鼻 / 面罩等方法连接病人。通过改善肺通气及肺换气功能、降低呼吸功能，对呼吸衰竭病人提供有效的呼吸支持。

（一）使用范围

1. 适应证

有明显呼吸困难，常规氧疗方法不能维持氧合，或仍继续恶化的病人。且病人有较好的意识状态、咳痰能力、自主呼吸能力、血流动力学稳定和良好的配合能力。

2. 禁忌证

（1）意识障碍的病人。

（2）呼吸微弱或停止，排痰无力的病人。

（3）严重的脏器功能不全的病人。

（4）未经引流的气胸或纵隔气肿的病人。

（5）严重腹胀的病人。

（6）上呼吸道或颌面部损伤、手术、畸形的病人。

（7）不能配合无创机械通气或使用面罩不适的病人。

（二）操作流程与步骤

1. 物品准备　无创呼吸机,不同型号的面罩或鼻罩,灭菌注射用水,听诊器,手消毒液,护理记录单。

2. 病人准备

（1）向病人及家属解释行无创机械通气治疗的目的及过程,并取得同意。

（2）协助病人取舒适体位。

3. 操作方法

（1）评估病人:根据病情明确无创机械通气指征,判断有无禁忌证。清除病人口腔内分泌物,若痰液较多,给予充分吸引。检查病人面部皮肤情况,有无破损、出血。

（2）检查呼吸机:连接电源及各管路,打开呼吸机及湿化器电源开关,检查呼吸机是否完好备用,管路是否连接紧密。湿化器内倒入适量灭菌注射用水。

（3）调节呼吸机相关参数:①确定机械通气方式:持续气道正压（CPAP）、双水平气道正压（BiPAP）。②分别设定合适的压力、呼吸频率、吸呼比、吸氧浓度及压力上升时间。BiPAP 模式另需设置吸气压（IPAP）,呼气压（EPAP）及后备控制通气频率。

（4）连接病人:固定头带,保持面罩或鼻罩紧密贴合在病人面部。

（三）观察要点与提示

1. 使用 NPPV 治疗时,应经常巡视观察,除询问病人呼吸的舒适度外,还要观察病人客观反应,如意识、经皮血氧饱和度、呼吸频率、心率、有无紫绀及并发症的发生等,定时监测血气,以利于及时调整呼吸机参数。

2. 与面罩接触的面部皮肤发生过敏、肿胀、破溃甚至坏死,是最常见的并发症,可在面罩与皮肤接触处涂抹糊膏或垫敷料,保护局部皮肤,避免受压。

3. 在病人应用 NPPV 1~2 小时（短期）病情不能改善,并且进行性恶化时应立即转为有创通气。

4. 密切监测病人的腹部体征的变化,告知病人尽量不要在行 NPPV 过程中讲话;如果病人出现急性胃膨胀症状,可以给予胃肠减压以减轻症状。

5. 意识状态较差、有误吸危险的病人尽量避免使用 NPPV,以防止误吸。

6. 另外饱餐后不要立即给予 NPPV,避免误吸。

7. 对于清醒病人给予治疗指导和心理护理。

第七节　气道异物清除

气道异物清除（Heimlich 手法）是一种简便有效地抢救食物、异物卡喉所致窒息的抢救方法。通过给膈肌以下突然的向上压力,驱使肺内残留空气的气流快速进入气管,达到驱出堵在气管口的食物或异物的目的。

一、使用范围

因食物或者异物卡喉窒息的病人。

二、操作流程与步骤

（一）病人准备

1. 向清醒病人及家属解释气道异物清除的目的及过程,并取得同意。

2. 清醒病人取立位或坐位,昏迷病人取平卧位。

（二）操作方法

1. 应用于有意识的成人或儿童　站在或跪在病人身后,将双臂环绕在病人腰部,一手握拳,位于脐上和胸骨下的腹中线上,拇指侧紧抵病人腹部;另一手握住该拳,快速向内、向上反复冲击病人腹部,直到异物从气道内排出。

2. 应用于有意识的婴儿　跪下或坐下,可将婴儿胸部衣服脱去。将婴儿放在膝盖上,脸向下略低于胸部,头部靠于操作者前臂,前臂可靠在自身膝盖或大腿上。一只手托住婴儿头部和下颌,另一手掌根部在婴儿肩胛之间用力拍背 5 次。之后,将拍背手放于婴儿背部,手掌托住婴儿枕部,将婴儿翻转过来脸向上,保持头部低于躯干。在胸部中央的胸骨下半部予 5 次快速向下的胸部快速冲击,每秒 1 次。重复多次直至异物排出。

3. 胸部冲击法　当病人是妊娠末期或过度肥胖者时,施救者无法用双臂环抱病人腰部,可使用胸部冲击法代替 Heimilich 法。施救者站在病人身后,上肢放于病人腋下,将病人胸部环抱。一只拳的拇指侧在胸骨中线,避开剑突和肋骨下缘,另一只手握住拳头,向后冲击,直至把异物排出。

三、观察要点与提示

1. 在腹部快速冲击过程中,如病人意识丧失,应立即开始心肺复苏,每次开放气道时检查异物是否排出。

2. 解除气道梗阻指征,病人恢复胸廓起伏,看到并从病人咽部移除异物。

3. 婴儿不可使用腹部快速冲击,怀孕或肥胖病人可实施胸部快速冲击。

（周文华）

第二十二章　呼吸管理相关操作

第一节　动脉血气分析

动脉血气分析是指对动脉血中各种不同类型的气体、酸碱性物质及电解质等进行分析的技术。

一、使用范围

（一）适应证

1. 判断病人缺氧和/或酸碱平衡失调的类型、程度，如有严重的呼吸问题或肺疾病者、心力衰竭、肾衰竭、未控制的糖尿病判断其酸碱平衡者、严重感染或睡眠障碍病人。

2. 对氧疗、机械通气等病人的治疗效果进行评估。

3. 各种原因的意识障碍、心搏呼吸骤停病人和各种手术、创伤导致的呼吸功能障碍病人。

4. 需对循环功能不全病人进行评估，如严重的出血性休克、心输出量过低、心肺复苏术后和心肺转流术之后的病人。

（二）禁忌证

无禁忌证。

二、操作流程与步骤

（一）物品准备

治疗车、治疗盘、治疗巾、消毒用品、纱布块、无菌棉签、动脉采血器、清洁或无菌手套。

（二）病人准备

1. 向病人解释动脉穿刺的目的、过程和配合方法。

2. 评估病人采血部位，首选桡动脉，其次是肱动脉、足背动脉，或选择股动脉，注意避开有脉管炎的穿刺点。

3. 评估病人病情和凝血功能。

4. 根据穿刺部位协助病人取合适的体位。

（三）操作方法

1. 动脉穿刺样本采集

（1）核对医嘱及病人身份，了解病情。

（2）选择采血部位：应评估采血部位是否具备足够的侧支循环，避免因穿刺部位远端循环不良造成缺血性并发症；同时应考虑穿刺难易程度、血管直径和是否易于暴露和穿刺；还应评估穿刺动脉是否容易固定及损伤周围组织的程度。

1）桡动脉：推荐为首选动脉采血部位。桡动脉在腕部容易触及，且周围无重要血管和神经伴行,不易发生血管和神经损伤、动静脉瘘等症状,动脉下方韧带固定,压迫止血容易,局部血肿发生率较低。桡动脉穿刺点位于肱桡腱和桡侧腕屈肌腱之间,从腕部到远端桡骨头约 2cm 处(距腕横纹约 1~2cm、距手臂外侧 0.5~1cm 处),以动脉搏动最强处为准。

2)肱动脉:在肘窝处位置表浅,易触及动脉搏动,但肱动脉在肌肉和结缔组织中位置较深,且没有硬筋膜和骨骼支撑,不宜固定,穿刺困难,而且穿刺后压迫止血困难。穿刺点在肱二头肌内侧沟动脉搏动最明显处。

3)足背动脉:位置表浅,易扪及,但血管较细且神经末梢丰富,一般作为桡动脉或肱动脉不能使用或穿刺失败时的选择。

4)股动脉:管径大,搏动感强,易于穿刺。股动脉缺乏下肢侧支循环,动脉损伤可累及病人下肢远端血供;动脉压力较大,不易按压止血,易发生假性动脉瘤,造成出血和血栓形成;动脉周围有股静脉和股神经,操作不慎可损伤股神经和误采股静脉,常常是动脉采血最后选择部位,禁用于新生儿。穿刺点位于腹股沟韧带水平的中点稍下方或耻骨结节与髂前上棘连线的中点可触及股动脉的搏动最明显处。

5)头皮动脉主要用于婴幼儿。导管采血可通过留置动脉导管采集动脉血样用于血气分析。

(3)采血准备:根据穿刺点的选择摆好病人体位,充分暴露穿刺点。

(4)皮肤消毒:常规消毒穿刺区皮肤,以穿刺点为中心直径 >5cm。

(5)穿刺采血:再次确认穿刺点,固定穿刺点,以持笔式持动脉采血器,针尖斜面向上穿刺。见回血后勿抽取血液,让血液自动顶入动脉采血器预设的位置。采血量根据具体血气分析仪样本需要量决定。

(6)按压止血:拔针后立即用无菌纱布或棉签按压 5~10min 或更长时间,确认止血。

(7)排气:如存在气泡,应翻转采血器,用纱布或棉签遮挡采血器上端,缓慢排出气泡。

(8)标本处理:拔针后第一时间单手完成动脉采血器安全防护操作,封闭样本,立即完成抗凝动作。

2. 动脉留置导管的样本采集

(1)核对医嘱及病人身份,了解病情并做好采血准备。

(2)采血准备:在与动脉导管相连的三通阀门下方铺无菌敷料或纱布;消毒三通阀门 2 次,戴手套,连接注射器(5ml 或 10ml)。

(3)移除稀释血液:转动阀门连通注射器和病人动脉端,抽出阀门和管道之间容积 5~6 倍死腔量的稀释血液,关闭调节阀,移除注射器。

(4)样本采集:将动脉采血器与采血窗连接,使血液自动充盈至预设位置。

(5)排气与样本处理:同前。

(6)冲洗留置导管。

三、观察要点与提示

1. 采血前应让病人处于安静舒适状态,避免非静息状态造成的检测结果误差。

2. 桡动脉穿刺前需行改良 Allen 试验。

3. 使用动脉采血器应先将动脉采血器的针栓推到底然后再拉回到预设位置。

4. 采血后应充分混匀,立即颠倒混匀 5 次,手搓混匀 5 秒;上机分析前(尤其是在检测血红蛋白和红细胞压积时),应再次颠倒混匀样本 5 次以上,并在掌心搓动 10 秒以使样本与抗凝剂充分混匀,防止血液样本凝固或产生微小凝块。

5. 不推荐使用气动传输运输血气分析样本,以防止溶血影响血气分析结果。

6. 抽取标本后应立即送检,常温 15 分钟内检测,最迟不超过 30 分钟。如有乳酸检测必须在 15 分钟内上机检测。如需远程运输或者外院检测,应置于 0~4℃冰水中冷藏运输,避免冰块等局部冷冻运输,最多不超过 2 小时。

7. 检测单应标注病人通气模式、吸氧浓度。

8. 观察穿刺部位有无红肿、疼痛、麻木、穿刺部位感染、血栓等并发症。

知识拓展

改良 Allen 试验

1. **方法**　操作者用双手同时按压病人尺动脉、桡动脉,让病人反复用力握拳和放松 5~7 次至手掌苍白,放开对尺动脉的压迫,观察手掌颜色变化(图 22-1-1)。

2. **结果判断**　若病人手掌、手指颜色在 10~15 秒内迅速变红或恢复正常,表明尺动脉和桡动脉间存在良好的侧支循环,可用于动脉穿刺。相反,若 10~15 秒手掌颜色仍为苍白,表明手掌侧支循环不良,则该侧动脉不适宜穿刺(图 22-1-2)。

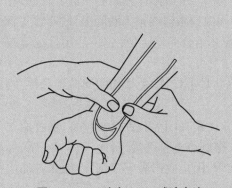

图 22-1-1　改良 Allen 试验方法

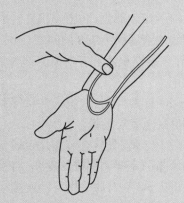

图 22-1-2　改良 Allen 试验结果判断

第二节　胸膜腔穿刺与引流

一、胸膜腔穿刺术

胸膜腔穿刺术(thoracentesis),简称胸穿,是指对有胸膜腔积液或积气的病人,为了达到诊断和治疗疾病的目的,通过胸膜腔穿刺抽取积液或积气的一种技术。

(一)使用范围

1. 适应证

(1)胸膜腔中等量以上积液(积液量≥500ml)或积气(肺组织压缩≥30%),需排除积液或积气,以缓解肺组织压迫症状者。

（2）胸膜腔积液性质不明,需抽取积液检查,协助病因诊断者。

（3）脓胸抽脓灌洗者。

（4）胸膜腔内给药治疗者。

2. 禁忌证

（1）有严重出血倾向者。

（2）疑为胸膜腔包虫病,穿刺可引起感染扩散者。

（3）穿刺部位或周围有感染者。

（二）操作流程与步骤

1. 物品准备　胸膜腔穿刺包,皮肤消毒剂,2% 利多卡因,无菌生理盐水,急救药品及物品等。

2. 病人准备

（1）知情同意:术前病人或家属签署知情同意书。

（2）体位:病情稳定、一般情况较好的病人可以坐于椅子上,面向椅背,两前臂置于椅背上,前额伏于前臂上;病情较重、体质衰弱的病人,协助病人取半卧位,患侧前臂上举抱于头枕部,充分暴露胸部或背部。

3. 操作方法

（1）穿刺部位:胸膜腔积气者取患侧锁骨中线第 2 肋间隙;胸膜腔积液者,一般在患侧肩胛线或腋后线第 7~8 肋间隙、腋中线第 6~7 肋间隙或腋前线第 5 肋间隙,取叩诊实音最明显处;包裹性积液者应根据胸部 X 线或超声检查并结合叩诊定位;定位后用标记笔在皮肤上标记。

（2）麻醉穿刺点:宜选在拟穿刺部位的下位肋骨上缘,以免损伤肋间血管和神经,局部浸润麻醉至壁层胸膜。

（3）穿刺:先检查装置是否通畅及漏气,用止血钳夹闭穿刺针尾端软管,术者用左手拇指和示指固定穿刺部位的皮肤,右手持穿刺针在穿刺点垂直缓慢进针,当有落空感时,表明已经进入胸膜腔,助手用空针连接穿刺针尾端软管,用止血钳固定穿刺针,操作者抽取胸膜腔积液或积气。

（4）紧急状态下穿刺:张力性气胸等病人需行紧急处理时,如现场无其他抽气设备,可用粗针头在患侧锁骨中线第二肋间隙迅速刺入胸膜腔（针尖入胸膜腔 1~2cm）,同时可在针柄外接橡胶手套、气球等,将其顶端剪 1cm 开口,可起到单向活瓣作用,针头留置于胸膜腔内,用胶布固定于胸壁皮肤。

（5）术后处理:抽液抽气后,病人宜半卧位休息,观察病人生命体征及胸部体征的变化,根据需要留取标本并及时送检,做好穿刺记录。

（三）观察要点与提示

1. 抽液抽气量　每次抽液、抽气不宜过快、过多,首次抽液量不宜超过 700ml,抽气量不宜超过 1000ml。若为诊断性穿刺,满足诊断及化验需求量即可;若为脓胸,每次尽量抽尽。

2. 穿刺针进入胸膜腔不宜过深,以免损伤肺组织,一般以针头进入胸膜腔 0.5~1.0cm 为宜。在抽吸过程中,如病人突然咳嗽,应将针头迅速退至胸壁内,待病人咳嗽停止后再进针抽吸。

3. 当病人有张力性气胸、外伤性血气胸、大量胸膜腔积液（积液量≥1000ml）或积气（肺组织压缩≥50%）时，在紧急胸膜腔穿刺减压后宜行胸膜腔闭式引流术进行持续引流。

4. 观察穿刺并发症 ①气胸：常见的原因是穿刺针刺入过深损伤肺组织或穿刺装置漏气，穿刺过程中病人咳嗽亦可引起。处理：气胸量少时不必处理；明显气胸按气胸常规处理。②出血、血胸：穿刺针刺伤可引起胸壁、胸膜腔内或肺内出血。少量出血一般无需处理。如损伤肋间血管可引起较大量出血，需立即停止抽液抽气，遵医嘱予以止血治疗，密切观察病人生命体征变化，必要时手术治疗。③复张性肺水肿：因抽出胸膜腔积液或积气过快过多，使肺组织迅速复张，而导致肺组织水肿。一般愈后良好，3~4 天即可自行消退。④胸膜反应：发生于胸穿早期，因病人紧张、疼痛或者麻醉不充分、麻醉药物过敏等导致，引起病人头晕、心慌、面色苍白、脉搏细弱、血压下降、虚脱甚至意识障碍等症状，应立即停止穿刺，使病人平卧，必要时遵医嘱皮下注射 0.1% 肾上腺素 0.5~1ml 及其他对症处理。⑤胸膜腔内感染：主要见于反复多次胸膜腔穿刺者。与病人抵抗力低下、操作过程中污染有关。一旦发生应合理使用抗生素，形成脓胸者应行胸膜腔闭式引流，必要时外科处理。

二、胸膜腔闭式引流

胸膜腔闭式引流（closed tube drainage），是指经胸壁将引流管一端放入胸膜腔内，而另一端接入比其位置更低的水封瓶，以便持续排出胸膜腔内气体或液体，从而达到缓解肺组织受压、防止纵隔移位、重建胸膜腔内负压使肺复张、观察胸腔内有无活动性出血的目的的一种治疗方法。

（一）使用范围

1. 适应证

（1）张力性气胸、开放性气胸、大量胸膜腔积液（积液量≥1000ml）或积气（肺组织压缩≥50%）。

（2）外伤性血气胸、自发性血气胸。

（3）脓胸、支气管胸膜瘘或食管胸膜瘘。

（4）胸腔手术后。

2. 禁忌证

（1）严重出血倾向者。

（2）单纯结核性脓胸。

（3）恶性胸腔积液。

（二）操作流程与步骤

1. 物品准备 一次性胸膜腔闭式引流包、胸膜腔引流管、无菌水封瓶、皮肤消毒剂、2% 利多卡因、无菌生理盐水、急救药品及物品等。

2. 病人准备 同胸腔穿刺术。

3. 操作方法

（1）麻醉穿刺点及插管部位：同胸腔穿刺术，但不宜在患侧肩胛线下进行引流，以免影响休息及睡眠。在局部浸润麻醉至壁层胸膜后，再稍进针试验性抽吸，待抽出液体或气体后即可确认。

（2）沿肋间做 2~3cm 的切口，分离胸壁肌层，穿破壁层胸膜进入胸腔，此时有明显的落空感,同时切口中有气体或液体溢出。用止血钳撑开扩大创口,用另一把血管钳沿长轴夹住引流管前端,顺着撑开的血管钳将引流管送入胸腔,其侧孔应在胸内 2~3cm 左右,引流管置入胸腔深度不宜超过 4~5cm。引流管末端接水封瓶,水封瓶长管应没入液面下 3~4cm,引流瓶平面低于胸腔引流口平面 60~100cm,观察有无气体、液体引出或水柱波动是否良好,必要时调整引流管的位置。

（3）固定:缝线固定引流管于胸壁皮肤上,妥善固定引流管。引流瓶挂于床沿上或置于病床下不易被碰倒的地方。做好相关记录。

（三）观察要点与提示

1. 保持引流管通畅

（1）病人宜取半卧位,以利于呼吸及引流。

（2）观察水柱波动情况,引流通畅时引流瓶中有气体或液体排出,可见长管中的水柱随呼吸上下波动,一般水柱上下波动范围是 4~6cm,水柱波动过大,超过 10cm,提示肺不张或胸膜腔内残腔大;水柱静止不动,提示引流管不通畅或肺已复张。

（3）定时挤压引流管,防止引流管阻塞。双手握住引流管距引流口处 10~15cm,太近易使引流管牵拉引起疼痛,太远则影响挤压效果。挤压时两手前后相接,后面的手折叠夹闭引流管,用前面手的食指、中指、无名指、小指指腹用力、快速挤压引流管,频率要快,这样可使气流反复冲击引流管口,防止血凝块形成而堵塞管口,然后两只手松开,由于重力作用胸腔内积液可自引流管中排出;也可用止血钳夹住引流管下端,两手同时挤压引流管,然后打开止血钳,使引流液流出,一般应每 2 小时左右挤压引流管 1 次。

2. 保持引流系统的密闭

（1）检查引流管有无漏气及接头有无松动或滑脱,若引流管不慎从胸腔内滑出,立即用手捏闭引流口处皮肤或用敷料盖住引流口后进一步处理;若引流瓶损坏或引流管与水封瓶连接处脱落,立即折叠或用双钳夹闭引流管,在更换引流装置后,嘱病人有效咳嗽以排除气体。

（2）保持引流瓶直立,防止引流瓶倾斜致空气通过长管进入胸膜腔。

（3）更换引流瓶、搬动病人或外出检查时,应用两把止血钳双夹闭引流管,防止引流液逆流入胸膜腔或管道脱落致空气进入胸膜腔。但对有气体持续逸出的病人,需始终保持引流管通畅,切不可随意长时间夹管。

3. 严格无菌技术操作　防止感染。

4. 引流性状的观察与记录　如引流液为鲜红或暗红色,每小时引流量超过 200ml,连续 3 小时,或每小时引流量超过 100ml,连续 6 小时,提示胸腔内有活动性出血;如术后引流出乳糜样液体,要考虑胸导管损伤的可能,如引流液呈黄绿色或混有食物残渣,要考虑食管胸膜瘘的发生,如引流液呈脓性黏稠液体,要考虑脓胸出现的可能。

5. 全身情况观察　注意监测病人生命体征、患侧呼吸音变化情况,检查气管是否居中、有无皮下气肿等。

6. 拔管

（1）拔管指征:一般置管 48~72 小时后,如果引流瓶中无气体溢出且引流液颜色变浅、24 小时引流液量少于 50ml,脓液少于 10ml,胸部 X 线显示肺复张良好无漏气,病人无呼吸困难或气促,即可考虑拔管。

（2）拔管方法：拔管前嘱病人深吸气后屏气，然后迅速拔管，并立即用凡士林纱布和敷料封闭胸壁伤口，包扎固定。

（3）拔管后观察：拔管后注意观察病人有无胸闷、呼吸困难，引流口渗血、渗液和皮下气肿等，发现异常及时通知医生处理。

知识拓展

胸腔穿刺及引流方法改进

1. 胸腔穿刺套管针的应用

将特制的一次性套管针作为胸腔穿刺及引流的工具。套管针有两种，一种是针芯直接放入引流管内，用针芯将引流管插入胸腔后，拔出针芯，引流管就留在了胸腔内；另一种为三通套管，穿入胸腔后一边拔针芯一边从套管内送入引流管。

2. 中心静脉导管的应用

将中心静脉导管穿刺针作为胸膜腔穿刺工具，穿刺后进入胸膜腔的中心静脉导管质地非常柔软，管径较细，创伤小，不需要缝针，固定牢固，病人痛苦少，无后遗症，易于接受。中心静脉导管引流技术具有可留置、反复引流或注药、不易折断或阻塞等优点，适用于顽固的结核性及恶性胸腔积液病人。由于引流管直接连接引流袋，没有水封瓶不能产生负压，因此，不适用肺内仍有漏气的病人。

（甘秀妮）

第二十三章 心脏管理相关操作

第一节 心肺复苏技术及心肺复苏机使用

针对心搏、呼吸停止所采取的抢救措施,即应用胸外按压或其他方法形成暂时的人工循环并恢复心脏自主搏动和血液循环,用人工呼吸代替自主呼吸,达到恢复苏醒和挽救生命的目的。

一、使用范围

（一）适应证

因各种原因所造成的心脏停搏（包括室颤、无脉性室速、无脉性电活动及心室静止）。

（二）禁忌证

《2015 年 AHA 心肺复苏及心血管急救指南》中未涉及心肺复苏的禁忌证,心肺复苏术无绝对禁忌证。

二、操作流程与步骤

（一）心肺复苏术

1. 物品准备　简易呼吸器、复苏板、踏脚凳、除颤仪、电筒、弯盘、纱布、听诊器。
2. 病人准备　将病人仰卧于硬板床上、平地上或背部垫复苏板。
3. 操作方法　评估现场环境安全后,进行以下操作。

（1）意识的判断:用双手轻拍病人双肩,问:"喂！你怎么了？"病人无反应,呼叫旁人帮助,启动求救急救医疗服务体系,取得 AED 及急救设备。

（2）检查:是否无呼吸或仅为喘息样呼吸,同时检查颈动脉搏动（10 秒内完成,但不低于 5 秒）。

（3）如没有正常呼吸,有脉搏,给予人工呼吸,每 6 秒一次呼吸,或给予每分钟 10~12 次人工呼吸。

（4）如没有呼吸或仅为喘息样呼吸,无脉搏,立即启动以下急救措施。

（5）摆放体位,仰卧于硬板床上,或在背下垫心肺复苏板,松解衣领及裤带。

（6）胸外心脏按压,两乳头连线中点（胸骨中下部）,用左手掌跟紧贴病人的胸部,按压时两手手指跷起（扣在一起）离开胸壁,上半身前倾,腕、肘、肩关节伸直,以髋关节为轴,垂直向下用力,借助上半身的体重和腰背部肌肉的力量进行按压,按压频率 100~120 次 / 分,按压深度 5~6cm。

（7）开放气道,仰头抬颏法、双手抬颌法（适用于颈、脊椎损伤时）。清除口腔分泌物和取下义齿。

（8）人工呼吸,一手将病人的鼻孔捏紧,用口唇严密地包住昏迷者的口唇(不留空隙),注意不要漏气;连续吹气 2 口,每次缓慢吹气,持续大于 1 秒,不要过分用力,确保胸廓上抬,吹气毕,松开口鼻,频率:成人 10~12 次 / 分,当口腔有伤时可行口对鼻人工呼吸。如有条件,可以用口对屏障过滤器呼吸通气,更好的方法是使用简易呼吸器通气。

（9）持续 2 分钟的高效率的 CPR 以胸外心脏按压 / 人工呼吸为 30:2 的比例进行,操作 5 个周期(心脏按压开始送气结束)。

（10）判断呼吸、心跳是否恢复,若未恢复自主呼吸及心跳,继续心肺复苏 5 个周期,反复循环,直至达到终止心肺复苏指征。

（11）检查是否为可除颤心律。如为可除颤心律,进行一次电击后立即进行心肺复苏5 个循环,持续约 2 分钟。如为不可除颤心律,继续心肺复苏。

（12）尽快行进一步高级生命支持。

（二）心肺复苏机应用

关于心肺复苏机的使用,《2015 年 AHA 心肺复苏及心血管急救指南更新》中无证据表明,使用机械活塞装置对心脏骤停病人进行胸外按压,相对人工胸外按压更有优势。人工胸外按压仍然是治疗心脏骤停的救治标准,但可以让专业人员作为合理替代品使用。

1. 仪器评估　性能完好,处于备用状态。

2. 操作前准备

（1）准备心肺复苏机之前对病人实行连续徒手心肺复苏术。

（2）根据心肺复苏机的不同类型连接电源或气源。

3. 操作程序

（1）暂停徒手胸外心脏按压,将病人上半身平放于托板上或绑带上,让病人头放置在托板后斜处,按压中断时间低于 5 秒。

（2）继续连续徒手 30 次胸外按压。

（3）暂停按压,将按压头紧紧接触于人体胸骨下部 1/3 的位置并固定。

（4）打开电源开关或气源开关。

（5）必要时根据医嘱调节参数:①按压 / 通气比:30:2。②频率:100~120 次 / 分。③按压深度:5.0~6.0cm。④潮气量:400~600ml。

（6）将面罩固定于头部,病人固定于托板上。

（7）按运行键开始工作,按压中断时间低于 5 秒。

（8）观察病人的情况,看各参数是否合适。

三、操作要点与提示

1. 评估病人大动脉搏动时间控制在 5~10 秒以内。

2. 胸外心脏按压定位要准确,成人按压部位在胸部正中,胸骨的下半部,两乳头连线之间的胸骨处。

3. 胸外心脏按压频率在 100~120 次 / 分,按压深度在 5~6cm,每次按压后胸廓充分回弹,施救者必须避免在按压间隙倚靠在病人胸壁上,保证松开与压下的时间基本相等。

4. 在心肺复苏过程中,尽可能减少胸部按压中断的次数和持续时间,按压中断时间少于 10 秒。判断减少按压中断的标准是以胸外按压在整体心肺复苏中占的比例确定的,所占比例越高越好,目标比例为至少 60%。

5. 给予病人足够的通气,30 次心脏按压后 2 次人工呼吸,每次呼吸超过 1 秒,每次必须使胸部隆起。

6. 对于正在进行持续心肺复苏且有高级气道的病人,通气速率简化为每 6 秒 1 次呼吸(每分钟 10 次呼吸)。

第二节 12 及 18 导联心电图

心电图就是心电图仪从身体表面记录每一心脏周期所产生电活动生理变化的曲线图形,为临床诊断治疗提供客观依据。

一、使用范围

(一)适应证

1. 胸痛、胸闷、上腹不适等可疑急性心肌梗死(首选 18 导联心电图),急性肺栓塞者。

2. 心律不齐可疑期前收缩、心动过速、传导阻滞者。

3. 黑矇、晕厥、头晕可疑窦房结功能降低或病态窦房结综合征者。

4. 了解某些药物对心脏的影响,如洋地黄、奎尼丁及其他抗心律失常药物。

5. 了解某些电解质异常对心脏的影响,如血钾、血钙等。

6. 心肌梗死的演变与定位。

7. 心脏手术或大型手术的术前、术后检查及术中检测。

8. 心脏起搏器植入前、植入后及随访。

9. 各种心血管疾病的临床检测、随访。

(二)禁忌证

无禁忌证。

二、操作流程与步骤

(一)物品准备

12 导联及 18 导联心电图机、生理盐水、记号笔,必要时配备遮挡物、备皮包。

(二)病人准备

1. 向清醒病人解释心电图检查目的、方法、注意事项及配合要点,说明心电图为无创检查,嘱其放松。

2. 病人取平卧位,肌肉放松,呼吸平稳,保持安静,切勿讲话或移动,行 18 导联心电图病人必要时取坐位。

3. 暴露病人双侧手腕、足踝、前胸,18 导联需暴露后背,注意保护病人隐私。

4. 如放置电极部位的皮肤有污垢或毛发过多,则应清洁皮肤或备皮。

(三)操作方法

1. 打开心电图机电源开关,输入病人基本信息。

2. 用少量 75% 的酒精涂于各导联与皮肤接触处。

3. 连接肢体导联（右侧肢体：上红、下黑，左侧肢体：上黄、下绿）。

4. 连接胸导

V1：右侧第四肋间靠近胸骨右缘　　　　　红色

V2：左侧第四肋间靠近胸骨左缘　　　　　黄色

V3：V2–V4 连线中点　　　　　　　　　　绿色

V4：左锁骨中线与第五肋间相交处　　　　棕色

V5：左腋前线上与 V4 同一水平　　　　　黑色

V6：左腋中线与 V4 同一水平　　　　　　紫色

18 导联心电图附加 V7–V9 与 V3R–V5R

V7：左腋后线与 V6 水平

V8：左肩胛下线

V9：左侧脊柱旁线

右侧胸部 V3–V5 相对左侧为 V3R–V5R

5. 按开始 / 结束键，采集病人心电图 60 秒。

6. 用后检查导联、胸球、夹子是否完整后，摆好，推回备用。

三、操作要点与提示

1. 检查前向病人说明检查的目的和方法，取得病人的配合。

2. 正确放置电极位置，避免电极导联线与电源线打结。

3. 必要时用记号笔标明胸前导联电极位置。

4. 女性乳房下垂者应托起乳房，将 V3、V4、V5 电极安放在乳房下缘胸壁上，而不应该安置在乳房上。

第三节　体外膜肺氧合技术

体外膜肺氧合（extracorporeal membrane oxygenation，ECMO），又称为体外生命支持系统（extracorporeal life support system，ECLS）是将静脉血从体内引流到体外，通过血泵，经膜式氧合器氧合后，将氧合血灌注入体内，以维持机体各器官的供氧，能对严重的可逆性呼吸衰竭病人进行长时间支持，使病人肺或心肺得以充分的休息，为肺或心肺功能的恢复赢得宝贵的时间。

一、使用范围

（一）适应证

1. 循环支持

（1）心脏手术后的心源性休克。

（2）心脏移植前的过渡桥梁。

（3）急性重症心肌炎。

（4）心肌梗死引起的心源性休克。

2. 呼吸支持

（1）重症肺炎。

（2）成人急性呼吸窘迫综合征（ARDS）。

（3）新生儿的呼吸疾病，如新生儿肺动脉高压等。

3. 普通体外循环的替代

（1）肺移植。

（2）神经外科手术。

（3）心脏停跳的（死亡的）器官捐献者的支持。

（二）禁忌证

1. 不能全身抗凝及存在无法控制的出血、严重溶血，血栓形成。

2. 伴有重度预后不良性疾患（如终末期癌症）。

3. 存在多脏器功能衰竭。

4. 不可恢复的中枢神经损伤。

5. 存在严重的免疫功能低下。

6. 不可逆的心肺功能损伤。

7. 预计 ECMO 不能使其获得较好的生命质量。

8. 肝衰竭，门脉高压、肝硬化为绝对禁忌证。

二、操作流程与步骤

（一）ECMO 物品准备

体外膜肺氧合（ECMO）使用的一次性使用管道套包、药品备有长效肌松剂、枸橼酸芬太尼（10~20ug/kg）、普通肝素（75~150U/kg）、心电监护仪、动态血气监测仪、活化全血凝固时间监测仪（ACT）、变温水箱、氧合器支架、适配器支架、三通板支架、外科头灯、电凝器、吸引器、肩垫、资料夹。

（二）人员准备

专业 ECMO 医疗团队、外科洗手护士和巡回护士、床旁重症监护护士。

（三）操作方法

1. 插管前准备

（1）病人头在床围侧，肩下垫肩垫，头转向左侧使颈部过伸，确认电凝器贴好。

（2）遵医嘱行镇痛镇静药物的应用。

（3）监测生命体征。

（4）清洁术区覆盖无菌单。

（5）按 ECMO 常规术式充分舒张颈总动脉和颈内静脉。

（6）估测导管插入长度。

（7）病人全身肝素化。

2. 插管模式

（1）经静脉－动脉体外膜肺氧合（VA-ECMO）：未氧合血经一根或者多根静脉引流，通过体外管路，经人工肺获得氧合，再回输到大动脉的过程。此模式可提供直接的血流动力学支持。

（2）经静脉-静脉体外膜肺氧合（VV-ECMO）：未氧合血经静脉引流到体外管路,氧合血再回输到右心静脉系统中。VV模式较VA模式的安全性更高,但此模式提供的氧合能力低于VA模式。

3. 插管后观察　经外科插管后,如果病人病情稳定,胸部X线或超声心动图检查,确认插管位置；如果病人病情不稳定,先行ECMO转流,病人充分氧合后,于外科切口关闭前行X线检查。

4. 病人与ECMO管路连接　管路预充完毕,无菌管钳夹闭机器的动、静脉置管,插管末端注入生理盐水排净气体再连接病人的动静脉置管,助手握住插管,开动ECMO机器至1500转,同时去除动脉、静脉管钳,逐渐提高ECMO流量,直到病人获得足够氧合,妥善固定管路,以减少牵拉。

三、观察要点与提示

（一）观察要点

1. 管道预冲流程

（1）确认治疗后开包,摆好泵、氧合器、无菌管道盒位置适宜操作。

（2）离心泵的血液入口（泵头端）与管道连接并固定。

（3）氧合器固定于架上,上拔螺栓,旋转固定,注意位置要低于病人。

（4）接氧合器气体管线,离心泵出口朝上,以便排气。

（5）关闭灌注管道,连接至静脉三通阀上,将离心泵近端管线与液体管路相连,另一端连接灌注袋,夹毕中央细管,用于排气。

（6）连接氧合器上水箱管路接口,在两个三通阀间上夹子,连接吊塔空气、氧气端口。

（7）混合静脉血氧探头连接在离心泵与氧合器之间的管路上。

（8）拆除氧合器上的黄色排气盖排气,若空气在两个连接器的夹子下,可短时间打开夹子排气。

（9）涂抹耦合剂,将离心泵安入驱动装置内,开始1~2L/min启动离心泵,接灌注袋,以3~4L/min再循环。

（10）去除预冲管,备好无菌管道盒,送台上。

2. 病人全身肝素化

（1）ECMO插管时经静脉一次给予负荷量肝素50~100U/kg,该剂量可以根据临床实际情况进行调整。

（2）开始ECMO时应泵入肝素,如果ACT降到300s以下,肝素泵入剂量为10~20U/（kg·h）。

（3）肝素泵入速度应该不断调整,一般20~40U/（kg·h）的肝素剂量可以维持足够的抗凝水平。

3. 使用离心泵时　①每天检查备用电源情况。②设置高、低流量报警,防止流量骤减,增加心脏负担。③勤观察负压读数,静脉管路是否抖动。④离心泵头内是否有异常声音（是否有血栓形成）。⑤定期检查血流量计数。

4. 观察氧合器　①气流量,每天高气流量吹膜肺,吹出水蒸气或渗漏血浆。②氧浓度,调整膜肺氧合情况,早期高氧还氧债,后期降低观察膜肺氧合性能,肉眼观察膜肺内血栓形成情况,定期检查膜肺渗漏情况。

5. 更换膜肺或管路　观察治疗中膜肺氧合性能下降,出现膜肺内或管道内血栓形成,严重影响氧合或产生高阻力;游离血红蛋白进行性升高,大量血液被破坏;大量血浆渗漏而造成蛋白丢失、氧合受限时;管路破裂等,以上情况均需要更换膜肺或管路。

6. 观察变温水箱　①体温保持37℃,温度太高,机体氧耗增加,反之,易发生凝血机制紊乱。②注意温度对血流动力学的影响,管道加温器复温时,常常会引起血压大的波动,需要增大补液量。

7. ACT的管理　①取样本位置,防止肝素污染。②及时检测。③同批次检测试剂盒。④使用同一台ACT仪检测,不同仪器测定值可能有差异。

8. 血气分析仪使用　血气、ACT每1~2小时测一次,维持ACT在180~200s。

（二）护理要点

1. 专人监护

（1）指脉氧监测器放右手。

（2）详细记录生命体征、动静脉血氧饱和度。

（3）每班检测肢体末端的脉搏搏动及肤色变化并记录。

（4）密切监测体温,加温器温度38℃,维持体温37℃。

（5）病人镇静时暂不使用含有脂肪乳的药物。

2. 管路管理

（1）管道接头与连接,避免脱管。

（2）管道固定自然、顺畅,不承受重力。

（3）严格预冲操作,排尽气泡。

（4）维持正常的转速和流量。

（5）不可在管路上接任何液体通路。

（6）管道系统操作时必须先停泵。

3. 血流量不稳定或下降提示处理

（1）迅速通报ECMO小组。

（2）管路是否有扭折。

（3）管路抖动现象:管线会颤动,多半是静脉端的问题如静脉导管位置不佳、血容量不足或心包填塞。若是管线不会颤动,而突然血流量下降,多半是动脉端的问题,动脉导管因有血栓卡住造成阻塞。

（4）心脏超声检查可以快速鉴别诊断是否有心包填塞。

4. 常见并发症　主要包括①出血;②溶血;③神经系统,如脑内出血或癫痫;④呼吸系统,如气胸、血胸、心包填塞;⑤肾功能衰竭;⑥血浆或血液渗漏;⑦血栓形成;⑧插管引起血管阻塞、血管破裂、动静脉瘘;⑨感染、败血症等。

第四节　电学治疗

一、除颤技术

除颤的基本原理是利用高能量的脉冲电流,在瞬间通过心脏,使全部或大部分心肌细胞在短时间内同时除极,抑制异位兴奋性,使具有最高自律性的窦房结发放冲动,恢复窦性心律。

（一）使用范围

1. 适应证　除颤技术的适应证主要是心室颤动、心室扑动、无脉性室性心动过速者。

2. 禁忌证　除颤技术的禁忌证是能扪及脉搏的病人、心电图分析示心室静止、无脉性电活动者。

（二）操作流程与步骤

1. 物品准备　除颤仪、导电糊、生理盐水纱布、简易呼吸器、吸氧及吸痰用物、急救药品等抢救物品。

2. 病人准备

（1）立即将病人仰卧于硬板床上。

（2）检查并去除身上的金属及导电物质,松开衣扣,暴露胸部。

（3）了解病人有无安装起搏器。

3. 操作方法

（1）确认病人发生心律失常（心室颤动、心室扑动、无脉性室性心动过速）。

（2）开机,选择非同步除颤方式。

（3）同时取下两个电极板,确认电极板与除颤仪连接。

（4）均匀涂擦导电糊。

（5）选择能量:成人首选单相波360J、双相波200J,儿童:2~4J/Kg。

（6）充电:按充电键或电极板上的充电按钮,至屏幕显示充电完成。

（7）电极板正确安放位置:一个电极板置于心底部,即右锁骨中线第2~3肋间;另一个电极板置于心尖部,即左腋前线第5肋间。

（8）除颤电击:发电前应注意查看电极板是否与病人皮肤接触良好,放电时电极板应紧贴皮肤并施以一定压力,放电前再次确认心电示波需要除颤,确认周围无任何人接触病人,同时按下两个电极板上的"除颤电击"按钮,进行除颤。注意电极板不要立即离开胸壁,应稍停留片刻。

（9）立即胸外心脏按压:除颤后,大多数病人会出现数秒钟的非灌流心律,需立即给予5个循环（大约2分钟）的高质量胸外心脏按压,增加组织灌流,再观察除颤后心律,需要时再次给予除颤。

（10）除颤后处理:擦干病人除颤胸壁皮肤,关闭除颤仪,清洁除颤电极板。留存并标记除颤时自动描记的心电图纸。

（三）操作要点与提示

1. 除颤前需要识别心电图类型,确认是否适合除颤。

2. 涂擦导电糊时,避免两个电极板相互摩擦涂擦导电糊,涂擦应均匀,不可用耦合剂替代导电糊,防止灼伤皮肤。

3. 保持皮肤清洁干燥,避免在皮肤表面形成放电通路,防止灼伤皮肤。

4. 安有永久性起搏器或 ICD 的病人,电极板放置位置应避开起搏器或 ICD 植入部位至少 10cm。

5. 除颤时,操作者及周围人员不要接触病人或接触连接病人的物品,尤其金属物品。

6. 消瘦病人可用生理盐水纱布替代导电糊。

7. 除颤仪用后应保持清洁,擦掉电极板上的导电糊,防止生锈影响除颤功能。

8. 保持除颤仪处于完好备用状态,定点放置,定期检查其性能,及时充电。

二、经皮体外起搏护理

经皮体外起搏是心脏复苏的一种重要方法,指用特定的脉冲电流刺激心脏,心肌收缩实现心室起搏的目的。此技术由 Zoll 于 1952 年开创,是紧急临时起搏的一种,属于无创性、非介入性心脏起搏方法,具有安全、迅速、容易实施等优点,但不能保证百分之百起搏,不宜长时间使用,应同时准备经静脉临时起搏。

（一）使用范围

1. 适应证

（1）缓慢心律失常,如房室传导阻滞、窦房结功能障碍等引起的阿斯综合征发作。

（2）急性心肌梗死伴Ⅲ度房室传导阻滞或Ⅱ度Ⅱ型房室传导阻滞以及窦性停搏或窦房传导阻滞等。

（3）急性心肌炎、药物中毒、电解质平衡紊乱等引起的缓慢性心律失常。

（4）某些电复律、药物无效或有禁忌证的快速性心律失常,如复发性室性或室上性心动过速、继发性长 QT 间期综合征频发尖端扭转型室性心动过速等。

（5）植入或更换永久性起搏器的过渡性措施。

（6）某些外科手术应用特殊器械或其他检查可能影响永久起搏器的功能,需要临时起搏保护。

（7）冠心病者行冠状动脉造影术、左室造影术、PTCA 术前行保护性起搏。

2. 禁忌证　临时心脏起搏术常用于紧急抢救,没有绝对禁忌证。有胸部外伤、连枷状胸者不宜采用经皮体外起搏。

（二）操作流程与步骤

1. 连接心电监护。

2. 用酒精擦试心尖部皮肤、左侧肩胛骨下部与脊柱棘突之间皮肤,去除皮肤表面的油脂、皮屑、汗渍。

3. 将阴极起搏电极片置于心尖部（胸骨左缘 3~4 肋间水平处),阳极电极片置于右前胸锁骨下窝处或左侧肩胛骨下部与脊柱棘突之间。不可置于脊柱棘突上或肩胛骨上。确保电极片紧贴于皮肤上。

4. 连接好起搏导线后即可开始起搏。

5. 一般设置的刺激脉宽范围为 20~40ms、起搏频率范围为 60~180ppm、起搏电流 40~140mA,刺激脉冲一般落在 QRS 波后方。在 QRS 后设置 70~80ms 的空白期,起搏阈值增加时,空白期进一步延长。一般初始起搏频率设置为 70ppm,输出电流设置为 90mA,以保证立即获取有效起搏。

6. 有效起搏的表现:起搏脉冲信号后有 QRS-T 波,QRS ≥ 0.14s;可扪及股动脉搏动;可测出血压。

7. 起搏成功后应立即测量起搏阈值,并根据起搏阈值调整体外脉冲发生器的输出电流强度。一般以高于起搏阈值 10mA 的输出电流即可保证有效起搏。

（三）观察要点与提示

1. 较强的电刺激可使病人感到不适,并可有胸部肌肉抽动、呃逆、局部皮肤灼热性痛感。

2. 可连续起搏 30 分钟以上。做好经静脉临时起搏的准备。

3. 起搏阈值与年龄、体重、体表面积、胸围、基础心脏病、药物治疗等无明显关系。

4. 健康人、血流动力学轻度受损者,起搏阈值较低,平均 40~80mA。肺气肿、心包积液、加压呼吸阈值增高。心脏手术后 24 小时内,因复温、心肌损伤等原因,阈值增高。心肌缺血、代谢紊乱、长时间心肺复苏均影响起搏。

5. 密切观察起搏的效果,阈值高（电极位置不当、代谢紊乱）、明显疼痛难以忍受等,为常见起搏失败的原因。

（古满平　赵文静　赵 伟）

第二十四章　胃肠道管理相关操作

第一节　经口或经鼻胃管置入

经口或经鼻胃管置入是将胃管经口或一侧鼻腔置入胃内,用以胃肠减压或输注食物、水分和药物。

一、使用范围

(一)适应证

1. 洗胃　用于经口中毒及幽门梗阻的病人。
2. 鼻饲　用于昏迷或不能经口进食、给药的病人。
3. 胃肠减压　胃扩张、幽门梗阻、肠梗阻、上消化道穿孔及胃肠大手术术后观察有无出血的病人。
4. 诊断　需胃液分析及查胃脱落细胞,判断上消化道出血的部位、出血是否停止的病人。

(二)禁忌证

食道静脉曲张、食道梗阻等食道异常病人。

二、操作流程与步骤

(一)物品准备

治疗车、治疗盘、治疗巾、小量杯、棉签、污物盒、弯盘、加压固定胶带、管道标识、胃管、一次性灌注器(50ml)、乳胶手套、听诊器、根据置管目的准备负压引流球或灌洗液等。

(二)病人准备

1. 评估并解释。评估病人口腔及鼻腔是否通畅,病人及家属掌握医务人员介绍的操作目的、过程及操作中的配合要点。
2. 取下眼镜和义齿。
3. 取合适体位,清醒病人可选择半坐卧位;无法坐起病人取右侧卧位;昏迷病人取去枕平卧位,头向后仰。

(三)操作者准备

衣帽整洁,洗手,戴口罩。如病人不能很好配合操作,应该有另外一名护士协助。

(四)操作方法

1. 经鼻置管
(1)用治疗巾保护床单元,固定不配合病人的头部。
(2)鼻腔准备:选择通畅一侧,用棉签清洁鼻腔。

（3）测量胃管插入长度：前额发际至剑突或自鼻尖－耳垂－剑突的距离，并润滑胃管前端。

（4）置入胃管：左手持纱布托住胃管，用戴无菌手套的右手持胃管前端，沿选择的一侧鼻孔轻轻插入，插入至10~15cm（咽喉部）时，①清醒病人嘱其做吞咽动作时顺势送管。②昏迷病人左手托起病人头部，使下颌靠近胸骨柄，缓缓插入胃管至所需长度。

（5）确认胃管在胃内：①抽吸胃液。②向胃内注空气，听气过水声。③当病人呼气时，将胃管末端置于冷开水杯内无气泡逸出。

（6）固定：确定胃管在胃内后，用胶布将胃管固定在鼻翼和面颊上，并粘贴导管标识，记录置管时间及责任人。

2. 经口置管　置管前在口腔齿间放置无舌咬口，通过无舌咬口插入胃管，导管沿着咽部的后方插入，其他操作要点同经鼻胃管置入。

三、观察要点与提示

1. 置管前明确病人的配合度，确认鼻胃管刻度清晰。

2. 胃管置入过程中，观察病人反应，出现恶心暂停操作，并嘱病人做深呼吸；如有呛咳、发绀立即拔出，休息片刻后再次置入；插入不畅应检查是否盘在口中。

3. 胃管置入成功后，一定要两种及以上方法确认是否在胃内，成人一般插45~55cm，婴幼儿14~18cm，做好标记。

4. 置管后妥善固定，防止导管扭曲、滑脱、移位、盘绕。每天严格交接班，并更换胶布，防止被油脂及汗水浸湿而导致导管脱出。给病人翻身前后要评估管道的位置，及时调整，确保鼻胃管在胃内。

5. 留置胃管期间保持胃管通畅、加强口腔护理，留置时间参照胃管要求。

6. 做好家属宣教工作，避免病人或家属自行调整胃管的深度；若发生意外拔管或者管道移位等情况时，勿慌张，呼叫护士处理意外拔管。

7. 做好心理护理，无论在置管前、中、后，病人都可能存在不同的心理变化，及时关注问题，发现问题及时解决。

第二节　鼻肠管置入

鼻肠管（nasointestinal tube）置入术是将鼻肠管经一侧鼻腔置入肠道内，用于胃肠减压或输注食物、水分和药物。鼻肠管以置入开口端分类有：单开口、双开口和多开口；按最深开口端部位可分为：十二指肠管、空肠管、回肠管和其他部位管路；按置入方式可分为：徒手置入法、引导置入法（超声、透视、专用引导仪等）、胃镜下直视置入法及外科手术置入法，其中徒手置入法又可分为一次性置入和留置爬行法，本文仅介绍一次性徒手置入法。

一、使用范围

（一）适应证

1. 胃肠道疾病，包括短肠综合征、胃肠道瘘、炎性肠道疾病、胰腺疾病、结肠手术与诊断准备等。

2. 不能或不宜经口摄食等,包括口、咽、食道手术,肿瘤,大面积烧伤、创伤或口腔、咽喉、食道炎症,化疗或放疗后,中枢神经系统紊乱,脑血管意外,昏迷,颅内肿瘤以及咽反射丧失等。

3. 经口主动进食无法满足需求,如高代谢状态、营养不良等。

（二）禁忌证

1. 通路阻碍,鼻、咽喉、食道、贲门、胃、幽门梗阻、闭塞,严重溃疡及穿孔。

2. 出血风险,严重肝硬化食道、胃静脉曲张,严重凝血功能障碍,服用腐蚀性化学品。

3. 生命体征不稳定、心肺复苏等抢救状态。

4. 肠梗阻者禁止喂食。

二、操作流程与步骤

（一）物品准备

治疗车、治疗盘、治疗巾两块、纱布一块、小量杯、棉签、污物盒、弯盘、胶带、鼻肠管专用固定贴、管道标识、鼻肠管、一次性注射器（50ml）、一次性注射器（2ml）、一次性无菌手套、听诊器、甲氧氯普胺10mg、温开水（40℃）250ml、pH试纸及比色卡、液体石蜡油、视科室情况备呼末二氧化碳、B超、胃镜等仪器。

（二）病人准备

1. 评估并解释　确认病人鼻腔通畅,病人及家属掌握医务人员介绍的操作目的、过程及操作中的配合要点。

2. 取合适体位　清醒病人可选择半坐卧位;昏迷、感觉迟钝病人或不配合的小儿头低位头偏一侧。

（三）操作人员准备

衣帽整洁,洗手,戴口罩。如病人不能很好配合操作,应该有另外一名护士协助。

（四）操作步骤

1. 核对信息　确认医嘱,核对病人信息,鼻肠管的有效期,缓解病人焦虑情绪。

2. 取出鼻肠管测量至胃内所需长度　同鼻胃管。将鼻肠管按说明书要求润滑（水润滑或石蜡油润滑）。

3. 插管至胃内　插管方法及确认在胃内的方法同鼻胃管置入法。

4. 根据医嘱给药　给予甲氧氯普胺10mg缓慢静推,推注时间为2分钟。

5. 缓慢插入鼻肠管　病人取右侧卧位,继续缓慢插入鼻肠管至阻力突然增大处停止置入。

6. 注入空气　向鼻肠管内注入空气（10~20ml）,听气过水声。①如声音全腹减弱则鼻肠管尖端在幽门部,进入步骤7;②如最响亮气过水声在肚脐左侧则重复步骤5;③如气过水声在肚脐右侧,则进入步骤8。

7. 推注温开水　抽温开水50ml,前20ml快速推注,后30ml缓慢推注,边推边轻柔插入鼻肠管10cm。

8. 确定鼻肠管在肠道内　①抽吸肠液;②向鼻肠管内注射空气,听气过水声最响亮处位于肚脐右侧（少数病人位于肚脐正中）;③拔出导丝,观察无扭曲,重新插入导丝通畅;④如有专用导引仪,可观察到鼻肠管呈肠型,尖端位于十二指肠内;⑤B超下向鼻肠管内注入空气、液体可见尖端位于十二指肠内。

9. 继续送入鼻肠管 10cm 至空肠,拔出导丝、固定管路、贴导管标识、记录置管日期及置管人,观察病人病情变化。

10. 再次核对,整理床单元,向病人宣教鼻肠管注意事项。清理用物,导丝消毒备用。

三、观察要点与提示

1. 置管前明确病人的配合度,确认鼻肠管刻度清晰。

2. 鼻肠管置入过程中的观察要点同鼻胃管置入法。

3. 鼻肠管置入成功后,一定要两种及以上方法确认是否在肠道内,成人一般插入 70cm~90cm,做好标记。

4. 置管期间的固定、观察、心理护理、基础护理的要点同鼻胃管置入法。

5. 每次输注营养液前,要检查鼻肠管留在外面的长度,防止鼻肠管滑脱。使用前后应至少用 20ml 无菌水、温开水或生理盐水冲洗管道检查是否通畅。持续给予肠内营养的病人,每 6~8 小时冲管一次,如果营养物质较黏稠应适当增加冲管次数。另外,可以配合使用加热棒保持营养物质的恒温,防止营养物质凝结成块而堵管。

6. 如需经鼻肠管给予不可替代的片剂药物,一定将药片研成粉末状,且喂药后用温开水冲管,以免堵管。

7. 如病人留置鼻肠管但仍可经口进少许食物,要特别注意增加冲管次数,建议每 3~4 小时即冲管一次。

8. 严密观察病人有无腹痛、腹胀、腹泻等情况,以及大便的颜色、性状、量。

9. 如病人长期使用,按说明书要求定期更换鼻肠管。拔出鼻肠管时,勿将导管向病人头部方向提拉,应顺着鼻腔方向向下缓慢拔出,以免损伤鼻粘膜。

第三节　三腔二囊管置管及护理

三腔二囊管(Sengstaken-Blakemore tube)是一种应用于食道-胃底静脉曲张破裂出血时的紧急压迫止血治疗的医疗器械。三腔是指管内有三个彼此分隔的管腔:一通胃囊,可向胃气囊内注入气体;一通食道囊,可由此处向食道气囊内注入气体;另一通胃腔,可以注入药物。二囊指前端有两个气囊:一个圆形或椭圆形的胃气囊,充气后压迫胃底;另一个圆柱形的食道气囊,充气后压迫食道下段,共同达到止血目的。

一、使用范围

(一)适应证

食道-胃底静脉曲张出血(门脉高压合并上消化道大出血)。

(二)禁忌证

1. 近期胃、食道连接部手术史;

2. 近期因食道下段、胃底静脉曲张接受硬化剂治疗;

3. 严重冠心病、心梗、心衰、呼衰等。

二、操作流程与步骤

（一）物品准备

三腔二囊管、液体石蜡油（或含利多卡因凝胶润滑剂）、无菌纱布若干、50ml 注射器、固定胶布、血压计、玻璃接头、止血钳、负压盒、袋装 500ml 盐水 1 袋（约 0.5kg）、输液架、滑轮、绷带、棉花、普通胃管、交换导管、剪刀、吸痰管及吸引装置。

（二）病人准备

1. 对清醒病人说明该项操作的相关注意事项，消除紧张情绪，取得合作。

2. 检查有无鼻息肉，鼻甲肥厚和鼻中隔偏曲，选择鼻腔较大侧插管，清除鼻腔内的结痂及分泌物。

3. 取平卧位或半坐卧位。

4. 烦躁的病人适当予以适当约束，必要时予镇静镇痛。

（三）操作者准备

衣着整洁，洗手，戴口罩、帽子，必要时戴面罩。

（四）操作方法

1. 检查核对　核对病人信息，认真检查三腔二囊管效期、气囊有无松脱、漏气，充气后膨胀是否均匀，通向食道囊、胃囊和胃腔的管道是否通畅。找到管壁上 45cm、60cm、65cm 三处的标记及三腔通道的外口。

2. 三腔二囊管漏气检测与测压　治疗碗内装 3/4 无菌生理盐水，将胃囊、食道囊充气，充气量视不同厂家生产规格不同而定，常规胃囊内注入 200ml 气体，食道囊内注入 120ml，放入治疗碗内观察有无漏气。血压计测压：取下血压计袖带，压力柱连接管接一玻璃接头检测各气囊内压，确定所注气体量与球囊压力的关系，一般要求胃囊压力为 40~60mmHg，食道囊压力为 30~50mmHg（具体视病人中心静脉压、血压情况、出血量大小作适当微调），用胶布分别注明，抽尽各气囊，用胃管夹夹闭各管口。

3. 充分润滑　管壁外涂含利多卡因凝胶润滑剂或石蜡油。

4. 三腔二囊管置入　病人头部充分后仰，取较大一侧鼻孔将三腔二囊管轻柔缓慢地垂直插入，至鼻咽部时将病人头部尽量向前屈曲，缓慢插入合适深度，当回抽出胃液或血液时，确定在胃内再插深 2cm。

5. 向胃囊内注入气体　向胃囊注气（通常 200~250ml），中心静脉压高的病人可适当增加注气量，充气后测压，胃囊压力一般为 40~60mmHg。常规操作后需补偿 5ml 气体，当胃气囊充分膨胀后夹闭轻轻外拉，感觉有阻力时说明胃囊已压迫胃底。

6. 必要时食道囊内注入气体　胃囊压迫并重力牵引半小时后仍有呕血者，则需要使用食道囊充气（注气量按准备时测试情况而定），中心静脉压高的病人同样需适当增加注气量，充气后测压，食道囊压力一般为 30~50mmHg。

7. 三腔二囊管牵引与引流　用绷带将三腔二囊管牵拉于滑轮（固定于输液架）上，输液架与鼻尖成 45° 角，并悬空挂一袋 500ml 液体（约 0.5kg），鼻腔处三腔管下垫纱布，以免长期压迫致局部皮肤溃疡。注意：三腔二囊管的牵拉角度以管身不接触鼻翼或上唇为原则。将胃管与负压瓶连接，引流胃内血液。

8. 妥善固定　应用胶布或系带妥善固定导管，贴标签。再次核对，整理床单元。

9. 如病人鼻腔小,咽部弯曲大,抵抗置管等原因造成直接置管困难的,可采取导丝协助置入法,即先置入已剪口普通胃管,将交换导管从胃管置入胃内,拔出胃管,再将三腔二囊管沿交换导管置入,其余步骤同前。

三、观察要点与提示

(一)间隔放气

定时将食道气囊及胃囊放气,以防发生压迫性溃疡。具体如下:

1. 一般初始留置 12 小时后放气一次,继而逐渐缩短放气时间,后固定为每 6 小时放气一次。放气前评估凝血功能,了解有无活动性出血。放气时应缓慢抽气,避免致胃食道粘膜撕脱伤,观察胃管引流血量有无突然增多。如出血增多需重新充气。

2. 放气流程为口服石蜡油 20~30ml,先食道囊缓慢抽气,观察 30 分钟,如呕新鲜血则重新充气;无出血时再放胃囊气体,继续观察 30 分钟。若出现新出血现象,则重新往胃囊充气,食道囊暂不充气,继续观察。

(二)拔管指征

置管 12 小时后食道囊及胃囊放气 30 分钟无明显出血者,可向前送管 2~3cm 后固定管道,继续观察 24 小时无出血者,可考虑拔除三腔二囊管。

(三)再次充气

再次充气需重新测压、固定,维持原态以达止血目的。

(四)生命体征监测

严密观察生命体征变化,详细记录胃肠减压引流液及呕血的性、质及量,判断出血进展情况。

(五)防治窒息

动态观察导管置入深度,警惕发生导管脱出,若气囊破裂,导管可上滑堵塞咽喉引起严重的呼吸困难,甚至窒息。一旦有上述情况发生,应立即剪断两个气囊导管使气囊迅速放气,并拔除三腔二囊管。

(六)手术治疗

超过 3 天仍不能止血者,应考虑手术治疗。

(七)拔管流程

1. 拔管前评估,胃管内无血性胃内容抽出,无呕血,粪便由黑转黄;12 小时内胃潜血、血常规血色素无明显变化、凝血功能正常;生命体征稳定。

2. 胃囊、食道囊放气状态下,口服液体石蜡油 20~30ml,向前送管 2~3cm,10 分钟后缓慢、轻巧、连续不停顿的拔管,以免拔管时损伤粘膜再次出血。

3. 观察囊壁下的血迹,了解出血的部位,协助诊断。

4. 拔管后清洁口鼻腔,嘱病人及时吐出口咽部分泌物,咳痰或负压清除。

第四节　洗　胃

洗胃或称洗胃法(gastric lavage),是将含一定成分的溶液灌入胃内,混合胃内容物后再抽出,如此反复多次直至抽出液澄清。其目的是清除毒物、减轻胃黏膜水肿、手术或某些检查前的准备。洗胃术包括口服催吐洗胃术、胃管洗胃术两种。本文仅介绍电动洗胃机洗胃法。

一、使用范围

（一）适应证

1. 催吐洗胃法无效或意识障碍不合作者。
2. 需留取胃液标本送毒物分析者应首选。
3. 凡口服毒物中毒无禁忌证者。
4. 幽门梗阻伴大量胃液潴留病人需做钡餐检查或手术前的准备，急性胃扩张需排出胃内容物减压者。

（二）禁忌证

1. 强酸、碱及其它对消化道有明显腐蚀作用的毒物中毒。
2. 伴有上消化道出血、食道静脉曲张、主动脉瘤、严重心脏疾病等病人。
3. 中毒诱发惊厥、抽搐未控制者。
4. 乙醇中毒等呕吐反射亢进，易发生误吸者慎用。

二、操作流程与步骤

（一）物品准备

电动洗胃机，洗胃盘（内置洗胃管、纱布、治疗碗、压舌板、牙垫、液体石蜡、止血钳、镊子等）、50ml灌注器、洗胃溶液（25~38℃，按需备种类及使用量）、弯盘、水温计1支、胶布、别针、橡胶单、带有刻度的桶（进液桶、排污桶）、标本容器或试管（必要时）、吸引设备、屏风、昏迷病人备开口器、舌钳等。

（二）病人准备

1. 病人及家属了解洗胃的目的、方法，签署知情同意书。
2. 取下眼镜和假牙，脱去被毒物、呕吐物污染的衣物，解开紧身衣扣。
3. 取合适体位，平卧头偏向一侧或取左侧卧位，必要时给于保护性约束。

（三）操作者准备

洗手、戴手套、戴口罩，必要时戴防护面屏。

（四）操作方法

1. 核对病人信息　了解毒物的种类。
2. 接通电源　接洗胃管路，检查洗胃机性能。
3. 保持气道通畅　放入牙垫，选择合适胃管并置入，用灌注器抽取胃内容物留标本送检，固定胃管。
4. 胃管与洗胃机连接　先按"手吸"键吸出胃内容物，再按"自动"键由其自动循环冲洗，每次注入液体以300~500ml为宜。
5. 确认洗胃完成后　在停止状态下将洗胃管与胃管分开，将胃内液体引流干净再关机。
6. 导泻　彻底洗胃后，可由胃管注入或口服泻剂，使已进入肠腔的毒物迅速排出。常用泻剂为50%硫酸镁50ml（具有中枢神经抑制作用的毒物中毒者忌用）或硫酸钠10u/15g

溶于 100ml 水中。体质极度衰弱者,已有严重脱水及强腐蚀性毒物中毒者及孕妇禁用导泻。

7. 留置胃管洗胃 对吸收后可再由胃壁排出部分毒物者,洗胃后可留置胃管,隔 4~6 小时再重复洗胃,留置时间视病情而定。

8. 拔除胃管 胃管末端反折拔出胃管置于弯盘,协助漱口,擦净面部撤护理垫,必要时清洗头发、更换衣物及护垫。

9. 清洗 清洗病人污染头发、更换衣服、整理床单位。

10. 用物 及时清洗、消毒,洗手。

11. 记录 洗胃液总量、名称,洗出液颜色、总量、气味、病人目前情况等。

三、观察要点与提示

1. 常规洗胃机不适宜对婴幼儿使用。

2. 洗胃机尽量保证病人与洗胃机处于同一高度,且距离地面上进水桶约 70~80cm,以减小液位压力差对压力检测的干扰。

3. 洗胃前检查病人生命体征,如病人呼吸心脏骤停,先行 CPR;如缺氧或气道分泌物过多,先吸痰保持呼吸道通畅,再行洗胃术。

4. 洗胃中观察病人的意识、洗出液的颜色、性状、气味、出入胃的液量是否平衡,如出现血性液体立即停止;如液量不平衡或病人腹部膨隆,则停机分离胃管,轻揉腹部排出胃内容物;如发现有食物堵塞管道,可交替按"手冲""手吸"键,重复数次,直到管路通畅,必要时更换胃管。随后按"手吸"键将胃内残留液体吸出后按"自动"键,洗胃机继续自动洗胃,直至洗出液无味澄清为止。

5. 幽门梗阻者,洗胃宜在饭后 4~6 小时或空腹进行,并记录胃内潴留量供补液参考。

6. 洗胃液的选择,视毒物的理化性质、类别、量、浓度、作用时间等而定。

（黄素芳）

第二十五章 肾脏管理相关操作——连续性肾脏替代疗法

连续性肾脏替代治疗(continuous renal replacement therapy,CRRT),也称为连续性血液净化(continuous blood purification,CBP),是利用血液净化技术清除溶质,以替代受损肾功能以及对脏器功能起保护支持作用的治疗方法,临床上一般将治疗持续时间≥24h 的 RRT 称为连续性肾脏替代治疗。

一、使用范围

(一)适应证

1. 肾功能不全 肾脏暂时丧失排泄功能,引起体内代谢产物的蓄积和失去对内环境(水、电解质、酸碱)的调控功能的病人。

2. 器官的功能障碍 主要是心、肺、肝、脑等重要器官功能发生障碍或感染等因素导致全身处于炎性状态。

(二)禁忌证

CRRT 治疗无绝对禁忌证,但如果病人存在以下情况时要慎用:①无法建立合适的血管通路;②严重的凝血功能障碍。

二、操作流程与步骤

(一)物品准备

CRRT 仪器、导管、滤器、置换液、穿刺包、CRRT 观察记录单,根据抗凝方式准备肝素钠盐水或枸橼酸溶液。

(二)病人准备

1. 病人及家属初步了解 CRRT 的治疗目的、方法及配合要点,签署知情同意书。

2. 根据临床需要选择适宜部位建立血管通路,包括股静脉、颈内静脉、锁骨下静脉。在危重病人应用中,置管部位建议首选股静脉,可为病人血流动力学监测和治疗需要的血管通路预留颈内静脉、锁骨下静脉。

3. 必要时加盖棉被保暖。

(三)操作方法

1. 评估管路的通畅性 打开病人留置导管封帽,用消毒液消毒导管口,抽出导管内封管溶液并注入生理盐水冲洗管内血液,确认导管通畅后从静脉端给予抗凝剂。

2. 检查 CRRT 机并连接电源,打开机器电源开关。

3. 根据机器显示屏提示步骤,逐步安装 CRRT 血滤器及管路,安放生理盐水预冲液及置换液袋,连接生理盐水预冲液、置换液、抗凝用肝素溶液及废液袋,打开各管路夹。

4. 进行管路预冲及机器自检。如未通过自检,应通知技术人员对 CRRT 机进行检修。

5. CRRT 机自检通过后,检查显示是否正常,发现问题及时对其进行调整。关闭动脉夹和静脉夹。

6. 根据医嘱及病人情况正确选择血液净化治疗模式(CVVH、CVVHD、CVVHDF、CVVHF),设置血流量、置换液流速、超滤液流速、肝素及枸橼酸输注速度等参数。

7. 将管路动脉端与导管动脉端连接,打开管路动脉夹及静脉夹,按治疗键,CRRT 机开始运转,放出适量管路预冲液后停止血泵,关闭管路静脉夹,将管路静脉端与导管静脉端连接后,打开夹子,开启血泵继续治疗。如无需放出管路预冲液,则在连接管路与导管时,将动脉端及静脉端一同接好,打开夹子进行治疗即可。用胶布固定好管路,治疗巾遮盖好留置导管连接处。

8. 逐步调整血流量等参数至目标治疗量,查看机器各监测系统处于监测状态,并做好记录。

三、观察要点与提示

(一)生命体征监测

在 CRRT 治疗中体温的监测不容忽视。CRRT 用于非肾脏疾病治疗主要是为了清除炎性介质,有助于病人降低体温;但一些体温不升或体温正常的病人,由于治疗中大量置换液的输入以及体外循环丢失热量常出现寒战或畏寒,应提高室内温度并保持在 22~25℃,有自动加温装置的机器需及时调整加温档,或将置换液放入恒温箱加温后输入,同时为病人加盖棉被保暖。对于感染的病人要避免治疗过程中的低体温掩盖病情。

(二)压力监测

2008 年以后生产的 CRRT 机器都具有完善的压力监测装置,通过这些压力的动态变化,反映体外循环的运行状况。通常直接监测的压力包括:动脉压(PA)、滤器前压(PBF)、静脉压(PV)、超滤液侧压(PF)等。通过直接测量的值计算的压力参数,包括跨膜压(TMP)、滤器压力降(PFD)。

(三)安全性监测

安全性监测是保证体外循环安全的重要方面。最重要的三个安全性监测,即空气监测、漏血监测及容量平衡监测。

(四)液体的管理

正确设置血流量、每小时脱水量、置换液速率等,每小时统计出入总量,根据病情及血流动力学监测指标及时调节各参数。

(五)血电解质和血气的监测

严密监测病人的血生化、血气分析等指标。对于病情较稳定的病人在开始 2 小时内必须检测一次,如果无明显异常,可适当延长检测时间。

(六)出血的预防和监测

体外循环中抗凝剂的应用可增加出血危险。因此,需密切观察病人各种引流液、大小便颜色、伤口渗血,术后肢体血运、皮肤温度、颜色等情况,并严密的监测凝血指标,如活化凝血时间(ACT)或部分凝血活酶时间(APTT)等,及早发现出血并发症。

(七)预防感染

严格无菌操作是预防感染的重要措施。加强留置导管的护理,每日更换导管出口处敷料,用 2% 的洗必泰以导管口为中心环形消毒,直径≥10cm,防止细菌沿导管旁窦侵入机体,当敷料潮湿或被污染时应及时更换。

（八）血管通路的护理

妥善固定血管通路,防止脱管。每次治疗结束后严格消毒接口处,用管腔容量的 100%~120% 的封管液对动、静脉管封管,依病人出凝血情况选择合适的肝素浓度。封管后用无菌敷料覆盖,妥善固定,防止扭曲、污染、漏血。对凝血机制障碍,穿刺部位有渗血者,采取及时调节抗凝方式、补充凝血因子等治疗策略,并延长压迫止血的时间。

（九）其他

疼痛、焦虑、隔离和各种机器的噪声是危重病人每天面临的心理应激源,加之病人将较长时间地卧床接受治疗,所以护士应特别加强病人的心理护理、压疮的预防及护理。

（黄素芳）

第二十六章 创伤管理相关操作

第一节 固 定

一、使用范围

（一）适应证

所有四肢骨折均应进行固定；脊柱骨折、骨盆骨折在急救中也需要固定。

（二）禁忌证

无特殊禁忌证。

二、操作流程与步骤

固定器材最理想的是夹板，类型有木质、金属、充气性塑料夹板或树脂做的可塑性夹板。紧急情况下应注意因地制宜，就地取材，选用竹板、树枝、木棒、镐把、枪托等代替。还可直接用伤员的健侧肢体或躯干进行临时固定。固定时还需另备纱布、绷带、三角巾、衣物等。

（一）夹板固定

1. 上臂骨折固定 取两块夹板，分别置于上臂的后外侧和前内侧。然后用两条带子在骨折的上、下端固定。使肘关节屈曲90°，用上肢悬吊包扎法将上肢悬吊于胸前（图26-1-1）。

2. 前臂骨折固定 协助伤员将伤肢屈曲90°，拇指在上取两块夹板，其长度分别为肘关节内、外侧至指尖的长度，分别置于前臂内、外侧，用三条带子固定骨折的上、下端和手掌部，再用大悬臂带将上肢悬吊于胸前（图26-1-2）。

3. 大腿骨折固定 用长、短两块夹板分别置于大腿的外侧和内侧，长夹板的长度自腋下至足跟，短夹板的长度自大腿根部至足跟。在骨隆突处、关节处和空隙处加衬垫，然后用带子分别在骨折上下端、腋下、腰部和关节上下打结固定足部用"8"字形固定，使脚与小腿呈直角功能位。

4. 小腿骨折固定 取两块相当于大腿根部至足跟长度的夹板，分别置于小腿的内、外侧，在骨隆突处、关节处和空隙处加衬垫，然后用带子分别在骨折上端和关节上下打结固定，足部用"8"字形固定，使脚与小腿呈直角功能位。

（二）特殊伤员的固定

1. 骨盆损伤的伤员 先将骨盆用骨盆带或其他材料固定后，让伤员仰卧于硬质担架或门板上，若烦躁病人可在双膝关节处增强固定。

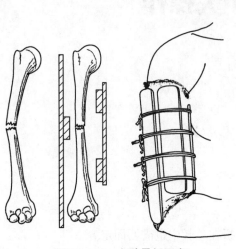

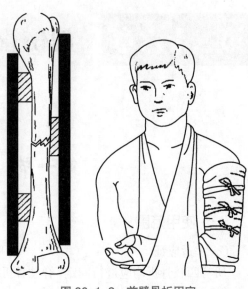

图 26-1-1　上臂骨折固定　　　　　　　　　　　图 26-1-2　前臂骨折固定

2. 怀疑或明确脊柱或脊髓损伤的病人　无论在转运或急诊室过程中都应使脊柱保持伸直,严禁颈部与躯干前屈或扭转。在院前,对于颈椎伤的伤员,一般应由 4 人一起搬运,1 人专管头部的牵引固定,保持头部和躯干成一直线,其余 3 人蹲于伤员的同一侧,2 人托躯干,1 人托下肢,4 人一起将伤员抬起放在硬质担架上,伤员头部两侧须用沙袋等物固定住,并用带子分别将伤员胸部、腰部、下肢与担架固定一起。在院内,可由 2 位护士分别站于病人一侧,双手交叉与病人腰部,1 位护士固定病人头部(一般肩锁法),共同口令下沿病人脊柱轴线向一侧翻身,使病人头、颈、肩、腰、髋保持在同一水平线上,便于创伤评估后背部或更换体位。对于胸、腰椎伤的伤员,可由 3 人于伤员身体一侧搬运,方法与颈椎损伤伤员的搬运法相同。

三、观察要点与提示

1. 夹板固定时,其长度与宽度要与骨折的肢体相适应。下肢骨折夹板长度必须超过骨折上、下两个关节,即"超关节固定"原则;固定时除骨折部位上、下两端外,还要固定上、下两关节。

2. 夹板不可直接与皮肤接触,其间要加衬垫,尤其在夹板两端、骨隆突处和悬空部位应加厚垫,以防局部组织受压或固定不稳。

3. 固定应松紧适度,牢固可靠,但不影响血液循环。肢体骨折固定时,一定要将指(趾)端露出,以便随时观察末梢血液循环情况,如发现指(趾)端苍白、发冷、麻木、疼痛、水肿或青紫,说明血液循环不良,应松开重新固定。

4. 根据不同的伤情和环境采取不同的搬运方法,避免二次损伤,或因搬运不当造成的意外伤害。

5. 双人搬运法中的平抬或平抱搬运法不适用于脊柱损伤者。

6. 轴线翻身过程中尽量避免翻至病人受伤侧。

第二节 头 盔 移 除

一、使用范围

（一）适应证

所有佩戴有安全头盔的创伤病人。

（二）禁忌证

无特殊禁忌证。

二、操作流程与步骤

1. 一名医护人员站在病人头端,通过将手放在受伤者的下颌骨上固定头部。

2. 第 2 名医护人员解开病人头盔扣带。

3. 第 2 名医护人员将双手伸入头盔内部于病人后枕及后颈部,进行固定。

4. 第 1 名医护人员分别将双手放置于病人头盔的上下方,慢慢将头盔向后移除,固定头颈部的医护人员保持不动。

5. 待完全移除头盔后,第 1 名医护人员以传统肩锁法固定病人颈部,第 2 名医护人员移除双手。

6. 对于有高危创伤机制损伤脊柱或颈髓病人给予颈托固定、脊柱保护。

三、观察要点与提示

1. 头盔的尺寸,形状和配置不同,需要了解摩托车碰撞受害者的正确拆卸情况。卸下头盔不当的救助者可能会加重颈椎受伤。

2. 双人替换前必须确保有 1 人已进行头颈部固定。

3. 确保在去除头盔开始之前,清醒病人对固定他们颈部和头部的位置感到较为舒适。

（金静芬）

第二十七章 血管通路管理相关操作

第一节 中心静脉置管与维护

中心静脉置管术（central venous catheter, CVC）指经锁骨下静脉、颈内静脉、股静脉穿刺置管，导管尖端位于上腔静脉或下腔静脉内。因其既便于快速建立，又保证病人有效的输液通路以及进行中心静脉压监测，在急救中常被使用。经外周静脉置入中心静脉导管（peripherally inserted central catheters, PICC）和完全植入式静脉输液港（totally implantable venous access port, TIVAP），因其导管尖端在上腔静脉，也被视为中心静脉导管，但在急救时不易建立，故本节不作介绍。

一、使用范围

（一）适应证

1. 中心静脉压监测，如休克、急性心功能衰竭、严重创伤、大手术等。
2. 血液滤过。
3. 外周静脉通路不易建立或无法满足需要，如快速输血补液。
4. 循环不稳定，需使用血管活性药物，如去甲肾上腺素、多巴胺、肾上腺素等。
5. 输入高浓度、刺激性强的药物，如化疗药物、高浓度氯化钾、50% 葡萄糖等。
6. 需长期输液或进行胃肠外营养支持治疗。

（二）禁忌证

1. 血小板减少或其他凝血功能障碍，避免行颈内及锁骨下静脉穿刺，以免操作中误伤动脉引起局部巨大血肿。
2. 穿刺部位有感染、放射治疗史，穿刺血管有血栓形成史应另选穿刺部位。
3. 上腔静脉压迫综合征。

二、操作流程与步骤

（一）物品准备

无菌穿刺包、型号合适的静脉导管套件（内含穿刺套管针，扩皮器、导丝、静脉导管等）、肝素盐水（肝素浓度 0~10U/ml）、局部麻醉药（2% 利多卡因）1 支、皮肤消毒液、其他与操作目的相关的用物。

（二）病人准备

核对病人身份，评估生命体征；评估病人凝血功能和穿刺部位情况，向病人及家属解释操作目的和过程，签署知情同意书；清洁穿刺部位皮肤，必要时剃去毛发。

（三）置管操作步骤

1. 安置体位　锁骨下静脉、颈内静脉穿刺取头低 15°~30° 的仰卧位（可去枕平卧、肩下垫软枕），头转向穿刺对侧；股静脉穿刺取仰卧位，穿刺侧大腿放平，稍外旋外展。

2. 选择静脉，定位穿刺点

首选锁骨下静脉，其次是颈内静脉，右侧优于左侧；不推荐常规穿刺股静脉。

（1）锁骨下静脉：分锁骨下和锁骨上两种进路穿刺。①锁骨下进路：取锁骨中、内 1/3 交界处，锁骨下方 1cm 处穿刺（图 27-1-1）。②锁骨上进路：取胸锁乳突肌锁骨头外侧缘，锁骨上方 1cm 处穿刺（图 27-1-2）。

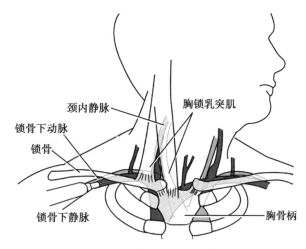

图 27-1-1　锁骨下静脉下路穿刺部位

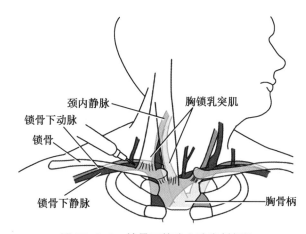

图 27-1-2　锁骨下静脉上路穿刺部位

（2）颈内静脉：分前、中、后路三种穿刺方法，中路进路最常用。中路进路穿刺点：胸锁乳突肌三角（由胸锁乳突肌胸骨头、胸锁乳突肌锁骨头以及锁骨三边组成）的顶端，距锁骨上缘约 2~3 横指处穿刺（图 27-1-3）。

（3）股静脉：先扪及腹股沟韧带和股动脉搏动处，在腹股沟韧带中、内 1/3 交界的外下方二横指（约 3cm）、股动脉搏动点内侧 1cm 处。

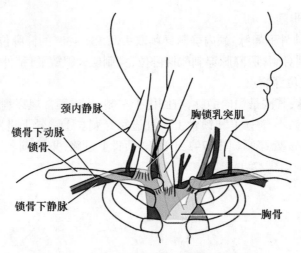

图 27-1-3　颈内静脉中路穿刺部位

3. 消毒铺巾　以穿刺点为中心消毒皮肤,直径≥20cm;遵循最大化无菌屏障原则。

4. 检查导管　用肝素盐水冲洗导管,检查导管完整性。

5. 穿刺置管　①穿刺局部用 2% 利多卡因浸润麻醉;②穿刺进针,见回血后再进针少许,注意鉴别动、静脉血;③置入导丝,拔出穿刺针;④沿导丝插入扩皮器扩皮,退出扩皮器,保留导丝;⑤置导管:沿导丝置入导管,长度约 12~15cm;⑥拔出导丝。

6. 抽回血　抽回血以确认导管位于静脉内。

7. 固定止血　封管后无菌敷料覆盖穿刺点,可用深静脉导管专用敷贴固定导管,不宜常规缝合固定;手动压迫穿刺点 5~10 分钟,必要时沙袋压迫止血。

8. 置管后处理　贴导管标签;整理用物,垃圾分类处理;X 线摄片确定导管尖端位置。

三、观察要点与提示

（一）置管注意事项

1. 操作过程连贯,尽量减少导管暴露时间。

2. 严格无菌操作,避免同一部位反复穿刺。

3. 皮肤消毒液宜选用 2% 葡萄糖氯己定乙醇溶液（年龄小于 2 个月的婴儿慎用）、有效碘浓度不低于 0.5% 的碘伏、2% 碘酊溶液和 75% 酒精。

4. 穿刺过程中密切观察生命体征,有无并发症发生,如血肿、血栓与栓塞、血气胸、局部皮肤过敏、管道折断等,一旦发现及时处理。

（二）冲管和封管

1. 经 CVC 输注药物前宜通过抽回血来判断导管是否在血管内。

2. 使用 10ml 以上注射器或专用冲洗装置进行冲管和封管。

3. 给药前后宜用生理盐水脉冲式冲洗导管,如遇阻力或抽吸无回血,应进一步确定导管的通畅性,不应强行冲洗导管。

4. 输入化疗药物、氨基酸、脂肪乳剂等高渗、强刺激性药物或输血前后,应及时冲管。

5. 输液完毕应正压封管,封管液量为导管加延长管容积的 2 倍。

6. 肝素盐水的浓度为 0~10U/ml。

（三）预防感染

1. 定期更换敷料,无菌透明敷料至少每 7 天更换一次,无菌纱布敷料至少每 2 天更换一次;敷料受潮湿或有污染时,应立即更换。

2. 宜使用正压接头进行无针连接。

3. 不宜常规在穿刺部位使用抗菌油膏。

4. 每天评估留置导管的必要性,尽早拔除。

（四）普通 CVC

导管可用于任何性质的药物输注、血液动力学监测,不可用于高压注射泵注射造影剂（耐高压导管除外）。

第二节　骨髓腔置管与维护

骨髓腔穿刺置管（insertion of the intraosseous needle）作为一种快速、安全、有效的循环重建方法,能为休克、严重创伤等循环衰竭的病人迅速建立输液路径,赢得抢救时间。骨髓腔被称为"永不塌陷的静脉",有许多高度分化的微细静脉网,能够快速吸收大量的液体和药物,通过髓静脉窦流入骨中央静脉通道,并迅速转运至体循环中,输液的速度受髓腔大小及骨髓腔输液针直径的影响。美国心脏协会（AHA）在 2015 版心肺复苏指南中再次强调:在不能成功建立静脉通道时,应尽早考虑建立骨髓腔内通道。

一、使用范围

（一）适应证

短时间内无法成功建立静脉通路但急需补液或药物治疗的病人,如心脏骤停、休克、创伤、大面积烧伤、重度脱水、癫痫持续状态、灾难急救等。在急救过程中,建立输液路径时应尽早考虑使用骨髓腔内通道,成人外周静脉穿刺 2 次不成功建议立即建立骨髓腔内通道。

（二）禁忌证

1. 骨折部位。

2. 具有成骨不全、严重骨质疏松等骨折高风险的病人。

3. 蜂窝组织炎的部位。

4. 骨髓腔穿刺未一次性成功的部位。

5. 局部血管损伤的部位。

6. 严重烧伤的部位。

7. 发生感染的部位等。

二、操作流程及要点

（一）物品准备

皮肤消毒液、无菌手套、无菌巾、电动骨髓腔穿刺仪或手动骨髓腔穿刺针、10ml 空针一支、2% 利多卡因一支、标准鲁尔接头导管（文末彩图 27-2-1）、加压输液的压力袋、纱布、胶带等。

（二）病人准备

骨髓腔内置管是在紧急情况下实施的操作，经综合评估后，一旦病人符合穿刺适应证，应即刻进行穿刺。同时，在穿刺前宜向病人或家属解释该操作的益处和风险。

（三）操作流程

1. 穿刺部位的选择　骨髓腔穿刺可选择的部位包括胫骨近端、胫骨远端、肱骨、股骨远端、胸骨、跟骨、桡骨茎突、骨盆、锁骨等。其中，胫骨近端内侧面具有易定位、骨面平坦、覆盖的皮下软组织菲薄等特点，是使用穿刺仪器穿刺时最常选择的部位；而胫骨远端内侧面的骨皮质和覆盖骨的皮下软组织均较薄，是手动穿刺最常选择的部位。本章主要阐述这两个部位的穿刺。

2. 体位与穿刺点定位

（1）电动骨髓腔穿刺仪穿刺

1）穿刺体位：病人置于仰卧位，用卷起的毛巾垫于病人膝盖下方，使其腿微微弯曲，暴露穿刺部位，明确胫骨隆突的位置。

2）穿刺点：位于距离胫骨粗隆内侧约一横指的胫骨平面。

（2）手动骨髓腔穿刺

1）穿刺体位：取仰卧位，腿轻微弯曲、臀外旋。

2）穿刺点：内踝尖部往上三横指处的胫骨远端内侧面。

3. 消毒　用葡萄糖氯己定或碘伏进行消毒，戴无菌手套，铺无菌巾。若病人意识清楚，可在皮内、皮下组织和骨膜注射 20~30mg 利多卡因止痛。

4. 穿刺　用非惯用手固定病人穿刺侧的小腿，另一只手持握电动穿刺仪器或手动穿刺针，针尖与骨平面呈 90° 进针。若使用电动穿刺仪，需按住触发器，轻轻将导针穿过组织，注意避免过度用力；若使用手动穿刺针穿刺，则通过扭曲或旋转运动穿透骨皮质，在穿刺过程中如遇较大的阻力，注意保持压力的稳定。当突然出现落空感时，表明针已经穿透皮质层，到达了骨髓腔。

5. 确定穿刺针进入骨髓腔　撤出管心针，通过标准鲁尔接口导管将针与 10ml 空针相连，若回抽出血和骨髓则证明针的位置正确。

6. 输注药物　确定穿刺针进入骨髓腔后，将骨髓穿刺针通过标准鲁尔接头导管与普通输液管路相连，进行骨髓腔内输液。然后使用胶带将穿刺针和输液管路稳妥固定在腿上，同时腿需制动，以防穿刺针移位，穿刺点保持无菌，防止感染。输注时，可使用加压袋加快输注速度。晶体、胶体、血制品及各种药物（包括复苏药物和血管活性药物等）均可通过骨髓腔输注，剂量与其他通路相同。目前不推荐经骨髓腔输入化疗药物，输入高渗溶液时亦需谨慎。

7. 拔管　拔除导管时，使病人的腿保持稳定，在顺时针旋转骨髓穿刺针的同时轻轻往外撤退，拔除后需加压止血至少 5 分钟，然后用无菌敷料加压包扎。

三、观察要点与提示

（一）严格无菌操作

严格无菌操作，避免反复穿刺同一部位。

（二）穿刺针定位

穿刺针定位时，即使穿刺针置入的位置正确，有时也不一定能抽出骨髓，出现这种情况，可尝试性推注 10ml 生理盐水，若推注顺畅、无阻力感，且周围软组织无肿胀，则表明位置正确；否则，则需拔除穿刺针，另选穿刺部位。

（三）麻醉止痛

病人经骨髓腔置管输液常常会感觉疼痛，尤其是输液初期，数字法疼痛评分可高达 8~10 分。故在开始输液前，如果病人意识清楚，可向骨髓腔内推注 2% 利多卡因 20~40mg 麻醉止痛；持续输液过程中，应动态评估疼痛情况，必要时可重复推注利多卡因麻醉止痛。

（四）并发症的预防、观察及处理

1. 液体和药物外渗或渗出　是最常见的并发症，主要原因为穿刺针穿透胫骨或穿刺针针尖未完全置入骨髓腔内。药液外渗可能导致皮下和骨膜下肿胀，注射部位周围肌肉和皮下组织坏死，甚至有引发骨筋膜室综合征的危险。因此，外渗一旦发生，应立即将穿刺针拔除，对穿刺部位实施加压包扎。

2. 穿刺针堵塞　可每 15 分钟用 3~5ml 生理盐水冲管一次，预防堵塞。

3. 其他　骨折、局部血肿、骨针松动、骨针断裂、局部皮肤感染、脓毒血症等并发症的发生率低，但仍需加强观察。

（五）尽早拔管

骨髓穿刺置管只能作为一种临时的应急措施，最长可保留 24~72 小时，宜在 6~12 小时内尽早拔除。

第三节　动脉导管置管与维护

动脉穿刺置管术（arterial puncture tube insertion）指经皮穿刺动脉并留置导管在动脉腔内，经此通路行治疗或监测的方法。

一、使用范围

（一）适应证

1. 需行有创动脉血压监测或 PICCO（经肺热稀释脉搏轮廓分析法）监测，如休克、严重创伤、大出血、大手术等循环不稳定的病人。

2. 需反复采集动脉血进行血气分析的病人。

3. 需行动脉造影、心血管疾病的介入治疗及经动脉行区域性化疗等。

（二）禁忌证

穿刺部位皮肤感染、损伤以及有明确血栓形成的肢体；严重出血倾向、凝血功能障碍的病人穿刺需谨慎；Allen 试验提示桡动脉和尺动脉之间侧支循环不良，不宜穿刺。

二、操作流程与步骤

（一）物品准备

1. 动脉留置针一套，有创压测压套件一套，带有创压监测功能的监护仪、压力传感导线。

2. 10ml 注射器、肝素盐水 (肝素浓度 0~10U/ml)、加压输液袋 1 个。

3. 消毒用品、其他穿刺相关用物。

（二）病人准备

1. 查对病人身份,解释目的和过程,签知情同意书。

2. 告知病人穿刺时配合要点及注意事项。

3. 评估局部皮肤及动脉搏动情况,行 Allen 试验;烦躁病人需助手协助固定病人肢体或适当镇静。

4. 确定穿刺部位,首选桡动脉,其次是足背动脉、肱动脉、股动脉。取合适体位,暴露穿刺部位。

5. 评估氧疗方式,尤其是给氧浓度。

（三）操作步骤

1. 穿刺部位

（1）桡动脉穿刺:平卧,上肢外展,掌面朝上,腕背部垫小枕,使腕部呈背屈抬高 30°~45°。穿刺部位在桡骨茎突内侧、腕关节上 1~2cm 桡动脉搏动最明显处 (图 27-3-1)。

（2）足背动脉穿刺:穿刺部位在第一和第二趾骨之间的间隙足背动脉搏动明显处。

（3）股动脉穿刺:穿刺部位在腹股沟韧带中点或髂前上棘与耻骨结节体表连线中点下方 1~2cm 股动脉搏动明显处。股动脉穿刺常用于 PICCO 监测置管、介入治疗置管等。

2. 穿刺步骤

（1）消毒:以穿刺点为中心消毒皮肤,直径 ≥20cm;遵循最大无菌屏障原则。

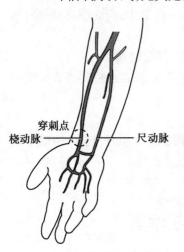

图 27-3-1 桡动脉穿刺点

（2）进针送管:桡动脉穿刺置管以套管针与皮肤呈 30°,向桡动脉直接刺入;足背动脉穿刺置管时进针角度与足背动脉成 40°~45°,操作者左手扶住病人穿刺侧的脚,使脚向足底稍弯曲时最易刺入;见针尾有血液流出,即可固定针芯并将套管针向前推进,然后将针芯退出。

3. 穿刺成功后立即与有创血压监测系统相连,无菌敷贴覆盖穿刺点,妥善固定导管。

三、观察要点与提示

（一）置管后维护

1. 穿刺点无菌透明敷料至少每 7 天更换一次,无菌纱布敷料至少每 2 天更换一次;敷料受潮湿或有污染时,应立即更换。

2. 妥善固定穿刺针,防脱落引起出血及血肿形成。

3. 保证测压数值准确,压力换能器平腋中线第四肋间水平。

4. 加压充气袋保持 300mmHg 压力,保证冲洗液以 3ml/h 持续冲洗动脉导管,防止导管堵塞。

5. 肝素盐水需每天更换;测压套件可每周更换,有污染时随时更换。

（二）识别、预防及处理并发症

1. 出血及血肿形成

（1）发生原因：短时间内反复多次在同一处穿刺；操作技术不熟练，针头在皮下多次进退，损伤血管；针头穿通对侧血管壁；穿刺失败拔针后按压方法不正确，按压时间不足等。

（2）临床表现：穿刺点周围皮肤淤斑、青紫甚至出现肿块，尤以次日表现更明显；清醒病人有疼痛灼热感，甚至肢体活动受限。

（3）预防及处理：①选择合适的穿刺部位，定位准确，避免盲目穿刺，避免同一部位反复穿刺；②拔针后压迫止血，按压至少 5~10 分钟，使用抗凝药的病人，压迫止血时间应延长；③躁动病人应严密观察，必要时给予约束或镇静，以防导管或接头松脱导致出血；④血肿形成 24 小时内宜冷敷，使局部血管收缩利于止血，防止血肿进一步扩大；24 小时后宜热敷促进血肿吸收。

2. 远端肢体缺血

（1）发生原因：血栓形成、血管痉挛及局部长时间包扎过紧等。

（2）临床表现：穿刺侧远端肢体麻木、疼痛、苍白、皮温低等，桡动脉或足背动脉搏动减弱。

（3）预防与处理：①桡动脉置管前需做 Allen 试验，判断尺动脉是否有足够的血液供应；②穿刺动作轻柔稳准，避免反复穿刺造成血管壁损伤，必要时行超声定位直视下桡动脉穿刺置管；③密切观察穿刺点远端手指的颜色与温度，发现缺血征象如肤色苍白、发凉及疼痛感等，应及时拔管；④血栓形成影响血液供应者，可建立专用静脉通路给予尿激酶溶栓治疗，必要时请外科医生协助治疗。

3. 感染 表现为穿刺点发红、肿胀、脓性分泌物、破溃等。预防措施主要为严格无菌操作，密切观察，每日评估置管必要性，尽早拔管。

4. 假性动脉瘤、桡神经损伤，临床上发生较少。

（甘秀妮）

第四篇

专科管理与教育

第二十八章 应急管理

学习目标

完成本章内容学习后,学生将能:

1. 复述院内快速反应系统的含义、大规模伤亡事件的定义和特征
2. 列出应急架构图
3. 描述应急管理的理论内涵、医院应急架构
4. 应用在临床工作中能应用快速反应系统呼叫标准,启动院内快速反应系统

第一节 概 述

随着自然灾害的频繁发生、重大事故的出现、重大传染病的流行、恐怖袭击活动和其他各类公共突发事件的日益增加,社会对应急管理的认识和重视程度不断提高。应急管理作为管理科学的一个分支逐步得到广泛的认可,从 2003 年爆发的非典疫情开始,我国政府、学术界开始更加重视重大突发事件应急管理方面的建设工作和理论研究。

一、医院应急管理的发展历程

医院应急管理是应急管理学科的一个分支,它是随着整个应急管理学科的不断发展而发展的。20 世纪 70 年代以后,应急管理作为一门独立的管理学科,逐渐在灾害研究的基础上形成。20 世纪 80 年代初,美国的联邦应急管理局(Federal Emergency Management Agency, FEMA)阐述应急管理的框架,20 世纪 90 年代,应急管理出现了四个方面的变化。一是提出了关于应急管理层次的概念。二是运用了目标管理的方法来实现不同层次、不同部门的协调行动。三是区分了应急反应的可容量与兼容性的概念。四是提出了连续性的概念。进入 21 世纪,频繁发生的自然灾害和人为的恐怖事件使人们对应急管理的认识有了极大的提高。许多国家的卫生管理部门和医疗卫生组织相继出台了有关医院应急管理的标准,以此来指导、规范医院的应急管理工作。2006 年,国务院发布《国家突发公共事件总体应急预案》,印发了《关于全面加强应急管理工作的意见》《"十二五"期间国家突发公共事件应急体系建设规划》等一系列相关文件,体现了我国政府对应急管理工作的重视,并对各地开展应急管理工作提供了指导性意见。

二、应急管理的基本原则

应急管理是针对特重大事故灾害的危险问题提出的,指医院对突发事件的处理和应急

管理,而突发事件一般而言就是突发公共事件。医院对突发事件的应急管理包括处理其突发事件发生前、中、后的各个阶段,并且要用有效手段和方法加以控制和干涉,进而可以保证最小的损失率。医院应急管理需要遵循以下基本理念与基本原则。

（一）医疗服务的连续性

医院作为整个应急反应框架中的一个重要环节,基本功能是在突发事件发生后保护公众的健康,拯救生命,使受害者尽快从伤病中恢复。经过归纳和分析我们会发现,突发事件对医院的影响主要表现在两个方面:一是医疗工作的正常运行被干扰;二是病人的一般医疗需求或特殊医疗需求急剧增加。因此,在突发事件发生后,保持医疗服务的连续性,满足受害者的医疗需求是医院应急管理的核心任务。

（二）大规模伤亡事件与大规模影响事件

所谓大规模伤亡事件是指突发事件所造成的健康危害使医院的日常组织结构和医疗资源受到了严重的挑战,不能有效地满足受影响人群的医疗需求,如果不及时应对,会导致伤亡人数的持续增加。而大规模影响事件是指突发事件所造成的影响干扰了医院工作的正常运行,使医院日常的医疗容量和医疗能力都被严重地削弱。因此,在大规模伤亡事件及大规模影响事件发生后应立即构建其紧急指挥系统及其紧急医疗应对系统。

（三）医院急救快速反应系统

1994年起,欧美许多医疗机构建立快速反应系统（Rapid Respond System,RRS）。RRS是一个多学科合作的系统,通过监测危机事件和触发反应来调度响应的团队,从而降低住院病人心搏骤停的发生率,可以为病房内那些有潜在不适的危险病人提供一个安全的网络。RRS是包括4个部分的连续综合的救治系统。第一部分包括呼叫快速反应小组（Rapid Respond Team,RRT）的标准、评价呼叫方式、启动系统及运行机制;第二部分包括人员和设备;第三部分是病人安全和质量改进;第四部分是行政管理,包括合理分配资源以改善提高治疗质量、监督RRT人员的任命、购买设备并协调医院员工的教育培训。

（四）危害的综合应对

医院需要应对的突发事件虽然种类不同,规模和影响也有很大差异,但其应对的基本过程却有大致相同的特征。医院管理者在制定应急管理规划、开展各个阶段的工作、确定管理的结构、过程和程序时,除了关注特定的突发事件之外,还应当着眼于危害的综合应对。这样才能不断完善医院的应急反应机制,提高应急反应能力。

（五）医疗应急的可容量与兼容性

医疗应急是指医疗需求超出日常极限时,医院对病人进行必要诊断和治疗的能力。它的可容量是指医院应对病人数量明显增加的能力;而它的兼容性是指医院满足病人特殊需要的能力。医院应急管理不仅要致力于医疗应急可容量的提高,还要努力改善医疗应急的兼容性。否则,就不能在应急反应中有效发挥自己的功能。

三、应急管理的体系构建

应急管理的有序进行需要强调应急组织架构、应急救治系统、应急服务保障系统、应急服务信息系统等方面建设,并对各环节进行日常化的监管和测评,保障应急系统的运行顺畅。同时指出应急管理体系建设应加强顶层设计,注重事前、事中、事后序贯性建设与管理。

（一）应急管理组织机构

应急管理组织架构应当是独立的、专门的机构，有相对固定的人员组成。应急管理组织机构——应急管理工作委员会，由院长和书记共同担任主任委员，委员会由各位院党政领导组成。下设领导小组、医疗应急工作小组、后勤保障应急小组、安保应急小组、信息安全应急小组、饮食安全应急小组、新闻信息处置应急小组等7个工作小组。

（二）应急管理规章和制度

应急管理规章和制度按照医院实际情况及国家的相关要求制定。结合医院应急工作实际需要，建立健全卫生应急预案管理制度，并不断修订完善，实现预案的动态管理。日常培训及演练工作，按照各类卫生应急预案和技术方案的要求开展，并在实际实施过程中，切实提高预案的适用性、实用性和可操作性。

（三）应急事件处置队伍

应急事件处置队伍的建设和能力很大程度上决定了突发应急事件处置的最终效果。建设一支装备精良、技术精湛、反应迅速、保障有力的卫生应急队伍，是保障应急处置工作顺利开展的关键。应急处置队伍的人员建设的重点是队员选拔、队伍管理和培训演练3个环节。

（四）应急后勤保障系统

应急后勤保障系统是医院后勤管理中的重要组成部分，应急后勤保障应做到各种抢救设施设备要保持正常状态、抢救设备齐全，抢救药品齐备，随时可以进行紧急救援。定期对应急设备、物资和药品进行检查，做到应急管理常态化和应急化相结合。在应急处置状态下，及时采购应急工作急缺物资设备，根据处置工作的进展和物资消耗情况及时补齐相关设备物资。

第二节　应急管理组织架构

急诊应急管理组织架构分院前与院内，应急管理组织架构是独立的、专门的机构，有相对固定的人员组成。应急管理组织机构——应急管理工作委员会，由院长担任主任委员，委员会由各位院党政领导组成（文末彩图28-2-1）。

一、组织机构

（一）医院应急领导小组

领导小组由院长任组长，医务副院长，护理副院长任副组长，成员由医务部、护理部、院办、总务部、保卫科、急救中心等相关科室负责人组成，下设办公室。

（二）领导小组办公室

该办公室是领导小组的常设办事机构。

（三）急救中心应急领导小组

急救中心成立应急领导小组，由中心主任任组长，中心副主任任副组长，急救中心办公室主任、各科主任、护士长任成员。

二、职责分工

（一）医院应急领导小组职责

协调与政府卫生行政部门及其他机构的关系,保证在上级卫生行政部门的统一指挥下,使卫生救护高效、有序地进行;协同医院外其他部门做好应急防治的相关工作;组织与领导医院内应急事件病人的救治工作;负责建立医院内相关人员、物资、技术等保障机制,统一调配。

（二）领导小组办公室职责

负责应急领导小组的日常工作:负责组织协调医院各部门的工作,保证各部门工作有序进行;负责组织收集与分析相关信息,及时向领导小组汇报相关信息;负责组织人员培训、物资储备、后勤保障、社会动员等相关工作。

（三）急救中心应急领导小组职责

1. 建立统一的指挥系统 医院各级部门要认真履行法定职责,建立严格的突发事件防范和应急处理责任制。坚持统一领导,分级负责、反应及时、措施果断、依靠科学、加强合作的原则,尽职尽责的做好工作。具有权威的指挥系统是应急管理机制的龙头,可以对协调行动形成至关重要的决策推动作用。

2. 建立畅通的信息网络 各部门负责人联系电话需畅通,任何科室和个人都不得隐瞒、缓报、谎报应急事件。对发现的应急事件要尽快向急救中心办公室报告,急救中心办公室在 1 小时内向医院应急领导小组汇报,由后者向卫生行政部门报告。

3. 建立和完善应急救治体系 急救中心各科室应首先保证突发事件应急处理所需的、合格的通信设备、医疗救护设备、救治药品、医疗器械、防护物品等物资的调配和储备,做好后勤保障工作。

4. 建立应急医疗卫生队伍 医院各科室要建立一支随时能够处理应急事件的机动应急医疗卫生队伍,作为应对各类突发公共卫生事件的重要力量。

第三节　院内快速反应系统

快速反应系统（Rapid Response System, RRS）是一个多学科合作的系统,通过监测危机事件和触发反应来调度相应的团队。国外有许多国家有其相应的危重病人的急救应急模式,包括英国、澳大利亚等的 RRS 都是根据本国医疗环境下建立的,同时 RRS 的呼叫标准以及执行方法并没有一个统一的标准。我国在危重症救治方面与国外发达国家仍然存在着较大差距,要建立符合我国国情的 RRS 需要耗费大量的人力、物力及时间。

RRS 是包括四个部分的连续综合的救治系统:呼叫 RRS 的标准、评价呼叫方式、启动系统及运行机制;人员和设备;病人安全和质量改进;行政管理。

一、院内快速反应系统的建立

（一）院级与科级管理

医院根据实际情况建立 RRS,分为院级及科级两个层次管理。院级管理层有医疗副院长和医务科科长组成,作为 RRS 的总协调,主要功能包括:设置住院病人预警指征、确定快速反应小组成员及工作职责、修订住院病人病情变化处置流程、协调医院员工的教育培训，并监督系统的质量改进和后续的员工培训。科级管理层由重症医学科主任、急诊科主任、ICU 护士长、急诊科护士长组成，负责快速反应小组（RRT）的具体运行，其功能包括教育与培训医护人员 RRS 的概念和益处，确保参与 RRT 的成员能理解自己的工作职责，即在接到呼叫时第一时间达到现场，协助病人的专科医生和护士处理病情，负责填写处置记录。院级管理定期召集 RRS 相关科室和人员回顾与总结处置记录，做进一步质量改进。

（二）RRS 的呼叫标准

呼叫标准主要是针对病人重要体征的物理状态进行动态监测，记录变化情况，核心的监测项目包括心率、血压、呼吸频率、体温、意识状态。呼叫标准缺少敏感性、特殊性，但能预示死亡风险的增加和促成 RRS 启动，可以帮助早期发现那些病情严重和即将恶化的严重病人（表 28-3-1、表 28-3-2）。

表 28-3-1　RRS 呼叫标准

成人呼叫标准	
急剧心率改变	心率 <40 次 / 分　心率 >130 次 / 分
急剧收缩压变化	SBP<90mmHg
急剧呼吸频率变化	RR<8 次 / 分　RR>28 次 / 分
急剧氧饱和度变化	SpO$_2$<90% 在用氧情况下
急剧意识的改变	急剧意识水平下降
急剧尿量改变	4 小时 <50ml
医护人员认为病人需要 RRS 的协助	

表 28-3-2　RRS 呼叫标准

儿童呼叫标准		
急剧心率改变	0< 年龄 ≤28 天	心率 <90 次 / 分　心率 >180 次 / 分
	28 天 < 年龄 ≤1 周岁	心率 <90 次 / 分　心率 >160 次 / 分
	1 周岁 < 年龄 ≤5 周岁	心率 <80 次 / 分　心率 >140 次 / 分
	5 周岁 < 年龄 ≤14 周岁	心率 <60 次 / 分　心率 >120 次 / 分
急剧收缩压变化	0< 年龄 ≤28 天	血压平均压 < 孕周数
	28 天 < 年龄 ≤1 周岁	血压收缩压 ≤70mmHg
	1 周岁 < 年龄 ≤9 周岁	血压收缩压 ≤70+ 年龄 x2
	9 周岁 < 年龄 ≤14 周岁	血压收缩压 ≤90mmHg
急剧呼吸频率变化	0< 年龄 ≤28 天	呼吸频率 >60 次 / 分
	28 天 < 年龄 ≤1 周岁	呼吸频率 >40 次 / 分
	1 周岁 < 年龄 ≤3 周岁	呼吸频率 >35 次 / 分
	3 周岁 < 年龄 <14 周岁	呼吸频率 >30 次 / 分
	或 0< 年龄 <14 周岁	呼吸频率 <20 次 / 分
急剧氧饱和度变化	SpO$_2$<90% 在用氧情况下	
急剧意识的改变	急剧意识水平下降	
医护人员认为病人需要 RRS 的协助		

（三）医疗急救小组（Medical Emergency Team，MET）的人员构成

RRS 中的核心小组是 MET。MET 的概念所依据的原则是早期启动和由通过适当训练的团队来改善心搏骤停的病人以及那些转入 ICU 病人的预后。MET 领导人主要是有重症专业知识的医生，一般由麻醉科、ICU 以及急诊科的医生和护士组成，至少包括一名内科医生和护士。MET 参与成员要有数年的工作经验，应该具备以下能力：有开处方的能力，进一步气道管理的能力，在床边进行 ICU 护理的能力。

（四）病人病情变化处置流程

RRS 成员全天 24 小时值班，当病人偏离了预期正常的生理指标范围或者发现病人的病情令人担忧时，院内任何一名员工都可以启动 RRS。RRS 成员对医院区域内的病人突发心搏呼吸骤停时进行紧急抢救，并保障紧急状态下医疗救治绿色通道畅通，在危重病人的抢救过程中有效组织、合理利用现有资源，充分发挥多学科团队的综合处置优势，采取有效治疗措施稳定病人生命体征。具有具体的处置流程（图 28-3-1）。

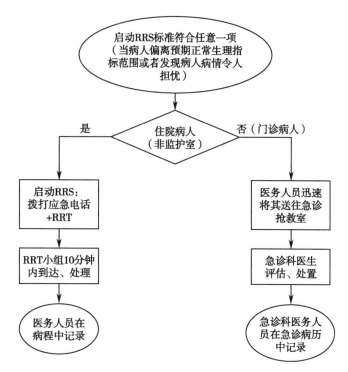

图 28-3-1 病人病情变化处置流程图

二、院内快速反应系统的监测与管理

RRS 是连续综合的救治系统，是自上而下的系统工程，需要全院人员的配合，团队合作是协调的共同目标。在解决病人的紧急需求上，跨团队协作是至关重要的。但由于医护人员行为、培训及监护水平会影响呼救频率，从而影响了 RRS 的救治效果。RRS 成员紧急处置后对处置情况做详细准确的记录，对将来的工作很有用。行政管理人员主要负责协调医疗资源以促进实施，RRS 成员的任命及相关医疗设备的购置，对参与 RRS 的院内工作人员互相配合进行教育，定期对 RRS 内的关键人员进行理论和技能的考核、组织定期的模拟演

练等。此外,进行定期审核来对RRS运行和失败的因素进行评估以及指导质量改进活动。持续定期的考核演练可以提升RRS内成员的自身能力,保证救治的质量。护理部每季度的常规巡查中可增加护士对呼叫标准的熟识度的考核,以确保各护理单元护士掌握呼叫指征并遵循病情变化处置流程。院级管理层每季度召集RRS相关人员,对过去一季度被呼叫及处置情况进行回顾与总结。

第四节 大规模伤亡事件应急与管理

20世纪以来,各种突发事件逐步呈现出一种多发、频发的态势,人类已经进入了一个高风险的现代社会。美国"9.11"以及随后的炭疽生物恐怖事件,中国的SARS,其后的高致病性禽流感、H1N1疫情等一系列大规模伤亡事件的爆发,促使中国乃至全世界越来越重视对大规模伤亡事件应对的理论和实践研究,从而推动了对大规模伤亡事件的应急与管理不断发展与完善。本节介绍了大规模伤亡事件的定义和特征,系统阐述了紧急医疗应对系统的基本环节,并指出大规模伤亡事件时公共卫生应对的必要性。

一、大规模伤亡事件的定义和特征

重大灾难往往造成大规模伤亡事件(mass casualty incident, MCI),大规模伤亡事件的定义为大批群体人员伤亡,医疗服务需求短时间内突然显著增加或异常复杂,加上对灾区直接冲击造成不同程度的应对负荷损失,导致医疗服务的需求激增与医疗系统的应对能力失衡。MCI后,进行有效的紧急医学应对,有助于提高医学应对效率和改善伤员结局,避免造成更严重的后果。

MCI具有三个特征:一是事件导致大量的人员伤亡,使已有可用资源和医疗需求之间产生了矛盾;二是由于受到MCI冲击,救治人员、应急设施以及后勤供给的损失或缺乏进一步加重这一矛盾;三是MCI中的救援环境或条件,往往限制医疗应对的开展。

二、大规模伤亡事件紧急医疗应对系统

应对MCI需要调动许多应对资源,可能涉及众多应对主体,需在MCI发生后早期,构建其紧急指挥系统(Incident Command System, ICS)及其紧急医疗应对系统(Emergency Medical Response System, EMRS)。

应对MCI,需要许多应对组织共同参与,首要任务是按照"统一指挥、分级负责"的原则,组建ICS,明确权责,整合资源和统一指挥。MCI发生后,越早组建ICS,越能掌握应对的主动权。很多研究认为ICS及时有效的组建是必须的,同时指出ICS应按需进行适当的扩大或缩小规模。MCI的ICS统一指挥和协调区域内的紧急医疗应对,一般包括指挥、计划、执行、后勤、管理等基本工作架构,相互配合、协调一致,共同做好MCI的紧急医疗应对。

三、紧急医疗应对系统的基本环节

MCI时,EMRS一般涉及伤员搜寻与营救、伤员检伤分类与初步治疗、伤员疏散转运和

伤员确定性治疗等基本环节,上述环节间的运行不衔接或应对负荷不匹配,可能影响整体伤员救治的时效性和整体救治结局。

（一）MCI 伤员救治

在救援现场,如何运用有限的医疗救护人员、仪器设备、急救药品及运输工具,使更多伤员得到有效救治十分重要,这就需要检伤分类。依据检伤分类原则,利用各种有效的检伤分类工具,对伤员进行伤情的评估和判断,决定不同伤员救治及后送的优先顺序,以有效利用有限的医疗资源,降低伤员整体病死率。

START（simple triage and rapid treatment）是灾难现场最常用的分类方法,即简单分类、快速救治。主要通过对伤员呼救、循环和意识进行快速判断。现场往往不具备大手术所需的物质和环境条件,也不具备术后所需的监测和伤员恢复条件,伤员经现场初步稳定后,应尽可能迅速转往后方进行确定性治疗。快速、高效的伤员后送是提高救治率和生存率的重要环节。

（二）MCI 伤员应急转运与疏散

MCI 后迫切的救援任务是在最短的时间内应急转运和疏散大量需要救治的伤员。伤员应急转运与疏散,与伤员数量和伤情程度有关,也与转运通道建立和转运工具数量有关。

伤员应急转运与疏散,是在伤员检伤分类的基础上,按照伤情程度及医疗资源的分布状况,合理选择伤员的后送方式和后送目的地。同时也要保障人员、装备和救援物资等医学救援力量及时投送。伤员转运过程中要避免二次损伤。

MCI 伤员应急转运与疏散中,通过合理的检伤分类和有效沟通,将伤员快速进行合理地分配,可改善伤员的生存率。科学高效的救援投送对控制事态、化解险情、降低损害有重要作用。在伤员转运与疏散同时,也要保障人员、装备和救援物资（如担架、颈托、夹板和绷带等）医学救援力量及时投送。

四、大规模伤亡事件公共卫生应对

MCI 时,为指导公共卫生应对,公共卫生快速评估应与伤员紧急救护同时进行。通过早期评估,了解 MCI 对公共卫生和医疗基础设施的影响,以及急需解决的公共卫生问题,以实施适度、及时和针对性强的公共卫生应对措施。

MCI 时,需要对现场进行快速的公共卫生评估,以确保所采取措施具有针对性和有效性。紧急状态下现场的公共卫生快速评估,提出公共卫生需求和拟优先的干预措施,是灾难应对中必不可少的环节。WHO 推荐,在灾后 24 小时、3 天和 1 周等不同时段内,快速评估与公共卫生相关的居住情况、食品、饮用水、环境、医疗卫生服务、传染病防控等。

> 知识拓展
>
> ### 狭窄空间事故现场急救
>
> 数不清的狭窄空间意外造成了非常惨痛的人员伤亡,其根本的原因就在于相关人员未能清楚地认识到狭窄空间内部或邻近区域存在或潜伏的危险,或者狭窄空间本身并

无重大危害,但未考虑到在狭窄空间内作业可能引起环境变化或引入与作业相关的新危害,使得狭窄空间成为一个又一个"安静的杀手"。狭窄空间的危险因素十分复杂,常见的危险包含缺氧、富氧、有毒污染物、可燃性污染物、吞没、陷入或窒息、缺少安全装置的机械或暴露的带电导体等。狭窄空间医学的特点有:医疗活动环境恶劣且受限、伤病需救助者的多样性等。灾后的狭窄空间有很多潜在的危险因素,为防止继发性损伤,在进行医疗救援时要有完善的准备及活动指导。狭窄空间医学活动包括进入前准备、进入、医疗活动、处置完成至救出、救出完成至搬送等,共5个阶段。

(金 爽)

第二十九章　风险管理

第一节　急诊护士风险管理

一、急诊护士法律问题

（一）护士的法律身份问题

《护士管理办法》第四章第十九条："未经护士职业注册者不得从事护理工作"。执业护士在执业时，必须按职上岗，各行其事。非注册护士处于临床学习阶段，一定要在注册护士指导下工作，严禁非注册护士独立进行护理活动，一旦出现非注册护士因操作不当给病人造成损害，非注册护士不负法律责任，但注册护士不能免于法律责任。

（二）急诊护士的法律责任和义务

1. 急诊护士主要有四种法律责任　对病人的民法责任、对公众的刑法责任、对雇主的法律责任和对专业的法律责任。护士与病人的相互关系决定了护士有照顾病人的责任。护士在执业时严重不负责任，违反各项规章制度和护理常规，造成病人死亡或严重伤害的违法行为称为渎职。《新刑法》第335条规定"医务人员由于严重不负责任，造成就诊人员死亡或严重损害就诊人员身体健康的处以3年以下有期徒刑或拘役"。

2. 紧急处置的义务　在一些突发意外事故或三无人员的抢救中，护士应在医生未到场时，对病人采取力所能及的急救措施，任何延误、拒收病人引起的法律问题，相关人员将承担法律责任。

3. 证据管理的义务　急诊抢救记录是医护人员为病人进行抢救治疗、实施护理及病情动态改变的记录，是护士执行医嘱实施抢救治疗护理的主要依据，应认真、客观、真实地记录，错记、漏记均可能成为日后的法律问题。在最高人民法院"关于举证倒置"及《医疗事故处理条例》颁布后，它成为法律处罚的主要依据。

4. 维护病人生命健康权的义务　急诊护士应对病人的病情做出快速、准确判断，争分夺秒做出相应处置，配合医师最大限度地减轻病人痛苦并挽救生命，维护病人的生命健康权。

（三）侵权与违法行为

1. 侵权行为

（1）护士在执业时，窥探或故意暴露病人隐私部位，则侵犯了病人隐私权。

（2）护士在执业时，态度恶劣，对病人造成语言恶性刺激而造成病人心理或行为障碍；或在急诊抢救病人中，因为费用问题延误病人的抢救，则侵犯了病人的健康生命权。

（3）护士在执业时，尤其在进行侵害性操作时，未事先对病人进行宣教告知，则侵犯了病人的知情权。

2. 违法行为

（1）护士在执业时，未按规定使用一次性医疗用品，用后未及时收回、彻底销毁；以及在无菌操作时，违反无菌操作原则，属于违反了《消毒管理办法》。

（2）护士在传染病流行或自然灾害、突发重大伤亡事故时，不服从卫生行政部门调遣，则违反了《中华人民共和国护士条例》。

（3）对传染病病人的排泄物、分泌物、使用物品，未按规定进行消毒处理，造成传染病流行，则违反了《传染病防治办法》。

（4）护士在执业时，利用职务之便，向病人索取或收受病人财物，则违反了《护士管理办法》。

（5）护士在执业时，修改、隐匿、销毁医疗文书，则违反了《医疗事故处理条例》。

（四）防范对策

1. 加强法律法规学习，强化法制观念。定期学习法律法规相关知识，依法履职，在确保病人合法权益的同时，也要避免自己的合法权益受到损害。

2. 加强职业道德及专业知识的学习，提高专业技能。强化"慎独"精神，本着"急病人之所急，想病人之所想"的精神为病人提供专业服务。不断提高专业技能，在医师未到场时能为抢救病人提供及时有效的急救措施。

3. 加强证据意识的培养和证据管理。在目前举证倒置的新形式下，医疗证据对保护医务人员非常重要，因此，护士在护理行为中的护理记录、知情同意、三无病人随身物品管理交接等严格按照制度流程执行。接诊涉嫌刑事案件的病人要及时上报公安部门。

4. 抢救药品、设备功能完好是避免发生法律问题的关键。急救药品、物品性能完好、准确到位，专人检查、专人管理，使用后及时补充、维修，可避免发生相关的法律问题。

二、急诊护士道德困境

（一）道德困境的概念

1984 年由 Jameton A 首次提出了道德困境（moral distress）的概念，是指个体知道应该采取的正确行动，但由于内部或外部的各种原因无法实行时产生的痛苦感受和 / 或心理失衡。研究表明，护士所面临的道德困境已成为影响护理行业的一项重要问题。

（二）急诊护士经历的道德困境水平较高

其原因与急诊护士不仅要承担繁重的工作压力，还要长期面对无效护理有关。研究表明，治疗无望或姑息护理的病人，采取积极治疗与护理措施来延长生命等无效护理是导致急诊护士道德困境的主要原因，并且医护患之间日益加剧的冲突也导致道德困境水平增高。

（三）急诊护士道德困境的应对

1. "4A" 循环模型的运用　针对道德困境对护士的困扰，美国重症护理协会提出 "4A" 循环模型：Ask（询问）、Affirm（肯定）、Assess（评估）、Act（行动），能有效降低护士道德困境程度。Ask：确定道德困境来源；Affirm：做出解决道德困境的承诺；Assess：评估护士自身及护理工作中的道德困境来源及严重程度；Act：采取具体行动解决困境。

2. 护理管理者　护理管理者应当加强急诊护士的伦理法律教育；为急诊护士提供专业的心理咨询；增加护士的人力资源配置，减轻临床工作强度；重视科室管理，加强医护合作，营造良好的工作氛围。

3. 护士自身　护士应加强护理伦理知识的学习,提高自身伦理决策能力,降低道德困境水平。

三、工作场所暴力

(一)工作场所暴力的概念

急诊科是医院的窗口,病人具有病情重、发病急、变化快的特点,是暴力伤医事件的高发区。医院工作场所暴力是指医务人员在其工作场所受到威胁、辱骂或袭击,从而造成对其幸福、安全或健康的明确或含蓄的挑战。医院工作场所暴力分为心理暴力和身体暴力,心理暴力包括口头辱骂、威胁和言语的性骚扰;身体暴力包括打、踢、拍、扎、推、咬等暴力行为。

(二)急诊工作场所暴力的风险分析

1. 风险因素　急诊工作场所暴力风险因素包括环境、医务人员、患方以及支持系统等方面。

2. 风险区域　暴力发生的高风险区域有候诊区、诊室、抢救区、检查室、治疗室、走廊、楼梯、昏暗或者地下停车区域,另外,没有安装通讯设备、报警系统、监控系统的区域均易发生暴力事件。

3. 风险时段　暴力发生的高风险时间段有夜间、节假日、用餐时间、病人转运时间、急诊抢救、独自工作、与病人或家属沟通时、投诉或纠纷发生及处理时也易发生暴力事件。

4. 暴力事件特征　中华护理学会急诊专业委员会2016年调查了全国29个省市114家三级甲等医院1211名医务人员,结果显示38.3%的暴力事件发生在晚上,22.1%的暴力事件发生在上午;69.2%的施暴者是病人家属(或朋友),80.7%的是男性。另一项调查显示,行凶者多家庭贫困,恶性伤医者大多受教育程度低,且存在疾病无法治愈、支付医疗费困难等现象;同时诊疗结果与患方期待落差大是暴力事件发生的首要诱因。

(三)急诊工作场所暴力的风险控制

1. 零容忍的态度　对暴力伤医事件零容忍,国家政府立法,对医院内暴力人员加强打击力度。

2. 建立警医联动机制　在医院内部设立公安机关的派出机构,加强警医联动。医院建立健全安保队伍,急诊科设置专驻安保人员,各区域安装监控设施及报警装置。

3. 完善布局及环境设施安全　急诊科布局合理、标识清晰;禁止病人及家属携带可能造成他人伤害的器具进入医院;医疗区域内尽量避免有可及性强的攻击器具。

4. 规范制度与流程,提高风险防范意识　完善急诊分级分区、急救绿色通道管理制度及流程。加强医务人员风险防范意识,定期进行暴力事件风险防范相关知识培训。

5. 及时妥善处理纠纷与投诉　出现纠纷或投诉时,启动纠纷处置应急预案,引导病人走正规投诉渠道。

6. 建立暴力事件报告与分析制度　构建规范的暴力事件处理程序,成立安全防范小组,定期对工作场所暴力事件进行分析及持续改进。

(四)急诊工作场所暴力防控的培训及管理

工作场所暴力防控相关培训内容包括:相关法律法规、服务意识与沟通技巧、专业技能和各项规章制度、工作场所暴力风险因素、自我防护和脱离技术、工作场所暴力的防范和应对方案、心理卫生知识教育等,并纳入急诊科准入培训计划。

四、医院感染与职业暴露

（一）概述

医院感染或医院获得性感染（hospital infection or hospital acquired infection），旧称院内感染或医院内感染，是指住院病人在医院内获得的感染：包括住院期间发生的感染、在医院内获得，并在出院后发病的感染以及新生儿经母体产道时获得的感染。不包括未引起不良症状或征象的微生物移生、入院前的感染，以及产前胎盘已被感染，并在产前、产后48小时出现症状或征象的情况。医院工作人员在医院内获得的感染也属于医院感染。原国家卫生计生委和美国疾病预防与控制中心（CDC）等权威中心均规定无明确潜伏期的感染在入院48小时后发病者，或有明确潜伏期的感染，同时入院时间超过平均潜伏期后发病者为医院感染。引起医院感染的病原体大多数为细菌，革兰阴性杆菌仍占第一位，但是近年来革兰阳性球菌分离率呈上升趋势。另外，真菌、病毒、支原体属等也是引起医院感染的重要病原体。我国医院感染监测系统报道的医院感染发病率为3.1%~9.0%。医院感染中以尿路感染、下呼吸道感染、伤口感染和血行感染为多见。医院感染不仅危害病人及医务人员的健康和生命，而且导致医疗开支的大幅度升高。

职业暴露（occupational exposure）广义上是指医务人员在从事临床诊疗、护理及科学实验等职业活动过程中被物理、化学、生物或社会心理等有害因素影响，直接或间接地对人体健康造成损害甚至危及生命的情况，包括感染性职业暴露，放射性职业暴露，化学性（如消毒剂、某些化学药品）职业暴露，及其他职业暴露；狭义上是指医务人员从事诊疗、护理等工作过程中意外被各种病原体感染的血液、体液污染了皮肤或黏膜，或者被含有病原体的血液、体液污染了的针头及其他锐器刺伤皮肤，有可能被病原体感染的情况，即指血源性职业暴露。据世界卫生组织（WHO）2003年的报道，全球3500万医务人员中每年分别有70万、1.5万和0.1万名医务人员因锐器伤而感染HBV、HCV、HIV。另2003年严重呼吸综合征（severe acute respiratory syndrome，SARS）流行，18.38%为医务人员罹患。一方面急诊机构是抢救危重病人及参与各种突发事件的重要场所，是接触锐器及病人血液、体液的高发科室，另一方面急诊护士常常在病人被明确诊断前即投入对病人的处置和抢救，这其中包括处于潜伏期和诊断前的传染病病人，因此急诊医务人员是职业暴露的高危人群。医务人员因职业暴露而发生感染也属于医院感染的一部分。

（二）职业暴露的预防与控制管理

尽管医院感染发生的原因多种多样，但是只要采取行之有效的管理措施，将近2/3的医院感染是可以预防的，如无菌技术操作、清洁、效度灭菌与隔离、手卫生、标准预防等措施。本部分将重点介绍医务人员职业暴露的预防与控制措施。

1. 防护原则及措施

（1）遵循标准预防原则：标准预防强调病人所有的血液、体液、分泌物、排泄物等都可能有传染性病原体，医务人员在接触上述物质时，必须采取防护措施，以减少职业暴露和医院感染的发生。

（2）标准预防的基本措施：①戴手套。②洗手或快速手消毒剂擦手。③戴口罩、戴面罩及护目镜。④穿隔离衣。⑤预防针刺伤及锐器伤。⑥物体表面、环境、衣物的消毒等。

（3）建立职业防护体系，加强安全教育和培训：医院建立职业安全防护委员会，构建医务人员职业暴露防护体系,制定和完善职业防护相关的制度和流程,对医务人员进行教育培训,特别是护士等特殊人群的培训,增强医务人员的防护意识。

（4）提供安全防护用品和设备:加强对医务人员职业安全的防护,提供必要的防护用品,推广安全注射和无针输液系统,从源头上减少职业暴露的发生。研究表明,安全针装置可将伤害减少23%~100%,平均能减少71%,无针输液系统能将针刺伤害降低78.7%。医院应该尽可能设备负压隔离病房,病房内应采用负压通风系统,医务人员进入隔离病房应做好防护措施,以减少呼吸道传播疾病的暴露。

（5）加强医务人员职业防护操作规范:双手回套针帽、用手直接分离针头与针帽等不规范的操作是导致发生锐器伤的重要原因,另近距离接触可能发生飞沫传播的传染病人及疑似病人时,不佩戴医用防护口罩,医务人员很容易因此感染呼吸道疾病。因此应该加强医务职业防护的操作规范,切实提高医务人员的防护行为,以保障医务人员的职业安全。

2. 职业暴露的应急处理流程

（1）血源性职业暴露的应急处理流程:①局部紧急处理措施:用肥皂水和流动水清洗被污染的皮肤,用生理盐水冲洗被污染的粘膜、眼、鼻、口腔等;如有伤口,应从近心端向远心端挤压,避免挤压伤口局部,尽可能挤出损伤处的血液,再用肥皂水和流动水进行冲洗;受伤部位的伤口冲洗后,应当用消毒液消毒,如75%乙醇或者0.5%碘伏,并包扎伤口;被暴露的粘膜,应当反复用生理盐水冲洗干净。②主动报告:医务人员发生职业暴露后,应及时报告医院感染相关部门,并登记备案。③暴露源评估:对暴露源进行评估,包括暴露源病人的液体类型、职业接触类型、暴露源传染病四项等。④接触后预防:暴露后立即对暴露者进行血清学的检测,并根据检测结果需要进行预防性用药。

（2）呼吸道病原体职业接触的应急处理流程:①预检分诊护士发现疑似呼吸道相关的甲类、乙类或丙类传染病,若病人病情危重,护士应做好简单的防护后立即将病人送入急诊隔离病房抢救,若病人情况尚可,护士应做好自身防护后将病人送入隔离病房,并做好相应的隔离措施。②立即向急诊科主任,护士长报告,再逐级上报到医务部、护理部、院感等部门,并请专家会诊。③确诊后应该按照传染病的类别要求,上报属地的疾病预防中心和上级卫生部门(甲类传染病和按甲类传染病处理的乙类传染病应该2小时内上报,其他乙类传染病和丙类传染病应该24小时内上报),等待将病人转运至相应传染病区治疗。④对所有接触的医务人员进行消毒措施和观察,完成病人转出后的终末消毒,可采用化学气溶胶棚屋消毒,如0.5%过氧乙酸或3%过氧化氢喷雾等有效的消毒方法。

第二节　急诊病人风险管理

急诊科人多拥挤,环境嘈杂,病人病情紧急危重、复杂多样,家属情绪焦虑。急诊医护人员需在短时间内,根据有限的信息,对危重病人潜在的疾病作出有效合理的诊治,常常较为困难。急诊科已成为医患矛盾突出、医疗纠纷频发的高风险科室,实施风险管理尤为重要。急诊病人风险管理就是以急诊病人为中心,对可能造成病人伤害的现有和潜在的风险因素进行识别、评估,并采取正确措施进行有效控制的过程。

一、急诊病人的风险因素

急诊病人的风险因素主要可以分为三大类：环境因素，即风险原因来自病人、疾病、观念行为、医疗政策等问题；系统因素，即风险原因来自机构内部结构或流程设计等问题；人员因素，即风险原因来自机构个人、教育训练等问题。依此分类方式，可将急诊病人就诊各环节中直接或间接可能出现危害到病人安全的风险因素举例如下。

（一）分诊及候诊阶段

1. 环境因素　病人就医习惯导致大型综合性医院病人拥塞，医疗人员无法第一时间接触到危重病人；人口老龄化及独居老人增加，造成分诊问诊困难；医疗制度不完善，下级医院不能发挥作用，导致轻症和重症病人夹杂在一起就诊等。

2. 系统因素　分诊标准设计不良；分诊人力安排不足；分诊时间过长；候诊时间过长；候诊病人无适当监测等。

3. 人员因素　护理人员分诊能力不足；分诊人员没有接受训练；医护人员没有正确落实分诊标准等。

（二）医疗处置及照护阶段

1. 环境因素　病人临床表现不典型，造成医护人员的警觉性不足；大型医院病人拥塞致诊疗时间不足；24小时开放式空间，家属或人员进出未受管制，医护人员工作不断受到干扰；环境嘈杂造成资讯交换及沟通困难；人口老龄化及独居老人增加，导致病史询问不完整；过多家属询问病情，占据医师的时间及干扰病人处置的进程；空间设计不合理，检验检查路线太长等。

2. 系统因素　未采用电子化病历系统；急诊医护人力不足；由经验不足或未受训练的非急诊专科医师看诊；监测仪器设备不足；病人床位分布混乱，不易清楚辨识；放射科即时影像报告的支持不足；实验室诊断的品质、时效及危急值报告系统不佳，影响医师的诊断；抢救、监测的仪器不足；后续专科的支援不足；未落实感染的预防。

3. 人员因素　医护人员沟通能力不足；医师经验不足致错误诊断、延误诊断或诊断不完整；病人诊断、照护交接不清；医护人员缺乏团队合作训练；专科会诊不及时等。

（三）转运阶段

1. 环境因素　急诊空间及路线设计不佳，增加转运风险；病人病情严重，却接受过多非必要的转运等。

2. 系统因素　病人转运时机不适当；转运监测设备不足；未安排资深人员协助重症病人转运；未制定转运标准流程；未制定转运安全查检表；检查科室的监测设备不足；路线不当造成转运延迟或非必要的等待等。

3. 人员因素　转运人员能力不足；转运人员未经受训练；转运人员未落实转运标准流程；检查科室人员在病人危险辨识能力上不足等。

（四）观察阶段

1. 环境因素　急诊观察室的空间不足，床间距太窄；急诊观察室制度管理不健全，造成品质落后等。

2. 系统因素　观察室的医护人力资源不足；监护设备不足；没有制定观察室的入住及转出规范；应住院的病人未及时住院，被放置在观察室；相关社会协助不足，让需要社会协助的病人滞留在观察室等。

3. 人员因素　医护人员照护能力不足;医护人员沟通不良;交接班不清等。

二、急诊病人的风险对策

(一)加强制度规范建设

急诊管理人员应在充分分析和评估的基础上,找出高危部门、高危环节、高危人群和高危时段,制定符合实际的规章制度和防范细则;并在实施过程中不断充实完善,从而增强医护人员的风险意识,减少风险事件的发生。完善的规章制度是做好急诊病人风险管理的前提,而医护人员认真落实各项制度则是病人安全的根本保证。

(二)加快人才队伍培养

人才是急诊科发展的根本,拥有一支高素质、稳定的急救医疗队伍是确定急诊安全最重要的基础。医院应采用政策倾斜,吸引更多有高度责任感、热爱急诊事业的高学历人才加入到急诊队伍中。同时,合理配置人员,确保充足的后备人力资源。针对年轻的医务人员,要强化急诊急救专科知识和技能的培训。

(三)建立和完善诊治流程和风险预案

建立各种急危重病诊疗指南和抢救流程,改造急诊病人的就诊环境和流程,畅通绿色通道,并能持续追踪质量改进。制定常见的风险预案并定期演练,如病人突发心跳、呼吸骤停时的风险预案;停电时,呼吸机辅助呼吸病人和血液透析病人的风险预案;病人发生摔倒、坠床时的风险预案等。

(四)做好急救药品与设备管理

新仪器、新设备投入使用后,要及时制定操作流程和管理制度;建立仪器设备保养记录;专人负责仪器设备的清点和功能检测。每班交接急救药品,清理过期药品,及时补充所需药品,避免因药品不足而导致抢救延误。

(五)注重安全文化,改善医患沟通

要强化急诊医护人员安全理念、风险意识,推动并构建完善的不良事件上报系统,建立医疗风险监测预警体系,修订标准化的工作流程,学习和共同分享病人安全的经验。同时,医务人员应充分致力于以病人和家庭为中心的医疗行为,提高沟通技巧和能力,从而避免和减少各类医疗风险。

(黄素芳　金静芬　黄　萍)

第三十章 质量管理

第一节 流程管理

一、绿色通道流程

急救绿色通道是指医院为急危重症病人提供的快捷高效的服务系统,是指对急危重症病人实行优先抢救、优先检查和优先住院的原则,医疗相关手续酌情补办。

（一）绿色通道的要求

1. 急救绿色通道标志　在急救大厅设立急救绿色通道标志,方便病人及家属迅速进入急救绿色通道,包括在分诊台、抢救室、急诊手术室、急诊药房、急诊检验科、急诊影像中心、急诊留观室和急诊输液室等均设有醒目的标志。

2. 有效方便的设备

（1）通讯设备:具备对讲机、有线或移动电话、可视电话等通讯设备,设立急救绿色通道专线,随时接收院内、外的急救信息。

（2）医疗设备:可移动的推车或床、可充电或带电池的输液泵、心电图机、多功能监护仪（包括心电、血压、经皮氧饱和度等监测项目,最好为便携式）、除颤起搏装置、固定和移动的负压吸引设备、气管插管设备、简易呼吸球囊、面罩、呼吸机等。

3. 药品管理　急救绿色通道中的病人可根据病情需要先用药,后付款。应由专门人员负责保管和清点常规急救药品,随时补充药品,检查药品有效期。

4. 物品管理　急诊抢救室是抢救危重病人的专用场所,不得挪作他用。一切抢救物品实行"五定"制度,即:定人保管、定点放置、定量供应、定期检查、定期消毒,保证抢救病人时使用。

5. 人员要求

（1）急救绿色通道的各个环节 24 小时均有人值班。随时准备投入抢救,并配备 3~4 名护士协助工作。院内会诊 10 分钟内到位。

（2）急救绿色通道的各环节人员必须熟练胜任各自的工作,临床工作人员必须有两年以上的急诊工作经验。

（3）急救绿色通道的各环节人员应定期进行演练、培训和座谈,不断完善急救绿色通道中各个环节的衔接工作。

（4）设立急救绿色通道抢救小组,由业务院长领导,包括急诊科主任、护士长和各相关科室领导参加,在全院医护人员和职工中普及急救绿色通道知识。

（二）急诊绿色通道管理

1. 首诊负责制　首诊医护人员根据病情启动急救绿色通道,通知相关科室的人员,并及时报告科主任、护士长或相关院领导。首诊医护人员在绿色通道急救过程中要随时在场并做好各环节的记录和交接。

2. 病人病情分级　分级管理目的为合理安排就诊次序,优先处理急危重症病人,提高抢救成功率;使病人在合适的时间去合适的区域获得恰当的诊疗。参照《医院急诊科规范化流程》分级标准(表 30-1-1)。

表 30-1-1　急诊病人病情严重程度分级标准

病情严重程度	病情分级	分级标准
A 濒危病人	1 级	病情可能随时危及病人生命,包括气管插管病人,无呼吸。无脉搏病人,急性意识改变者、无反应病人,需立即采取挽救生命的干预措施
B 危重病人	2 级	病情有进展至生命危险和致残危险者,应尽快安排接诊
C 危症病人	3 级	病人有急性症状和急诊问题,但目前明确没有危及生命或致残危险,应在一定的时间段内安排病人就诊
D 非急症病人	4 级	轻症病人或非急诊病人,病人目前没有急性发病情况,无或极少不适主诉

注:生命体征异常者,病情严重程度分级上调一级

3. 抢救要求

(1)急危重病人由急诊医生和护士长组织抢救,重大抢救应由科主任或院领导组织,科主任或正(副)主任医师不在时,由职称最高的医师主持抢救工作,但必须及时通知科主任或正(副)主任医师或本科二线值班人员。遇有成批病人、意外灾害等突发事件时,应立即通知医务科、护理部、院总值班及相关院领导,启动医院突发事件应急预案。

(2)急诊医护人员对进入急诊绿色通道的病人应遵循方便、快捷、安全的原则进行急诊处置。

4. 记录要求　进入急救绿色通道的病人应有详细的登记,包括姓名、性别、年龄、住址、陪护人员联系电话、就诊时间、生命体征、初步诊断及转归等。在病人的处方、辅助检查申请单、住院单等单据上加盖"急救绿色通道"的标志,保证病人抢救、转运过程畅通便捷。

5. 转运要求　急诊医护人员在转运病人前必须电话通知相关人员,途中必须有专人护送,并有能力在途中进行抢救。转运过程中需备有各类急救仪器设备,并保证在全过程中有效使用。交接班时应明确交代注意事项、诊疗经过及可能发生的各种情况,所有医技、病房等相关科室保证绿色通道畅通。

二、急诊转运与交接流程

(一)急诊转运的概述

分为院内转运和院际转运,院内转运是指病人因各种需要,在院内各个科室之间进行的必要转运过程。院际转运是指在不同医疗单位之间的转运。

（二）转运决策与知情同意

重症病人的转运是为了使病人得到必要的诊治，转运决策应充分权衡获益与风险。院内转运由主管医师决策，院际转运由转出医院主管医生和接受医院共同商议，转运前将转运的必要性和潜在风险告知家属，获得知情同意。应由医院多部门人员共同制定全面的切实可行的转运方案。

（三）转运护送人员

由接受过专业训练的医务人员完成。转运护士熟练掌握诸如便携式心电监测仪、除颤器、呼吸机、简易气囊等的操作规程。

（四）转运设备

院内病人转运需配备便携式监测仪、简易呼吸器、负压吸引装置、充足的氧气（满足全程所需的基础上再多出 30 分钟以上的氧气量），应配备基本的复苏用药，包括肾上腺素和抗心律失常药物，以备转运途中病人突发心搏骤停或心律失常。根据转运病人的不同病情，还应配备相应的药物。院内转运重症病人应使用符合要求的转运床，除具有普通转运床的功能外，还应该能够携带呼吸机、负压吸引设备等。

院际转运除监测仪外，还需配备除颤仪，必要时需配有创压力监测装置，还需配备适合不同病人的各种型号气管插管包及环甲膜穿刺设备。院际转运的药物配备强调紧急抢救复苏时用药以及为维持生命体征平稳的用药，病情特殊者还应携带相应的药物。转运重症病人应使用专业转运救护车。

（五）转运方式

院内转运通常由转运床完成。院际转运运输方式通常包括陆路转运及飞行转运。陆路转运通常由救护车完成，如条件许可，大规模灾难期间成批重症伤员转运亦可考虑铁路运输；飞行转运更适合长程转运，当陆路通行困难或要求更快时间内转运时可以考虑。

（六）转运前准备

参与转运的医务人员应尽快熟悉该病人的诊治过程，评估目前的整体状况。转运前应评估病人气道安全性，对于高风险病人，确保气道通畅。转运前应保持静脉通路通畅，尽可能维持病人呼吸、循环功能稳定，并有针对性地对原发疾病进行处理。此外，转运前应与接收方及相关人员进行沟通，做好充分准备，以保证转运安全。

（七）转运的监测与治疗

转运期间的监测治疗水平应确保病人的生命安全，转运过程中不应随意改变已有的监测治疗措施。转运期间应尽可能保持原有监测治疗措施的连续性，护送人员必须记录转运途中病人的一般情况、生命体征、监测指标、接受的治疗、突发事件及处理措施等，转运过程中病人的情况及医疗行为需全程记录，力争做到转运前后监测治疗的无缝衔接。

（八）转运交接

转运人员应与接收科室或医院负责接收的医务人员进行正式交接，交接的内容包括病人病史、重要体征、实验室检查、治疗经过，以及转运中有意义的临床事件，交接后应书面签字确认。

（九）转运的质控与培训

应制定转运的质控标准以保证重症病人的转运质量。参与重症病人转运的人员应接受相应的培训。

（十）重症感染性疾病病人转运的特殊考虑

重症感染性疾病病人的转运除遵守上述一般原则外,还必须遵守传染性疾病的相关法规及原则。

（十一）转运人员的安全

实施重症病人转运的各类人员在转运过程中均存在人身安全风险,需为所有参与院际转运的相关人员购买相应的保险。

第二节　急诊质量监测指标

"指标"是管理者设定目标、推进工作和评估改善的重要工具。护理质量敏感性指标是指用于定量评价和监测影响病人结果的护理管理、护理服务、组织促进等各项程序质量的标准。客观、科学、敏感的质量指标不仅可以有效评价护理质量,而且能正确地帮助与指导临床护理工作,指导护理工作者有针对性地对护理问题进行持续质量改进,急诊质量监测指标如下（表 30-2-1）。

表 30-2-1　急诊质量监测指标

类别	指标名称	定义	公式	意义
结构指标	急诊科护患比	急诊科固定在岗护士（师）总数占同期急诊科接诊病人总数（万人次）的比例	急诊科护患比=急诊科固定在岗（本院）护士（师）总数/同期急诊科接诊病人总数（万人次）×100%	反映医疗机构急诊医疗质量的重要结构性指标之一
	急诊某层级护士的占比	不同能力级别护士在急诊所有注册护士中所占的比率	某层级护士的占比=同期某层级护士的人数/统计周期内护士总人数×100%	1. 反映急诊中护士的人力资源结构配置情况 2. 研究护士结构配置与护理质量和病人安全的关系 3. 指导优化护士人力资源配置反映病人获得的护理服务
	急诊护士离职率	统计周期内,急诊护士离职人数与累计在职护士总数的比率	护士离职率=同期护士离职人数/（统计周期末护士在职人数+统计周期内护士离职人数）×100%	1. 衡量急诊内部护士人力资源流动状况 2. 促进分析离职原因,为改善护理人力资源管理提供依据

续表

类别	指标名称	定义	公式	意义
结构指标	急救设备的完好率	调查周期内急救设备完好的件数与急救设备的件数的比率	急救设备完好率=调查周期内急救设备完好的件数/调查周期内的急救设备的件数×100%	急救仪器设备的完好与否直接影响急救的速度与效率
	急救药品的合格率	调查周期内急救药品完好的数量与急救药品数量的比率	急救药品合格率=调查周期内急救药品完好的数量/调查周期内的急救药品数量×100%	
过程指标	分诊目标反应时间达标率	抽样样本内目标反应时间达标的病人数量占随机抽样的急诊分诊病人总量的比率	达标率=抽样样本内目标反应时间达标的病人数量/随机抽样的急诊分诊病人数量×100%	控制急诊风险,保证危重病人的优先救治
结局指标	急诊预检分诊准确率	抽样样本内预检分诊正确的病人数量占随机抽样的急诊分诊病人总量的比率	准确率=抽样样本内预检分诊正确的病人数量/随机抽样的急诊分诊病人数量×100%	
	危急值的即刻汇报率	查看临床危急值登记本,接报数量及即刻转告的危急值数量	汇报率=调查周期内接到危急值即刻汇报的数量/调查周期内接到危急值数量×100%	
	急诊重症监护室病人压疮发生率	统计周期内,急诊重症监护室病人压疮新发病例数与同期急诊重症监护室病人总数的百分比	急诊重症监护室病人压疮发生率=同期急诊重症监护室病人压疮发生例数/统计周期内住院病人总数×100%	通过监测,了解发生情况,分析相关因素,是否与护理不当和照护缺失有关,为制定改进策略提供依据
	急诊病人跌倒发生率	统计周期内急诊病人跌倒发生例次数(包括造成或未造成伤害)与统计周期内急诊病人总人日数的比例(千分比)	急诊病人跌倒发生率=统计周期内急诊病人中发生跌倒病人次数/统计周期内急诊病人人数×1000‰	通过监测,可以了解发生情况,分析相关因素,是否与护理不当和照护缺失有关,为制定改进策略提供依据

类别	指标名称	定义	公式	意义
结局指标	抢救室滞留时间中位数	抢救室滞留时间是指急诊抢救室病人从进入抢救室到离开抢救室（不包括死亡病人）的时间（以小时为单位）。抢救室滞留时间中位数是指将急诊抢救室病人从进入抢救室到离开抢救室（不包括死亡病人）的时间由长到短排序后取其中位数	抢救室滞留时间中位数 $=X(n+1)/2$，n 为奇数；抢救室滞留时间中位数 $=(Xn/2+Xn/2+1)/2$，n 为偶数注：n 为急诊抢救室病人数，X 为抢救室滞留时间	反映急诊抢救室工作量、工作效率的重要指标
	急诊手术病人死亡率	急诊手术病人死亡率是指急诊手术病人死亡总数占同期急诊手术病人总数的比例	急诊手术病人死亡率 = 急诊手术病人死亡总数 / 同期急诊手术病人总数 × 100%	反映急诊手术救治成功率
	ROSC 成功率	ROSC（心肺复苏术后自主呼吸循环恢复）成功是指急诊呼吸心脏骤停病人，心肺复苏术（CPR）后自主呼吸循环恢复超过 24 小时。ROSC 成功率是指 ROSC 成功总例次数占同期急诊呼吸心脏骤停病人行心肺复苏术总例次数的比例。同一病人 24 小时内行多次心肺复苏术，记为"一例次"	ROSC 成功率 =ROSC 成功总例次数 / 同期急诊呼吸心脏骤停病人行心肺复苏术总例次数 × 100%	反映急诊心肺复苏成功率
	病人对急诊护理服务的满意率		满意率 = 抽样样本内急诊病人表示满意的数量 / 随机抽样的急诊病人数量 × 100%	体现了病人对护理人员提供服务的满意程度，护理服务是否满足病人的需要

第三节　急诊持续质量改进

一、急诊持续质量改进意义

护理质量管理是应用质量管理的基本原则和方法,对构成护理质量的各要素进行计划、组织、控制与持续改进,以保证护理工作达到规定的标准,满足并超越服务对象需要的过程。

二、急诊持续质量改进常用工具

为实现医疗质量管理目标和持续改进所采用的措施、方法和手段,如:目标管理、质量环(PDCA循环)、根因分析、追踪方法学、品管圈(QCC)、5S管理、临床路径等,其定义、适用范围、特点具体如下:

(一)目标管理

1. 定义　根据重成果的思想,先由企业确定提出一定时期内期望达到的理想总目标,然后由各部门和全体员工根据总目标确定各自的分目标并积极主动想方设法使之实现的一种管理方法。在组织内上下管理人员之间定期地在具体和可考核的目标上达成协议并写成书面文件,并定期以共同制定的目标为依据来共同检查和评价实际工作成效的一种管理方法。

2. 适用范围　制定计划。

(二)品管圈

1. 定义　"品管圈"活动是指同一工作现场内、工作性质相类似的基层人员所组成工作小组,在自我和相互启发下,活用各种质量控制手法,全员参与,对自己的工作现场不断地进行维持与改善的活动。

2. 适用范围　改进质量、自我检讨、自主管理、解决工作现场问题。

(三)PDCA循环

1. 定义　PDCA循环是计划(Plan)、执行(Do)、检查(Check)、处理(Action)四个阶段的循环反复过程,是一种程序化、标准化、科学化的管理方式。

2. 适用范围　发现问题、解决问题。

(四)根因分析

1. 定义　根因分析是一项结构化的问题处理方法,用以逐步找出问题的根本原因并加以解决,而不是仅仅关注问题的表征。根本原因分析是一个系统化的问题处理过程,包括确定和分析问题原因,找出问题解决方法,并制定问题预防措施。

2. 适用范围　发现问题、解决问题。

(五)追踪方法学

1. 定义　从病人和评审者的双重视角评价医院内各部门、各专业之间的沟通与合作是否能够满足病人的医疗需要,医疗服务质量与安全是否达到高标准的要求,最终使病人获得优质的医疗护理服务。

2. 适用范围　发现问题、改进质量。

（六）5S 管理

1. 定义　5s 管理是整理（seiri）、整顿（seiton）、清扫（seisou）、清洁（seiketsu）、素质教育（shitsuke）5 个管理工作的简称。指通过规范现场环境、物品，营造规范化的工作环境，规范组织中每位成员的行为要求，培养员工良好的工作习惯，提高工作效率和服务品质。

2. 适用范围　环境物品等质量管理。

（七）临床路径管理

1. 定义　临床路径是由临床医师、护士及支持临床医疗服务的各专业技术人员共同合作为服务对象制定的标准化诊疗护理工作模式，同时也是一种新的医疗护理质量管理法。

2. 适用范围　特定的护理诊断或处置。

（徐建萍）

第三十一章 资质教育管理

第一节 国内外急诊专科
护士资质要求

一、国内急诊专科护士资质要求

专科护士（Clinical Nurse Specialist CNS）一词在1991年由我国香港地区翻译并引入我国。20世纪大陆地区开始了专科护士培训的尝试，2005年和2011年原卫生部分别对专科护士培训提出明确要求，全国各地对专科护士的培训和认证工作实践逐步开展并越来越多。为贯彻落实中国护理事业发展规划纲要（2005—2010年）中加强医院临床专业化护理骨干的培养的要求，原卫生部曾下发至各省、自治区、直辖市卫生厅局、新疆生产建设兵团卫生局"卫办医发12007290号"文件，组织中华护理学会及有关专家针对临床护理技术性较强的重症监护、急诊等5个专科护理领域，研究制定了5个专科护理领域护士培训大纲，以指导各地规范开展专科护理领域的培训工作。2002年中华护理学会、香港危重病护理学会、协和医科大学护理学院三家联合举办"危重病护理文凭课程"学习班首批培养ICU专科护士49人；2004年中华护理学会、香港危重病护理学会开办了第二届"危重病护理文凭课程"学习班，第二批培养了71名专科护士。为国内专科护士培养提供了经验。

目前我国专科护士的培养和使用还处于起步阶段还没有比较完整、体系一致的相关政策和制度来支持，在学员选拔、师资配置、课程设计和教材选择上也没有统一的规定，而是由各省份、各培训基地根据自身的条件结合国内外已有的经验自行设计，所以，学员的培训效果无法统一评估。由于对相关问题的认识欠统一，没有相关的全国性规范，因此，具体实施和标准制定均由各省／直辖市自主进行。关于首次认证，大多数地区要求完成培训课程和专科临床实践，并通过结业考核即可获得相关证书，而由于培训入学条件差异较大（如：临床护理经验2~15年不等，专科护理经验0~5年不等，学历大专、本科不一，职称初级、中级不一），故导致各地资格标准差异较大。关于延续认证，绝大多数省市均未提及相关制度，一次获得证书即成为专科护士，无再次认证。

二、国际急诊专科护士资质要求

国外的专科护士资格认证均有全国性的标准，其资格要求的主要指标涉及：有效的RN执照、护理工作经验、专科护理经验、继续教育（或专业发展）学时、通过认证考试（CNS还有学历、课程要求）。其认证管理不仅包括首次认证，还包括延续认证，能够通过定期的复审促进专科护士的知识和能力更新，满足专科护理发展的要求。

（一）美国急诊专科护士资质要求

美国是专科护理起源最早、发展最成熟的国家，其"专科护士"已有 100 多年历史，经历了从初级到高级的发展过程，目前已分化出两个层次：SN（Specialty Nurse）和 CNS（Clinical Nurse Specialist）。前者属于非高级实践（Non-Advanced Practice）范畴，后者属于高级实践（Advanced Practice）范畴，即高级实践护士（Advanced Practice Nurse, APN）的角色之一。其专科护士资格认证由非官方组织实施，为指导各护理学术机构实施专科护士资格认证，成立了专科护理认证委员会（AB-SNC）、美国护士认证中心（ANCC）等认证机构，负责为专科护士认证制定统一的标准。其专科护士认证包括首次认证和延续认证，不同领域和不同层次的专科护士认证资格有所差异。以下以（ANCC）2014 年的标准为例进行说明。

1. SN 的首次认证条件

（1）持有有效的 RN 执照。

（2）以 RN 身份完成 2 年全职护理实践。

（3）近 3 年内完成专科护理领域临床实践至少 2000 小时。

（4）近 3 年内完成专科护理领域继续教育至少 30 小时。

（5）通过认证考试（机考、150~175 道题目、3.5 小时；满分 500 分，合格线 350 分）。

2. CNS 首次认证要求

（1）持有有效的 RN 执照。

（2）具有 CNS 课程项目或其他经过高等护理教育委员会（CCNE）或护理教育认证委员会（ACEN）认定的专科课程项目授予的硕士及以上学位。

（3）在上述教育项目中至少完成 500 小时的高级专科护理角色实践。

（4）通过认证考试。急诊专科护士证书课程一般包括急诊突发事件的评估及确定优先事项、对医疗和心理紧急情况的快速反应及救生干预、创伤护理核心课程、高级生命支持技术、儿科急诊护理课程、急诊护理程序等。

3. 延续认证　周期为 5 年，SN 延续认证的合格条件为：

（1）持有有效的 RN 执照和 ANCC 专科证书。

（2）近 5 年内完成规定的专业发展时数。专业发展包括六类：继续教育、大学课程学分、学术演讲、成果发表和研究课题、专业指导、志愿服务，需完成 75 小时的继续教育和其余任意一类活动达标，或者 150 小时的继续教育；且至少 51%，即 38.25 小时的继续教育是与专科护理领域相关的。

（3）考试合格或在近 5 年内完成至少 1000 小时的专科领域护理实践。CNS 延续认证则在初级专科护士的基础上，增加了"继续教育时数中至少 25 小时是关于药物治疗学方面的"要求。

（二）加拿大急诊专科护士资质要求

加拿大专科护理也有初级和高级之分，高级专科护士包括 CNS 和 ACNP（Acute Care Nurse Practitioner），初级专科护士其资格认证由加拿大护理学会（CAN）统一进行，也包括首次认证和延续认证。

1. 首次认证条件

（1）持有加拿大有效的 RN 执照。

（2）近 5 年内，以 RN 身份完成专科护理实践至少 3900 小时，且由专科领域的管理者出具证明（全职工作1年为1950小时）。

（3）通过CNA组织的全国认证考试或在近10年内完成专科护理领域正式的继续教育课程至少300小时。

2. 延续认证 周期为5年，合格要求为：

（1）近5年内完成至少2925小时的专科护理实践。

（2）通过CNA认证考试或在近5年内完成至少100小时的继续学习（CL）活动（如参加学术会议、专题研讨、正式的大学或学院课程、学术演讲、学术论文等；CL必须与专科护理领域相关，每次CL至少持续30分钟；内容重复的CL则只算1次，若为更高层次的则可算为第二次。高级专科护士的角色、教育和认证在该国尚未形成一定的规范。

（三）日本急诊专科护士资质要求

日本护理学会（JNA）从1987年开始探讨专科护理的分类，1994年制定了专科护士资格认证制度，其专科护士也分两个层次：CN（Certified Nurse）和CNS（Certified Nurse Specialist）。

1. 首次认证CN的资格要求

（1）持有保健师、助产师、护师资格证书之一。

（2）具有取得执业资格后5年以上的临床护理经验。

（3）3年以上的专科护理经验。

（4）完成至少6个月的专科护士培训课程。

（5）通过认证考试。

2. CNS的资格要求

（1）具有5年以上临床护理经验和3年以上专科护理经验。

（2）修完日本大学护理系的CNS硕士学位课程，获得26学分。

（3）完成CNS课程之后有1年的专科实践经验。

（4）通过日本护理学会的CNS认定考试。合格者获得专科证书，并进行注册，每5年复审。

3. 延续认证 周期为5年，合格条件为：

（1）近5年内从事护理实践时间至少2000小时。

（2）作为实际工作的内容，必须能够从事实践、指导、咨询工作。

（3）近5年内科研成绩至少50学分（学术会议发表一篇文章10分，学会杂志发表一篇论文10分，参加专科护理领域新情报、新知识、新技术的课程学习一次5分，参加专科护理领域的学术会议一次3分）。日本急诊专科护士培训主要是能力教育，包括抢救技术能力、准确病情分类、调整治疗程序、把握病人及家属需求并给予帮助、应急沟通技能等。

我国专科护士的发展经历了从无到有，并多年来培养了包括急诊等在内的多个护理领域的专科护士，使得护理的整体专业水平有了较大的提升；全国护理事业发展规划（2016—2020年）明确指出发展专科护士队伍，提高专科护理水平。选择部分临床急需、相对成熟的专科护理领域，逐步发展专科护士队伍。建立专科护士管理制度，明确专科护士准入条件、培训要求、工作职责及服务范畴等。加大专科护士培训力度，不断提高专科护理水平。

第二节　急诊护理循证实践

一、循证护理概述

20 世纪 90 年代循证医学对护理学科的发展带来了深远的影响,英国 York 大学护理学院 1996 年成立了全球第一个"循证护理中心",首次提出"循证护理实践"(evidence-based nursing practice, EBNP)的概念,1998 年 York 大学与 McMaster 大学共同创办了 *Evidence-based Nursing* 期刊。1996 年总部设在澳大利亚阿德莱德大学的 Joanna Briggs 循证卫生保健国际合作中心成立,2011 年该中心发展成为拥有全球 70 余个分中心和协作组、覆盖 50 个国家的循证卫生保健国际协作网。我国复旦大学循证护理中心在 2004 年成立并加入该协作网。

循证护理(evidence-based nursing, EBN)是指护理人员在计划其护理活动过程中,审慎地、明确地、明智地(conscientious, explicit, and judicious)将科研结论与其临床经验以及病人愿望相结合,获取证据,作为临床护理决策依据的过程。在该过程中应该着重考虑:所有可获得的来自研究的最佳证据,护理人员的专业判断,病人的需求以及应用证据的情境。循证护理一直被视为一项从观念更新到实践方式改革的系统工程。涉及护理组织、各级各层护理人员。循证护理实践主要包括 3 个阶段:证据综合、证据传播以及证据应用。具体包括 8 个步骤:①明确问题;②系统的文献检索;③严格评价证据;④通过系统评价汇总证据;⑤传播证据;⑥引入证据;⑦应用证据;⑧评价证据应用后的效果。

二、急诊护理循证证据应用

(一)循证证据及等级

在循证护理过程中,须对文献进行系统综述,这不同于一般意义上的文献综述,表现在以下 3 个方面:①系统综述有规范统一的步骤,系统、全面、深入地对文献进行系统查询、严格评价、统计分析。②系统综述要求在批判、评价的基础上全面收集资料,避免一般综述收集文献上存在的倾向性。③系统综述要求根据一定的标准对研究结论进行审慎评审,所得到的科研结论才可以称为证据。证据具有等级性(hierarchical),是循证实践的基本特征。目前国际循证实践领域普遍应用的是 2001 年英国牛津大学循证医学中心证据分级系统,将证据水平(level of evidence)分为 I~V 5 个水平、A~D 4 个推荐级别(grade of recommendation),并首次在证据分级的基础上提出了分类的概念,涉及医疗、预防、病因、危害、预后、诊断、经济分析 7 个方面。护理领域证据分类方法以 JBI 循证卫生保健中心的证据分类方法较常用,该分类系统从证据的可行性(feasibility)、适宜性(appropriateness)、意义(meaningfulness)、有效性(effectiveness)、经济性(economics)5 个方面对证据进行分级。2010 年版对证据进行更新,从 A~C 分 3 个级别。

(二)循证护理问题的提出及证据应用模式

循证护理问题的提出,来源于临床的护理实践,凭着护士丰富的临床经验和对临床护理问题的敏感性及专业思考,在此基础上进一步提炼,并使其具体化、结构化,才能转化为循证问题。循证问题包括 4 个要素，国际通用格式为 PICO，P 为特定人群（population），I 为干预或暴露（intervention/exposure），C 为对照组或另一种可用于比较的干预措施（control/comparator），O 为结局（outcome）。

循证护理强调最佳证据的使用，并重视循证决策过程中结合临床经验的价值，侧重以下三方面：①理论驱动实践，即将证据上升为理论指导实践。②病人参与，充分考虑病人的需求。③过程，不因做出决策而停止而将延续至应用证据和系统评价环节。系统评价要求系统、规范、全面地收集临床研究资料，并对文献进行审慎评价。有效的证据常以"临床实践指南"的形式指导临床实践。临床有多个模式指导证据应用的过程，其中最常用的是 JBI 的"证据的临床应用"模式、Lowa 的循证实践模式以及 Stetler 的"研究应用模式"。最常用的是 JBI 的"证据的临床应用"模式主要包括 3 个环节：①引入证据，根据所在医院、病房的特点将证据引入系统中，包括评估证据的有效性、可行性、适宜性和临床意义，有针对性地筛选出适合于该情境的、有用的证据，制定循证护理措施、护理流程、护理计划。②应用证据指依据证据制定护理措施、流程、计划，开展护理实践，进行护理质量管理。③效果评价，通过动态评审的方法，评价证据应用后的效果和对政策的影响。

（三）急诊循证护理实践

国内的急诊护理循证应用和研究刚刚起步，主要在重症病人抢救中的初步应用，周玉琛针对高血压脑出血病人护理研究结果显示，针对病人心理、生活、出院及并发症等方面寻找相关护理循证证据，进行有针对性护理，对并发症发生率、后遗症发生率及自理能力有重大影响。尹彦丽通过循证护理对 101 例 STEMI 行 PCI 术护理中常见的问题进行循证证据与护理技能及护理经验相结合，制定循证护理干预方案，并与常规护理组比较，病人的并发症发生率明显降低，且病人的生存质量及治疗依从性均得到明显提高。花莲英等在多发伤病人救护中充分运用循证证据，规范救流程，制定有针对性的救护计划，让救护更加快捷有效，提高了抢救成功率，降低了护理并发症，提高了病人及家属满意度。

循证护理的理念要求护士的实践活动与当今最新、最严谨的证据相称，从而促进病人的最佳临床结局。通过循证护理的学习与应用，指导并促进临床护理工作，掌握病人实际情况，提高临床判断能力，问题解决能力，学科创新能力，为病人提供安全高效的护理，促进护理学科的进步发展。急诊护理人员仍需得到更多循证护理的专业培训，获得循证护理研究的能力，以更多开展循证护理的研究，促进急诊护理专业学科的发展。

（刘颖青　金爽）

参考文献

1. 曹相原. 重症医学教程. 北京：人民卫生出版社，2014.

2. 陈孝平，汪建平. 外科学. 8版. 北京：人民卫生出版社，2016.

3. 陈主初，苟文丽. 妇产科学. 8版. 北京：人民卫生出版社，2014.

4. 崔焱. 儿科护理学. 5版. 北京：人民卫生出版社，2012.

5. 葛均波，徐永健. 内科学. 8版. 北京：人民卫生出版社，2015.

6. 黄建群，齐国先，谷天祥. 心脏急症. 北京：人民卫生出版社，2010.

7. 黄子通. 急救医学. 3版. 北京：人民卫生出版社，2013.

8. 刘均娥. 急诊护理学. 3版. 北京：北京大学医学出版社，2015.

9. 马根山，张代富. 心脏病学概览. 北京：人民卫生出版社，2015.

10. 美国心脏协会. 基础生命支持实施人员手册. 杭州：浙江大学出版社，2016.10.

11. 邱海波，杨毅. 重症医学：规范·流程·实践. 北京：人民卫生出版社，2016.

12. 沈洪，刘中民. 急诊与灾难医学. 2版. 北京：人民卫生出版社，2016.

13. 王辰，陈荣昌. 呼吸病学. 2版. 北京：人民卫生出版社，2014.

14. 王惠珍. 急危重症护理学. 3版. 北京：人民卫生出版社，2014.

15. 吴慧平. 护理技术操作并发症及处理. 北京：人民卫生出版社，2014

16. 吴欣娟. 呼吸内科护理工作指南. 北京：人民卫生出版社，2016.

17. 席淑华. 实用急诊护理. 上海：上海科学技术出版社，2012.

18. 叶章群，周利群. 外科学泌尿外科分册. 北京：人民卫生出版社，2016.

19. 杨丽丽，陈小杭. 急重症护理学. 3版. 北京：人民卫生出版社，2013.

20. 余勤. 内科护理手册. 北京：人民卫生出版社，2016.

21. 于学忠，王仲，马遂. 急诊科诊疗常规. 2版. 北京：人民卫生出版社，2013.

22. 于学忠，黄子通. 急诊医学. 北京：人民卫生出版社，2016.

23. 张海燕，甘秀妮. 急危重症护理学. 北京：北京大学医学出版社，2015.

24. 中华护理学会急诊专业委员会，浙江省急诊医学质量控制中心，金静芬. 急诊预检分级分诊标准. 中华急诊医学杂志，2016，25（4）：415-417.

25. 中华医学会神经病学分会. 中国急性缺血性脑卒中诊治指南2014. 中华神经科杂志，2015，48（4）：246-257.

26. 中国医师协会急诊医师分会. 急性上消化道出血急诊诊治流程专家共识. 中国急救医学，2015，35（10）：865-873.

27. 赵举，金振晓，译，Short BL，Williams L. 体外膜肺氧合培训手册. 3版. 北京：人民卫生出版社，2015.

28. 周奇. 院内无缝衔接研究. 苏州：苏州大学，2012.

29. 张文武. 急诊内科学. 3 版. 北京：人民卫生出版社，2015.

30. 张雅慧. 心血管系统疾病. 北京：人民卫生出版社，2015.

31. Davidson AC, Banham S, Elliott M, et al. BTS/ICS guideline for the ventilatory management of acute hypercapnic respiratory failure in adults. Thorax 2016, 71：Ⅱ1–Ⅱ35.

32. Badea MA, Drug VL, DrangaM, et al. Diagnosis of minimal hepatic encephalopathy in a tertiary care center from eastern Romania：validation of the psychometrichepatic encephalopathy score（PHES）. Hepatology. 2016, 31（6）：1463–1471.

33. Barnes PJ. Inflammatory mechanisms in patients with chronic obstructive pulmonary disease. J Allergy Clin Immunol, 2016, 138（1）：16–27.

34. Broering B. Trauma Nursing Core Corse. The United States of America：Emergency Nurses Association, 2014.

35. Emergency Nurses Association. Sheehy's manual of emergency care., 7th ed. St. Louis, Mo.：ElsevierMosby, 2013.

36. Hemant G, Angela H, Michael N, et al. The Washington mannual of medical therapeutics. 34th ed. New York：Wolters Kluwer, 2014.

37. Kimia AA1, Bachur RG, Torres A, Harper MB. Febrile seizures：emergency medicine perspective. Curr Opin Pediatr. 2015, 27（3）：292–297.181.

38. Middleton S, Grimley R, Alexandrov AW. Triage, treatment, and transfeevidence–based clinical practice recommendations and models of nursingcare for the first 72 hours of admission to hospital for acute stroke. Stroke, 2015, 46（2）：18–25.

39. Paul N. Lanken, Scott Manaker, Benjamin A. Kohl, et al. The intensive care unit manual, 2nd ed. Singapore ：Elsevier（Singapore）Pte Ltd, 2014.

40. Robert. P. Therapeutics. 34th ed. New York：Wolters Kluwer, 2014.

53检

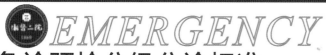

急诊预检分级分诊标准

Emergency Triage Scale

I级：急危病人

指标维度	指标条目		
危急征象/情况指标	心搏/呼吸骤停		
	气道阻塞/窒息	需紧急气管插管/切开	
	休克征象	急性大出血	
	突发意识丧失	抽搐持续状态	
	胸痛/胸闷（疑急性心肌梗死/疑主动脉夹层/疑肺栓塞/疑张力性气胸）		
	急性中毒危及生命	特重度烧伤	脑疝征象
	脐带脱垂，可见胎先露部位	孕妇剧烈腹痛	
	其他：凡分诊护士认为病人存在危及生命，需紧急抢救的情况		
单项客观指标	脉搏≤40次/min或≥180次/min		
	收缩压<70mmHg或≥220mmHg		
	呼吸频率≤8次/min或≥36次/min		
	SpO₂<85%（创伤病人≤90%）		
	体温>41℃或<32℃		
综合指标	MEWS≥6分		

说明

病人病情可能随时危及生命，需立即采取挽救生命的干预措施。

响应时间：即刻。

评估要点：

首先评估"病人是否存在危及生命的情况？"

如果存在，则分诊为 I 级，分诊结束，立即抢救

如果"否"则进入生命体征/主诉症状评估。

若病人存在危险生命体征，则分诊为 I 级。

这类病人应立即送入急诊复苏室，进行紧急处理。

II级：急重病人

指标维度	指标条目	
高风险，但不需紧急抢救/潜在危险情况	活动性胸痛，怀疑急性冠脉综合征但不需要立即进行抢救，稳定	
	有脑梗表现，但不符合1级标准	腹痛（考虑绞窄性肠梗阻）
	中毒病人（但不符合1级标准）	
	突发意识程度改变情况（嗜睡、定向障碍、晕厥）	
	糖尿病酮症酸中毒	骨筋膜室综合征
	精神障碍（有自伤或伤人倾向）	阴道出血，宫外孕，稳定
	创伤患者：有高危险性受伤机制*	
	其他：凡分诊护士认为病人存在高风险，但不需紧急抢救/潜在危险情况	
单项客观指标	脉搏41~50次/min或141~179次/min	
	收缩压70~80mmHg或200~219mmHg	
	SpO₂85%~89%	
	疼痛评分8~10分**	
综合指标	MEWS 4~5分	

说明

病情有可能在短时间内进展至危及生命者，应尽快安排接诊。

响应时间：小于10分钟。

评估要点：

首先评估"病人是否有高风险（不需即刻抢救）或潜在危险情况？"

若存在，则分诊为 II 级；

其次评估病人的生命体征，判断是否符合左侧标准；

如果该病人符合以上的高危状态，则分诊为 II 级，进入黄区。

高危险受伤机制指：同乘人员死亡、乘客甩出车外、3米以上摔伤等。

III级：急症病人

MEWS 2~3分或病人有急性症状和急诊问题

说明

响应时间：小于30分钟。

IV级：亚/非急症病人

IVa级：MEWS 0~1分或病人有轻微症状没有急性发病情况。

IVb级：特殊门诊病人，如夜间、节假日急诊配药病人、补开验伤证明等。

备注：创伤病人或年龄>90岁，在原有分级基础上上浮一级。

说明

IV级分为两类，IVa级：亚急症病人，响应时间<60分钟；IVb级：特殊门诊病人，响应时间<120分钟。

图 3-2-2 急诊预检分级分诊标准

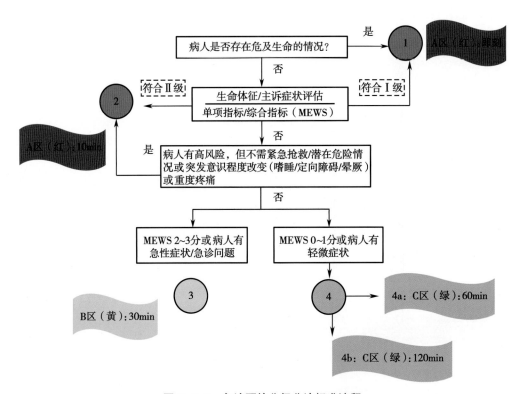

图 3-2-3　急诊预检分级分诊标准流程

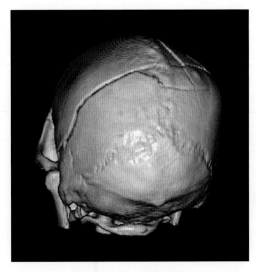

图 11-3-1　颅骨骨折

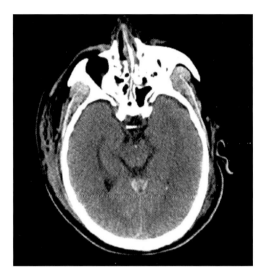

图 11-3-2　原发性脑损伤 – 脑干损伤

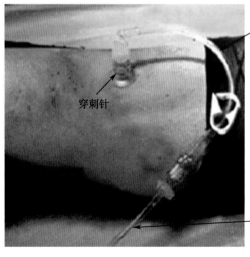

标准鲁尔
接口导管

穿刺针

输液装置

图 27-2-1　标准鲁尔接头导管

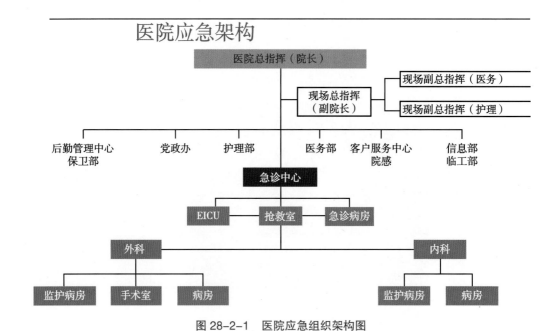

图 28-2-1 医院应急组织架构图